Internationale Klassifikation neurologischer Erkrankungen

Neurologische Adaptation
der ICD-10 – Kapitel VI (G) «Neurologische Erkrankungen»

Weltgesundheitsorganisation

Internationale Klassifikation neurologischer Erkrankungen

**Neurologische Adaptation der
ICD-10 – Kapitel VI (G) «Neurologische Erkrankungen»**
mit Referenzhinweisen zu anderen neurologisch relevanten
Abschnitten der ICD-10

In deutscher Sprache herausgegeben und übersetzt
von C. Kessler und H. J. Freyberger

Verlag Hans Huber
Bern · Göttingen · Toronto · Seattle

Die englischsprachige Originalausgabe dieses Buches ist unter dem Titel «Application of the International Classification of Diseases to Neurology, 2nd edition» im Verlag der World Health Organisation erschienen.
© 1997 by World Health Organisation. All rights reserved.

Adressen der Herausgeber der deutschen Ausgaber:

Prof. Dr. med. C. Kessler
Klinik und Poliklinik für Neurologie
der Ernst-Moritz-Arndt Universität
Greifswald
Ellernholtzstraße 1–2
D-17487 Greifswald

Prof. Dr. med. H. J. Freyberger
Klinik und Poliklinik für Psychiatrie und Psychotherapie der
Ernst-Moritz-Arndt Universität Greifswald im Klinikum Stralsund
Rostocker Chaussee 70
D-18437 Stralsund

Die Deutsche Bibliothek – CIP-Einheitsaufnahme
Internationale Klassifikation neurologischer Erkrankungen : neurologische Adaptation der ICD-10-Kapitel VI (G) «Neurologische Erkrankungen» ; mit Referenzhinweisen zu anderen neurologisch relevanten Abschnitten der ICD-10/Weltgesundheitsorganisation. In dt. Sprache hrsg. und übers. von C. Kessler und H. J. Freyberger. – 1. Aufl. – Bern ; Göttingen ; Toronto ; Seattle : Huber, 2001
Einheitssacht.: Application of the international classification of diseases to neurology <dt.>
ISBN 3-456-82188-3

Lektorat: Dr. P. Stehlin
Herstellung: Kurt Thönnes, die Werkstatt, Bern
Anregungen und Zuschriften bitte an:
Verlag Hans Huber, Länggass Straße 76, CH-3000 Bern 9
Tel: 0041 (0)31 300 45 00 / Fax: 0041 (0)31 300 45 93 / E-Mail: verlag@hanshuber.com

Erste Auflage 2001
© für die deutsche Ausgabe Verlag Hans Huber, Bern 2001
Satz: SatzTeam Berger, Ellwangen
Druck- und Bindearbeiten: AZ Druck und Datentechnik, Kempten
Printed in Germany

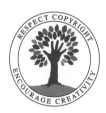

Inhaltsverzeichnis

Vorwort zur deutschen Ausgabe

Die neurologische Adaptation der internationalen Klassifikation von Erkrankungen (ICD-NA) ist im Auftrag der Weltgesundheitsorganisation erarbeitet worden, um die speziellen Bedürfnisse der neurologischen Fächer im Hinblick auf präzise Diagnosestellung zu befriedigen. Sie ist aufgrund von Vorarbeiten des Autorenkomitees für Krankheitsklassifikationen der American Neurological Association und von einem Expertengremium unter der Federführung von Prof. W. Bradley, Prof. J.-M. Orgogozo, Dr. N. Sartorius und Dr. J. von Primmelen komplettiert worden. Die ICD-10 wird das hauptsächliche Kodierungssystem neurologischer Erkrankungen sein, aufgrund der die Vergütung der ärztlichen Leistung erfolgen. In den Kliniken wird die Kodierung mit der ICD-10 die Grundlage für die Umstellung auf ein pauschalierendes Entgeltungssystem sein. Somit ist die ICD-10 weit über die ursprünglich intendierte Bedeutung als gesundheitspolitisches Instrument zur Basis für die ökonomische Einschätzung in den Neurofächern geworden.

Während der Übersetzungsarbeit an der ICD-10-NA war deutlich, dass die Entstehungsgeschichte nahezu 10 Jahre alt ist. In bestimmten Krankheitsfeldern, z. B. den Myopathien ergaben sich durch revolutionäre Neuentwicklungen, vor allem in der Molekulargenetik neue Einteilungsprinzipien, die in dieser vorliegenden Ausgabe nur wenig berücksichtigt werden konnten. Die Herausgeber möchten denjenigen danken, die kritisch die einzelnen Kapitel der Übersetzung durchgesehen haben. Erwähnt seien hier Prof. Dr. Zierz, Neurologische Klinik der Universität Halle, Prof. Dr. Fanghänel, Institut für Anatomie der Ernst-Moritz-Arndt-Universität Greifswald, Prof. Dr. Fusch, Abteilung für Neonatologie Greifswald, Prof. Dr. Warzok, Institut für Neuropathologie Greifswald, Dr. Ritter, Institut für Pharmakologie Greifswald und Dr. Treig, Neurologisches Rehabilitationszentrum Greifswald.

Bei der Übersetzung solch langer Texte können sich selbstverständlich Unregelmäßigkeiten einschleichen. Wir bitten Sie, sich mit Anregungen oder Verbesserungsvorschlägen über den Verlag an uns zu wenden. Wir wünschen Ihnen weiterhin ein großes intellektuelles Vergnügen in dem faszinierenden Feld der Neurologie, möge die vorliegende Klassifikation der neurologischen Erkrankungen dazu beitragen, die Sprache der Neurologen zu vereinheitlichen und zu verbessern.

Prof. Dr. med. Ch. Kessler   *Prof. Dr. med. H. J. Freyberger*

Vorwort der englischsprachigen Ausgabe

Die Anwendung der internationalen Klassifikation der Erkrankungen im Fach Neurologie (ICD-NA) ist eine von vielen Adaptationen der 10. Revision der Internationalen Statistischen Klassifikation von Erkrankungen und Gesundheitsschäden (Tenth Revision of the International Statistical Classification of Diseases and Related Health Problems, ICD-10). Sie sind von der Weltgesundheitsorganisation erarbeitet worden, um den Bedürfnissen spezieller Fachrichtungen wie z. B. der Neurologie Rechnung zu tragen. Eine frühere Ausgabe der ICD-NA wurde bereits 1984 und 1985 von einer Expertengruppe erarbeitet, der Dr. L. Bolis (International Foundation Fatebenefratelli, Mailand, Italien) vorstand. Die Empfehlungen dieser Expertengruppe, sowie die Beratung der Arbeitsgruppe für Neuroepidemiologie der World Federation of Neurology, die von Herrn Prof. B. S. Schoenberg (National Institutes of Health, Bethesda, MD) geleitet wurde sowie weiterer Wissenschaftler Prof. J.-M. Orgogozo und Prof. J. F. Dartigues (Universität von Bordeaux, Frankreich) führte zum Entwurf eines Textes der ersten Ausgabe der ICD-NA in englischer und französischer Sprache. Diese Ausgabe beinhaltete eine vollständige Auswahl aller neurologischen Kodierungen der ICD-9 mit nur wenigen Ergänzungen. Die vorliegende Ausgabe wurde unter dem Blickwinkel entwickelt, eine individuelle Kodierungsmöglichkeit für fast alle neurologischen Erkrankungen zur Verfügung zu stellen, sodass eine einheitliche Klassifikation für epidemiologische und klinische Studien sowie für die routinemäßige Erfassung statistischer Daten zur Verfügung steht.

Die Zusammenfassung der zweiten Ausgabe der ICD-NA wurde von Prof. W. G. Bradley (Universität Miami, Florida), Prof. J.-M. Orgogozo, Dr. M. Sartorius (später Direktor der WHO, Abteilung für Seelische Gesundheit) und Dr. J. van Drimmelen (WHO, Genf, Schweiz) erstellt. Sie wurde eingehend mit Repräsentanten verschiedener Berufsorganisationen, die auf dem Gebiet der Neurologie aktiv sind sowie mit Experten der WHO aus den unterschiedlichsten Mitgliedsstaaten diskutiert und dann als Grundlage für die weitere Entwicklung der ICD-NA benutzt.

Der ursprüngliche Entwurf der ICD-NA wurde von den Professoren Bradley und Orgogozo mit Hilfe von Dr. van Drimmelen auf der Basis der ersten Ausgabe mit Hilfe von detaillierten Vorschlägen des ad hoc-Komitees für Krankheitsklassifikation der American Neurological Association, der Prof. Bradley vorsteht, erarbeitet. Im Abschnitt Danksagung (Seite IX bis XII) sind die Mitglieder dieses Komitees mit einem Stern hervorgehoben. Der Entwurf wurde von mehreren Organisationen, die auf dem Gebiet der Neurologie aktiv sind (siehe Liste Seite XI) sowie von mehreren Beratern bearbeitet. Eine Vielzahl von wertvollen Kommentaren trugen dazu bei, zunächst eine vorläufige Version der ICD-NA herzustellen, die dann wiederum von den beteiligten Organisationen durchgesehen wurde.

Die endgültige Version repräsentiert den besten Kompromiss vieler häufig sich widersprechender Bedürfnisse. Stets musste beachtet werden, dass die ICD-NA auf die Struktur der ICD-10 aufgebaut ist. Aus diesem Grund konnten einige Änderungen in der grundsätzlichen Struktur, die diskutiert wurden, nicht realisiert werden, aber es konnte sichergestellt werden, dass alle 5-, 6- und 7-stelligen Kodierungen der ICD-NA auf den ursprünglichen 3- oder 4-stelligen Kodierungen der ICD-10 bezogen werden können. Somit konnte, unabhängig von den Bedürfnissen der Benutzer, eine Kompatibilität mit der offiziellen Klassifikation bewahrt werden.

Der ICD-NA-Index wurde von Herrn M. Catan und Dr. van Drimmelen erstellt, indem sie einen vorläufigen Entwurf der Profs. Dr. H. J. Freyberger und Dr. C. Kessler (Greifswald, Deutschland) verwendeten. Diese Arbeiten erfolgten mit Hilfe von Herrn A. L'Hours (WHO Division of Health Situation and Trend Assessment).

In den Kapiteln 1 und 2 der vorliegenden Publikation finden sich eine kurze Geschichte der internationalen Klassifikation der Erkrankungen sowie Informationen über die Struktur der ICD-NA und eine Anleitung, diese zu benutzen.

Dr. N. P. Napalkov
Assistant Director-General
World Health Organization

Danksagung

Die folgenden Organisationen haben durch wertvolle Beiträge zur Entwicklung dieser Publikation beigetragen:

American Academy of Neurology
American Neurological Association
American Sleep Disorders Association
European Stroke Council
International Brain Research Organization
International Bureau for Epilepsy
International Cerebral Palsy Society
International Child Neurology Association
International Federation of Multiple Sclerosis Societies
International Headache Society
International League Against Epilepsy
International Movement Disorder Society
International Society of Neuropathology
International Stroke Society
World Federation for Mental Health
World Federation of Neurology
World Federation of Neurosurgical Societies

Besonderen Dank schulden wir Lord Walton of Detchant, dessen kontinuierliche und wichtige Unterstützung die Arbeit an dieser Publikation erleichterte sowie Prof. Armand Lowenthal von der World Federation of Neurology, WFN, der in besonderem Maße dazu beigetragen hat, die Kommentierung durch die verschiedenen Komitees und Forschungsgruppen der WFN zu koordinieren.

Die technische Unterstützung dieser Arbeit erfolgte durch Ms. J. Gilmore, Mrs. J. Joseph und Mrs. T. Drouillet.

Die Publikation wurde durch die folgenden Wissenschaftler unterstützt. Wir danken besonders den Mitgliedern des ad hoc-Komitees für Neurologische

Klassifikation der American Neurological Association, deren Namen durch einen Stern (*) hervorgehoben sind.

*Dr. R. Ackerman, Boston, MA, USA
*Dr. H. Adams, Glasgow, Schottland
 Dr. Y. Agid, Paris, Frankreich
 Dr. A. Ahmed, Karachi, Pakistan
 Dr. L. Amaducci, Florenz, Italien
 Dr. S. Araki, Kumamoto, Japan
*Dr. B. Arnason, Chicago, IL, USA
*Dr. J. Bale, Iowa City, IA, USA
*Dr. B. Banker, Hannover, Deutschland
 Sir Roger Bannister, Oxford, England
 Dr. B. Barac, Zagreb, Kroatien
 Dr. H. Barnett, London, Ontario, Kanada
*Dr. R. W. Beck, Tampa, FL, USA
*Dr. W. Bell, Iowa City, IA, USA
*Dr. D. F. Benson, Los Angeles, CA, USA
 Dr. A. Beraldelli, Rom, Italien
*Dr. J. Berger, Miami, FL, USA
 Dr. N. E. Bharucha, Bombay, Indien
 Dr. K. L.Bick, Washington, DC, USA
 Dr. C. D. Binnie, London, England
*Dr. P. Black, Boston, MA, USA
 Dr. J. P. Blass, New York, NY, USA
*Dr. J. Blavis, New York, NY, USA
 Dr. J. Bogousslavsky, Lausanne, Schweiz
*Dr. W. G. Bradley, Miami, FL, USA
*Dr. B. Brookes, Madison, WI, USA
*Dr. J. Bruni, Mississauga, Ontario, Kanada
*Dr. L. Caplan, Boston, MA, USA
 Dr. P. Casaer, Louvain, Belgien
 Dr. J.-P. Castel, Bordeaux, Frankreich
*Dr. M. Cohen, Buffalo, NY, USA
*Dr. M. Cole, Mayfield Heights, OH, USA
*Dr. P. Cooper, London, Ontario, Kanada
 Dr. R. Currier, Jackson, MS, USA

*Dr. D. Dalessio, La Jolla, CA, USA
*Dr. A. Damasio, Iowa City, IA, USA
 Dr. J. P. Dartigues, Bordeaux, Frankreich
*Dr. J. Daube, Rochester, MN, USA
 Dr. D. E. Deisenhammer, Wien, Österreich
*Dr. R. DeLorenzo, Richmond, VA, USA
*Dr. S. Diamond, Chicago, IL, USA
*Dr. Dorwart, Burlington, VT, USA
*Dr. D. Drachman, Worcester, MA, USA
 Dr. C. Dravet, Marseilles, Frankreich
*Dr. F. E. Dreifuss, Charlottesville, VA, USA
*Dr. R. Duvoisin, New Brunswick, NJ, USA
*Dr. P. Dyck, Rochester, MN, USA
*Dr. A. G. Engel, Rochester, MN, USA
*Dr. O. B. Evans, Jackson, MS, USA
*Dr. S. Fahn, New York, NY, USA
 Dr. N. Fejerman, Buenos Aires, Argentinien
*Dr. R. Feldman, Boston, MA, USA
*Dr. G. Fenichel, Nashville, TN, USA
*Dr. P. Finelli, Providence, RI, USA
*Dr. R. A. Fishman, San Francisco, CA, USA
 Dr. S. Flache, Genf, Schweiz
 Dr. D. Gardner-Medwin, Newcastle-upon-Tyne, England
 Dr. C. Goetz, Chicago, IL, USA
*Dr. M. Gomez, Rochester, MN, USA
*Dr. B. Griggs, Rochester, MN, USA
*Dr. C. Gross, Burlington, VT, USA
*Dr. A. Harding, London, England
 Dr. O. Henriksen, Sandvika, Norwegen
 Dr. P. Henry, Bordeaux, Frankreich
 Dr. A. Huber, Zürich, Schweiz
*Dr. J. T. Hughes, Oxford, England
*Dr. C. Jablecki, San Diego, CA, USA
 Dr. P. Jallon, Genf, Schweiz
 Dr. J. Jancovic, Houston, TX, USA
*Dr. P. J. Janetta, Pittsburgh, PA, USA
 Dr. F. R. Jeri, Lima, Peru

11

*Dr. R. T. Johnson, Baltimore, MD, USA
*Dr. B. Katzman, La Jolla, CA, USA
 Dr. J. Kesselring, Bad Ragaz, Schweiz
*Dr. A. Khachaturian, Bethesda, MD, USA
*Dr. J. Kimura, Kyoto, Japan
*Dr. E. Kolodny, Waltham, MA, USA
 Dr. K. Kondo, Sapporo, Japan
*Dr. A. E. Lang, Toronto, Kanada
*Dr. P. Lavin, Nashville, TN, USA
 Dr. H. Lechner, Graz, Österreich
 Dr. M. Leonardi, Genf, Schweiz
*Dr. P. Lequesne, London, England
 Dr. I. Lesny, Prag, Tschechische Republik
*Dr. J. Lieberman, Sacramento, CA, USA
*Dr. A. Lockwood, Houston, TX, USA
 Dr. C. Loeb, Genua, Italien
 Dr. J. N. Loeber, Heemstede, Niederlande
 Dr. P. Loiseau, Bordeaux, Frankreich
*Dr. P. A. Low, Rochester, MN, USA
 Dr. A. Lowenthal, Antwerpen, Belgien
 Dr. S.K. Ludwin, Toronto, Ontario, Kanada
 Dr. C.D. Marsden, London, England
*Dr. J. Martin, Boston, MA, USA
 Dr. J. M. Martinez-Lage, Pamplona, Spanien
*Dr. C. J. Mathias, London, England
 Dr. W. I. McDonald, London, England
*Dr. D. McFarlin, Bethesda, MD, USA
 Dr. H. Meinardi, Heemstede, Niederlande
*Dr. M. Mendez, Cleveland, OH, USA
*Dr. M. Mesulam, Boston, MA, USA
*Dr. R. Miller, San Francisco, CA, USA
 Dr. G.R.W. Moore, Vancouver, Kanada
*Dr. H. Moser, Baltimore, MD, USA
 Dr. C. Munari, Grenoble, Frankreich
 Dr. N. J. M. Mwang'Ombe, Nairobi, Kenia
 Dr. G. Nappi, Pavia, Italien
*Dr. F. Norris Jr., San Francisco, CA, USA

Dr. J. Olesen, Hellerup, Dänemark
Dr. A. T. Ordinario, Manila, Philippinen
*Dr. D. Parks, London, England
Dr. D. W. Paty, Vancouver, Kanada
*Dr. W. Pendlebury, Burlington, VT, USA
*Dr. D. Perl, New York, NY, USA
Mr. T. Petzal, London, England
Dr. K. Poeck, Aachen, Deutschland
*Dr. R. Polinsky, Bethesda, MD, USA
Dr. R.J. Porter, Bethesda, MD, USA
*Dr. J. Posner, New York, NY, USA
Dr. S. B. Prusiner, San Francisco, CA, USA
Dr. N. P. Quinn, London, England
Dr. F. Regli, Lausanne, Schweiz
*Dr. S. Reichlin, Boston, MA, USA
Dr. Rhong-Chi Chen, Taiwan, China
*Dr. K. Ricker, Würzburg, Deutschland
*Dr. J. Riggs, Morgantown, WV, USA
Dr. P. Rodgers-Johnson, Bethesda, MD, USA
Dr. J. Roger, Marseilles, Frankreich
*Dr. L.P. Rowland, New York, NY, USA
*Dr. D. Rushton, London, England
*Dr. D. B. Sanders, Durham, NC, USA
Dr. J. R. Santoni M., Santo Domingo, Dominikanische Republik
*Dr. H. Schaumburg, New York, NY, USA
*Dr. J. Schmidley, Cleveland, OH, USA
Dr. M. Seino, Shizuoka, Japan
Dr. S. Sen, Kalkutta, Indien
Dr. D. Simpson, Adelaide, Australien
Dr. V. Smirnov, Moskau, Russische Förderation
*Dr. B. Snyder, St. Paul, MN, USA
Dr. A. Spina-Franca, Sao Paulo, Brasilien
*Dr. R. Sriram, Nashville, TN, USA
Dr. H. Stefan, Erlangen, Deutschland
*Dr. D. Stumpf, Chicago, IL, USA
Dr. L. Symon, London, England
*Dr. R. Tandan, Burlington, VT, USA

Teil 1

Einleitung

1. Was ist die internationale Klassifikation der Erkrankungen (International Classification of Diseases) ICD?

1.1 Die Geschichte der ICD

Klassifikationen sind eine fundamentale Voraussetzung jeder wissenschaftlichen Forschung. Eine standardisierte Klassifikation der verschiedenen Erkrankungen und Verletzungsfolgen ist für systematische und statistische Untersuchungen von Erkrankungs- und Todeshäufigkeiten unabdingbar. Dieser Tatsache war man sich bereits im 17. Jahrhundert bewusst, als man damit begann, epidemiologische Daten zu sammeln. 1853 wurden Dr. William Farr aus London und Dr. Marc d'Espine aus Genua vom 1. Internationalen Kongress für Statistik (ISC), der in Brüssel abgehalten wurde, damit betraut, «eine einheitliche Nomenklatur von Todesursachen anwendbar für alle Länder» zusammenzustellen. Sie erarbeiteten zwei unterschiedliche Zusammenstellungen, die auf verschiedene Prinzipien basierten: während die Klassifikation von Dr. Farr die Krankheiten in fünf Gruppen aufteilte: epidemische Erkrankungen, konstitutionelle Erkrankungen, lokalisierbare Erkrankungen, entwicklungs-bedingte Erkrankungen und traumatische Erkrankungen, teilte Dr. Marc d'Espine die Erkrankungen nach ihrer Ursache (z.B. Gicht, Herpes usw.) ein. Der Kongress verabschiedete schließlich eine Liste, die einen Kompromiss aus beiden Systemen darstellte und insgesamt 139 Kategorien enthielt.

Obwohl diese Klassifikation niemals allgemein akzeptiert worden ist, behielt ihr Grundprinzip, einschließlich der von Farr vorgeschlagenen Klassifikation der Erkrankungen nach ihrer anatomischen Lokalisation, prinzipiell Geltung und bildete die Basis einer später entwickelten internationalen Liste von Todesursachen (International List of Causes and Death). Anlässlich eines Kongresses in Wien, der 1891 abgehalten wurde, beauftragte das Internationale Statistische Institut als Nachfolgeorganisation des Internationalen Statistischen Kongresses ein Komitee unter der Leitung von Jack Bertillon (Paris), eine neue Klassifikation der Todesursachen zusammenzustellen. 1893 akzeptierte das Institut Bertillons Entwurf anlässlich eines weiteren Kongresses in Chicago. Bertillons Klassifikation basierte darauf, dass zwischen generalisierten Erkrankungen und solchen die spezielle Organe und anatomische Regionen befallen, unterschieden wurde. Sie stellte eine Synthese französischer, deutscher, englischer und schweizer Klassifikationen dar. Bertillon stellte drei verschiedene Versionen vor: die erste war eine verkürzte Klassifikation mit 44 Titeln, die zweite eine Klassifikation, die aus 99 Titeln bestand und schließlich eine dritte Klassifikation, bestehend aus 161 Titeln.

Die «Bertillon-Klassifikation der Todesursachen», wie sie ursprünglich genannt wurde, wurde allgemein akzeptiert und von vielen Ländern und Gemeinden zu statistischen Zwecken benutzt. Sie wurde etwa alle 10 Jahre revidiert. 1948 bekam die neu gegründete Weltgesundheitsorganisation (WHO) die Aufgabe, eine Überprüfung und Revision dieser Klassifikation vorzunehmen. Somit übernahm die WHO die Verantwortung für die 6. Revision der Bertillon-Klassifikation, welche zum ersten mal sowohl eine Liste der Todesursachen, als auch der Krankheitsursachen beinhaltete. Diese Liste wurde «The International Statistical Classification of Diseases, Injuries and Causes of Death (ICD)», die internationale statistische Klassifikation von Erkrankungen, Verletzungsfolgen und Todesursachen genannt.

Seitdem wird die ICD neben der traditionellen Anwendung für die epidemiologische Forschung auch zum Verschlüsseln von Krankengeschichten benutzt, ferner um statistische Daten für die Planung und Erforschung des Gesundheitssystems zu erhalten. Die 8. Konferenz zur Revision der ICD traf sich 1965 in Genf und die daraus hervorgegangene ICD-8 war zwar grundlegend erneuert worden, jedoch blieb die ursprüngliche Struktur der Klassifikation und ihre generelle Philosophie dieselbe. Eine wichtige Erneuerung war die Entwicklung eines Kapitels über seelische Erkrankungen, welches separat veröffentlicht wurde, um die Schwierigkeiten zu überwinden, die dadurch entstanden, dass es bis dahin keine international anerkannte gemeinsame psychiatrische Terminologie gab.

Die 9. Revision der ICD wurde 1976 fertig gestellt. Da zunächst nur Änderungen in begrenztem Umfang geplant waren, forderten viele Fachleute eine wesentlich komplettere Revision im Hinblick darauf, dass die Struktur vieler Kapitel der ICD nicht mehr modernen klinischen Konzepten entsprach. Allerdings beinhaltete die 9. Revision auch viele neue Aspekte, die vor allem im Vergleich mit ihren Vorläufern ihre Handhabung flexibler und leichter machten. Eine der wichtigen Neuerungen war es, dass Erkrankungen nach ihrer wichtigsten Manifestation kodiert werden konnten, z.B. wurde die Mumpsenzephalitis in der Kategorie Enzephalitis verschlüsselt. Die neuen Schlüssel für Symptome wurden mit einem Stern (*) markiert, während die korrespondierenden Schlüssel für Krankheitsursachen mit einem Kreuz (†) markiert wurden. Es zeigte sich, dass viele Erkrankungen nicht in die Klassifikation hineinpassten, sondern in eine Serie von Nebenklassifikationen kategorisiert werden mussten, die sich um die «Kern»-Klassifikation gruppierten.

Die Vorbereitungen für die 10. Revision der ICD begann bereits bevor die Arbeiten an der ICD-9 beendet waren. Der endgültige Entwurf der ICD-10 wurde 1990 unter dem veränderten Titel – Internationale Statistische Klassifikation von Erkrankungen und verwandten Gesundheitsstörungen[1], vorgelegt.

Um den Gebrauch der ICD-10 zu erleichtern wurde eine neue Verschlüsselungsstruktur entwickelt, die es nunmehr erlaubt, auch in Zukunft Änderungen vorzunehmen, ohne dass die grundsätzliche Struktur verändert werden muss. Während in der ICD-9 ein numerischer Kode (001–999) benutzt wurde, verwendet die ICD-10 einen alphanumerischen Kode, der aus einem Buchstaben und zwei Ziffern besteht, sodass sich eine Ebene mit drei Klassifikationsstellen ausbildet (A00–Z99). Durch diese Verschlüsselung konnte die Anzahl der für die Klassifikation verfügbaren Kategorien signifikant erhöht werden. Weitere Spezialisierungen werden durch die Einführung von Dezimalstellen möglich, um eine fachspezifische Ausweitung der ICD durch Verwendung einer fünften oder höheren Nummer zu ermöglichen, ohne die «Kern-Klassifikation» zu verändern.

Da es wichtig ist, dass die ICD international akzeptiert wird, ist ein intensiver Prozess von Beratungen zwischen den WHO-Mitgliedstaaten und ihren Be-

---

[1] International Statistical Classification of Diseases and Releated Health Problems. Tenth Revision. Genova, World Health Organization. Vol. 1 Tabular list, 1992. Vol. 2 Instruction manual, 1993. Vol. 3 Index, 1994.

rufsorganisationen unabdingbar. Diese Kommunikation stellt sicher, dass möglichst viele Gesichtspunkte berücksichtigt werden können. Es sind große Anstrengungen unternommen worden, um eine Klassifikation zu schaffen, die eine klare Struktur mit präzisen Beschreibungen und Erklärungen beinhaltet, damit die endgültige Version der ICD ein wichtiges Instrument für internationale Kommunikation, Forschung und Lehre ist.

1.2 Die Struktur der ICD-10

Die 10. Revision der ICD-10 wurde im Januar 1993 fertig gestellt und besteht aus drei Bänden. Band 1 beinhaltet eine tabellarische (alphanumerische) Auflistung der Klassifikation. In Band 2 sind die Gebrauchsanweisungen für die Benutzung der Klassifikation enthalten. Diese beinhalten die Regeln und Anleitungen für die Verschlüsselung von spezifischen Todesursachen und der einzelnen Erkrankungen. Ferner enthält dieser Band die Definitionen, Empfehlungen und Verschlüsselungsanweisungen für fetale, perinatale, neonatale, kindliche und mütterliche Todesursachen. Außerdem beinhaltet der Band 2 einen kurzen Abriss der Geschichte der ICD. Der Band 3 enthält den Index, der alle Items der Klassifikation alphabetisch auflistet und zusätzlich eine große Anzahl von Begriffen und Synonymen, die in der Klassifikation nicht vorkommen, aufführt.

Grundsätzlich muss die ICD elektiv bleiben, da eine streng systematische Klassifikation aufgrund unterschiedlicher nationaler Gesichtspunkte in Hinblick auf Erkrankungsgruppen und Terminologie nicht möglich ist. Der Hauptakzent wurde auf die Ätiologie der Erkrankungen gelegt, da die Verschlüsselung der Ätiologie ausschlaggebend für die Todesursachenstatistik ist. Prinzipiell ist die Verschlüsselung der Symptome sekundär, es sei denn die Ursache der Erkrankung ist unbekannt oder unspezifisch, dann wird die Symptomatik mit dem Kode ohne Stern verschlüsselt (z.B. Meningitis, G03.9) und somit als primärer Kode benutzt. Die ICD-10 beinhaltet ebenfalls die kodierte Nomenklatur der Morphologie von Neoplasmen, ein Auszug daraus ist in der vorliegenden Edition der ICD-NA enthalten.

Nicht jede Erkrankung hat eine eigene Rubrik, aber es existiert immer eine spezifische Kategorie, in die jede Erkrankung, jedes Symptom oder Erkrankung eingeordnet werden kann. Dies konnte dadurch erreicht werden, dass die Krankheitsbilder selektiv in Gruppen zusammengefasst wurden. Krankheiten, die häufig auftreten, hohe Kosten verursachen, von gesundheitspolitischer Bedeutung sind oder von großer wissenschaftlicher Bedeutung sind, bekamen jeweils eine spezifische Kategorie zugeteilt.

Innerhalb des alphanumerischen Systems ist jede Hauptkategorie durch einen Buchstaben charakterisiert. Zum Beispiel wird «G» für Erkrankungen des Nervensystems benutzt. Die erste Zahl nach dem Buchstaben fasst Erkrankungsgruppen zusammen, die topographisch oder pathophysiologisch zusammen gehören. Die zweite Zahl teilt die Erkrankungen in Unterkategorien ein, die aus spezifischen Erkrankungsgruppen oder aus Erkrankungen, die miteinander durch gemeinsame Ätiologie, Symptomatologie, anatomische Lokalisation oder Pathologie bestehen. Dieser dreistellige Kode (ein Buchstabe, zwei Ziffern) ist nicht immer fortlaufend nummeriert, einige Ziffern sind weggelassen, damit der zusammenfassende Charakter der ersten zwei Stellen erhalten bleibt. Da der dreistellige Kode die Basis der Klassifikationen für Todesursachen in allen Ländern ist, die die Daten für die WHO-Mortalitätsdatenbank liefern, dürfen keine neuen zusätzlichen Kategorien in diese Klassifikation eingeführt werden, es sei denn, es erfolgt eine weitere offizielle Revision.

Dieses Ziffernsystem gewährleistet die Kompatibilität zwischen den ICD-NA-Kategorien und den entsprechenden ICD-10-Kategorien und ermöglicht somit statistische Vergleiche zwischen ICD-NA-gewonnenen Daten und ICD-10-Daten, z.B. innerhalb von Erkrankungs- und Sterblichkeitsstatistiken.

Das Kapitel IV der ICD-NA beinhaltet einen Auszug aus dem Kapitel XX der ICD-10, in dem Erkrankungen und Todesursachen aufgrund von äußeren Einwirkungen verschlüsselt werden. Hierin sind nur die Kodes berücksichtigt, die für die Neurologie wichtig sind. Kapitel V besteht aus einer kompletten Liste der Morphologie von Neoplasmen und kann zusätzlich zu den Kodes aus dem Kapitel II (Neoplasmen) benutzt werden (siehe auch Kapitel II, 1.7 und Kapitel IV, Einleitung zu Kapitel II). Die meisten Kodes der ICD-10 lassen die Möglichkeit offen, Krankheiten und Verletzungen noch umfassender zu verschlüsseln. Die Richtlinien über die Entwicklung einer fachspezifischen Anwendung der ICD schreiben vor, dass die vierte Stelle nur innerhalb einer offiziellen Revision der ICD vergeben oder verändert werden kann. Es wurde sowohl innerhalb des dreistelligen, als auch des vierstelligen

Kodierungen versucht, sämtliche diagnostische Kategorien der Standardnomenklatur, die in den verschiedenen Ländern spezifisch benutzt werden, einzubeziehen. Diese Begriffe, Synonyme oder Eponyme, wurden «dazugehörige Begriffe» genannt und sind im Index (Vol. 3 der ICD-10) aufgelistet.

Falls die Gefahr besteht, dass Erkrankungen falsch klassifiziert werden, helfen Kreuzverweise zu relevanten Kategorien mit Hilfe dieser zusätzlichen Begriffe weiter. Die Ziffern .8 und .9 bedeuten in vierter Position «andere» oder «nicht näher bezeichnet» oder NOS, welches eine Abkürzung für nicht näher spezifiziert ist (not otherwise specified).

2. Die ICD-Familie der Klassifikationen

Die ICD-10 besteht aus einer «Kern»-Klassifikation, aus der eine Familie (Gruppe) von Klassifikationen hervorgeht (siehe Abbildung), wobei jedes «Mitglied» für eine bestimmte medizinische Fachrichtung oder für bestimmte Anforderungen des Benutzers adaptiert ist. Bei bestimmten Fragestellungen, z.B. in der Onkologie, Zahnheilkunde, Neurologie oder Psychiatrie ist die ICD-Klassifikation sogar erweitert worden, andererseits sind Kategorien auch zusammengefasst worden.

Die Adaptation der ICD-10 für spezielle Fachrichtungen verändert die Klassifikation nicht innerhalb des vierstelligen Schlüssels. Es werden jedoch als Ausweitung die fünfte oder noch darüber hinausgehende Positionen eingeführt. Zusätzlich besteht eine weitere Gruppe von Klassifikationen, die in der ursprünglichen ICD nicht vorkommen, aber trotzdem vom medizinischen und gesundheitspolitischen Standpunkt aus wichtig sind, nämlich die Klassifikation der Behinderungen, Beeinträchtigungen, medizinischen Verfahren und der Inanspruchnahme.

Die ICD wird durch die internationale Nomenklatur der Erkrankungen (International Nomenclature of Diseases IND) komplettiert. Während die ICD eine Liste von Kategorien ist, die für die statistische Bearbeitung nutzbar ist, besteht die IND aus einer vollständigen Liste aller Krankheiten. Ihr Ziel ist es, die Kommunikation zwischen unterschiedlichen Zentren zu verbessern und Informationen unterschiedlicher Quelle vergleichbar zu machen.

3. Was ist die ICD-NA?

3.1 Die Geschichte der ICD-NA

Aufgrund eines steigenden Bedarfs nach einer detaillierten Klassifikation neurologischer Erkrankungen, welches sowohl für Erkrankungsstatistiken als auch für Klinikdatenbanken und die Forschung benötigt wurden, beschloss die WHO Division of Mental Health 1984 eine neurologische Adaptation der ICD-9 unter der Verantwortung von Dr. C. L. Bolis zu erarbeiten. Mit Hilfe einer Gruppe von Experten und unterstützt von mehreren Fachorganisationen, z. B. der World Federation of Neurology, wurde eine Adaptation der ICD-9 für Neurologen durch Herrn Prof. J. M. Orgogozo und J. F. Dartigues (Universität Bordeaux, Frankreich) erarbeitet und 1987 publiziert.[2]

Es folgten Übersetzungen in französischer, deutscher und italienischer Sprache, die mit großem Interesse aufgenommen wurden. Im Wesentlichen wurde die Struktur der ICD-9 eingehalten, jedoch erforderte darüber hinaus die adäquate Abbildung aller neurologischer Erkrankungen durch einen 5-stelligen Kode. Wie bereits in der Einleitung erwähnt wurde, hat die WHO seitdem bereits zwei Visionen der ICD-NA herausgegeben.

3.2 Die Rolle der ICD-NA

Die Ziele der ICD-NA sind wie folgt definiert:
1. Wissenschaftlern innerhalb der Neurowissenschaften soll eine Klassifikation zur Verfügung gestellt werden, die alle bekannten neurologischen Erkrankungen oder Verletzungsfolgen berücksichtigt.
2. Unter klinischen Aspekten sollen die behandelnden Ärzte eine einheitliche detaillierte Diagnose für jeden Patienten stellen können, indem sie eine umfassende Klassifikation neurologischer Erkrankungen und neurologischer Manifestationen anderer Erkrankungen zur Hand haben.
3. Es soll ein verbessertes Diagnosesystem für neurologische Erkrankungen in verschiedenen Sprachen unter der Federführung der WHO zur Verfügung gestellt werden.
4. Es soll die Erfassung epidemiologischer Daten, der Vergleich der Prävalenz verschiedener neurologischer Erkrankungen und die Identifikation der Ri-

---

[2] Application of the International Classification of Diseases to Neurology Genua, World Health Organization 1987

sikofaktoren für diese Erkrankungen auf nationaler und internationaler Ebene möglich gemacht werden. Es wird angestrebt, dass dieses System auch die Gewinnung epidemiologischer Daten über seltene neurologische Erkrankungen ermöglicht, um nationale Programme zur Prävention und Kontrolle dieser neurologischen Erkrankungen zu initiieren.

Es wird erwartet, dass die ICD-NA von vielen unterschiedlichen Institutionen und Ärzten benutzt wird, angefangen bei Regierungen und anderen speziellen Gesundheitseinrichtungen, die an statistischen Daten interessiert sind, bis hin zu praktizierenden Ärzten oder Wissenschaftlern, die für den klinischen Gebrauch oder zu Lehrzwecken ihre Fälle ausreichend detailliert verschlüsseln wollen. Die Klassifikation kann auf einige generelle Kategorien beschränkt benutzt werden oder auch detaillierte Informationen liefern. Da die ICD-NA mit der aktuellen ICD-10 kompatibel ist, ist sie die Klassifikation, die internationale Zusammenarbeit und Informationsaustausch möglich macht.

Die ICD-NA ist so angelegt, dass sie für zukünftige Entwicklungen in den Neurowissenschaften offen ist, vor allem auf dem Gebiet von Diagnostik, Pathogenese und Klassifikation. Aus diesem Grunde wurden strittige Krankheitseinteilungen nicht aufgenommen. Kodierungen und Erkrankungen deren Zuordnung in eine bestimmte Krankheitsgruppe noch nicht gesichert ist, wurden weitgehend vermieden. Es ist jedoch zu erwarten, dass Änderungen von Krankheitskonzepten eine erneute Revision der ICD-NA notwendig machen. Neue Kodierungen werden hinzukommen und überflüssige Kodierungen verschwinden. Allerdings müssen die Änderungen so durchgeführt werden, dass die neue Revision kompatibel mit der vorausgegangenen bleibt. Es ist zu hoffen, dass die Benutzer der ICD-NA sich bei ihrer Weiterentwicklung beteiligen, indem sie Vorschläge und Kommentare an die WHO richten. Außerdem können Benutzer, die Probleme oder Schwierigkeiten bei der Anwendung dieser Klassifikation haben, sich direkt mit der Weltgesundheitsorganisation in Verbindung setzen. Die Adresse lautet: Programme Manager, Mental Health, Division of Mental Health and Prevention of Substance Abuse, World Health Organization, 1211 Geneva 27, Switzerland.

Es muss angemerkt werden, dass die vorliegende Edition der ICD-NA zu einem Zeitpunkt erarbeitet wurde, an dem genetische und biochemische

Grundlagen vieler Erkrankungen erst aufgeklärt worden sind. Parallel zu dieser Entwicklung wird die Anzahl der Erkrankungen innerhalb der ICD-NA, die genetisch oder biochemisch definiert werden, ansteigen. Diese Fortschritte werden mit Sicherheit eine komplette Reklassifizierung vieler Erkrankungen erfordern. Die bis dahin benutzte ICD-NA basiert auf den aktuellsten Stand des Wissens über die Ätiologie der klassifizierten Erkrankungen.

3.3 Die Struktur der ICD-NA

Wie die ICD-10 besitzt die ICD-NA einen tabellarischen (alphanumerischen) Teil und einen dazugehörigen alphabetischen Index. In dem tabellarischen Teil werden häufig ein- und ausschließende Begriffe angeführt, letztere mit ihrer entsprechenden Kodierung, sodass der Benutzer so viel Hilfe wie möglich hat, um die korrekte Kategorie für jede diagnostizierte Erkrankung zu finden. Zusätzlich gibt es Kreuzverweise (innerhalb von runden Klammern), um den Gebrauch weiter zu erleichtern. Falls nötig, werden Synonyme und Eponyme in eckigen Klammern angeführt.

Die Klassifikation und das Kodierungssystem der ICD-10 sind bei der ICD-NA strikt beibehalten worden. Dies führt in einigen Fällen zu Unebenheiten, die manchmal unlogisch erscheinen. Manche Erkrankungen könnten offensichtlich besser in anderen Kategorien untergebracht werden, als in denen die vorgeschlagen werden, aber diese logischere Alternative würde gleichzeitig eine Einbuße der Kompatibilität mit der ICD-10 bedeuten. Insgesamt muss man jedoch sagen, dass die ICD-10 leichter an die Fächer Neurologie und Neurochirurgie adaptiert werden konnte als es bei der ICD-9 der Fall war.

Bei jeder alphanumerischen Hauptüberschrift in der ICD-NA handelt es sich um einen drei- oder vierstelligen ICD-10-Kode. Die Überschriften über diesen Rubriken und für die Kodierungsgruppen sowie für die Abschnitte sind exakt mit der ICD-10 identisch. Der fachspezifische Vorteil der ICD-NA gegenüber der ICD-10 ist jedoch darin zu sehen, dass es die Möglichkeit einer fünften, sechsten und siebenten Kodierungsstelle gibt. Somit entsprechen die ersten drei oder vier Stellen jedes ICD-NA-Kodes der ICD-10, aber die fünften, sechsten und siebenten Stellen gehören exklusiv zur ICD-NA. Diese Verteilung erlaubt eine höhere Spezifizierung innerhalb der allgemeineren Kategorien, die durch die dritte und vierte Stelle verschlüsselt werden. Zum

Beispiel ein- und ausschließende Begriffe, die in der ICD-10 gemeinsam kodiert werden, erhalten in der ICD-NA einen individuellen Kode, immer dort, wo eine eigenständige Klassifikation praktisch oder vom Gesichtspunkt der Lehre oder Wissenschaft sinnvoll erscheint. Andererseits finden sich in der allgemeinen Kategorisierung der ICD-10 Untergruppierungen, wie sie praktisch gebräuchlich sind oder von Experten, Komitees oder internationalen Organisationen eingeführt worden sind. Wenn es nicht möglich war, die Erkrankung mit einem definierten 4-stelligem Kode zu verschlüsseln, sind diese Subkategorien unter «Andere» (.8) verschlüsselt. In den seltenen Fällen, in denen es keine 4-stellige Kategorie in der ICD-10 gibt, werden die Unterteilungen direkt auf dem 5-Stellen-Niveau verschlüsselt, wobei das Symbol .– für die nicht gebrauchte vierte Stelle steht. Es muss jedoch beachtet werden, dass in der ICD-10 normalerweise das Symbol .– dafür gebraucht wird, um anzuzeigen, dass eine 3-stellige Kategorie weiter aufgeteilt worden ist. Dieses Nummerierungssystem erlaubt die Zusammenhänge zwischen der ICD-NA-Kategorie und der ICD-10-Kategorie zu ziehen.

Der Abschnitt IV der ICD-NA beinhaltet einen Ausschnitt aus dem Kapitel 20 der ICD-10, in dem äußere Ursachen von Krankheit und Tod klassifiziert werden. In diesem Abschnitt sind nur Kodes, die einen Bezug zu neurologischen Krankheitsbildern haben, aufgenommen.

Im Abschnitt V findet sich eine komplette Liste der Morphologie von Tumoren, die zusätzlich zu den Verschlüsselungen des Abschnitts II (Neoplasmen) verwendet werden kann (siehe hierzu auch Abschnitt II, 1.7. und Abschnitt IV sowie die Einführung zu Kapitel II).

24

Teil 2

Anleitung und Empfehlungen zum Gebrauch der ICD-NA

1. Anleitung zum Gebrauch der tabellarischen Liste

Die Prinzipien der Klassifikation und Verschlüsselung, die für die ICD-10 gelten, sind genauso für die ICD-NA gültig, sodass der Anwender, der mit dem Einen vertraut ist, keine Schwierigkeiten mit dem Anderen hat. Folgende Empfehlungen können für die Anwender, die weniger erfahren sind, gegeben werden:

1.1 Solange der Anwender nicht sehr gut mit der Anwendung der ICD-NA vertraut ist, sollte er vorwiegend den Index, die Hauptüberschriften sowie die Ein- bzw. Ausschlussbegriffe verwenden, bevor er eine Diagnose verschlüsselt.

1.2 Die vierte Ziffer .8 und .9 bedeutet «andere» bzw. «nicht näher bezeichnet». Die Kategorie «nicht näher bezeichnet» wird dann verwendet, wenn die Diagnose unklar ist oder wenn es nicht möglich ist, die Diagnose näher zu spezifizieren bzw. wenn die Diagnose nicht außerhalb des 4-Stellen-Niveaus auftaucht – dies ist in den meisten Fällen der Fall. Innerhalb der ICD-NA wird ein höheres Niveau an Spezifität bei der Verschlüsselung erreicht, sodass dieser Kode seltener verwendet werden dürfte.

1.3 Falls eine Verdachtsdiagnose verschlüsselt werden soll, muss die Kategorie verwendet werden, bei der die größte diagnostische Sicherheit besteht, z.B. die generelle Einordnung der Erkrankung oder der Ort der Läsion. In Kapitel 18 sind mehrere Beispiele für solche Kategorien angeführt, die Symptome, Krankheitszeichen, abnorme klinische und Laborbefunde, der die Kategorie nicht näher klassifiziert, angeführt (vor allem unter R25 bis R29 und R40 bis R49).

1.4 In der ICD-NA sind ebenfalls neurologische Manifestationen systemischer Erkrankungen berücksichtigt. Solche Manifestationen werden durch einen *(Stern)-Kode gekennzeichnet und haben einen entsprechenden †(Kreuz)-Kode, um die Ätiologie anzuzeigen. Zum Beispiel hat die Diagnose tuberkulöse Meningitis ein Kreuz (A17.0†) in Kapitel I der infektiösen und parasitologischen Erkrankungen und einen Stern (G01*) in Kapitel V der Erkrankungen des Nervensystems. Ein weiteres Beispiel ist: Die Lymeborreliose (A69.2*) und die Meningitis bakteriellen Ursprungs, woanders klassifiziert (G01*). Der Gebrauch des Stern- bzw. Kreuzsystems sollte erfolgen, um die neurologischen Manifestationen von Allgemeinerkrankungen, die an anderer Stelle klassifiziert sind, zu kennzeichnen. Die Kreuz- und Stern-Kodes bilden Paare, auf die gegenseitig Bezug genommen wird. Es ist ein Prinzip der ICD, dass die Kreuz-Kodes vorrangig sind und zur Verschlüsselung verwendet werden müssen. Der Gebrauch des zusätzlichen Stern-Kodes ist dem Benutzer freigestellt. *Der Stern-Kode darf niemals alleine benutzt werden. Er darf niemals benutzt werden, um Todesursachen zu verschlüsseln (hierfür dürfen nur Kreuz-Kodes benutzt werden).* Der Stern-Kode darf benutzt werden, um spezielle Erkrankungen zu verschlüsseln, aber auch in den Fällen, in denen multifaktorielle Krankheitsbilder verschlüsselt werden müssen im Hinblick auf die Erkrankungsmanifestation oder die Todesursache. Stern- und Kreuz-Kodes können auch dann benutzt werden, wenn keine Klammer vorhanden ist, die auf eine spezielle Ätiologie in der tabellarischen Liste hinweist. Dies setzt voraus, dass die Symptome eine Folge der ätiologischen Zuordnung sind.

1.5 Multiple Verschlüsselungen. Selbst wenn weder der Stern- noch der Kreuz-Kode anwendbar sind, sollen zusätzliche Kodes im Sinne von multiplen Verschlüsselungen vor allem bei Fällen verwendet werden, in denen unterschiedliche Aspekte der Erkrankungen ausführlicher beschrieben werden müssen. Da es keine festen Regeln für die Benutzung von multiplen Kodes in der ICD-NA gibt (mit Ausnahme der Stern- bzw. Kreuz-Kodes) wird vorgeschlagen, dass in dem Falle, in dem multiple Verschlüsselungen angewendet werden, eine spezielle Reihenfolge für jede Erkrankung bei einem Patienten eingehalten wird, und zwar in der folgenden Weise:

- Ätiologie
- Symptome
- andere relevante Verschlüsselungen

Ein Beispiel: Eine Manganvergiftung (T57.2), die zu einem sekundären Parkinsonismus (G21.2) geführt hat. Wenn die Ätiologie nicht bekannt oder unspezifiziert ist, sollte folgende Reihenfolge eingehalten werden:

- *Symptome (z. B. Meningitis)* nicht näher klassifiziert (G03.9) oder Tremor unspezifiziert (R25.1)
- andere relevante Kodierungen.

Andere relevante Kodierungen werden benutzt, um zusätzliche Erkrankungen oder Krankheitsfolgen, die bei der Diagnose eine Rolle spielen, zu verschlüsseln.

Zusätzliche Erkrankungen und Diagnosen bei dem gleichen Patienten, die nach Ansicht des Benutzers unabhängig von der Diagnose bestehen, sollten einen zusätzlichen Kode erhalten und in einem separaten Datenfeld verschlüsselt werden.

Verschlüsselung von Spätfolgen. Die ICD-10 hat eine Anzahl von Kategorien, die als «Folge von …» (B90 bis B94, E64, G109, I69, T90 bis T98) verschlüsselt werden und für die Krankheitsursachen einer Erkrankung stehen, die nicht mehr zum Zeitpunkt der Therapie oder Untersuchung vorhanden ist. Die bevorzugte Kodierung für diese «Haupterkrankung» ist der Kode für die Folgen der Krankheitsursachen, während der Kode für «Folge von …» zur Vervollständigung hinzugefügt werden kann. Wenn es eine Reihe von unterschiedlichen eher spezifischen Folgen einer Erkrankung gibt, von denen keine in der Schwere dominiert, ist es erlaubt, die Kodierung «Folge von …» als Hauptdiagnose zu verschlüsseln, z.B. Haupterkrankung motorische Aphasie (R47.00), Folge eines cerebralen Infarktes (I69.3).

1.6 Synonyme und Eponyme sind in eckigen Klammern aufgeführt oder unter dem Titel der Kategorie aufgelistet, obwohl der offizielle ICD-10-Titel Vorrang hat. In der Zukunft ist muss eine standardisierte Nomenklatur erarbeitet werden, die solche Synonyme überflüssig macht.

1.7 Bei der Verschlüsselung von Neoplasien sollte deren histologische Spezifizierung verwendet werden, zusätzliche morphologische Kodes, die in der Neurologie und Neurochirurgie relevant sind, sind weiter unten (Seite ... bis ...) aufgeführt. Diese auf die Morphologie bezogenen Kodes sind die gleichen, die in der speziellen Adaptation der ICD für die Onkologie (ICD-0) verwendet werden. Es muss darauf geachtet werden, dass diese Morphologie-Kodes, die mit M beginnen, nicht mit den ICD-Kodes des Kapitels VIII (M00 bis M99) verwechselt werden.

1.8 Die ICD-NA beinhaltet nur Begriffe, die mit dem Nervensystem und seinen Erkrankungen verbunden sind. Falls eine diagnostizierte Erkrankung in der ICD-NA fehlt, soll die ICD-10 verwendet werden. Es ist viel Mühe darauf verwendet worden, dass solch ein Umstand nur sehr selten auftritt.

1.9 Der (–) Strich-Kode wird in der ICD-NA verwendet, um eine Stelle im Verschlüsselungskode zu markieren, die keine Ziffer enthält. Die Verschlüsselung der chronisch progressiven Multiplen Sklerose z. B. lautet G35.–1; der Strich besagt, dass die erste Stelle rechts vom Dezimalpunkt in der ICD-10 keine Ziffer hat.

«x» gibt eine Stelle innerhalb des Kodes an, die eigentlich eine Ziffer enthalten müsste. Die fehlende Ziffer wird durch spezifische Verschlüsselungsanweisungen ersetzt, z.B. die Verschlüsselung des cerebralen Infarktes, der durch embolischen Verschluss einer präcerebralen Arterie durch arterielles Vorhofflimmern verursacht ist, lautet I63.1x2. Die Nummer, die das «x» ersetzt, wird durch die betroffene verschlossene Arterie bestimmt.

2. Anleitung zur Benutzung des Index

Der Index der ICD-NA ist eine alphabetische Liste aller Begriffe der Klassifikation sowie einer großen Anzahl von Synonymen und Eponymen einschließlich des dazugehörigen Verschlüsselungskodes. Die Begriffe werden als Substantive gefolgt vom Adjektiv aufgelistet. Daher erscheint «tuberkulöse Meningitis» im Index als «Meningitis, tuberkulös». Eponyme Syndrome und Erkrankungen sind ebenfalls alphabetisch sowohl unter dem korrespondierenden Eponym als auch unter Syndrom oder Erkrankung aufgelistet, z.B. kann das Guillain-Barré-Syndrom im Index sowohl unter «Guillain-Barré-Syndrom» als auch unter «Syndrom» gefunden werden.

Der Leser wird davor gewarnt, nur den Index zum Verschlüsseln von Krankheitsbildern zu verwenden. Der Index ist als Leitfaden gedacht, um den richtigen Kode innerhalb der ICD-NA-Klassifikation zu finden. Die Klassifikation enthält häufig zusätzliche erklärende Bemerkungen über die Art der Erkrankungen sowie spezielle Regeln, die die Ein- bzw. Ausschlusskriterien betreffen, die unbedingt beachtet werden müssen, um den korrekten Verschlüsselungskode zu erhalten.

Die Abkürzung «NEC» (Not elsewhere classified, nicht andernorts klassifiziert) wird an Begriffe gefügt, die unspezifischen Kategorien angehören bzw. an Begriffe, die schlecht verschlüsselbar sind, als Warnung davor, dass die spezifischen Formen der Erkrankung anders klassifiziert werden. In diesem Fall muss die Grundkategorie gesucht werden.

Teil 3

Übersicht

Kapitel I
Bestimmte infektiöse und parasitäre Erkrankungen (A00–B99)

Kapitel II
Neubildungen (C00–D48)

C00–C75   Bösartige Neubildungen
C76–C80   Bösartige Neubildungen ungenau bezeichneter Lokalisationen,
           sekundärer und nicht näher bezeichneter Lokalisationen
C81–C96   Bösartige Neubildungen des lymphatischen, blutbildenden und
           verwandten Gewebes
C97   Bösartige Neubildungen als Primärtumoren an mehreren Lokali-
           sationen
D10–D36   Gutartige Neubildungen
D37–D48   Neubildung unsicheren oder unbekannten Verhaltens

Kapitel III
Krankheiten des Blutes und der blutbildenden Organe
sowie bestimmte Störungen mit Beteiligung
des Immunsystems (D50–D89)

D50–D53   Alimentäre Anämien
D55–D59   Hämolytische Anämien
D65–D69   Koagulopathien, Purpura und sonstige hämorrhagische Diathesen
D70–D77   Sonstige Krankheiten des Blutes und der blutbildenden Organe
D80–D89   Bestimmte Störungen mit Beteiligung des Immunsystems

Kapitel IV
Endokrine, Ernährungs- und Stoffwechselkrankheiten
(E00–E90)

E00–E07   Krankheiten der Schilddrüse
E10–E14   Diabetes mellitus
E15–E16   Sonstige Störungen der Blutglukose-Regulation und der inneren
           Sekretion des Pankreas
E20–E35   Krankheiten sonstiger endokriner Drüsen

E40–E46   Mangelernährung
E50–E64   Sonstige alimentäre Mangelzustände
E65–E68   Adipositas und sonstige Überernährung
E70–E90   Stoffwechselstörungen

Sternchen-Kategorien in diesem Kapitel

E35*   Störungen der endokrinen Drüsen bei andernorts klassifizierten
        Krankheiten
E90*   Ernährungs- und Stoffwechselstörungen bei andernorts klassifi-
        zierten Krankheiten

Kapitel V
Psychische und Verhaltensstörungen (F00–F99)

F00–F09   Organische, einschließlich symptomatischer psychischer Störun-
           gen
F10–F19   Psychische und Verhaltensstörungen durch psychotrope Sub-
           stanzen
F30–F39   Affektive Störungen
F40–F48   Neurotische, Belastungs- und somatoforme Störungen
F50–F59   Verhaltensauffälligkeiten mit körperlichen Störungen und Fak-
           toren
F60–F69   Persönlichkeits- und Verhaltensstörungen
F70–F79   Intelligenzminderung
F80–F89   Entwicklungsstörungen
F90–F98   Verhaltens- und emotionale Störungen mit Beginn in der Kind-
           heit und Jugend

Sternchen-Kategorien in diesem Kapitel

F00*   Demenz bei Alzheimer-Krankheit
F02*   Demenz bei andernorts klassifizierten Krankheiten

Kapitel VI
Krankheiten des Nervensystems (G00–G99)

G00–G09   Entzündliche Krankheiten des Zentralnervensystems
G10–G13   Systematrophien, die vorwiegend das Zentralnervensystem betreffen
G20–G26   Extrapyramidale Krankheiten und Bewegungsstörungen
G30–G32   Sonstige degenerative Krankheiten des Nervensystems
G35–G37   Demyelinisierende Krankheiten des Zentralnervensystems
G40–G47   Episodische und paroxysmale Krankheiten des Nervensystems
G50–G59   Krankheiten von Nerven, Nervenwurzeln und Nervenplexus
G60–G64   Polyneuropathien und sonstige Krankheiten des peripheren Nervensystems
G70–G73   Krankheiten der neuromuskulären Synapse und des Muskels
G80–G83   Zerebrale Lähmung und sonstige Lähmungssyndrome
G90–G99   Sonstige Krankheiten des Nervensystems

Sternchen-Kategorien in diesem Kapitel

G01*   Meningitis bei andernorts klassifizierten bakteriellen Krankheiten
G02*   Meningitis bei sonstigen andernorts klassifizierten infektiösen und parasitären Krankheiten
G05*   Enzephalitis, Myelitis und Enzephalomyelitis bei andernorts klassifizierten
G07*   Intrakranielle und intraspinale Abszesse und Granulome bei andernorts klassifizierten Krankheiten
G13*   Systematrophien, vorwiegend das Zentralnervensystem betreffend, bei andernorts klassifizierten Krankheiten
G22*   Parkinson-Syndrom bei andernorts klassifizierten Krankheiten
G26*   Extrapyramidale Krankheiten und Bewegungsstörungen bei andernorts klassifizierten Krankheiten
G32*   Sonstige degenerative Krankheiten des Nervensystems bei andernorts klassifizierten Krankheiten
G46*   Zerebrale Gefäßsyndrome bei zerebrovaskulären Krankheiten (I60–I67+)
G53*   Krankheiten der Hirnnerven bei andernorts klassifizierten
G59*   Mononeuropathie bei andernorts klassifizierten Krankheiten
G63*   Polyneuropathie bei andernorts klassifizierten Krankheiten

G73* Krankheiten im Bereich der neuromuskulären Synapse und des Muskels bei andernorts klassifizierten Krankheiten

G94* Sonstige Krankheiten des Gehirns bei andernorts klassifizierten Krankheiten

G99* Sonstige Krankheiten des Nervensystems bei andernorts klassifizierten Krankheiten

Kapitel VII
Krankheiten des Auges und der Augenanhangsgebilde (H00–H59)

H00–H06 Affektionen des Augenlides, des Tränenapparates und der Orbita

H15–H22 Affektionen der Sklera, der Hornhaut, der Iris und des Ziliarkörpers

H25–H28 Affektionen der Linse

H30–H36 Affektionen der Aderhaut und der Netzhaut

H40–H42 Glaukom

H43–H45 Affektionen des Glaskörpers und des Augapfels

H46–H48 Affektionen des N. opticus und der Sehbahn

H53–H54 Sehstörungen und Blindheit

H55–H59 Sonstige Affektionen des Auges und der Augenanhangsgebilde

Sternchen-Kategorien in diesem Kapitel

H28* Katarakt und sonstige Affektionen der Linse bei andernorts klassifizierten Krankheiten

H32* Chorioretinale Affektionen bei andernorts klassifizierten Krankheiten

H36* Affektionen der Netzhaut bei andernorts klassifizierten Krankheiten

H42* Glaukom bei andernorts klassifizierten Krankheiten

H48* Affektionen des N. opticus [II. Hirnnerv] und der Sehbahn bei andernorts klassifizierten Krankheiten

H58* Sonstige Affektionen des Auges und der Augenanhangsgebilde bei andernorts klassifizierten Krankheiten

Kapitel VIII
Krankheiten des Ohres und des Warzenfortsatzes (H60–H95)

H65–H75   Krankheiten des Mittelohres und des Warzenfortsatzes
H65–H75   Krankheiten des Innenohres H65–H75)
H90–H95   Sonstige Krankheiten des Ohres

Sternchen-Kategorien in diesem Kapitel:
H82*   Schwindelsyndrome bei andernorts klassifizierten Krankheiten
H94*   Sonstige Krankheiten des Ohres bei andernorts klassifizierten Krankheiten

Kapitel IX
Krankheiten des Kreislaufsystems (I00–I99)

I00–I02   Akutes rheumatisches Fieber
I05–I09   Chronische rheumatische Herzkrankheiten
I10–I15   Hypertonie [Hochdruckkrankheit]
I20–I25   Ischämische Herzkrankheit
I30–I52   Sonstige Formen der Herzkrankheit
I60–I69   Zerebrovaskuläre Krankheiten
I70–I79   Krankheiten der Arterien, Arteriolen und Kapillaren
I80–I89   Krankheiten der Venen, der Lymphgefäße und der Lymphknoten, andernorts nicht klassifiziert
I95–I99   Sonstige und nicht näher bezeichnete Krankheiten des Kreislaufsystems

Sternchen-Kategorien in diesem Kapitel
I39*   Endokarditis und Herzklappenkrankheiten bei andernorts klassifizierten Krankheiten
I41*   Myokarditis bei andernorts klassifizierten Krankheiten
I43*   Kardiomyopathie bei andernorts klassifizierten Krankheiten
I68*   Zerebrovaskuläre Störungen bei andernorts klassifizierten Krankheiten
I79*   Krankheiten der Arterien, Arteriolen und Kapillaren bei andernorts klassifizierten Krankheiten

I98*   Sonstige Störungen des Kreislaufsystems bei andernorts klassifizierten Krankheiten

Kapitel X
Krankheiten des Atmungssystems (J00–J99)

J00–J06   Akute Infektionen der oberen Atemwege
J10–J18   Grippe und Pneumonie
J30–J39   Sonstige Krankheiten der oberen Atemwege
J40–J47   Chronische Krankheiten der unteren Atemwege
J60–J70   Lungenkrankheiten durch exogene Substanzen
J80–J84   Sonstige Krankheiten der Atmungsorgane, die hauptsächlich das Interstitium betreffen
J85–J86   Purulente und nekrotisierende Krankheitszustände der unteren Atemwege
J90–J94   Sonstige Krankheiten der Pleura
J95–J99   Sonstige Krankheiten des Atmungssystems

Sternchen-Kategorie in diesem Kapitel:
J17*   Pneumonie bei andernorts klassifizierten Krankheiten

Kapitel XI
Krankheiten des Verdauungssystems (K00–K93)

K00–K14   Krankheiten der Mundhöhle, der Speicheldrüsen und des Rachens
K20–K31   Krankheiten des Ösophagus, des Magens und des Duodenums
K50–K52   Nichtinfektiöse Enteritis und Kolitis
K55–K63   Sonstige Krankheiten des Darmes
K65–K67   Krankheiten des Peritoneums
K70–K77   Krankheiten der Leber
K80–K87   Krankheiten der Gallenblase, der Gallenwege und des Pankreas
K90–K93   Sonstige Krankheiten des Verdauungssystems

Kapitel XII
Krankheiten der Haut und der Unterhaut (L00–L99)

L50–L54 Urtikaria und Erythem
L80–L99 Sonstige Krankheiten der Haut und der Unterhaut

Sternchen-Kategorie in diesem Kapitel:
L99* Sonstige Krankheiten der Haut und der Unterhaut bei andern-
      orts klassifizierten Krankheiten

Kapitel XIII
Krankheiten des Muskel-Skelett-Systems und des
Bindegewebes (M00–M99)

M00–M25 Arthropathien
M30–M36 Systemkrankheiten des Bindegewebes
M40–M54 Krankheiten der Wirbelsäule und des Rückens
M60–M79 Krankheiten der Weichteilgewebe
M80–M94 Osteopathien und Chondropathien
M95–M99 Sonstige Krankheiten des Muskel-Skelett-Systems und des Binde-
         gewebes

Sternchen-Kategorien in diesem Kapitel:
M03* Postinfektiöse und reaktive Arthritiden bei andernorts klassifi-
      zierten Krankheiten
M14* Arthropathien bei sonstigen andernorts klassifizierten Krankhei-
      ten
M36* Systemkrankheiten des Bindegewebes bei andernorts klassifi-
      zierten Krankheiten
M49* Spondylopathien bei andernorts klassifizierten Krankheiten

Kapitel XIV
Krankheiten des Urogenitalsystems (N00–N99)

N00–N08 Glomeruläre Krankheiten
N17–N19 Niereninsuffizienz
N25–N29 Sonstige Krankheiten der Niere und des Ureters
N30–N39 Sonstige Krankheiten des Harnsystems
N40–N51 Krankheiten der männlichen Genitalorgane
N60–N64 Krankheiten der Mamma
N80–N98 Nichtentzündliche Krankheiten des weiblichen Genitaltraktes

Kapitel XV
Schwangerschaft, Geburt und Wochenbett (O00–O99)

O00–O08 Schwangerschaft mit abortivem Ausgang
O10–O16 Ödeme, Proteinurie und Hypertonie während der Schwangerschaft, der Geburt und des Wochenbettes
O20–O29 Sonstige Krankheiten der Mutter, die vorwiegend mit der Schwangerschaft verbunden sind
O30–O48 Betreuung der Mutter im Hinblick auf den Feten und die Amnionhöhle sowie mögliche Entbindungskomplikationen
O60–O75 Komplikationen bei Wehentätigkeit und Entbindung
O85–O92 Komplikationen, die vorwiegend im Wochenbett auftreten

Kapitel XVI
Bestimmte Zustände, die ihren Ursprung in der Perinatalperiode haben (P00–P96)

P00–04 Schädigung des Feten und Neugeborenen durch mütterliche Faktoren und durch Komplikationen bei Schwangerschaft, Wehentätigkeit und Entbindung
P05–08 Störungen im Zusammenhang mit der Schwangerschaftsdauer und dem fetalen Wachstum
P10–15 Geburtstrauma

Kapitel XVII
Angeborene Fehlbildungen, Deformitäten und Chromosomenanomalien (Q00–Q99)

Kapitel XVIII
Symptome und abnorme klinische- und Laborbefunde, die andernorts nicht klassifiziert sind (R00–R99)

Kapitel XIX
Verletzungen, Vergiftungen und bestimmte andere Folgen äußerer Ursachen (S00–T98)

T36–T50	Vergiftung durch Arzneimittel, Drogen und biologisch aktive Substanzen
T51–T65	Toxische Wirkungen von vorwiegend nicht medizinisch verwendeten Substanzen
T66–T78	Sonstige und nicht näher bezeichnete Schäden durch äußere Ursachen
T79	Bestimmte Frühkomplikationen eines Traumas
T80–T88	Komplikationen bei chirurgischen Eingriffen und medizinischer Behandlung, andernorts nicht klassifiziert
T90–T98	Folgen von Verletzungen, Vergiftungen und sonstigen Auswirkungen äußerer Ursachen

Kapitel XX
Äußere Ursachen von Morbidität und Mortalität (V01–Y98)

X40–X49	Akzidentelle Vergiftung durch und Exposition gegenüber schädliche(n) Substanzen
Y40–Y59	Unerwünschte Nebenwirkungen bei therapeutischer Anwendung von Arzneimitteln, Drogen oder biologisch aktiven Substanzen
Y60–Y69	Zwischenfälle bei chirurgischen Eingriffen und medizinischer Behandlung
Y70–Y82	Medizintechnische Geräte und Produkte im Zusammenhang mit Zwischenfällen bei diagnostischer und therapeutischer Anwendung
Y83–Y84	Chirurgische und sonstige medizinische Maßnahmen als Ursache einer abnormen Reaktion eines Patienten oder einer späteren Komplikation, ohne Angabe eines Zwischenfalls zum Zeitpunkt der Durchführung der Maßnahme
Y90–Y98	Zusätzliche Faktoren mit Bezug auf andernorts klassifizierte Ursachen von Morbidität und Mortalität

Kapitel XXI
Faktoren, die den Gesundheitszustand beeinflussen und zur Inanspruchnahme des Gesundheitswesens führen (Z00–Z99)

Teil 4
Tabellarische Liste neurologischer und verwandter Erkrankungen

Kapitel I
Bestimmte infektiöse und parasitäre Erkrankungen (A00–B99)

Infektiöse Darmkrankheiten (A00–A09)

A00 Cholera

A01 Typhus abdominalis und Paratyphus

A01.0 Typhus abdominalis
Meningitis bei Typhus abdominalis † (G01*)

A02 Sonstige Salmonelleninfektionen

A02.2† Lokalisierte Salmonelleninfektionen
Salmonellen:
• Meningitis (G01*)
• Intracranialer und intraspinaler Abzess (G07*)

A03 Shigellose [Bakterielle Ruhr]

A04 Sonstige bakterielle Darminfektionen

A04.5 Enteritis durch Campylobacter

A05 Sonstige nahrungsbedingte bakterielle Infektionen

A05.1 Botulismus

A06 Amöbiasis [Amöbenruhr]

A06.6† Hirnabszess durch Amöben (G07*)

Tuberkulose (A15–A19)

A17† Tuberkulose des Nervensystems

A17.0† Tuberkulöse Meningitis (G01*)
Tuberkulöse Leptomeningitis (zerebral)(spinal)

A17.1† Meningeales Tuberkulom (G07*)

A17.8† Sonstige Tuberkulose des Nervensystems
Tuberkulös:
- Hirnabszess (G07*)
- Meningoenzephalitis (G05.0*)
- Myelitis (G05.0*)
- Polyneuropathie (G63.0*)
- Tuberkulom ⎫ des ⎰ Gehirns (G07*)
- Tuberkulose ⎭ ⎱ Rückenmarks (G07*)

A17.9† Tuberkulose des Nervensystems, nicht näher bezeichnet
(G99.8*)

A18 Tuberkulose sonstiger Organe

A18.0† Tuberkulose der Knochen und Gelenke
Tuberkulose der *Wirbelsäule [Pott] (M49.0*)*

A18.8† **Tuberkulose sonstiger näher bezeichneter Organe**
Tuberkulose der Schilddrüse (E35.0*)
Tuberkulöse zerebrale Arteriitis (I68.1*)

Bestimmte bakterielle Zoonosen (A20–A28)

A20 **Pest**

A20.3 **Pestmeningitis**

A20.7 **Pestsepsis**

A21 **Tularämie**

A22 **Anthrax [Milzbrand]**

A22.7 **Milzbrandsepsis**

A22.8 **Sonstige Formen des Milzbrandes**
Milzbrandmeningitis† (G01*)

A23 **Brucellose**
Inkl.: • Maltafieber
        • Mittelmeerfieber
        • Undulierendes Fieber

A23.0 **Brucellose durch Brucella melitensis**

A23.1 **Brucellose durch Brucella abortus**

A23.2 **Brucellose durch Brucella suis**

A23.9 **Brucellose, nicht näher bezeichnet**

A27 **Leptospirose**

Sonstige bakterielle Krankheiten (A30–A49)

A30   Lepra [Aussatz]
Inkl.:   Infektion durch Mycobacterium leprae
         Lepra-Mononeuropathy (G59.8*)
         Lepra-Polyneuropathie (G63.0)
Exkl.:   Folgezustände der Lepra (B92)

A30.0   Intermediäre Lepra
I Lepra

A30.1   Tuberkuloide Lepra
TT Lepra

A30.2   Borderline tuberkuloide Lepra
BT Lepra

A30.3   Borderline Lepra
B Lepra

A30.4   Borderline lepromatöse Lepra
BL Lepra

A30.5   Lepromatöse Lepra
L Lepra

A30.8   Lepra, sonstige Formen

A30.9   Lepra, nicht näher bezeichnet

A32   Listeriose
Inkl.:   Nahrungsmittelbedingte Infektion durch Listerien
Exkl.:   Neugeborenenlisteriose (disseminiert) (P37.2)

A32.1†   Meningitis und Meningoenzephalitis durch Listerien
* *Meningitis (G01*)*
* *Meningoenzephalitis (G05.0*)* } durch Listerien

A32.8   Sonstige Formen der Listeriose
Zerebrale Arteriitis durch Listerien† (I68.1*)

A33   Tetanus neonatorum

A34   Perinataler Tetanus

A35   Sonstiger Tetanus
Tetanus o.n.A.

A36   Diphtherie

A36.8   Sonstige Diphtherie
Diphterische *Polyneuritis† (G63.0*)*

A37   Keuchhusten

A38   Scharlach
Scarlatina

A39   Meningokokkeninfektion

A39.0† Meningokokkenmeningitis (G01*)

A39.1† Waterhouse-Friderichsen-Syndrom (E35.1*)
• Hämorrhagische Entzündung der Nebenniere durch Meningo-
  kokken
• Meningokokkensepsis mit Nebennierenblutung

A39.2   Akute Meningokokkensepsis

A39.3   Chronische Meningokokkensepsis

A39.4   Meningokokkensepsis, nicht näher bezeichnet

A39.5   Herzkrankheit durch Meningokokken

A39.8 Sonstige Meningokokkeninfektionen
- Enzephalitis† (G05.0*) durch Menigokokken
- Retrobulbärneuritis† (H48.1*) durch Menigokokken

A40 Streptokokkensepsis

A40.0 Sepsis durch Streptokokken, Gruppe A

A40.1 Sepsis durch Streptokokken, Gruppe B

A40.2 Sepsis durch Streptokokken, Gruppe D

A40.3 Sepsis durch Streptococcus pneumoniae
Sepsis durch Pneumokokken

A40.8 Sonstige Sepsis durch Streptokokken

A40.9 Sepsis durch Streptokokken, nicht näher bezeichnet

A41 Sonstige Sepsis

A41.0 Sepsis durch Staphylococcus aureus

A41.1 Sepsis durch sonstige näher bezeichnete Staphylokokken
Sepsis durch Koagulase-negative Staphylokokken

A41.2 Sepsis durch nicht näher bezeichnete Staphylokokken

A41.3 Sepsis durch Haemophilus influenzae

A41.4 Sepsis durch Anaerobier

A41.5 Sepsis durch sonstige gramnegative Erreger
Sepsis durch gramnegative Erreger o.n.A.

A41.8 Sonstige näher bezeichnete Sepsis

A41.9   Sepsis, nicht näher bezeichnet
Septischer Schock

A42   Aktinomykose

A43   Nokardiose

A44   Bartonellose

A44.8   Sonstige Formen der Bartonellose
Neurologische Manifestation der Bartonellose

A48   Sonstige bakterielle Krankheiten, andernorts nicht klassifiziert

A48.3   Syndrom des toxischen Schocks

Infektionen, die vorwiegend durch Geschlechtsverkehr übertragen werden (A50–A64)

Exkl.:   Human immunodeficiency virus [HIV] – Krankheit
(B20–B24)

A50   Syphilis connata

A50.0   Symptomatische konnatale Frühsyphilis
Jeder konnatale syphilitische Zustand, als früh oder manifest bezeichnet, bis zu zwei Jahren nach der Geburt.

A50.1   Latente konnatale Frühsyphilis
Konnatale Syphilis ohne klinische Manifestationen, mit positiver Serumreaktion und negativem Liquorbefund, bis zu zwei Jahren nach der Geburt.

A50.2   Konnatale Frühsyphilis, nicht näher bezeichnet
Konnatale Syphilis o.n.A., bis unter zwei Jahre nach der Geburt.

A50.3   Konnatale spätsyphilitische Augenkrankheit

A50.4   Konnatale spätauftretende Neurosyphilis [Juvenile Neuro-syphilis]
Inkl.:   Konnatale spätsyphilitische:
- Enzephalitis† (G05.0*)
- Meningitis† (G01*)
- Polyneuropathie† (G63.0*)

Soll eine damit verbundene psychische Krankheit angegeben werden, ist eine zusätzliche Schlüsselnummer zu benutzen.

A50.40   Juvenile generalisierte Paralyse
Dementia paralytica juvenilis
A50.41   Juvenile Tabes dorsalis
A50.42   Juvenile taboparetische Neurosyphilis

A50.5   Sonstige Formen der floriden konnatalen Spätsyphilis

A51   Frühsyphilis

A51.0   Primärer syphilitischer Genitalaffekt

A51.1   Analer Primäraffekt bei Syphilis

A51.2   Primäraffekt bei Syphilis, sonstige Lokalisationen

A51.3   Sekundäre Syphilis der Haut und der Schleimhäute
Condyloma latum
Syphilitisch:
- Alopezie† (L99.8*)
- Leukoderm† (L99.8*)
- Schleimhautpapeln [Plaques muqueuses]

A51.4   Sonstige sekundäre Syphilis

Sekundäre syphilitische:

- Meningitis† (G01*)
- Myositis† (M63.0*)
- Okulopathie† (H58.8*)

A51.5   Latente Frühsyphilis

Syphilis (erworben) ohne klinische Manifestationen, mit positiver Serumreaktion und negativem Liquorbefund, bis zu zwei Jahren nach Infektion.

A51.9   Frühsyphilis, nicht näher bezeichnet

A52   Spätsyphilis

A52.0†   Kardiovaskuläre Syphilis

Kardiovaskuläre Syphilis o.n.A. (I98.0*)

Syphilitisch:

- Aortenaneurysma (I79.0*)
- Endokarditis (I39*)

A52.1   Floride Neurosyphilis

Charcot-Arthropathie† (M14.6*)

Spätsyphilitisch:

- Enzephalitis† (G05.0*)
- Paralyse† (G05.5*)
- Meningitis† (G01*)
- Optikusatrophie† (H48.0*)
- Polyneuropathie† (G63.0*)
- Retrobulbäre Neuritis† (H48.1*)
- Syphylitische Argyll Robertson Pupille† (H58.0*)
- Syphilitisches Parkinson-Syndrom† (G22*)

Tabes dorsalis

A52.2   Asymptomatische Neurosyphilis

A52.3 **Neurosyphilis, nicht näher bezeichnet**
Gumma (syphilitisch) ⎤
Syphilis (Spät-) ⎬ des Zentralnervensystems, o.n.A.
Syphilom ⎦

A52.7 **Sonstige floride Spätsyphilis**
Muskel† (M63.0*)

A52.8 **Latente Spätsyphilis**
Syphilis (erworben) ohne klinische Manifestationen, mit positiver Serumreaktion und negativem Liquorbefund, zwei Jahre oder später nach Infektion.

A52.9 **Spätsyphilis, nicht näher bezeichnet**

A53 **Sonstige und nicht näher bezeichnete Syphilis**

A53.0 **Latente Syphilis, nicht als früh oder spät bezeichnet**

A53.9 **Syphilis, nicht näher bezeichnet**

A54 **Gonokokkeninfektion**

A54.8 **Sonstige Gonokokkeninfektionen**
- Hirnabszess† (G07*) ⎤
- Meningitis† (G01*) ⎬ durch Gonokokken

Sonstige Krankheiten durch Spirochäten (A65–A69)

Exkl. Leptospirose (A27)
Syphilis (A50–A53)

A68 **Rückfallfieber**
Inkl.: Rekurrensfieber

A69 **Sonstige Spirochäteninfektionen**

A69.2 Lyme-Krankheit
Erythema chronicum migrans durch Borrelia burgdorferi

Sonstige Krankheiten durch Chlamydien (A70–A74)

A71 **Trachom**
Exkl.: Folgezustände des Trachoms (B94.0)

Rickettsiosen (A75–A79)

A75 **Fleckfieber**

A75.0 Epidemisches Fleckfieber durch Rickettsia prowazeki

A77 **Zeckenbissfieber [Rickettsiosen, durch Zecken übertragen]**

A79 **Sonstige Rickettsiosen**

Virusinfektionen des Zentralnervensystems (A80–A89)

Exkl.: Folgezustände von:
- Poliomyelitis (B91)
- Virusenzephalitis (B94.1)

A80 **Akute Poliomyelitis [Spinale Kinderlähmung]**

A80.0 Akute paralytische Poliomyelitis durch Impfvirus

A80.1 Akute paralytische Poliomyelitis durch importiertes Wild-virus

A80.2 Akute paralytische Poliomyelitis durch einheimisches Wild-virus

A80.3 Sonstige und nicht näher bezeichnete akute paralytische Poliomyelitis

A80.4 Akute nichtparalytische Poliomyelitis

A80.9 Akute Poliomyelitis, nicht näher bezeichnet

A81 Slow-Virus-Infektionen des Zentralnervensystems

Inkl.: Prionenerkrankung des zentralen Nervensystems
Exkl.: Enzephalopathie infolge HIV-Krankheit (B22.0)
Vakuläre Myelopathie infolge HIV-Krankheit (B23.8)
Myelopathie infolge HTLV-1 (G04.1)

A81.0 Creutzfeldt-Jakob-Krankheit
Subakute spongioforme Enzephalopathie

A81.1 Subakute sklerosierende Panenzephalitis
Einschlusskörperchenenzephalitis [Dawson]
Sklerosierende Leukenzephalopathie [van Bogaert]

A81.2 Progressive multifokale Leukenzephalopathie
Multifokale Leukenzephalopathie o.n.A.

A81.8 Sonstige Slow-Virus-Infektionen des Zentralnervensystems
Exkl.: Röteln:
• Enzephalistis (akut) (G05.1*)
• Meningitis (B06.01)
• Meningoencephalitis (B06.02)
• Subakute Panencephalitis (B06.03)

A81.80 Kuru
A81.81 Gastmann-Sträussler-Scheinker-Erkrankung oder Syndrom

A81.9 Slow-Virus-Infektion des Zentralnervensystems, nicht näher bezeichnet

A82   Tollwut [Rabies]

A82.0   Wildtier-Tollwut

A82.1   Haustier-Tollwut

A82.9   Tollwut, nicht näher bezeichnet

A83   Virusenzephalitis, durch Moskitos [Stechmücken] übertragen
Inkl.:   Virusmeningoenzephalitis, durch Moskitos übertragen
Exkl.:   Venezuelan equiine Eephalitis (A92.2)

A83.0   Japanische Enzephalitis

A83.1   Western-equine-Enzephalitis

A83.2   Eastern-equine-Enzephalitis

A83.3   St. Louis-Enzephalitis

A83.4   Australische Enzephalitis
Kunjin-Krankheit

A83.5   Kalifornische Enzephalitis
Kalifornische Meningoenzephalitis
LaCrosse-Enzephalitis

A83.6   Rocio-Virus Enzephalitis

A83.8   Sonstige Virusenzephalitis, durch Moskitos übertragen

A83.9   Virusenzephalitis, durch Moskitos übertragen, nicht näher bezeichnet

A84   Zecken-Virusenzephalitis
Inkl.:   Zecken-Virusmeningoenzephalitis

A84.0 **Fernöstliche Zeckenenzephalitis [Russische Frühsommer-Enzephalitis]**

A84.1 **Zentraleuropäische Frühsommer-Zeckenmeningoenzephalitis (FSME)**

A84.8 **Sonstige Virusenzephalitis, durch Zecken übertragen**
Louping-ill-Krankheit [Spring- und Drehkrankheit]
Powassan-Enzephalitis

A84.9 **Zecken-Virusenzephalitis, nicht näher bezeichnet**

A85 **Sonstige Virusenzephalitis, andernorts nicht klassifiziert**
Inkl.: Durch näher bezeichnete Viren:
  • Virusenzephalomyelitis, andernorts nicht klassifiziert
  • Virusmeningoenzephalitis, andernorts nicht klassifiziert
Exkl.: Benigne myalgische Enzephalomyelitis (G93.3)
  Enzephalitis durch:
  • Herpes-Virus [Herpes simplex] (B00.4)
  • Masern-Virus (B05.0)
  • Mumps-Virus (B26.2)
  • Poliomyelitis-Virus (A80)
  • Varizella-Zoster-Virus (B02.2)
  Lymphozytäre Choriomeningitis (A87.2)

A85.0† **Enzephalitis durch Enteroviren (G05.1*)**
Enzephalomyelitis durch Enteroviren

A85.1† **Enzephalitis durch Adenoviren (G05.1*)**
Meningoenzephalitis durch Adenoviren

A85.2 **Virusenzephalitis, durch Arthropoden übertragen, nicht näher bezeichnet**

A85.8 **Sonstige näher bezeichnete Virusenzephalitis**
Encephalitis lethargica (epidemica)
Economo-Enzephalitis

A86 **Virusenzephalitis, nicht näher bezeichnet**
Virusenzephalomyelitis o.n.A.
Virusmeningoenzephalitis o.n.A.

A87 **Virusmeningitis**
Exkl.: Meningitis durch:
- Herpes-Virus [Herpes simplex] (B00.3)
- Masern-Virus (B05.1)
- Mumps-Virus (B26.1)
- Poliomyelitis-Virus (A80)
- Varizella-Zoster-Virus (B02.1)

A87.0† **Meningitis durch Enteroviren (G02.0*)**
Meningitis durch Coxsackieviren
Meningitis durch ECHO-Viren

A87.1† **Meningitis durch Adenoviren (G02.0*)**

A87.2 **Lymphozytäre Choriomeningitis**
Lymphozytäre Meningoenzephalitis

A87.8 **Sonstige Virusmeningitis**

A87.9 **Virusmeningitis, nicht näher bezeichnet**

A88 **Sonstige Virusinfektionen des Zentralnervensystems, andernorts nicht klassifiziert**
Exkl.: Virusenzephalitis o.n.A. (A86)
Virusmeningitis o.n.A. (A87.9)

A88.0 **Fieber und Exanthem durch Enteroviren [Boston-Exanthem]**

A88.1 **Epidemischer Schwindel**

A88.8 **Sonstige näher bezeichnete Virusinfektionen des Zentralnervensystems**

A89 Virusinfektion des Zentralnervensystems, nicht näher bezeichnet

Durch Arthropoden übertragene Viruskrankheiten und virale hämorrhagische Fieber (A90–A99)

A90 Dengue-Fieber [Klassische Dengue]
Exkl.:   Hämorrhagisches Dengue-Fieber (A91)

A91 Hämorrhagisches Dengue-Fieber

A92 Sonstige durch Moskitos [Stechmücken] übertragene Viruskrankheiten

A92.2 Venezuelan equin Fieber
Venezuelan equin Enzephalitis
Venezuelan equin Ephalomyelitis

A95 Gelbfieber

A96 Hämorrhagisches Fieber durch Arenaviren
Inkl.:   Arenavirale Meningitis† (G02.0*)

A96.2 Lassa-Fieber

A98 Sonstige hämorrhagische Viruskrankheiten, andernorts nicht klassifiziert

A98.2 Kyasanur-Forest-Krankheit

A98.3 Marburg-Viruskrankheit

A98.4 Ebola-Viruskrankheit

B

Virusinfektionen, mit Haut- und Schleimhautläsionen (B00–B09)

B00 **Infektionen durch Herpesviren [Herpes simplex]**
Exkl.: Angeborene Infektion durch Herpesviren (P35.2)

B00.3† **Meningitis durch Herpesviren (G02.0*)**

B00.4† **Enzephalitis durch Herpesviren (G05.1*)**
Meningoenzephalitis durch Herpesviren
Herpes-simiae-Virus-Krankheit

B00.7 **Disseminierte Herpesvirus-Krankheit**
Sepsis durch Herpesviren

B01 **Varizellen [Windpocken]**

B01.0† **Varizellen-Meningitis (G02.0*)**

B01.1† **Varizellen-Enzephalitis (G05.1*)**
Enzephalitis nach Windpocken
Varizellen-Enzephalomyelitis

B02 **Zoster [Herpes zoster]**

B02.0† **Zoster-Enzephalitis (G05.1*)**
Zoster-Meningoenzephalitis

B02.1† **Zoster-Meningitis (G02.0*)**

B02.2† **Zoster mit Beteiligung anderer Abschnitte des Nervensystems**
Akute herpetische Ganglionitis *des Ganglion geniculi (G53.04*)*
Akute Herpes zoster-Trigeminusneuropathie (G53.00*)
Postherpetische:
• Ganglionitis des Ganglion geniculi (G53.05*)
• Augenmuskelparese (G53.06*)

- Polyneuropathie (G63.0*)
- Postzosterische Glossopharyngeusneuralgie (G53.03*)
- Postzostererische Trigeminusneuralgie (G53.01*)

B03 **Pocken**
Hinweis: Die 33. Weltgesundheitsversammlung erklärte im Jahr 1980, dass die Pocken beseitigt wurden. Die Kategorie wird zu Überwachungszwecken beibehalten.]

B05 **Masern**
Inkl.:   Morbilli
Exkl.:   Subakute sklerosierende Panenzephalitis (A81.1)

B05.0† **Masern, kompliziert durch Enzephalitis (G05.1*)**
Enzephalitis bei Masern

B05.1† **Masern, kompliziert durch Meningitis (G02.0*)**
Meningitis bei Masern

B06 **Röteln [Rubeola] [Rubella]**
Exkl.:   Congenitale Röteln (P35.0)

B06.0† **Röteln mit neurologischen Komplikationen**
B06.00† Röteln-Enzephalitis (akut) (G05.1*)
B06.01† Röteln-Meningitis (G02.0*)
B06.02† Röteln-Meningoenzephalitis (G05.1*)
B06.03† Subakute Röteln-Panenzephalitis (G05.1*)

Virushepatitis (B15–B19)

B15 **Akute Hepatitis A**

B15.0 **Hepatitis A mit Coma hepaticum**

B16 **Akute Hepatitis B**

B

B16.0 Akute Hepatitis B mit Delta-Virus (Begleitinfektion) und mit Coma hepaticum

B16.2 Akute Hepatitis B ohne Delta-Virus mit Coma hepaticum

B17 Sonstige akute Virushepatitis

B18 Chronische Virushepatitis
Chronische Hepatitis B

B19 Nicht näher bezeichnete Virushepatitis

B19.0 Nicht näher bezeichnete Virushepatitis mit Koma

HIV-Krankheit [Humane Immundefizienz-Virus-Krankheit] (B20–B24)

Hinweis: Die 4. Stellen von B20–B23 sind zur fakultativen Benutzung vorgesehen, wenn die Angabe der spezifischen Zustände durch eine multiple Verschlüsselung nicht möglich oder nicht wünschenswert ist.
Exkl.: Asymptomatische HIV-Infektion (Z21)

B20 Infektiöse und parasitäre Krankheiten infolge HIV-Krankheit
[Humane Immundefizienz-Viruskrankheit]
Exkl.: Akutes HIV-Infektionssyndrom (B23.0)

B20.0 Mykobakterielle Infektionen infolge HIV-Krankheit
Tuberkulose infolge HIV-Krankheit

B20.1 Sonstige bakterielle Infektionen infolge HIV-Krankheit

B20.2 Zytomegalievirus-Infektion infolge HIV-Krankheit

B20.3 Sonstige Virusinfektionen infolge HIV-Krankheit

63

B20.4 Candidose infolge HIV-Krankheit

B20.5 Sonstige Mykosen infolge HIV-Krankheit

B20.6 Pneumocystis carinii -Pneumonie infolge HIV-Krankheit

B20.7 Multiple Infektionen infolge HIV-Krankheit

B20.8 Sonstige infektiöse und parasitäre Krankheiten infolge HIV-Krankheit

B20.9 Nicht näher bezeichnete infektiöse oder parasitäre Krankheit infolge HIV-Krankheit
Infektion o.n.A. infolge HIV-Krankheit

B21 Bösartige Neubildungen infolge HIV-Krankheit [Humane Immundefizienz-Viruskrankheit]

B21.0 Kaposi-Sarkom infolge HIV-Krankheit

B21.1 Burkitt-Lymphom infolge HIV-Krankheit

B21.2 Sonstige Typen des Non-Hodgkin-Lymphoms infolge HIV-Krankheit

B21.3 Sonstige bösartige Neubildungen des lymphatischen, blutbildenden und verwandten Gewebes infolge HIV-Krankheit

B21.7 Multiple bösartige Neubildungen infolge HIV-Krankheit

B21.8 Sonstige bösartige Neubildungen infolge HIV-Krankheit

B21.9 Nicht näher bezeichnete bösartige Neubildungen infolge HIV-Krankheit

B22 Sonstige näher bezeichnete Krankheiten infolge HIV-Krankheit [Humane Immundefizienz-Viruskrankheit]

B

B22.0 **Enzephalopathie infolge HIV-Krankheit**
Demenz bei HIV-Krankheit
Leukenzephalopathie bei HIV-Krankheit

B22.1 **Interstitielle lymphoide Pneumonie infolge HIV-Krankheit**

B22.2 **Kachexie-Syndrom infolge HIV-Krankheit**
Gedeihstörung infolge HIV-Krankheit
Slim disease

B23 **Sonstige Krankheitszustände infolge HIV-Krankheit [Humane Immundefizienz-Viruskrankheit]**

B23.0 **Akutes HIV-Infektionssyndrom**

B23.1 **(Persistierende) generalisierte Lymphadenopathie infolge HIV-Krankheit**

B23.2 **Blut- und Immunanomalien infolge HIV-Krankheit, andernorts nicht klassifiziert**

B23.8 **Sonstige näher bezeichnete Krankheitszustände infolge HIV-Krankheit**
Periphere Neuropathie bei HIV-Krankheit† (G63.0*)
Vakuoläre Myelopathie† (G99.2*)

B24 **Nicht näher bezeichnete HIV-Krankheit [Humane Immundefizienz-Viruskrankheit]**
AIDS-related complex [ARC] o.n.A.
Erworbenes Immundefektsyndrom [AIDS] o.n.A.

Sonstige Viruskrankheiten (B25–B34)

B25 **Zytomegalieviren-Krankheit**
Exkl.: Kongenitale Zytomegalieviren-Infektion (P35.1)
Mononukleose durch Zytomegalieviren (B27.1)

B25.8   Sonstige Zytomegalieviren-Krankheit

B26   Mumps

B26.1†   Mumps-Meningitis (G02.0*)

B26.2†   Mumps-Enzephalitis (G05.1*)

B26.8   Mumps mit sonstigen Komplikationen
Mumps-Polyneuropathie (G63.0*)

B27   Infektiöse Mononukleose

B27.0   Mononukleose durch Gamma-Herpesviren
Mononukleose durch Epstein-Barr-Viren

B27.1   Mononukleose durch Zytomegalieviren

B33   Sonstige Viruskrankheiten, andernorts nicht klassifiziert

B33.0   Myalgia epidemica
Bornholmer Krankheit

B33.1   Ross-River-Krankheit

Mykosen (B35–B49)

B37   Candidose
Inkl.:   Candidamykose
         Moniliasis
Exkl.:   Candidose beim Neugeborenen (P37.5)

B37.5†   Candida-Meningitis (G02.1*)

B38   Coccidoides-Mykose

B

B38.4   Coccidoides-Mykose der Meningen (G02.1*)

B39   Histoplasmose

B40   Blastomykose

B40.7   Disseminierte Blastomykose
Generalisierte Blastomykose

B40.8   Sonstige Formen der Blastomykose

B41   Paracoccidioides-Mykose
Inkl.:   Lutz-Krankheit
          Südamerikanische Blastomykose

B41.7   Disseminierte Paracoccidioides-Mykose
Generalisierte Paracoccidioides-Mykose

B41.8   Sonstige Formen der Paracoccidioides-Mykose

B43   Chromomykose und chromomykotischer Abszess

B43.1   Chromomykotischer Abszess des Gehirns
Zerebrale Chromomykose

B44   Aspergillose
Inkl.:   Aspergillom

B44.7   Disseminierte Aspergillose
Generalisierte Aspergillose

B44.8   Sonstige Formen der Aspergillose

B45   Cryptococcus-Mykose

B45.1   Zerebrale Cryptococcus-Mykose
Cryptococcus-Abzess des Gehirns† (G07*)
Cryptococcus-Meningitis † (G02.1*)

B45.7   Disseminierte Cryptococcus-Mykose
Generalisierte Cryptococcus-Mykose

B46   Zygomykose

B46.1   Rhinozerebrale Mukormykose

B48   Sonstige Mykosen, andernorts nicht klassifiziert

B48.7   Mykosen durch opportunistisch-pathogene Pilze
Mykosen durch Pilze geringer Virulenz, die eine Infektion nur dann
hervorrufen können, wenn bestimmte Voraussetzungen gegeben
sind, wie z.B. schwere Krankheiten oder die Anwendung immun-
suppressiver und anderer Therapeutika sowie Strahlentherapie. Der
größte Teil der verursachenden Pilze lebt normalerweise schmarot-
zend im Erdboden oder in verfaulenden Pflanzen.

Protozoenkrankheiten (B50–B64)

B50   Malaria tropica durch Plasmodium falciparum
Inkl.:   Mischinfektionen von Plasmodium falciparum mit anderen Plasmodienarten

B50.0   Malaria tropica mit zerebralen Komplikationen
Zerebrale Malaria o.n.A.

B51   Malaria tertiana durch Plasmodium vivax
Inkl.:   Mischinfektionen von Plasmodium vivax mit anderen
Plasmodienarten, ausgenommen Plasmodium falciparum
Exkl.:   Als Mischinfektion mit Plasmodium falciparum (B50)

B51.8   Malaria tertiana mit sonstigen Komplikationen

B

B52 **Malaria quartana durch Plasmodium malariae**
Inkl.: Mischinfektionen von Plasmodium malariae mit anderen Plasmodienarten, ausgenommen Plasmodium falciparum und Plasmodium vivax
Exkl.: Als Mischinfektion mit Plasmodium:
- falciparum (B50)
- vivax (B51)

B52.8 **Malaria quartana mit sonstigen Komplikationen**

B53 **Sonstige parasitologisch bestätigte Malaria**

B54 **Malaria, nicht näher bezeichnet**
Klinisch diagnostizierte Malaria ohne parasitologische Bestätigung

B56 **Afrikanische Trypanosomiasis**

B56.0 **Trypanosomiasis gambiensis**
Infektion durch Trypanosoma brucei gambiense
Westafrikanische Schlafkrankheit

B56.1 **Trypanosomiasis rhodesiensis**
Infektion durch Trypanosoma brucei rhodesiense
Ostafrikanische Schlafkrankheit

B56.9 **Afrikanische Trypanosomiasis**
Schlafkrankheit o.n.A..
Trypanosomiasis o.n.A., in Orten, in denen afrikanische Trypanosomiasis häufig vorkommt

B57 **Chagas-Krankheit**
Inkl.: Amerikanische Trypanosomiasis
Infektion durch Trypanosoma cruzi

B57.0† **Akute Chagas-Krankheit mit Herzbeteiligung (I42.2*, I98.1*)**

B57.2   Chagas-Krankheit (chronisch) mit Herzbeteiligung (I42.2*, I98.1*)
Amerikanische Trypanosomiasis o.n.A.
Chagas-Krankheit o.n.A.
Trypanosomiasis o.n.A., in Gebieten, in denen Chagas-Krankheit häufig vorkommt

B57.4   Chagas-Krankheit (chronisch) mit Beteiligung des Nervensystems

B58   Toxoplasmose
Inkl.:   Infektion durch Toxoplasma gondii
Exkl.:   Angeborene Toxoplasmose

B58.0†   Augenerkrankung durch Toxoplasmen
Chorioretinitis durch Toxoplasmen (H32.0*)

B58.2†   Meningoenzephalitis durch Toxoplasmen (G05.2*)

B58.3†   Toxoplasmose der Lunge (J17.3*)

B60   Sonstige Protozoenkrankheiten, andernorts nicht klassifiziert

B60.2   Naegleriainfektion
Primäre Amöben-Meningoenzephalitis† (G05.2*)

Helminthosen (B65–B83)

B65   Schistosomiasis [Bilharziose]
Inkl.:   Snail fever

B66   Befall durch sonstige Trematoden [Egel]

B66.4   Paragonimiasis
Infektion durch Paragonimus-Arten

B67 Echinokokkose

B

B67.3 Echinococcusgranulosus-Infektion [zystische Echinokokkose] an mehreren und sonstigen Lokalisationen

B67.6 Echinococcusmultilocularis-Infektion [alveoläre Echinokokkose] an mehreren und sonstigen Lokalisationen

B67.7 Echinococcusmultilocularis-Infektion [alveoläre Echinokokkose], nicht näher bezeichnet

B67.9 Sonstige und nicht näher bezeichnete Echinokokkose
Echinokokkose o.n.A.

B69 Zystizerkose
Inkl.: Infektion durch Larven des Schweinebandwurmes

B69.0 Zystizerkose des Zentralnervensystems

B69.1 Zystizerkose der Augen

B69.8 Zystizerkose an sonstigen Lokalisationen

B69.9 Zystizerkose, nicht näher bezeichnet

B70 Diphyllobothriose und Sparganose

B70.0 Diphyllobothriose
Fischbandwurm (Infektion)
Infektion durch adulte Form von Diphyllobothrium (latum) (pacificum)

B73 Onchozerkose
Flussblindheit
Onchocerca-volvulus-Infektion
Onchozerkiasis

B74 Filariose

Exkl.:   Onchozerkose (B73)

B75 Trichinellose

Infektion durch Trichinella-Arten

Trichinose

B77 Askaridose

Inkl.:   Askaridiasis

Spulwurm-Infektion

B77.8   Askaridose mit sonstigen Komplikationen

B83 Sonstige Helminthosen

B83.2   Angiostrongyliasis durch Parastrongylus cantonensis

Eosinophile Meningoenzephalitis† (G05.2*)

Folgezustände von infektiösen und parasitären Krankheiten (B90–B94)

Hinweis: Diese Kategorien sind zu benutzen, um bei Krankheitszuständen unter A00–B89 anzuzeigen, dass sie andernorts klassifizierte Folgezustände verursacht haben. Zu den «Folgen» zählen Krankheitszustände, die als Folgen bezeichnet sind. Weiterhin zählen dazu auch Spätfolgen von Krankheiten, wenn diese in den vorstehenden Kategorien klassifizierbar sind, und wenn feststeht, dass diese Krankheit selbst nicht mehr besteht. Für den Gebrauch dieser Kategorien sollten die Regeln und Richtlinien zur Verschlüsselung der Morbidität und Mortalität in Band 2 (Regelwerk) herangezogen werden.

B90 Folgezustände der Tuberkulose

B90.0   Folgezustände einer Tuberkulose des Zentralnervensystems

B

B91 **Folgezustände der Poliomyelitis**

B91.–0   Progressive Pospolio-Muskelatrophie
B91.–1   Postpolio-Schmerzsyndrom aufgrund Gelenkdeformitäten
B91.–2   Idiopatisches Postpolio-Schmerzsyndrom

B92 **Folgezustände der Lepra**

B94 **Folgezustände sonstiger und nicht näher bezeichneter infektiöser und parasitärer Krankheiten**

B94.0 **Folgezustände des Trachoms**

B94.1 **Folgezustände der Virusenzephalitis**

B94.8 **Folgezustände sonstiger näher bezeichneter infektiöser und parasitärer Krankheiten**

B94.9 **Folgezustände nicht näher bezeichneter infektiöser oder parasitärer Krankheiten**

Bakterien, Viren und sonstige Infektionserreger als Ursache von Krankheiten, die in anderen Kapiteln klassifiziert sind (B95–B97)

Hinweis: Diese Kategorien sollten niemals zur primären Verschlüsselung benutzt werden. Sie dienen als ergänzende oder zusätzliche Schlüsselnummern zur Angabe des Infektionserregers bei andernorts klassifizierten Krankheiten.

B95 **Streptokokken und Staphylokokken als Ursache von Krankheiten, die in anderen Kapiteln klassifiziert sind**

B95.0 **Streptokokken, Gruppe A, als Ursache von Krankheiten, die in anderen Kapiteln klassifiziert sind**

B95.1 **Streptokokken, Gruppe B, als Ursache von Krankheiten, die in anderen Kapiteln klassifiziert sind**

B95.2 **Streptokokken, Gruppe D, als Ursache von Krankheiten, die in anderen Kapiteln klassifiziert sind**

B95.3 **Streptococcus pneumoniae als Ursache von Krankheiten, die in anderen Kapiteln klassifiziert sind**

B95.4 **Sonstige Streptokokken als Ursache von Krankheiten, die in anderen Kapiteln klassifiziert sind**

B95.5 **Nicht näher bezeichnete Streptokokken als Ursache von Krankheiten, die in anderen Kapiteln klassifiziert sind**

B95.6 **Staphylococcus aureus als Ursache von Krankheiten, die in anderen Kapiteln klassifiziert sind**

B95.7 **Sonstige Staphylokokken als Ursache von Krankheiten, die in anderen Kapiteln klassifiziert sind**

B95.8 **Nicht näher bezeichnete Staphylokokken als Ursache von Krankheiten, die in anderen Kapiteln klassifiziert sind**

B96 **Sonstige Bakterien als Ursache von Krankheiten, die in anderen Kapiteln klassifiziert sind**

B96.0 **Mycoplasma pneumoniae [M. pneumoniae] als Ursache von Krankheiten, die in anderen Kapiteln klassifiziert sind**
Pleuropneumonia-like-organism [PPLO]

B96.1 **Klebsiella pneumoniae [K. pneumoniae] als Ursache von Krankheiten, die in anderen Kapiteln klassifiziert sind**

B96.2 **Escherichia coli [E. coli] als Ursache von Krankheiten, die in anderen Kapiteln klassifiziert sind**

B

B96.3 **Haemophilus influenzae [H. influenzae] als Ursache von Krankheiten, die in anderen Kapiteln klassifiziert sind**

B96.4 **Proteus (mirabilis) (morganii) als Ursache von Krankheiten, die in anderen Kapiteln klassifiziert sind**

B96.5 **Pseudomonas (aeruginosa) (mallei) (pseudomallei) als Ursache von Krankheiten, die in anderen Kapiteln klassifiziert sind**

B96.6 **Bacillus fragilis [B. fragilis] als Ursache von Krankheiten, die in anderen Kapiteln klassifiziert sind**

B96.7 **Clostridium perfringens [C. perfringens] als Ursache von Krankheiten, die in anderen Kapiteln klassifiziert sind**

B96.8 **Sonstige näher bezeichnete Bakterien als Ursache von Krankheiten, die in anderen Kapiteln klassifiziert sind**

B97 **Viren als Ursache von Krankheiten, die in anderen Kapiteln klassifiziert sind**

B97.0 **Adenoviren als Ursache von Krankheiten, die in anderen Kapiteln klassifiziert sind**

B97.1 **Enteroviren als Ursache von Krankheiten, die in anderen Kapiteln klassifiziert sind**
Coxsackieviren
ECHO-Viren

B97.2 **Koronaviren als Ursache von Krankheiten, die in anderen Kapiteln klassifiziert sind**

B97.3 **Retroviren als Ursache von Krankheiten, die in anderen Kapiteln klassifiziert sind**
Lentiviren
Onkoviren

75

B97.4   Respiratory-syncytial-Viren [RSV] als Ursache von Krankheiten, die in anderen Kapiteln klassifiziert sind

B97.5   Reoviren als Ursache von Krankheiten, die in anderen Kapiteln klassifiziert sind

B97.6   Parvoviren als Ursache von Krankheiten, die in anderen Kapiteln klassifiziert sind

B97.7   Papillomaviren als Ursache von Krankheiten, die in anderen Kapiteln klassifiziert sind

B97.8   Sonstige Viren als Ursache von Krankheiten, die in anderen Kapiteln klassifiziert sind

Kapitel II
Neubildungen (C00–D48)

Hinweise

1. Primäre, ungenau bezeichnete, sekundäre und nicht näher bezeichnete Lokalisationen bösartiger Neubildungen

Die Kategorien C76–C80 umfassen bösartige Neubildungen, bei denen keine eindeutige Angabe über deren Ursprungsort vorliegt, oder Neubildungen ohne Angabe des Ursprungsortes, die als «disseminiert», «ausgebreitet» oder «ausgedehnt» bezeichnet sind. In diesen Fällen wird der Ursprungsort als unbekannt angesehen.

2. Funktionelle Aktivität

In diesem Kapitel sind sämtliche Neubildungen klassifiziert, ungeachtet dessen, ob sie funktionell aktiv sind oder nicht. Mit einer zusätzlichen Schlüsselnummer aus Kapitel IV kann eine mit einer Neubildung zusammenhängende funktionelle Aktivität angegeben werden. So erhält z.B. ein katecholaminbildendes bösartiges Phäochromozytom der Nebenniere die Schlüsselnummer C74 und die zusätzliche Schlüsselnummer E27.5; ein basophiles Adenom der Hypophyse mit Cushing-Syndrom erhält die Schlüsselnummer D35.2 und die zusätzliche Schlüsselnummer E24.0.

3. Morphologie

Die bösartigen Neubildungen lassen sich in mehrere morphologische (histologische) Hauptgruppen unterteilen: Karzinome, einschließlich Plattenepithel- und Adenokarzinomen, Sarkome, andere Weichteiltumoren, einschließlich Mesotheliomen, Lymphome (Hodgkin- und Non-Hodgkin-), Leukämien, sonstige näher bezeichnete und lokalisationsspezifische Arten sowie nicht näher bezeichnete Krebsarten. Krebs ist ein Oberbegriff für alle genannten Gruppen, der allerdings selten für die bösartigen Neubildungen des lymphatischen, blutbildenden und verwandten Gewebes benutzt wird. Die Bezeichnung «Karzinom» wird manchmal unkorrekterweise als Synonym für «Krebs» verwendet.

Im vorliegenden Kapitel II erfolgt die Klassifizierung der Neubildungen innerhalb großer Gruppen nach dem (biologischen bzw. biotischen) Verhalten, innerhalb dieser Gruppen hauptsächlich nach der Lokalisation. In einigen Ausnahmefällen wird die Morphologie in der Kategorien- und Subkategorien-Überschrift angegeben.

Für jene Benutzer, die den histologischen Typ von Neubildungen erfassen wollen, wird auf eine separate Morphologie-Klassifikation verwiesen, die in dem vorliegenden Band enthalten ist (siehe Morphologie der Neubildungen). Diese Morphologieschlüsselnummern wurden aus der 2. Ausgabe der Internationalen Klassifikation der Krankheiten für die Onkologie (ICD-O) abgeleitet, die eine zweiachsige Klassifikation darstellt mit je einem eigenständigen Kodiersystem für die Topographie und für die Morphologie. Die Morphologieschlüsselnummern sind sechsstellig, die ersten vier Stellen kennzeichnen den histologischen Typ, die fünfte Stelle gibt das Verhalten (Malignitätsgrad) an (bösartig primär, bösartig sekundär (metastatisch), in situ, gutartig, ungewiss, ob bösartig oder gutartig), und die sechste Stelle ist ein Schlüssel für die Einstufung des Differenzierungsgrades von soliden Tumoren, der auch als spezieller Schlüssel für Lymphome und Leukämien benutzt wird.

4. Verwendung von Subkategorien in Kapitel II
Es soll auf die spezielle Verwendung der Subkategorie .8 in diesem Kapitel hingewiesen werden [siehe Hinweis 5.]. Wo Subkategorien für «sonstige» erforderlich waren, wurden diese generell mit Subkategorie .7 bezeichnet.

5. Bösartige Neubildungen mit Überlappung der Lokalisationsgrenzen und Verwendung der Subkategorie .8 (mehrere Teilbereiche überlappend)
In den Kategorien C00–C75 sind primäre bösartige Neubildungen nach ihrem Ursprungsort klassifiziert. Viele dreistellige Kategorien sind außerdem nach aufgeführten Teilbereichen oder Subkategorien des betreffenden Organs unterteilt. Eine Neubildung, die zwei oder mehr aneinander grenzende Teilbereiche innerhalb einer dreistelligen Kategorie überlappt und deren Ursprungsort nicht bestimmt werden kann, sollte entsprechend der Subkategorie .8 («mehrere Teilbereiche überlappend») klassifiziert werden, vorausgesetzt, dass die Kombination nicht speziell an anderer Stelle aufgeführt ist. Karzinom der Speiseröhre und des Magens wird beispielsweise speziell mit

78

C16.0 (Kardia) klassifiziert, während Karzinom der Spitze und der Ventralfläche der Zunge mit C02.8 verschlüsselt werden sollte. Andererseits sollte
Karzinom der Zungenspitze mit Ausdehnung auf die Ventralfläche mit C02.1
verschlüsselt werden, da der Ursprungsort, die Zungenspitze, bekannt ist.
«Überlappend» bedeutet, dass die beteiligten Teilbereiche aneinander grenzen. Obwohl numerisch aufeinander folgende Subkategorien häufig auch
anatomisch aneinander grenzen, ist dies jedoch nicht immer der Fall (z.B.
Harnblase C67), sodass der Kodierer bei der Festlegung der topographischen
Beziehungen möglicherweise auf anatomische Lehrbücher zurückgreifen
muss.

Manchmal liegt eine Überlappung über die Grenzen der dreistelligen Kategorien innerhalb bestimmter Systeme vor; um dem Rechnung zu tragen, sind
die folgenden Subkategorien vorgesehen:

C02.8	Zunge, mehrere Teilbereiche überlappend
C14.8	Lippe, Mundhöhle und Pharynx, mehrere Teilbereiche überlappend
C21.8	Rektum, Anus und Analkanal mehrere Teilbereiche überlappend
C24.8	Gallenwege, mehrere Teilbereiche überlappend
C26.8	Verdauungssystem, mehrere Teilbereiche überlappend
C39.8	Atmungsorgane und intrathorakale Organe, mehrere Teilbereiche überlappend
C41.8	Knochen und Gelenkknorpel, mehrere Teilbereiche überlappend
C49.8	Bindegewebe und Weichteilgewebe, mehrere Teilbereiche überlappend
C57.8	Weibliche Genitalorgane, mehrere Teilbereiche überlappend
C63.8	Männliche Genitalorgane, mehrere Teilbereiche überlappend
C68.8	Harnorgane, mehrere Teilbereiche überlappend
C72.8	Zentralnervensystem, mehrere Teilbereiche überlappend

Ein entsprechendes Beispiel ist Karzinom des Magens und des Dünndarmes, das die Schlüsselnummer C26.8 (Verdauungssystem, mehrere Teilbereiche überlappend) erhalten sollte.

6. Bösartige Neubildungen ektopen Gewebes

Bösartige Neubildungen ektopen Gewebes sind entsprechend der aufgeführten Lokalisation zu verschlüsseln, z.B. werden bösartige Neubildungen ektopen Pankreasgewebes entsprechend Kategorie C25.9, Pankreas, nicht näher bezeichnet, verschlüsselt.

7. Benutzung des Alphabetischen Verzeichnisses bei der Verschlüsselung von Neubildungen

Zusätzlich zur Lokalisation müssen bei der Verschlüsselung von Neubildungen auch die Morphologie und das Verhalten berücksichtigt werden. Bei der Klassifizierung von Neubildungen muss zunächst immer der Eintrag im Alphabetischen Verzeichnis nachgeschlagen werden, um die morphologische Bezeichnung zu erhalten.

8. Benutzung der 2. Ausgabe der Internationalen Klassifikation der Krankheiten für die Onkologie (ICD-O)

Für bestimmte morphologische Typen bietet das Kapitel II eine recht begrenzte oder überhaupt keine topographische Klassifikation. Der Topographie-Schlüssel der ICD-O verwendet für alle Neubildungen im Wesentlichen die gleichen drei- und vierstelligen Kategorien wie das Kapitel II für bösartige Neubildungen (C00–C77, C80); dadurch wird eine genauere Verschlüsselung der Lokalisation anderer Neubildungen (bösartige sekundäre (metastatische), gutartige, in situ und ungewisse oder unbekannte) möglich.

Wer sowohl die Lokalisation als auch die Morphologie von Tumoren angeben will, z.B. Krebsregister, onkologische Krankenhäuser, Pathologie-Abteilungen und andere Einrichtungen, die sich mit Krebs befassen, dem wird daher empfohlen, die ICD-O zu benutzen.

Bösartige Neubildungen (C00–C97)

C

Bösartige Neubildungen der Lippe, der Mundhöhle und des Pharynx (C00–C14)

C02 Bösartige Neubildung sonstiger und nicht näher bezeichneter Teile der Zunge

C02.8 Zunge, mehrere Teilbereiche überlappend

C07 Bösartige Neubildung der Parotis

C10 Bösartige Neubildung des Oropharynx

C11 Bösartige Neubildung des Nasopharynx

C14 Bösartige Neubildung sonstiger und ungenau bezeichneter Lokalisationen der Lippe, der Mundhöhle und des Pharynx

C14.0 Pharynx, nicht näher bezeichnet

C14.8 Lippe, Mundhöhle und Pharynx, mehrere Teilbereiche überlappend

Bösartige Neubildungen der Verdauungsorgane (C15–C26)

C15 Bösartige Neubildung des Ösophagus

C16 Bösartige Neubildung des Magens

C17 Bösartige Neubildung des Dünndarmes

C18 Bösartige Neubildung des Dickdarmes

81

C19 Bösartige Neubildung am Rektosigmoid, Übergang Kolon zum Rektum
Kolon und Rektum
Rektosigmoid

C20 Bösartige Neubildung des Rektums
Ampulla recti

C21 Bösartige Neubildung des Anus und des Analkanals

C21.8 Rektum, Anus und Analkanal, mehrere Teilbereiche überlappend

C22 Bösartige Neubildung der Leber und der intrahepatischen Gallengänge
Exkl.: Sekundäre bösartige Neubildung der Leber (C78)

C23 Bösartige Neubildung der Gallenblase

C24 Bösartige Neubildung sonstiger und nicht näher bezeichneter Teile der Gallenwege

C24.8 Gallenwege, mehrere Teilbereiche überlappend

C25 Bösartige Neubildung des Pankreas

C26 Bösartige Neubildung sonstiger und ungenau bezeichneter Verdauungsorgane
Exkl.: Peritoneum und Retroperitoneum (C48)

C26.8 Verdauungssystem, mehrere Teilbereiche überlappend

Bösartige Neubildungen der Atmungsorgane und sonstiger intrathorakaler Organe (C30–C39)

C

C30 Bösartige Neubildung der Nasenhöhle und des Mittelohres

C30.0 Nasenhöhle

C30.1 Mittelohr

C31 Bösartige Neubildung der Nasennebenhöhlen

C31.0 Sinus maxillaris [Kieferhöhle]

C31.1 Sinus ethmoidalis [Siebbeinzellen]

C31.2 Sinus frontalis [Stirnhöhle]

C31.3 Sinus sphenoidalis [Keilbeinhöhle]

C31.8 Nasennebenhöhlen, mehrere Teilbereiche überlappend

C32 Bösartige Neubildung des Larynx

C32.0 Glottis

C32.1 Epiglottis

C32.2 Subglottis

C32.3 Larynxknorpel

C32.8 Larynx, mehrere Teilbereiche überlappend

C33 Bösartige Neubildung der Trachea

C34 Bösartige Neubildung der Bronchien und der Lunge

83

C37 Bösartige Neubildung des Thymus

C38 Bösartige Neubildung des Herzens, des Mediastinums und der Pleura
Exkl.: Mesotheliom (C45)

C38.1 Vorderes Mediastinum

C38.2 Hinteres Mediastinum

C38.3 Mediastinum, Teil nicht näher bezeichnet

C38.8 Herz, Mediastinum und Pleura, mehrere Teilbereiche überlappend

C39 Bösartige Neubildung sonstiger und ungenau bezeichneter Lokalisationen des Atmungssystems und sonstiger intrathorakaler Organe

C39.8 Atmungsorgane und sonstige intrathorakale Organe, mehrere Teilbereiche überlappend

Bösartige Neubildungen des Knochens und des Gelenkknorpels (C40–C41)

C40 Bösartige Neubildung des Knochens und des Gelenkknorpels der Extremitäten

C41 Bösartige Neubildung des Knochens und des Gelenkknorpels sonstiger und nicht näher bezeichneter Lokalisationen
Exkl.: Knochen der Extremitäten (C40)
Knorpel des Larynx (C32.3)

C

C41.0 Schädel- und Gesichtsknochen
Augenhöhle
Oberkiefer
Exkl.: Karzinom jeden Typs, außer intraossären oder odontogenen Ursprungs:
Sinus maxillaris (C31.0)
Unterkieferknochen (C41.1)

C41.1 Mandibula
Unterkieferknochen

C41.2 Wirbelsäule
Exkl.: Kreuzbein und Steißbein (C41.4)

C41.3 Rippen, Sternum und Klavikula

C41.4 Beckenknochen, Kreuzbein, Steißbein

C41.8 Knochen und Gelenkknorpel, mehrere Teilbereiche überlappend

Melanom und sonstige bösartige Neubildungen der Haut (C43–C44)

C43 Bösartiges Melanom der Haut

C44 Sonstige bösartige Neubildungen der Haut
Inkl.: Bösartige Neubildung:
• Schweißdrüsen
• Talgdrüsen
Exkl.: Bösartiges Melanom der Haut (C43)
Haut der Genitalorgane (C51–C52, C60, C63)
Kaposi-Sarkom (C46)

Bösartige Neubildungen des mesothelialen Gewebes und des Weichteilgewebes (C45–C49)

C45 **Mesotheliom**

C45.1 **Mesotheliom des Peritoneums**

C46 **Kaposi-Sarkom [Sarcoma idiopathicum multiplex haemor-rhagicum]**

C46.1 **Kaposi-Sarkom des Weichteilgewebes**

C46.7 **Kaposi-Sarkom sonstiger Lokalisationen**

C46.8 **Kaposi-Sarkom mehrerer Organe**

C47 **Bösartige Neubildung der peripheren Nerven und des autonomen Nervensystems**

C47.0 **Periphere Nerven des Kopfes, des Gesichtes und des Halses**
C47.00 Zervikale Nervenwurzel
C47.01 Zervikale Nerven
C47.02 Zervikaler Symathicus, Grenzstrang und Plexus
C47.07 Weitere periphere Nerven des Kopfes, des Gesichtes und des Halses

C47.1 **Periphere Nerven der oberen Extremität, einschließlich Schulter**
C47.10 Plexus brachialis
C47.11 N. radialis und seine Äste
C47.12 N. medianus und seine Äste
C47.13 N. ulnaris und seine Äste
C47.17 Weitere periphere Nerven der oberen Extremität

C47.2 **Periphere Nerven der unteren Extremität, einschließlich Hüfte**
C47.20 N. ischiadicus
C47.21 N. gluteus

C47.22 N. peroneus und seine Äste

C47.23 N. tibialis und seine Äste

C47.27 Weitere periphere Nerven der unteren Extremität

C

C47.3 Periphere Nerven des Thorax
C47.30 Thorakale Nervenwurzeln

C47.31 Nn. throracici

C47.32 Thorakaler Sympathicus, Grenzstrang und Plexus

C47.34 Weitere peripheren Nerven des Thorax

C47.4 Periphere Nerven des Abdomens
C47.40 Lumbale Nervenwurzeln

C47.41 Nn. lumbales

C47.42 Plexus lumbales

C47.47 Weitere periphere Nerven des Abdomens

C47.5 Periphere Nerven des Beckens
C47.50 Sacrale Nervenwurzels

C47.51 Nn. sacralis

C47.52 N. pudendus

C47.53 N. obturatorius

C47.57 Weitere periphere Nerven des Beckens

C47.6 Periphere Nerven des Rumpfes, nicht näher bezeichnet

C47.8 Periphere Nerven und autonomes Nervensystem, mehrere Teilbereiche überlappend

C47.9 Periphere Nerven und autonomes Nervensystem, nicht näher bezeichnet

C48 Bösartige Neubildung des Retroperitoneums und des Peritoneums
Exkl.: Kaposi-Sarkom (C46.1)

Mesotheliom (C45)

C49 **Bösartige Neubildung sonstigen Bindegewebes und anderer Weichteilgewebe**

Inkl.: Muskel
      Sehnen (-Scheide)

Exkl.: Karposi-Sarkom (C46)
      Knorpel:
      • Gelenk (C40–C41)
      • Larynx (C32.3)
      Mesotheliom (C45)
      Periphere Nerven und autonomes Nervensystem (C47)

C49.0 **Bindegewebe und andere Weichteilgewebe des Kopfes, des Gesichtes und des Halses**

C49.1 **Bindegewebe und andere Weichteilgewebe der oberen Extremität, einschließlich Schulter**

C49.2 **Bindegewebe und andere Weichteilgewebe der unteren Extremität, einschließlich Hüfte**

C49.3 **Bindegewebe und andere Weichteilgewebe des Thorax**

C49.4 **Bindegewebe und andere Weichteilgewebe des Abdomens**

C49.5 **Bindegewebe und andere Weichteilgewebe des Beckens**

C49.6 **Bindegewebe und andere Weichteilgewebe des Rumpfes, nicht näher bezeichnet**

C49.8 **Bindegewebe und andere Weichteilgewebe, mehrere Teilbereiche überlappend**

C49.9 **Bindegewebe und andere Weichteilgewebe, nicht näher bezeichnet**

C50 **Bösartige Neubildung der Brustdrüse**

Bösartige Neubildungen der weiblichen Genitalorgane (C51–C58)

C51 Bösartige Neubildung der Vulva

C52 Bösartige Neubildung der Vagina

C53 Bösartige Neubildung der Cervix uteri

C54 Bösartige Neubildung des Corpus uteri

C55 Bösartige Neubildung des Uterus, Lokalisation nicht näher bezeichnet

C56 Bösartige Neubildung des Ovars

C57 Bösartige Neubildung sonstiger und nicht näher bezeichneter weiblicher Genitalorgane

C57.8 Weibliche Genitalorgane, mehrere Teilbereiche überlappend

C58 Bösartige Neubildung der Plazenta
Chorionepitheliom o.n.A.
Chorionkarzinom o.n.A.

Bösartige Neubildungen der männlichen Genitalorgane (C60–C63)

C60 Bösartige Neubildung des Penis

C61 Bösartige Neubildung der Prostata

C62 Bösartige Neubildung des Hodens

89

C62.0   Dystoper Hoden
Ektopischer Hoden [Lokalisation der Neubildung]
Retinierter Hoden [Lokalisation der Neubildung]

C63   Bösartige Neubildung sonstiger und nicht näher bezeichneter männlicher Genitalorgane

63.8   Männliche Genitalorgane, mehrere Teilbereiche überlappend

Bösartige Neubildungen der Harnorgane (C64–C68)

C64   Bösartige Neubildung der Niere, ausgenommen Nierenbecken

C65   Bösartige Neubildung des Nierenbeckens
Nierenbeckenkelche
Nierenbecken-Ureter-Übergang

C66   Bösartige Neubildung des Ureters

C67   Bösartige Neubildung der Harnblase

C68   Bösartige Neubildung sonstiger und nicht näher bezeichneter Harnorgane

C68.8   Harnorgane, mehrere Teilbereiche überlappend

Bösartige Neubildungen des Auges, des Gehirns und sonstiger Teile des Zentralnervensystems (C69–C72)

C69   Bösartige Neubildung des Auges und der Augenanhangsgebilde
Exkl.:   N. opticus (C72.3)

C69.2 Retina

C

C69.6 Orbita
Bindegewebe der Orbita
Extraokulärer Muskel
Periphere Nerven der Orbita
Retrobulbäres Gewebe
Retrookuläres Gewebe

C70 **Bösartige Neubildung der Meningen**
Exkl: Sekundäre Meningeosis carcinomatosa (C79.36)

C70.0 Hirnhäute

C70.1 Rückenmarkhäute

C70.9 Meningen, nicht näher bezeichnet

C71 **Bösartige Neubildung des Gehirns**
Exkl.:   Hirnnerven (C72.2–C72.5)
          Retrobulbäres Gewebe (C69.6)

C71.0 Gehirn, ausgenommen Hirnlappen und Ventrikel
C71.00   Corpus callosum
C71.01   Basalganglien und Thalamus
C71.02   Hypothalamus
C71.07   Andere Hirnteile, ausgenommen Hirnlappen und Ventrikel
C71.09   Supratentoriell, nicht näher bezeichnet

C71.1 Frontallappen

C71.2 Temporallappen

C71.3 Parietallappen

C71.4 Okzipitallappen

C71.5 Hirnventrikel
Exkl.: Vierter Ventrikel (C71.73)
C71.50 Seitenventrikel
C71.51 Dritter Ventrikel

C71.6 Kleinhirn

C71.7 Hirnstamm
C71.70 Mittelhirn
C71.71 Brücke
C71.72 Medulla oblongata
C71.73 Vierter Ventrikel
C71.78 Multiple und überlappende Läsionen des Hirnstamms
C71.79 Infratentoriell, nicht näher bezeichnet

C71.8 Gehirn, mehrere Teilbereiche überlappend

C71.9 Gehirn, nicht näher bezeichnet

C72 Bösartige Neubildung des Rückenmarkes, der Hirnnerven und anderer Teile des Zentralnervensystems
Exkl.: Meningen (C70)
Periphere Nerven und autonomes Nervensystem (C47)

C72.0 Rückenmark
C72.00 Zervikalmark
C72.01 Zervikothorakalmark
C72.02 Thorakalmark
C72.03 Thorakolumbalmark
C72.04 Lumbalmark
C72.05 Lumbosakralmark
C72.06 Sakralmark
C72.08 Multiple und überlappende Läsionen des Rückenmarks

C72.1 Cauda equina

C72.2   N. olfactorius
C72.20   Ramus olfactorius
C72.21   Bulbus olfactorius

C72.3   N. opticus
C72.30   Retrobulbärer N. opticus
C72.31   Chiasma opticum

C72.4   N. vestibulocochlearis

C72.5   Sonstige und nicht näher bezeichnete Hirnnerven
Inkl: Hirnnerven, nicht näher bezeichnet

C72.50   Oculomotorische Nerven
      C72.500   N. oculomotorius (3. Hirnnerv)
      C72.501   N. trochlearis (4. Hirnnerv)
      C72.502   N. abducens (6. Hirnnerv)
C72.51   N. trigeminus (5. Hirnnerv)
C72.52   N. facialis (7. Hirnnerv)
C72.53   N. glossopharyngeus (9. Hirnnerv)
C72.54   N. vagus (10. Hirnnerv)
C72.55   N. accessorius (11. Hirnnerv)
C72.56   N. hypoglossus (12. Hrinnerv)
C72.57   Mehrere Hirnnerven

C72.8   Schäden des Gehirnes und andere Teile des Zentralnerven-systems, mehrere Teilbereiche überlappend
Bösartige Neubildung des Gehirns und anderer Teile des Zentral-nervensystems, deren Ursprungsort nicht unter den Kategorien C70–C72.5 klassifiziert werden kann

C72.9   Zentralnervensystem, nicht näher bezeichnet

Bösartige Neubildungen der Schilddrüse und sonstiger endokriner Drüsen (C73–C75)

C73 Bösartige Neubildung der Schilddrüse

C74 Bösartige Neubildung der Nebenniere

C75 Bösartige Neubildung sonstiger endokriner Drüsen und verwandter Strukturen

C75.0 Nebenschilddrüse

C75.1 Hypophyse

C75.2 Ductus craniopharyngealis

C75.3 Epiphyse [Glandula pinealis] [Zirbeldrüse]

C75.4 Glomus caroticum

C75.5 Glomus aorticum und sonstige Paraganglien
C75.50   Glomus jugulare
C75.51   Glomus tympanicum
C75.57   Sonstige parasympathische Ganglien

C75.8 Beteiligung mehrerer endokriner Drüsen, nicht näher bezeichnet
Hinweis: Sind bei Mehrfachbeteiligung die Lokalisationen bekannt, sollten sie einzeln verschlüsselt werden.

C75.9 Endokrine Drüse, nicht näher bezeichnet

Bösartige Neubildungen ungenau bezeichneter Lokalisationen, sekundärer und nicht näher bezeichneter Lokalisationen (C76–C80)

C76 **Bösartige Neubildung sonstiger und ungenau bezeichneter Lokalisationen**

Exkl.: Bösartige Neubildung:
lymphatisches, blutbildendes und verwandtes Gewebe (C81–C96)
Lokalisation nicht näher bezeichnet (C80)

C76.0 **Kopf, Gesicht und Hals**
Nase o.n.A.
Wange o.n.A.

C77 **Sekundäre und nicht näher bezeichnete bösartige Neubildung der Lymphknoten**

Exkl.: Bösartige Neubildung der Lymphknoten, als primär bezeichnet (C81–C88, C96)

C78 **Sekundäre bösartige Neubildung der Atmungs- und Verdauungsorgane**

C79 **Sekundäre bösartige Neubildung sonstiger Lokalisationen**

C79.3 **Sekundäre bösartige Neubildung des Gehirns und der Hirnhäute**
C79.30 Hirnlappen
    C79.300 Frontallappen
    C79.301 Temporallappen
    C79.302 Parietallappen
    C79.303 Okzipitallappen
C79.31 Hirnventrikel
    C79.310 Seitenventrikel
    C79.311 Dritter Ventrikel
C79.32 Basalganglien und Thalamus
C79.33 Hypothalamus

C79.34 Corpus callosum
C79.35 Hirnstamm
    C79.350 Mittelhirn
    C79.351 Brücke
    C79.352 Medulla oblongata
    C79.353 Vierter Ventrikel
    C79.358 Multiple oder überlappende Läsionen des Hirn-
            stamms
C79.36 Kleinhirn
C79.37 Hirnhäute
    C79.370 Zerebrale Meningen, supratentoriell
    C79.371 Zerebrale Meningen, infratentoriell
    C79.372 Meningeosis carcinomatosa
C79.38 Multipel oder überlappend

C79.4 Sekundäre bösartige Neubildung sonstiger und nicht näher bezeichneter Teile des Nervensystems

C79.40 Rückenmark
C79.41 Nervenwurzeln und Cauda equine
C79.42 Plexus brachialis
C79.43 Plexus lumbosakralis
C79.44 Hirnnerven
C79.45 Periphere Nerven der oberen Extremität
C79.46 Periphere Nerven der unteren Extremität
C79.47 Andere bezeichnete Teile des Nervensystems

C79.5 Sekundäre bösartige Neubildung des Knochens und des Knochenmarkes

C80 Bösartige Neubildung ohne Angabe der Lokalisation
Kachexie durch bösartige Neubildung

Bösartige Neubildungen des lymphatischen, blutbildenden und verwandten Gewebes (C81–C96)

C

Exkl.: Sekundäre und nicht näher bezeichnete bösartige Neubildung der Lymphknoten (C77)

C81 Morbus Hodgkin [Lymphogranulomatose]
Inkl.: Morphologieschlüssel M965–M966 mit Malignitätsgrad /3

C82 Follikuläres [noduläres] Non-Hodgkin-Lymphom
Inkl.: Follikuläres Non-Hodgkin-Lymphom mit oder ohne diffusem Befall. Morphologieschlüssel M969 mit Malignitätsgrad /3

C83 Diffuses Non-Hodgkin-Lymphom
Inkl.: Morphologieschlüssel M9593, M9595, M967–M968 mit Malignitätsgrad /3

C84 Periphere und kutane T-Zell-Lymphome
Inkl.: Morphologieschlüssel M970 mit Malignitätsgrad /3

C85 Sonstige und nicht näher bezeichnete Typen des Non-Hodgkin-Lymphoms
Inkl.: Morphologieschlüssel M9590–M9592, M9594, M971 mit Malignitätsgrad /3

C85.0 Lymphosarkom

C88 Bösartige immunproliferative Krankheiten
Inkl.: Morphologieschlüssel M976 mit Malignitätsgrad /3

C88.0 Makroglobulinämie Waldenström

C88.1 Alpha-Schwere-Ketten-Krankheit

C88.2 Gamma-Schwere-Ketten-Krankheit
Morbus Franklin

C90 Plasmozytom und bösartige Plasmazellen-Neubildungen
Inkl.: Morphologieschlüssel M973, M9830 mit Malignitätsgrad /3

C90.0 Plasmozytom [Multiples Myelom]
Morbus Kahler
Myelomatose
Exkl.: Solitäres Myelom (C90.2)

C90.1 Plasmazellenleukämie

C90.2 Plasmozytom, extramedullär
Bösartiger Plasmazellentumor o.n.A.
Plasmozytom o.n.A.
Solitäres Myelom

C91 Lymphatische Leukämie
Inkl.: Morphologieschlüsselnummern M982, M9940–M9941 mit Malignitätsgrad /3

C92 Myeloische Leukämie
Inkl.: Morphologieschlüsselnummern M986–M988, M9930 mit Malignitätsgrad /3

C93 Monozytenleukämie
Inkl.: Morphologieschlüsselnummer M989 mit Malignitätsgrad /3

C94 Sonstige Leukämien näher bezeichneten Zelltyps
Inkl.: Morphologieschlüsselnummern M984, M9850, M9900, M9910, M9931–M9932 mit Malignitätsgrad /3

C95 Leukämie nicht näher bezeichneten Zelltyps
Inkl.: Morphologieschlüsselnummer M980 mit Malignitätsgrad /3

C96 Sonstige und nicht näher bezeichnete bösartige Neubildungen des lymphatischen, blutbildenden und verwandten Gewebes

Inkl.: Morphologieschlüsselnummern M972, M974 mit Malignitätsgrad /3

D

C96.0 Abt-Letterer-Siwe-Krankheit
Retikuloendotheliose } ohne Lipoidspeicherung
Retikulose }

C96.1 Bösartige Histiozytose
Medullär histiozytäre Retikulose

Maligne Neubildungen als Primärtumoren an mehreren Lokalisationen (C97)

C97 Bösartige Neubildungen als Primärtumoren an mehreren Lokalisationen

Gutartige Neubildungen (D10–D36)

D10 Gutartige Neubildung des Mundes und des Pharynx

D11 Gutartige Neubildung der großen Speicheldrüsen

D11.0 Parotis

D13 Gutartige Neubildung sonstiger und ungenau bezeichneter Teile des Verdauungssystems

D13.7 Endokriner Drüsenanteil des Pankreas
Inselzelltumor

D14 Gutartige Neubildung des Mittelohres und des Atmungssystems

99

D14.0 Mittelohr, Nasenhöhle und Nasennebenhöhlen

D14.1 Larynx

D15 Gutartige Neubildung sonstiger und nicht näher bezeichneter intrathorakaler Organe

D15.0 Thymus

D15.1 Herz

D15.2 Mediastinum

D16 Gutartige Neubildung des Knochens und des Gelenkknorpels

D16.4 Schädel- und Gesichtsknochen
Exkl.:   Unterkieferknochen (D16.5)

D16.5 Unterkieferknochen

D16.6 Wirbelsäule
Exkl.:   Kreuzbein und Steißbein (D16.8)

D16.7 Rippen, Sternum und Klavikula

D16.8 Knöchernes Becken, Kreuzbein und Steißbein

D17 Gutartige Neubildung des Fettgewebes

D17.7 Gutartige Neubildung des Fettgewebes an sonstigen Lokalisationen
D17.70 Lipom der Cauda equina
D17.71 Lipom des Corpus Callosum
D17.78 Lipom des Nervensystems, andere Lokalisation

D18 Hämangiom und Lymphangiom, jede Lokalisation

D20 Gutartige Neubildung des Weichteilgewebes des Retroperitoneums und des Peritoneums

D21 Sonstige gutartige Neubildungen des Bindegewebes und anderer Weichteilgewebe

Exkl.: Periphere Nerven und autonomes Nervensystem (D36.1)

D21.0 Bindegewebe und andere Weichteilgewebe des Kopfes, des Gesichtes und des Halses

D21.1 Bindegewebe und andere Weichteilgewebe der oberen Extremität, einschließlich Schulter

D21.2 Bindegewebe und andere Weichteilgewebe der unteren Extremität, einschließlich Hüfte

D21.3 Bindegewebe und andere Weichteilgewebe des Thorax

Exkl.: Herz (D15.1)
Mediastinum (D15.2)
Thymus (D15.0)

D21.4 Bindegewebe und andere Weichteilgewebe des Abdomens

D21.5 Bindegewebe und andere Weichteilgewebe des Beckens

D21.6 Bindegewebe und andere Weichteilgewebe des Rumpfes, nicht näher bezeichnet

D21.9 Bindegewebe und andere Weichteilgewebe, nicht näher bezeichnet

D31 Gutartige Neubildung des Auges und der Augenanhangsgebilde

Exkl.: N. opticus (D33.31)

D31.2 Retina

D31.6   Orbita, nicht näher bezeichnet

D32   Gutartige Neubildung der Meningen

D32.0   **Hirnhäute**
D32.00   Hirnhäute, supratentoriell
D32.01   Hirnhäute, infratentoriell
D32.02   Gutartige disseminierte Menigeomatose

D32.1   **Rückenmarkhäute**

D32.9   **Meningen, nicht näher bezeichnet**
Meningeom o.n.A.

D33   Gutartige Neubildung des Gehirns und anderer Teile des Zentralnervensystems
Exkl.:   Angiom (D18.0)
Meningen (D32)
Periphere Nerven und autonomes Nervensystem (D36.1)
Retrookuläres Gewebe (D31.6)

D33.0   **Gehirn, supratentoriell**
D33.00   Hirnlappen
D33.000   Lobus frontalis
D33.001   Lobus temporalis
D33.002   Lobus parietalis
D33.003   Lobus occipitalis
D33.01   Supratentorielle Ventrikel
D33.010   Seitenventrikel
D33.011   Dritter Ventrikel
D33.02   Basalganglien und Thalamus
D33.03   Hypothalamus
D33.04   Corpus callosum
D33.08   Multiple oder mehrere Regionen überlappende Läsionen, supratentoriell

D33.1 Gehirn, infratentoriell

D33.10 Hirnstamm

    D33.100 Mittelhirn

    D33.101 Brücke

    D33.102 Medulla oblongata

    D33.103 Vierter Ventrikel

    D33.108 Multiple oder mehrere Regionen überlappende
                Läsionen des Hirnstamms

D33.11 Kleinhirn

D33.18 Multiple oder mehrere Regionen überlappende Hirnläsionen, infratentoriell

D33.2 Gehirn, nicht näher bezeichnet

D33.3 Hirnnerven

D33.30 Bulbus olfactorius (I. Hirnnerv)

D33.31 N.opticus (II. Hirnnerv) und Chiasma optici

D33.32 N.oculomotorius, N.trochlearis, N.abducens

    D33.320 N. oculomotorius (III. Hirnnerv)

    D33.321 N.trochlearis (IV.Hirnnerv)

    D33.322 N. abducens (VI.Hirnnerv)

D33.33 N.trigeminus (V.Hirnnerv)

D33.34 N.facialis (VII.Hirnnerv)

D33.35 N.statoacusticus (VIII.Hirnnerv)

D33.36 IX. und X. Hirnnerv

    D33.360 N glossopharyngeus (IX.Hirnnerv)

    D33.361 N.vagus (X.Hirnnerv)

D33.37 N. accessorius (II.Hirnnerv)

D33.38 N. hypoglossus (XII.Hirnnerv)

D33.39 Multiple Hirnnerven

D33.4 Rückenmark

D33.40 Zervikales Rückenmark

D33.41 Zervikothorakales Rückenmark

D33.42 Thorakales Rückenmark

D33.43 Thorakolumbales Rückenmark

D33.44 Lumbales Rückenmark

D33.45 Lumbosakrales Rückenmark

D33.46 Sakralmark

D33.48 Multiple und sich überlappende Läsionen des Rückenmarks

D33.7 **Sonstige näher bezeichnete Teile des Zentralnervensystems**
Cauda equina

D33.9 **Zentralnervensystem, nicht näher bezeichnet**

D34 **Gutartige Neubildung der Schilddrüse**

D35 **Gutartige Neubildung sonstiger und nicht näher bezeichneter endokriner Drüsen**
Exkl.: Thymus (D15.0)

D35.0 **Nebenniere**

D35.1 **Nebenschilddrüse**

D35.2 **Hypophyse**
D35.20 STH-Zelladenom
D35.21 Prolactinom
D35.22 ACTH-Zelladenom
D35.23 TSH-Zelladenom
D35.24 LH/FSH-Zelladenom
D35.25 alpha-Subunit sekretierendes Adenom
D35.26 Multiple hormonaktive Adenome
D35.27 Endokrin inaktive Adenome
D35.28 Sonstige hormonaktive gutartige Neubildung
D35.29 Hormonaktive Neubildung, nicht näher bezeichnet

D35.3 **Ductus craniopharyngealis**

D35.4 **Epiphyse [Glandula pinealis] [Zirbeldrüse]**

D35.5 **Glomus caroticum**

D35.6 Glomus aorticum und sonstige Paraganglien

D35.60 Glomus jugulare
D35.61 Glomus tympanicum
D35.67 Sonstige Paraganglien

D35.7 Sonstige näher bezeichnete endokrine Drüsen

D35.8 Beteiligung mehrerer endokriner Drüsen

D35.9 Endokrine Drüse, nicht näher bezeichnet

D36 **Gutartige Neubildung an sonstigen und nicht näher bezeicheten Lokalisationen**

D36.0 Lymphknoten

D36.1 Peripherer Nerven und autonomes Nervensystem

D36.10 Kopf, Gesicht und Hals
    D36.100 Zervikale Nervenwurzeln
    D36.101 Zervikale Nerven
    D36.102 Zervikaler Sympathicus, Grenzstrang und Plexus
    D36.107 Sonstige Teile des peripheren und autonomen Nervensystems des Kopfes, des Gesichtes und der Schulter
D36.11 Obere Extremität einschließlich Schulter
    D36.110 Plexus brachialis
    D36.111 N.radialis und seine Äste
    D36.112 N.medianus und seine Äate
    D36.113 N.ulnaris und seine Äste
    D36.117 Sonstige Teile des peripheren und autonomen Nervensystems der oberen Extremität
D36.12 Untere Extremität einschließlich Hüfte
    D36.120 N.ischiadicus
    D36.121 N.gluteus
    D36.122 N.peroneus und seine Äste
    D36.123 N.tibialis und seine Äste

D36.127 Sonstige Teile des peripheren und autonomen Nervensystems der unteren Extremität

D36.13 Thorax

D36.130 Thorakale Nervenwurzel

D36.131 Nn. thoracici

D36.132 Thorakaler Sympathicus, Grenzstrang und Plexus

D36.137 Sonstige Teile des peripheren und autonomen Nervensystems des Thorax

D36.14 Abdomen

D36.140 Lumbale Nervenwurzeln

D36.141 N.lumbalis

D36.142 Plexus lumbalis

D36.147 Sonstige Teile des peripheren und autonomen Nervensystems des Abdomen

D36.15 Becken

D36.150 Sakrale Nervenwurzeln

D36.151 N.sacralis

D36.152 N.pudendus

D36.153 N.obturatorius

D36.157 Sonstige Teile des peripheren oder autonomen Nervensystems des Beckens

D36.16 Rumpf, nicht näher bezeichnet

D36.18 Periphere Nerven und autonomes Nervensystem, mehrere Teilbereiche überlappend

D36.7   Sonstige näher bezeichnete Lokalisationen

Neubildungen mit unsicherem oder unbekanntem Verhalten (D37–D48)

Hinweis: In den Kategorien D37–D48 sind Neubildungen mit unsicherem oder unbekanntem Verhalten nach ihrem Ursprungsort klassifiziert, d.h. es bestehen Zweifel daran, ob die Neubildung bösartig oder gutartig ist. Solchen Neubildungen ist in der Klassifikation der Morphologie der Neubildungen der Malignitätsgrad /1 zugeordnet.

D37 **Neubildung unsicheren oder unbekannten Verhaltens der Mundhöhle und der Verdauungsorgane**

D

D37.0 **Lippe, Mundhöhle und Pharynx**
Große und kleine Speicheldrüsen

D38 **Neubildung unsicheren oder unbekannten Verhaltens des Mittelohres, der Atmungsorgane und der intrathorakalen Organe**

D38.0 **Larynx**

D38.4 **Thymus**

D42 **Neubildung unsicheren oder unbekannten Verhaltens der Meningen**

D42.0 **Hirnhäute**
D42.00 Hirnhäute supratentoriell
D42.01 Hirnhäute infratentoriell
D42.02 Disseminiertes Neoplasma der Hirnhäute

D42.1 **Rückenmarkhäute**

D42.9 **Meningen, nicht näher bezeichnet**

D43 **Neubildung unsicheren oder unbekannten Verhaltens des Gehirns und des Zentralnervensystems**
Exkl.: Periphere Nerven und autonomes Nervensystem (D48.2)

D43.0 **Gehirn, supratentoriell**
D43.00 Hirnlappen
        D43.000   Lobus frontalis
        D43.001   Lobus temporalis
        D43.002   Lobus parietalis
        D43.003   Lobus occipitalis

D43.01 Ventrikel, supratentoriell
  D43.010 Seitenventrikel
  D43.011 Dritter Ventrikel
D43.02 Basalganglien und Thalamus
D43.03 Hypothalamus
D43.04 Balken
D43.08 Multiple oder mehrere Regionen überlappende Läsionen, supratentoriell

D43.1 Gehirn, infratentoriell

D43.10 Hirnstamm
  D43.100 Mittelhirn
  D43.101 Brücke
  D43.102 Medulla oblongata
  D43.103 Vierter Ventrikel
  D43.108 Multiple oder mehrere Regionen des Hirnstamms überlappende Läsionen
D43.11 Kleinhirn
D43.18 Multiple oder mehrere Regionen überlappenden Läsionen, intratentoriell

D43.2 Gehirn, nicht näher bezeichnet

D43.3 Hirnnerven

D43.30 Bulbus olfactorius (I.Hirnnerv)
D43.31 N.opticus (II.Hirnnerv) und Chiasma optici
D43.32 N. oculomotorius, N.trochlearis, N.abducens
  D43.320 N. oculomotorius (III. Hirnnerv)
  D43.321 N. trochlearis (IV. Hirnnerv)
  D43.322 N. abducens (VI. Hirnnerv)
D43.33 N. trigeminus (V. Hirnnerv)
D43.34 N. facialis (VII. Hirnnerv)
D43.35 N.statoacusticus (VIII. Hirnnerv)
D43.36 IX. und X. Hirnnerv
  D43.360 N. glossopharyngeus (IX. Hirnnerv)
  D43.361 N. vagus (X. Hirnnerv)
D43.37 N. accessorius (XI. Hirnnerv)

D43.38 N. hypoglossus (XII. Hrinnerv)
D43.39 Mehrere Hirnnerven

D

D43.4 Rückenmark
D43.40 Zervikales Rückenmark
D43.41 Zervikothorakales Rückenmark
D43.42 Thorakales Rückenmark
D43.43 Thorakolumbales Rückenmark
D43.44 Lumbales Rückenmark
D43.45 Lumbosakrales Rückenmark
D43.46 Sakralmark
D43.48 Multiple und sich überlappende Läsionen des Rückenmarks

D43.7 Sonstige Teile des Zentralnervensystems
Cauda equina

D43.9 Zentralnervensystem, nicht näher bezeichnet

D44 **Neubildung unsicheren oder unbekannten Verhaltens der endokrinen Drüsen**
Exkl.: Thymus (D38.4)

D44.3 Hypophyse

D44.4 Ductus craniopharyngealis

D44.5 Epiphyse [Glandula pinealis] [Zirbeldrüse]

D44.6 Glomus caroticum

D44.7 Glomus aorticum und sonstige Paraganglien
D44.70 Glomus jugulare
D44.71 Glomus tympanicum
D44.77 Andere Paraganglien

D44.8 Beteiligung mehrerer endokriner Drüsen
Multiple endokrine Adenomatose

D44.9   Endokrine Drüse, nicht näher bezeichnet

D45   Polycythaemia vera
Morphologieschlüsselnummer M9950 mit Malignitätsgrad /1

D47   Sonstige Neubildungen unsicheren oder unbekannten Verhaltens des lymphatischen, blutbildenden und verwandten Gewebes

D47.2   Monoklonale Gammopathie
D47.20 Monoklonale Gammopathie vom IgM-Typ mit anti-Myelin-Glykoprotein Aktivität
D47.200   mit Kappa-Leichtketten
D47.201   mit Lambda-Leichtketten
D47.21 Monoklonal Gammopathie vom IgM-Typ ohne anti-Myelin Glykoprotein Aktivität
D47.210   mit Kappa-Leichtketten
D47.211   mit Lambda-Leichtketten
D47.22 Monoklonale Gammopathie vom IgG-Typ
D47.220   mit Kappa-Leichtketten
D47.221   mit Lambda-Leichtketten
D47.23 Monoklonale Gammopathie vom IgA-Typ
D47.27 Sonstige monoklonalen Gammopathien

D47.3   Essentielle (hämorrhagische) Thrombozythämie
Idiopathische hämorrhagische Thrombozythämie

D47.9   Neubildung unsicheren oder unbekannten Verhaltens des lymphatischen, blutbildenden und verwandten Gewebes, nicht näher bezeichnet
Lymphoproliferative Krankheit o.n.A.

D48   Neubildung unsicheren oder unbekannten Verhaltens an sonstigen und nicht näher bezeichneten Lokalisationen
Exkl.:   Neurofibromatose (nicht bösartig) (Q85.0)

D48.0   Knochen und Gelenkknorpel

D48.2 Periphere Nerven und autonomes Nervensystem

D48.3 Retroperitoneum

D48.4 Peritoneum

D48.5 Haut

D48.6 Brustdrüse

D48.7 Sonstige näher bezeichnete Lokalisationen
Auge
Periphere Nerven der Orbita

D48.9 Neubildungen mit unbekannten oder unsicheren Verhalten, nicht näher bezeichnet

Kapitel III
Krankheiten des Blutes und der blutbilden-den Organe sowie bestimmte Störungen mit Beteiligung des Immunsystems (D50–D89)

Alimentäre Anämien (D50–D53)

D50 Eisenmangelanämie

D51 Vitamin-B$_{12}$-Mangelanämie
Exkl.:   Vitamin-B$_{12}$-Mangel (E53.8)

D51.0 Vitamin-B$_{12}$-Mangelanämie durch Mangel an Intrinsic-Faktor

D51.1 Vitamin-B$_{12}$-Mangelanämie durch selektive Vitamin-B$_{12}$-Malabsorption mit Proteinurie

D51.2 Transkobalamin-II-Mangel (-Anämie)

D51.3 Sonstige alimentäre Vitamin-B$_{12}$-Mangelanämie

D51.8 Sonstige Vitamin-B$_{12}$-Mangelanämien

D51.9 Vitamin-B$_{12}$-Mangelanämie, nicht näher bezeichnet

D52 Folsäure-Mangelanämie

D52.0 Alimentäre Folsäure-Mangelanämie

D52.1 Arzneimittelinduzierte Folsäure-Mangelanämie

D52.8 Sonstige Folsäure-Mangelanämien

D52.9 Folsäure-Mangelanämie, nicht näher bezeichnet

D53 Sonstige alimentäre Anämien

Inkl.: Megaloblastäre Anämie, resistent gegenüber Vitamin-B_{12}-oder Folsäure-Therapie

D

Hämolytische Anämien (D55–D59)

D55 Anämie durch Enzymdefekte

D56 Thalassämie

D57 Sichelzellenkrankheiten

Exkl.: Sichelzell(en)-Beta-Thalassämie (D56.1)
Sonstige Hämoglobinopathien (D58)

D57.0 Sichelzellenanämie mit Krisen

Hb-SS-Krankheit mit Krisen

D58 Sonstige hereditäre hämolytische Anämien

Koagulopathien, Purpura und sonstige hämorrhagische Diathesen (D65–D69)

D65 Disseminierte intravasale Gerinnung [Defibrinationssyndrom]

Verbrauchskoagulopathie
Diffuse oder disseminierte intravasale Gerinnung [DIC
Fibrinolyseblutung, erworben
Purpura:
• fibrinolytisch
• fulminans]

D66 Hereditärer Faktor-VIII-Mangel

Faktor-VIII-Mangel (mit funktionellem Defekt)
Hämophilie A

D67 **Hereditärer Faktor-IX-Mangel**
Christmas disease
Mangel:
- Faktor IX (mit Funktionsstörung)
- Plasma-Thromboplastin-Komponente [PTC]
Hämophilie B

D68 **Sonstige Koagulopathien**

D68.0 **Von Willebrand-Jürgens-Syndrom**
Angiohämophilie
Faktor-VIII-Mangel mit Störung der Gefäßendothelfunktion
Vaskuläre Hämophilie
Exkl.: Kapillarbrüchigkeit (hereditär) (D69.8)
Faktor-VIII-Mangel:
mit Funktionsstörung (D66)
ohne nähere Angaben (D66)

D68.1 **Hereditärer Faktor-XI-Mangel**
Hämophilie C
Plasma-Thromboplastin-Antecedent [PTA]-Mangel

D68.2 **Hereditärer Mangel an sonstigen Gerinnungsfaktoren**
Angeborene Afibrinogenämie
Dysfibrinogenämie (angeboren)
Hypoprokonvertinämie
Mangel an Faktor:
- I [Fibrinogen]
- II [Prothrombin]
- V [Labiler Faktor]
- VII [Stabiler Faktor]
- X [Stuart-Prower-Faktor]
- XII [Hageman-Faktor]
- XIII [Fibrin stabilisierender Faktor]
Dysfibrinogenämie (congenital)
Hypoproconverinämie
Owren-Krankheit

D68.3 Hämorrhagische Diathese durch zirkulierende Antikoagulanzien

Hyperheparinämie

Vermehrung von:
- Antithrombin
- Anti-VIIIa
- Anti-IXa
- Anti-Xa
- Anti-XIa

Soll ein verabreichtes Antikoagulans angegeben werden, ist eine zusätzliche Schlüsselnummer (Kapitel XX) zu benutzen.

D68.4 Erworbener Mangel an Gerinnungsfaktoren

Gerinnungsfaktormangel durch:
- Leberkrankheit
- Vitamin-K-Mangel

Exkl.: Vitamin-K-Mangel beim Neugeborenen (P53)

D68.8 Sonstige näher bezeichnete Koagulopathien

D68.80 Nachweis systemischer Lupus erythematodes [SLE]-Inhibitoren

Lupus anticoagulans

D68.81 Zirkulierender Lupus antioagulans ohne systemischen Lupus erythomatodes (SLE)

D68.82 Protein C-Mangel

D68.83 Protein S-Mangel

D68.9 Koagulopathie, nicht näher bezeichnet

D69 Purpura und sonstige hämorrhagische Diathesen

Exkl.: Benigne Purpura hyper(gamma)globulinaemica (D89.0)

Essentielle (hämorrhagische) Thrombozythämie (D47.3)

Kryoglobulinämische Purpura (D89.1)

Purpura fulminans (D65)

Thrombotisch-thrombozytopenische Purpura (M31.1)

D69.0 Allergische Purpura
Allergische Vaskulitis
Purpura Schoenlein-Henoch

D69.1 Qualitative Plättchendefekte

D69.2 Sonstige nichtthrombozytopenische Purpura

D69.3 Idiopathische thrombozytopenische Purpura
Evans-Syndrom

D69.4 Sonstige Thrombozytopenie

D69.5 Sekundäre Thrombozytopenie
Soll die äußere Ursache angegeben werden, ist eine zusätzliche
Schlüsselnummer (Kapitel XX) zu benutzen.

D69.6 Thrombozytopenie, nicht näher bezeichnet

D69.8 Sonstige näher bezeichnete hämorrhagische Diathesen
Kapillarbrüchigkeit (hereditär)

D69.9 Hämorrhagische Diathese, nicht näher bezeichnet

Sonstige Krankheiten des Blutes und der blutbildenden Organe (D70–D77)

D70 Agranulozytose

D73 Krankheiten der Milz

D73.1 Hypersplenismus
Exkl.: Splenomegalie:
• angeboren (Q89.0)
• o.n.A. (R16.1)

D74   Methämoglobinämie

D74.0   Angeborene Methämoglobinämie
Angeborener NADH-Methämoglobinreduktase-Mangel
Hämoglobin-M [Hb-M]-Krankheit
Methämoglobinämie, hereditär

D74.8   Sonstige Methämoglobinämien
Erworbene Methämoglobinämie (mit Sulfhämoglobinämie)
Toxische Methämoglobinämie
Soll die Ursache angegeben werden, ist eine zusätzliche
Schlüsselnummer (Kapitel XX) zu benutzen.

D74.9   Methämoglobinämie, nicht näher bezeichnet

D75   Sonstige Krankheiten des Blutes und der blutbildenden Organe

D75.0   Familiäre Erythrozytose
Polyglobulie [Polyzythämie]:
* familiär
* benigne

D75.1   Sekundäre Polyglobulie [Polyzythämie]
Exkl.:   Polycythaemia vera (D45)

D75.2   Essentielle Thrombozytose
Exkl.:   Essentielle (hämorrhagische) Thrombozythämie (D47.3)

D76   Bestimmte Krankheiten mit Beteiligung des lymphoretikulären Gewebes und des retikulohistiozytären Systems
Exkl.:   Abt-Letterer-Siwe-Krankheit (C96.0)
          Bösartige Histiozytose (C96.1)
          Retikuloendotheliose oder Retikulose:
          * histiozytär medullär (C96.1)
          * leukämisch (C91.4)
          * ohne Lipidspeicherung (C96.0)

D

D76.0   Langerhans-Zell-Histiozytose, andernorts nicht klassifiziert
Eosinophiles Granulom
Hand-Schüller-Christian-Krankheit
Histiocytosis X (chronisch)

D76.1   Hämophagozytäre Lymphohistiozytose
Familiäre hämophagozytäre Retikulose
Histiozytosen mononukleärer Phagozyten, ausgenommen der Langerhans-Zellen o.n.A.

D76.3   Sonstige Histiozytose-Syndrome
Retikulohistiozytom (Riesenzellen)
Sinushistiozytose mit massiver Lymphadenopathie
Xanthogranulom

Bestimmte Störungen mit Beteiligung des Immunsystems (D80–D89)

Inkl.:   Defekte im Komplementsystem
Immundefekte, ausgenommen HIV-Krankheit [Humane Immundefizienz-Viruskrankheit]
Sarkoidose
Exkl.:   HIV-Krankheit (B20–B24)

D86   Sarkoidose

D86.8   Sarkoidose an sonstigen oder kombinierten Lokalisationen
D86.80† Multiple Hirnnervenlähmung bei Sarkoidose (G53.2*)
D86.81   Erkrankung peripherer Nerven bei Sarkoidose
D86.82   Erkrankung des Rückenmarks bei Sarkoidose
D86.83   Meningoencephalitis bei Sarkoidose
D86.84   Hydrocephalus bei Sarkoidose
D86.88   Sonstige Beteiligung des Nervensystems bei Sarkoidose
D86.89   Sarkoidose des Nervensystems, nicht näher bezeichnet

D89   Sonstige Störungen mit Beteiligung des Immunsystems, andernorts nicht klassifiziert

D

D89.0   Polyklonale Hypergammaglobulinämie
Benigne Purpura hyper(gamma)globulinaemica [Waldenström]
Polyklonale Gammopathie o.n.A.

D89.1   Kryoglobulinämie
D89.10   Kryoglobulinämie-Vaskulitis

D89.2   Hypergammaglobulinämie, nicht näher bezeichnet
Exkl.:   Monoklonale Gammopathien (D47.20 – D47.27)

D89.8   Sonstige näher bezeichnete Störungen mit Beteiligung des Immunsystems, andernorts nicht klassifiziert

D89.9   Störung mit Beteiligung des Immunsystems, nicht näher bezeichnet
Immunkrankheit o.n.A.

Kapitel IV
Endokrine, Ernährungs- und Stoffwechselkrankheiten (E00–E90)

Hinweis: Alle Neubildungen, ob funktionell aktiv oder nicht, sind in Kapitel II klassifiziert. Zutreffende Schlüsselnummern dieses Krankheitskapitels (d.h. E05.8, E16–E31, E34) können zusätzlich benutzt werden zur Angabe der funktionellen Aktivität einer Neubildung, eines ektopen endokrinen Gewebes sowie der Über- oder Unterfunktion endokriner Drüsen durch Neubildungen oder sonstige andernorts klassifizierte Zustände.

Krankheiten der Schilddrüse (E00–E07)

E00 Angeborenes Jodmangelsyndrom
Inkl.:   Endemische Krankheitszustände durch direkten umweltbedingten Jodmangel oder infolge mütterlichen Jodmangels. Einige dieser Krankheitszustände gehen aktuell nicht mehr mit einer Hypothyreose einher, sind jedoch Folge unzureichender Schilddrüsenhormonsekretion des Feten in der Entwicklungsphase. Umweltbedingte strumigene Substanzen können beteiligt sein.
Soll eine damit verbundene geistige Retardierung angegeben werden, ist eine zusätzliche Schlüsselnummer (F70–F79) zu benutzen.
Exkl.:   Subklinische Jodmangel-Hypothyreose (E02)

E00.0 Angeborenes Jodmangelsyndrom, neurologischer Typ
Endemischer Kretinismus, neurologischer Typ

E00.1 Angeborenes Jodmangelsyndrom, myxödematöser Typ
Endemischer Kretinismus:
• hypothyreot
• myxödematöser Typ

120

E00.2   Angeborenes Jodmangelsyndrom, gemischter Typ
Endemischer Kretinismus, gemischter Typ

E00.9   Angeborenes Jodmangelsyndrom, nicht näher bezeichnet
Angeborene Jodmangel-Hypothyreose o.n.A.
Endemischer Kretinismus o.n.A.

E

E01   Jodmangelbedingte Schilddrüsenkrankheiten und verwandte Zustände
Exkl.:   Angeborenes Jodmangelsyndrom (E00)
Subklinische Jodmangel-Hypothyreose (E02)

E01.0   Jodmangelbedingte diffuse Struma (endemisch)

E01.1   Jodmangelbedingte mehrknotige Struma (endemisch)
Jodmangelbedingte knotige Struma

E01.2   Jodmangelbedingte Struma (endemisch), nicht näher bezeichnet
Endemische Struma o.n.A.

E01.8   Sonstige jodmangelbedingte Schilddrüsenkrankheiten und verwandte Zustände
Erworbene Jodmangel-Hypothyreose o.n.A.

E02   Subklinische Jodmangel-Hypothyreose

E03   Sonstige Hypothyreose
Exkl.:   Hypothyreose nach medizinischen Maßnahmen (E89.0)
Hypothyreotische organische Psychose (F06.8)
Jodmangelbedingte Hypothyreose (E00–E02)

E03.0   Angeborene Hypothyreose mit diffuser Struma
Struma congenita (nichttoxisch):
• parenchymatös
• o.n.A.

E03.1 Angeborene Hypothyreose ohne Struma

Angeboren:
- Atrophie der Schilddrüse
- Hypothyreose o.n.A.

Aplasie der Schilddrüse (mit Myxödem)

E03.2 Hypothyreose durch Arzneimittel oder andere exogene Substanzen

Soll die äußere Ursache angegeben werden, ist eine zusätzliche Schlüsselnummer (Kapitel XX) zu benutzen.

E03.3 Postinfektiöse Hypothyreose

E03.4 Atrophie der Schilddrüse (erworben)

Exkl.: Angeborene Atrophie der Schilddrüse (E03.1)

E03.5 Myxödemkoma

E03.8 Sonstige näher bezeichnete Hypothyreose

E03.9 Hypothyreose, nicht näher bezeichnet

Myxödem o.n.A.

E04   Sonstige nichttoxische Struma

Exkl.: Jodmangelbedingte Struma (E00–E02)
        Struma congenita:
- diffus (E03.0)
- parenchymatös (E03.0)
- o.n.A. (E03.0)

E05   Hyperthyreose [Thyreotoxikose]

Exkl.: Chronische Thyreoiditis mit transitorischer Hyperthyreose (E06.2)
        Hyperthyreose beim Neugeborenen (P72.1)

E05.0 **Hyperthyreose mit diffuser Struma**
Basedow-Krankheit [Morbus Basedow]
Toxische diffuse Struma
Exophthalmische oder toxische Struma o.n.A.

E

E05.1 **Hyperthyreose mit toxischem solitärem Schilddrüsenknoten**

E05.2 **Hyperthyreose mit toxischer mehrknotiger Struma**

E05.3 **Hyperthyreose durch ektopisches Schilddrüsengewebe**

E05.4 **Hyperthyreosis factitia**

E05.5 **Thyreotoxische Krise**

E05.8 **Sonstige Hyperthyreose**
Überproduktion von Thyreotropin
Soll die äußere Ursache angegeben werden, ist eine zusätzliche
Schlüsselnummer (Kapitel XX) zu benutzen.

E05.80 Thyreotoxische Krise durch Überproduktion von TRH

E05.9 **Hyperthyreose, nicht näher bezeichnet**
Hyperthyreose o.n.A.
Thyreotoxische Herzkrankheit† (I43.8*)

E06 **Thyreoiditis**
Exkl.: Postpartale Thyreoiditis (O90.5)

E06.2 **Chronische Thyreoiditis mit transitorischer Hyperthyreose**
Exkl.: Autoimmunthyreoiditis (E06.3)

E06.3 **Autoimmunthyreoiditis**
Hashimoto-Thyreoiditis
Hashitoxikose (transitorisch)
Lymphozytäre Thyreoiditis
Struma lymphomatosa [Hashimoto]

123

E06.4   Arzneimittelinduzierte Thyreoiditis
Soll die Substanz angegeben werden, ist eine zusätzliche Schlüsselnummer (Kapitel XX) zu benutzen.

Diabetes mellitus (E10–E14)

Soll bei Arzneimittelinduktion die Substanz angegeben werden, ist eine zu-
sätzlicheSchlüsselnummer (Kapitel XX) zu benutzen.

Die folgenden 4. Stellen sind bei den Kategorien E10–E14 zu benutzen:

.0   Mit Koma
.00   mit Ketoazidose
.01   hyperosmolar, ohne Ketoazidose
.02   hyperglykämisch

.1   Mit Ketoazidose
exkl.: mit Koma (.00)

.2   Mit Nierenkomplikationen

.3   Mit Augenkomplikationen
Diabetisch:
• Katarakt (H28.0*)
• Retinopathie (H36.0*)

.4   Mit neurologischen Komplikationen
Diabetisch:
• Amyotrophie (G73.0*)
• autonome Neuropathie (G99.0*)
• autonome Polyneuropathie (G99.0*)
• Mononeuropathie (G59.0*)
• Polyneuropathie (G63.2*)

.5   Mit peripheren vaskulären Komplikationen

.6   Mit sonstigen näher bezeichneten Komplikationen

Diabetische Arthropathie† (M14.2*)

Neuropathische diabetische Arthropathie† (M14.6*)

.7   Mit multiplen Komplikationen

E

.8   Mit nicht näher bezeichneten Komplikationen

.9   Ohne Komplikationen

E10   Primär insulinabhängiger Diabetes mellitus [Typ-I-Diabetes]

Inkl.:   Diabetes mellitus:

- juveniler Typ
- labil [brittle]
- mit Ketoseneigung
- Typ I

E11   Nicht primär insulinabhängiger Diabetes mellitus [Typ-II-Diabetes]

Inkl.:   Diabetes (mellitus) (ohne Adipositas) (mit Adipositas):

- Erwachsenentyp
- ohne Ketoseneigung
- stabil
- Typ II

Nicht-Insulin-pflichtiger Diabetes mellitus bei jungen Patienten

E12   Diabetes mellitus in Verbindung mit Fehl- oder Mangelernährung [Malnutrition]

E13   Sonstiger näher bezeichneter Diabetes mellitus

E14   Nicht näher bezeichneter Diabetes mellitus

Sonstige Störungen der Blutglukose-Regulation und der inneren Sekretion des Pankreas (E15–E16)

E15 **Hypoglykämisches Koma, nichtdiabetisch**
Arzneimittelinduziertes Insulinkoma beim Nichtdiabetiker
Hyperinsulinismus mit hypoglykämischem Koma
Hypoglykämisches Koma o.n.A.

Soll bei Arzneimittelinduktion die Substanz angegeben werden, ist eine zusätzliche Schlüsselnummer (Kapitel XX) zu benutzen.

E16 **Sonstige Störungen der inneren Sekretion des Pankreas**

E16.0 **Arzneimittelinduzierte Hypoglykämie ohne Koma**
Soll die Substanz angegeben werden, ist eine zusätzliche Schlüsselnummer (Kapitel XX) zu benutzen.

E16.1 **Sonstige Hypoglykämie**
Inkl.:   Funktionelle Hypoglykämie, ohne Anstieg des Insulinspiegels
Hyperinsulinismus:
• funktionell
• o.n.A.
Hyperplasie der Betazellen der Langerhans-Inseln o.n.A.
E16.10   Enzephalopathie durch hypoglykämisches Koma

E16.2 **Hypoglykämie, nicht näher bezeichnet**

E16.3 **Erhöhte Glukagonsekretion**
Hyperplasie des endokrinen Drüsenanteils des Pankreas mit Glukagonüberproduktion

E16.8 **Sonstige näher bezeichnete Störungen der inneren Sekretion des Pankreas**
Erhöhte Sekretion von: Somatotropin-Releasing-Hormon [SRH] [GHRH] aus dem endokrinen Drüsenanteil
Zollinger-Ellison-Syndrom

E16.9 **Störung der inneren Sekretion des Pankreas, nicht näher bezeichnet**
Inselzell-Hhyperplasie o.n.A.

Krankheiten sonstiger endokriner Drüsen (E20–E35)

E

Exkl.:   Galaktorrhoe (N64.3)

E20   **Hypoparathyreoidismus**
Exkl.:   Hypoparathyreoidismus nach medizinischen Maßnahmen
(E89.2)
Tetanie o.n.A. (R29.0)

E20.0   **Idiopathischer Hypoparathyreoidismus**

E20.1   **Pseudohypoparathyreoidismus**

E20.8   **Sonstiger Hypoparathyreoidismus**
E20.80   Pseudo-Pseudohypoparathyreoidismus

E20.9   **Hypoparathyreoidismus, nicht näher bezeichnet**
Parathyreogene Tetanie

E21   **Hyperparathyreoidismus und sonstige Krankheiten der Nebenschilddrüse**
Exkl.:   Osteomalazie im Erwachsenenalter (M83)

E21.0   **Primärer Hyperparathyreoidismus**
Hyperplasie der Nebenschilddrüse
Osteodystrophia fibrosa cystica generalisata [von-Recklinghausen-Krankheit des Knochens]

E21.1   **Sekundärer Hyperparathyreoidismus, andernorts nicht klassifiziert**
Exkl.:   Sekundärer Hyperparathyreoidismus renalen Ursprungs
(N25.8)

127

E21.2   **Sonstiger Hyperparathyreoidismus**

E21.3   **Hyperparathyreoidismus, nicht näher bezeichnet**

E21.4   **Sonstige näher bezeichnete Krankheiten der Nebenschild-drüse**

E21.5   **Krankheit der Nebenschilddrüse, nicht näher bezeichnet**

E22   **Überfunktion der Hypophyse**
Exkl.:   Cushing-Syndrom (E24)
Nelson-Tumor (E24.1)
Überproduktion von:
• ACTH der Adenohypophyse (E24.0)
• ACTH, nicht in Verbindung mit Cushing-Krankheit (E27.0)
• Thyreotropin (E05.8)

E22.0   **Akromegalie und hypophysärer Riesenwuchs**
E22.00   Hyperplasie von Hypophysenzellen, die Wachstumshor-mon [Somatotropes Hormon STH] produzieren
E22.01   Hypersekretion von Wachstumshormon [Somatotropes Hormon STH] durch überschießende Produktion von STH-Releasing-Hormon
E22.02   Hypersekretion von Wachstumshormon [Somatotropes Hormon STH] bei ektopischer Wachstumshormon-Releasing-Hormon-Produktion
E22.08   Sonstige näher bezeichnete Ursachen der Hypersekretion von Wachstumshormon [Somatotropes Hormon STH]

E22.1   **Hyperprolaktinämie**
Soll bei Arzneimittelinduktion die Substanz angegeben werden, ist eine zusätzliche Schlüsselnummer (Kapitel XX) zu benutzen.
E22.10   bei Akromegalie
E22.11   bei Cushing-Syndrom
E22.12   bei Empty-Sella-Syndrom
E22.13   bei Durchtrennung des Hypophysenstils

E22.14   bei lymphozytärer Hypophysitis

E22.18   Hyperprolaktinämie sonstiger Ursache

E22.2 Syndrom der inadäquate Adiuretin [antidiuretisches Hormon (ADH)]-Sekretion Schwartz-Bartter-Syndrom

E22.20   Hypothalamische ADH-Hypersekretion

E22.21   bei ZNS-Erkrankung nicht im Hypothalamus

E22.22   bei Lungeninfektionen

E22.23   bei Neubildungen (paraneoplastisch)
Soll die Art der Neubildung angegeben werden, ist eine zusätzliche Schlüsselnummer zu benutzen.

E22.24   Arzneimittelinduzert
Soll bei Arzneimittelinduktion die Substanz angegeben werden, ist eine zusätzliche Schlüsselnummer (Kapitel XX) zu benutzen.

E22.28   Sonstige Krankheiten die zur inadäquaten ADH-Sekreton führen

E22.8 Sonstige Überfunktion der Hypophyse

E22.80   Hypersekretion von Wachstumshormon nicht assoziiert mit Akromegalie oder Gigantismus

E22.81   Hypersekretion von luteinisierendem Hormon (LH) und follikelstimulierendem Hormon (FSH)
Exkl.: LH/FSH-Zelladenom

   E22.810   LH/FSH-Hypersekretion bei exzessiver hypothalamischer Stimulation von Gonadotropin-Releasing-Hormon.

   E22.811   LH/FSH-Hypersekretion bei exzessiver Stimulation von Gonadotropin-Releasing-Hormon in ektopischem Gewebe

E22.82   Zentrale Pubertas praecox

E22.9 Überfunktion der Hypophyse, nicht näher bezeichnet

E23 Unterfunktion und andere Störungen der Hypophyse

Inkl.: Aufgeführte Zustände, unabhängig davon, ob die Störung in der Hypophyse oder im Hypothalamus liegt.

Exkl.: Hypopituitarismus nach medizinischen Maßnahmen (E89.3)

E23.0 Hypopituitarismus

Inkl.: Hypophyseninsuffizienz o.n.A.
Soll die zugrundeliegende Krankheit angegeben werden, ist eine zusätzliche Schlüsselnummer zu benutzen.

E23.00 Panhypopituitarismus [Simmonds]

E23.01 Hypophysennekrose [Sheehan] (postpartal)

E23.02 Idiopathischer Mangel an Somatotropin (Wachstumshormon)

Exkl.: Psychosozialer Minderwuchs (E34.3)

E23.020 Isolierter Mangel an Somatotropin

E23.021 Lorain-Levi-Minderwuchs

E23.022 Hypophysärer Minderwuchs

E23.023 bei Wachstumshormon-Releasing-Faktor-Mangel

E23.03 Isolierter Prolaktin-Mangel

E23.04 Isolierter Thyrotropin-Mangel [Thyreoideastimulierendes Hormon TSH-Mangel]

E23.040 bei Thyrotropin-Releasing-Hormon [TRH]-Mangel

E23.041 bei Hyperthyreoidismus

E23.05 Isolierter follikelstimulierendes Hormon [FSH]- und luteinisierendes Hormon [LH]-Mangel

E23.050 bei Gonadotropin-Releasing-Hormon-Mangel
Soll eine Neubildung angegeben werden, ist eine zusätzliche Schlüsselnummer zu benutzen.

E23.06 Isolierter adrenocorticotropes Hormon [ACTH]-Mangel

E23.07 Multipler Mangel von Hormonen des Hypophysenvorderlappens

E23.1 Arzneimittelinduzierter Hypopituitarismus
Soll die Substanz angegeben werden, ist eine zusätzliche Schlüsselnummer (Kapitel) XX zu benutzen.

E23.10 Arzneimittelinduzierter adrenocorticotropes Hormon
[ACTH]-Mangel

E23.2 Diabetes insipidus
Vasopressinmangel
Exkl.: Renaler Diabetes insipidus (N25.1)

E23.3 Hypothalamische Dysfunktion, andernorts nicht klassifiziert
Exkl.: Prader-Willi-Syndrom (Q87.1)
Silver-Russell-Syndrom (Q87.1)
E23.30 Zwischenhirn-Syndrom
E23.31 Oxytocin-Mangel

E23.6 Sonstige Störungen der Hypophyse
E23.60 Abszess der Hypophyse
E23.61 Dystrophia adiposogenitalis
E23.62 Zyste der Rathke-Tasche
E23.63 Hypopysenapoplex

E23.7 Störung der Hypophyse, nicht näher bezeichnet

E24   Cushing-Syndrom

E24.0 Hypophysäres Cushing-Syndrom
E24.00 Überproduktion des adrenocorticotropen Hormon
[ACTH]
E24.01 Überproduktion von adrenocorticotropen Hormon
[ACTH] mit Hyperplasie der Adenohypophyse

E24.1 Nelson-Tumor
E24.2 Arzneimittelinduziertes Cushing-Syndrom
Soll die Substanz angegeben werden, ist eine zusätzliche Schlüssel-
nummer (Kapitel XX) zu benutzen.

131

E24.3 Ektopisches ACTH-Syndrom

E24.4 Alkoholinduziertes Pseudo-Cushing-Syndrom

E24.8 Sonstiges Cushing-Syndrom

E24.9 Cushing-Syndrom, nicht näher bezeichnet

E25 Adrenogenitale Störungen
Inkl.: Adrenogenitale Syndrome mit Virilisierung oder Feminisierung, erworben oder durch Nebennierenrindenhyperplasie mit Hormonsynthesestörung infolge angeborenen
Enzymmangels

E25.0 Angeborene adrenogenitale Störungen in Verbindung mit Enzymmangel

E25.8 Sonstige adrenogenitale Störungen
Idiopathische adrenogenitale Störung
Soll bei Arzneimittelinduktion die Substanz angegeben werden, ist
eine zusätzliche Schlüsselnummer (Kapitel XX) zu benutzen.

E25.9 Adrenogenitale Störung, nicht näher bezeichnet

E26 Hyperaldosteronismus

E26.0 Primärer Hyperaldosteronismus
Conn-Syndrom
Primärer Aldosteronismus durch Nebennierenrindenhyperplasie
(beidseitig)

E26.1 Sekundärer Hyperaldosteronismus

E26.8 Sonstiger Hyperaldosteronismus
Bartter-Syndrom

E26.9 Hyperaldosteronismus, nicht näher bezeichnet

E27 Sonstige Krankheiten der Nebenniere

E27.0 Sonstige Nebennierenrindenüberfunktion
Überproduktion von ACTH, nicht in Verbindung mit Cushing-Krankheit
Vorzeitige Adrenarche
Exkl.: Cushing-Syndrom (E24)

E

E27.1 Primäre Nebennierenrindeninsuffizienz
Addison-Krankheit
Autoimmunadrenalitis
Exkl.: Amyloidose (E85)
Waterhouse-Friderichsen-Syndrom (A39.1)

E27.2 Addison-Krise
Akute Nebennierenrindeninsuffizienz
Nebennierenrinden-Krise

E27.3 Arzneimittelinduzierte Nebennierenrindeninsuffizienz
Soll die Substanz angegeben werden, ist eine zusätzliche Schlüssel-nummer (Kapitel XX) zu benutzen.

E27.4 Sonstige und nicht näher bezeichnete Nebennierenrinde-ninsuffizienz
Inkl.: Hypoaldosteronismus
Exkl.: Adrenoleukodystrophie [Addison-Schilder-Syndrom] (E71.3)
Waterhouse-Friderichsen-Syndrom (A39.1)

E27.40 Nebennierenblutung
E27.41 Nebenniereninfarkt

E27.5 Nebennierenmarküberfunktion
Hypersekretion von Katecholaminen

E27.8 Sonstige näher bezeichnete Krankheiten der Nebenniere

E27.9 **Krankheit der Nebenniere, nicht näher bezeichnet**

E28 **Ovarielle Dysfunktion**
Exkl.: Isolierter Gonadotropin-Mangel (E23.04)

E29 **Testikuläre Dysfunktion**
Exkl.: Androgenresistenz-Syndrom (E34.5)
Klinefelter-Syndrom (Q98.0–Q98.2, Q98.4)
Testikuläre Feminisierung (Syndrom) (E34.5)
Isolierter Gonadotropin-Mangel (E23.04)

E30 **Pubertätsstörungen, andernorts nicht klassifiziert**

E30.0 **Verzögerte Pubertät [Pubertas tarda]**
Konstitutionelle Verzögerung der Pubertät
Verzögerte sexuelle Entwicklung

E30.1 **Vorzeitige Pubertät [Pubertas praecox]**
Exkl.: McCune-Albright-Syndrom (Q78.1)

E30.8 **Sonstige Pubertätsstörungen**
Vorzeitige Thelarche

E30.9 **Pubertätsstörung, nicht näher bezeichnet**

E31 **Polyglanduläre Dysfunktion**
Exkl.: Ataxia teleangiectatica [Louis-Bar-Syndrom] (G11.3)
Dystrophia myotonica [Curschmann-Batten-Steinert-Syndrom] (G71.1)
Pseudohypoparathyreoidismus (E20.1)

E31.0 **Autoimmune polyglanduläre Insuffizienz**
Schmidt-Syndrom

E32 **Krankheiten des Thymus**
Exkl.: Myasthenia gravis (G70.0)

E32.0   Persistierende Thymushyperplasie
Thymushypertrophie

E32.1   Abszess des Thymus

E32.8   Sonstige Krankheiten des Thymus

E32.9   Krankheit des Thymus, nicht näher bezeichnet

E34   **Sonstige endokrine Störungen**
Exkl.:   Pseudohypoparathyreoidismus (E20.1)

E34.0   Karzinoid-Syndrom
Hinweis: Kann als zusätzliche Schlüsselnummer angegeben werden, um die mit einem Karzinoid zusammenhängende funktionelle Aktivität auszuweisen.

E34.1   Sonstige Hypersekretion intestinaler Hormone

E34.2   Ektopische Hormonsekretion, andernorts nicht klassifiziert

E34.3   Minderwuchs, andernorts nicht klassifiziert
Minderwuchs:
• konstitutionell
• Laron-Typ
• psychosozial
• o.n.A.
Exkl.:   Disproportionierter Minderwuchs bei Immundefekt (D82.2)
Progerie (E34.8)
Silver-Russel-Syndrom (Q87.1)
Minderwuchs:
• achondroplastisch (Q77.4)
• bei spezifischen Dysmorphie-Syndromen – Verschlüsselung des Syndroms – siehe Alphabetisches Verzeichnis
• hypophysär (E23.0)
• renal (N25.0)

E34.5   Androgenresistenz-Syndrom
Pseudohermaphroditismus masculinus mit Androgenresistenz
Testikuläre Feminisierung (Syndrom)

E34.8   Sonstige näher bezeichnete endokrine Störungen
Dysfunktion des Corpus pineale [Epiphyse]
Progerie

E34.9   Endokrine Störung, nicht näher bezeichnet
Endokrine Störung o.n.A.
Hormonelle Störung o.n.A.

**E35*   Störungen der endokrinen Drüsen bei andernorts klassifi-
zierten Krankheiten**

**E35.0*   Krankheiten der Schilddrüse bei andernorts klassifizierten
Krankheiten**
Tuberkulose der Schilddrüse (A18.8†)

**E35.1*   Krankheiten der Nebennieren bei andernorts klassifizierten
Krankheiten**
Waterhouse-Friderichsen-Syndrom   (durch   Meningokokken)
(A39.1†)

Mangelernährung (E40–E46)

E40   Kwashiorkor
Erhebliche Mangelernährung mit alimentärem Ödem und Pig-
mentstörung der Haut und der Haare.

E41   Alimentärer Marasmus
Erhebliche Mangelernährung mit Marasmus

E

E42   Kwashiorkor-Marasmus

Erhebliche Energie- und Eiweißmangelernährung:
- intermediäre Form
- mit Anzeichen von Kwashiorkor und Marasmus gleichzeitig

E43   Nicht näher bezeichnete erhebliche Energie- und Eiweißmangelernährung

Hungerödem

E44   Energie- und Eiweißmangelernährung mäßigen und leichten Grades

E45   Entwicklungsverzögerung durch Energie- und Eiweißmangelernährung

Alimentär:
- Entwicklungshemmung
- Minderwuchs

Körperliche Retardation durch Mangelernährung

E46   Nicht näher bezeichnete Energie- und Eiweißmangelernährung

Mangelernährung o.n.A.

Sonstige alimentäre Mangelzustände (E50–E64)

Exkl.:   Alimentäre Anämien (D50–D53)

E50   Vitamin-A-Mangel

Exkl.:   Folgen des Vitamin-A-Mangels (E64.1)

E50.5   Vitamin-A-Mangel mit Nachtblindheit

E51   Thiaminmangel [Vitamin-B$_1$-Mangel]

Exkl.:   Folgen des Thiaminmangels (E64.8)

E51.1   Beriberi

137

E51.2 **Wernicke-Enzephalopathie**

E51.8 **Sonstige Manifestationen des Thiaminmangels**

E51.9 **Thiaminmangel, nicht näher bezeichnet**

E52 **Niacinmangel [Pellagra]**
Mangel:
• Niazin (Tryptophan)
• Nikotinsäureamid
Pellagra (alkoholbedingt)
Exkl.: Folgen des Niazinmangels (E64.8)

E53 **Mangel an sonstigen Vitaminen des Vitamin-B-Komplexes**
Exkl.: Folgen des Vitamin-B-Mangels (E64.8)
Vitamin-B_{12}-Mangelanämie (D51)

E53.0 **Riboflavinmangel**
Ariboflavinose

E53.1 **Pyridoxinmangel**
Vitamin-B_6-Mangel

E53.8 **Mangel an sonstigen näher bezeichneten Vitaminen des**
E53.80 Vitamin-B_{12} (Zyanocobalamin) Mangel
Enzephalopathie bei Vitamin-B_{12}-Mangel (G94.82*)
E53.81 Folsäure-Mangel
E53.82 Biotin-Mangel
E53.83 Pantothensäure-Mangel

E54 **Askorbinsäuremangel**
Vitamin-C-Mangel
Skorbut

E55 Vitamin-D-Mangel

Exkl.: Folgen der Rachitis (E64.3)
Osteomalazie beim Erwachsenen (M83)
Osteoporose (M80–M81)

E

E55.0 Floride Rachitis

Osteomalazie:
- im Jugendalter
- im Kindesalter

E56 Sonstige Vitaminmangeustände

Exkl.: Folgen sonstiger Vitaminmangelzustände (E64.8)

E58 Alimentärer Kalziummangel

Exkl.: Folgen des Kalziummangels (E64.8)
Störungen des Kalziumstoffwechsels (E83.5)

E61 Mangel an sonstigen Spurenelementen

Soll bei Arzneimittelinduktion die Substanz angegeben werden, ist eine zusätzliche Schlüsselnummer (Kapitel XX) zu benutzen.
Exkl.: Folgen von Mangelernährung und sonstigen alimentären Mangelzuständen (E64)
Jodmangel in Verbindung mit Krankheiten der Schilddrüse (E00–E02)
Störungen des Mineralstoffwechsels (E83)

E61.0 Kupfermangel

E61.1 Eisenmangel

Exkl.: Eisenmangelanämie (D50)

E64 Folgen von Mangelernährung oder sonstigen alimentären Mangelzuständen

E64.0 Folgen der Energie- und Eiweißmangelernährung

Exkl.: Entwicklungsverzögerung durch Energie- und Eiweißmangelernährung (E45)

139

E64.1 Folgen des Vitamin-A-Mangels

E64.2 Folgen des Vitamin-C-Mangels

E64.3 Folgen der Rachitis

E64.8 Folgen sonstiger alimentärer Mangelzustände

E64.9 Folgen eines nicht näher bezeichneten alimentären Mangelzustandes

Adipositas und sonstige Überernährung (E65–E68)

E66 Adipositas
Exkl.: Dystrophia adiposogenitalis (E23.6)
Prader-Willi-Syndrom (Q87.1)

E66.2 Übermäßige Adipositas mit alveolärer Hypoventilation
Pickwick-Syndrom

E67 Sonstige Überernährung
Exkl.: Folgen der Überernährung (E68)
Überernährung o.n.A. (R63.2)

E67.0 Hypervitaminose A

E67.1 Hyperkarotinämie

E67.2 Megavitamin-B_6-Syndrom
Hypervitaminose B_6

Stoffwechselstörungen (E70–E90)

E70   Störungen des Stoffwechsels aromatischer Aminosäuren

E

E70.0   Klassische Phenylketonurie
E70.00   Schwerer Phenylalaninhydroxylase-Mangel [Phenylalanin 4-Monooxygenase Mangel] (klassische Phenylketonurie)

E70.01   Partieller Phenylalaninhydroxylase-Mangel [Phenylalanin 4-Monooxygenase Mangel] (benigne Phenylketonurie)

E70.02   Dihydropteridin-Reduktase-Mangel

E70.03   Dydrobiopterin-Synthetase-Mangel

E70.04   Guanosin-Triphosphat-Cyclooxygenase I-Mangel

E70.08   Sonstige näher bezeichnete Krankheiten des Phenalanin-Stoffwechsels

E70.1   Sonstige Hyperphenylalaninämien
E70.10   4-Hydroxyphenypyruvat-Dioxigenase-Mangel (Hawkinsurie)

E70.2   Störungen des Tyrosinstoffwechsels
Exkl.:   Transitorische Tyrosinämie der Neugeborenen (P74.5)

E70.20   Fumarylacetoacetase-Mangel (Thyrosinämie Typ I)

E70.21   Okulokutane Tyrosinämie [Richner-Hanhart-Syndrom] (Tyrosinämie Typ II)

E70.22   Alkaptonurie

E70.23   Alkaptonurie mit Ochronose

E70.3   Albinismus
E70.30   okulokutaner Albinismus

E70.31   okulärer Albinismus

E70.32   Chediak- (Steinbrinck-) Higashi-Syndrom

E70.33   Cross-McKusick-Breen-Syndrom

E70.34   Hermansky-Pudlak-Syndrom

E70.8 Sonstige Störungen des Stoffwechsels aromatischer Aminosäuren

E70.80 Störungen des Histidinstoffwechsels

    E70.800 Histidase-Mangel

    E70.801 Carnosidase-Mangel

    E70.802 Imidazol-Mangel

    E70.803 ß-Alanin transaminase-Mangel (ß-Alaninämie)

    E70.804 Gluatamat Formiminotransferase-Mangel

    E70.808 Sonstige näher bezeichneten Störungen des

E70.81 Störungen des Tryptophanstoffwechsels

    E70.810 Hartnup-Krankheit

    E70.811 Tryptophanämie

    E70.812 Kynureninase-Mangel [Hydroxykynurenurie]

    E70.818 Sonstige näher bezeichnete Störungen des Tryptophan-Stoffwechsels

E70.82 Wardenburg-Klein-Syndrom

E70.83 Indicanurie

E70.9 Störung des Stoffwechsels aromatischer Aminosäuren, nicht näher bezeichnet

E71 **Störungen des Stoffwechsels verzweigtkettiger Aminosäuren und des Fettsäurestoffwechsels**

E71.0 Ahornsirup-Krankheit

E71.00 Schwerer Verzweigtketten-Ketosäuren-Dehydrogenase-Mangel

Klassische Ahornsirup-Krankheit

E71.01 Parieller Verzweigtketten-Ketosäuren-Dehydrogenase-Mangel

Intermediäre und intermittierendeAhornsirup-Krankheit

E71.02 Verweigtkettiger Ketosäuren-Dihydropolytransacetylase-Mangel

E71.08 Sonstige näher bezeichneten Störungen des Verweigtketten-Dehydrogenase-Mangels

E71.1 Sonstige Störungen des Stoffwechsels verzweigtkettiger Aminosäuren

E71.10 Hyperleuzin-Isoleuzinämie

E71.11 Isovalerianazidämie
Osovaleryl-CoA-Dehydrogenase-Mangel

E71.12 Methylmalonazidämie
Coenzym A-Mutase-Mangel

E71.13 Propionazidämie
Propionyl-CoA carboxlase-Mangel

E71.14 Valin-Dehydrogenase (NADP†)-Mangel

E71.15 Isoleucin- und Leucin-Transaminase-Mangel (Leucinose)

E71.16 Leucin-induzierte Hypoglcinämie

E71.18 Sonstige näher bezeichneten Störungen des Stoffwechsels verzweigtkettiger Aminosäuren

E71.2 Störung des Stoffwechsels verzweigtkettiger Aminosäuren, nicht näher bezeichnet

E71.3 Störungen des Fettsäurenstoffwechsels

Exkl.: Refsum-Krankheit (G60.1)
Schilder-Krankheit (G37.0)
Zellweger-Syndrom (Q87.8)
Methylmalonazidämie (E71.12)
Coenzym A-Mutase-Mangel (E71.12)

E71.30 Coenzym A-Lyase Mangel
Exkl: Hydroxymethyglutaryl-CoA-Lyase Mangel (E88.820)

E71.31 Störungen des Carnitin-Stoffwechsels
E71.310 Carntin O-Acetyltransferase-Mangel
E71.311 Carnitin O-Palmitoytransferase-Mangel
E71.312 Myopathische Form des Carnitin-Mangels
E71.313 Systemische Form des Carnitin-Mangels
E71.314 Carnitin-Mangel o.n.A:

E71.32 Adrenoleukodystrophie
Inkl.: Adrenomyeloleukodystrophie
Adrenomyeloneuropathie
E71.320 Erwachsenenform (Addison-Schilder)

143

E71.321 Frühkindliche Form
E71.38 Sonstige näher bezeichnete Störungen des Fett-
säuren-Stoffwechsels

E72 Sonstige Störungen des Aminosäurestoffwechsels

Exkl.: Abnorme Befunde ohne manifeste Krankheit (R70–R89)
Störungen:
- Fettsäurestoffwechsel (E71.3)
- Purin- und Pyrimidinstoffwechsel (E79)
- Stoffwechsel aromatischer Aminosäuren (E70)
- Stoffwechsel verzweigtkettiger Aminosäuren
  (E71.0–E71.2)
Gischt (M10)

E72.0 Störungen des Aminosäuretransportes

Exkl.: Störungen des Tryptophanstoffwechsels (E70.8)
E72.00 Lowe-Syndrom
Okulo-zerebro-renales-Syndrom
E72.01 Lysinintoleranz
Lysinurische Proteinintoleranz
E72.02 Cystinose
Lignac-Franconi-Syndrom
E72.03 Oasthouse-Krankheit
E72.04 De-Toni-Debré-Fanconi-Komplex
E72.05 Hartnup-Krankheit
E72.06 Cystinurie
E72.08 Sonstige näher bezeichnete Störungen des Aminosäuren-
transportes

E72.1 Störungen des Stoffwechsels schwefelhaltiger Aminosäuren

Exkl.: Transcobalamin-II-Mangel (-Anämie) (D51.2)

E72.10 Homocystinurie
E72.100 Cystathioninbetasynthetase-Mangel [Typ I
(klassische Homocystinurie)]
E72.101 Homocystinurie Typ II
E72.102 Homocystinurie Typ III

E72.108 Sonstige näher bezeichneten Formen der Homocsytinurie

E72.11 Sulfitoxidasemangel

E72.12 Cystathionurie

E72.13 Methioninämie

E72.18 Sonstige näher bezeichneten Störungen des Stoffwechsels schwefelhaltiger Aminosäuren

E72.2 Störungen des Harnstoffzyklus

Exkl.: Störungen des Ornithinstoffwechsels (E72.4)

E72.20 Argininosuccinatlyase-Mangel [Argininsuccinat-Azidurie]

E72.21 Argininosuccinatsynthetase-Mangel [Citullinämie]

E72.22 Carbamoylphosphatsynthetase I-Mangel

E72.23 Arginase-Mangel

E72.24 N-Acetyltransferase [N-Acetylglutamatsynthetase]-Mangel

E72.25 Argininämie

E72.26 Hyperammonämie

E72.28 Sonstige näher bezeichneten Störungen des Harnstoffzyklus

E72.3 Störungen des Lysin- und Hydroxylysinstoffwechsels

E72.30 Glutarazidurie Typ I
Glutaryl-CoA-Dehydrohenase-Mangel

E72.31 Hydroxylysinämie

E72.32 Hyperlysinämie

E72.38 Sonstige näher Bezeichnete Störungen des Lasin- und Hydroxylysin-Stoffwechsels

E72.4 Störungen des Ornithinstoffwechsels

E72.40 Ornithincarbamyltransferase-Mangel

E72.41 Ornithinketonsäure-Aminotransferase-Mangel

E72.42 Ornithinämie Typ I

E72.43 Ornithinämie Typ II

E72.48 Sonstige näher bezeichnete Störungen des Ornithinstoffwechsels

E72.5   Störungen des Glycinstoffwechsels

E72.50   Hyperhydroxyprolinämie
E72.51   Hyperprolinämie Typ I
E72.52   Hyperprolinämie Typ II
E72.53   Nichtketotische Hyperglyzinämie Typ I [Glycindehydro-
         genase-Mangel]
E72.54   Sarkosinämie
E72.55   Nichtketotische Hypergycinämie Typ II
         [Aminomethyltransferase-Mangel]
E72.58   Sonstige näher bezeichneten Störungen des Glycinstoff-
         wechsels

E72.8   Sonstige näher bezeichnete Störungen des Aminosäures-
         toffwechsels

E72.80   Störungen des ß-Aminosäurestoffwechsels
E72.81   Störung des Glutaminsäure und g-Glutamyltransferase-
         Stoffwechsels
         E72.810   Glutamatcysteinligase-Mangel
         E72.811   5-Oxoprolinase-Mangel   (Pyroglutamathydro-
                   lase-Mangel)
         E72.812   Glutathionsynthetase-Mangel
         E72.813   g-Glutamyltransfrase-Mangel
         E72.814   Glutamatdecarboxylase-Mangel
         E72.815   Succinat-Semialdehydehydrogenase-Mangel
         E72.816   Sonstige näher bezeichnete Störungen des Gluta-
                   minsäure- und g-Gutamylzyklus-Stoffwechels

E72.9   Störung des Aminosäurestoffwechsels,
         nicht näher bezeichnet

E73   Laktoseintoleranz

E73.0   Angeborener Laktasemangel

E73.1   Sekundärer Laktasemangel

E73.8   Sonstige Laktoseintoleranz

E73.9   Laktoseintoleranz, nicht näher bezeichnet

E74   Sonstige Störungen des Kohlenhydratstoffwechsels

Exkl.:   Diabetes mellitus (E10–E14)
Erhöhte Glukagonsekretion (E16.3)
Hypoglykämie o.n.A. (E16.2)
Mukopolysaccharidose (E76.0–E76.3)

E74.0   Glykogenspeicherkrankheit [Glykogenose]

E74.00   Glucose-6-Phosphatase-Mangel [Glykogenspeicherkrankheit Typ I] [von Gierke]

E74.01   lysosomale α-Glukosidase-Mangel [Glykogenspeicherkrankheit Typ II]

E74.010   infantile Form [Pompe]

E74.011   juvenile Form

E74.012   adulte Form

E74.02   Amylo-1,6-Glukosidase (Debranching enzyme)-Mangel [Glykogenspeicherkrankheit Typ III] [Cori,Forbes]

E74.03   Amylo-1,6-1,4-Transglucosidase (Branching enzyme)-Mangel [Glykogenspeicherkrankheit TypIV] [Andersen]

E74.04   Glykogenspeicherkrankheit Typ V [McArdle]

E74.040   Muskelphosphorylase-Mangel

E74.041   Muskephosphorylase-Konase-Mangel

E74.05   Leberphosphorylase-Mangel [Glykogenspeicherkrankheit Typ VI] [Hers]
Leberphosphorylase b-Mangel

E74.06   6-Phosphofruktokinase-Mangel [Typ Glykogenspeicherkrankheit VII] [Tauri]

E74.08   Sonstige näher bezeichnete Störungen des Glykogenstoffwechsels

E74.1   Störungen des Fruktosestoffwechsels

E74.10   Fruktokinase-Mangel [essentielle Fruktosurie]

E74.11   Fruktose-1,6-phosphat-Aldolase-Mangel [hereditäre Fruktoseintoleranz]

147

E74.12 Fruktose-1,6-Diphosphatase-Mangel
E74.18 Sonstige näher bezeichnete Störungen des Fruktosestoff-
wechsels

E74.2   Störungen des Galaktosestoffwechsels

E74.20 Galaktose-1-Phosphaturidyltransferase-Mangel [klassische
Galaktosämie]
E74.21 Galaktokinasemangel
E74.22 Uridindiphosphatgalaktose-4-Epimerase-Mangel
E74.28 Sonstige näher bezichnete Störungen des Galaktose-Stoff-
wechsels

E74.3   Sonstige Störungen der intestinalen Kohlenhydratabsorption

Glukose-Galaktose-Malabsorption
Saccharasemangel
Exkl.:   Laktoseintoleranz (E73)

E74.4   Störungen des Pyruvatstoffwechsels und der Glukoneoge-
nese

E74.40 Störungen des Pyruvatstoffwechsels
    E74.400 Pyruvatdehydrogenase-Mangel
    E74.401 Pyruvatdehydrogenase-Phosphatase-Mangel
    E74.402 Dihydrolipoamid-Dehdrogenase-Mangel
    E74.408 Sonstige näher bezeichnete Störungen des Pyru-
            vat-Stoffwechsels
E74.41 Störungen der Glukoneogenese
    Exkl.:   Fruktose-1,6-Diphosphatase-Mangel
    E74.410 Pyruvatcarboxylase-Mangel
    E74.411 Phosphoenolpyruvat-Carboxykinase-Mangel
    E74.418 Sonstige näher bezeichnete Störungen der Glu-
            koneogenes

E74.8   Sonstige näher bezeichnete Störungen des Kohlenhydrat-
stoffwechsels

E74.80 Essentielle Pentosurie
E74.81 Hyperoxalurie Typ II
    Glyceratdehydrogenase-Mangel

Exkl.: Hyperoxalurie Typ I (E80.311)
E74.82 Renale Glukosurie
E74.83 Mannose-6-Phosphatisomerase-Mangel
E74.84 Phosphoglyceratmutase-Mangel
E74.85 Phosphoglyceratkinase-Mangel
E74.86 Muskellaktatdehydrohenase-Mangel
E74.88 Sonstige näher bezeichnete Störungen der Glykolyse

E74.9 Störung des Kohlenhydratstoffwechsels, nicht näher bezeichnet

E75 Störungen des Sphingolipidstoffwechsels und sonstige Störungen der Lipidspeicherung
Exkl.: Mukolipidose, Typ I–III (E77.0–E77.1)
Refsum-Krankheit (G60.1)

E75.0 GM$_2$-Gangliosidose
E75.00 Infantiler β-Hexosaminidase-Mangel [infantile GM$_2$-Gangliosidose] [Tay-Sachs]
E75.01 Juveniler β-Hexosaminidase-Mangel [juvenile GM$_2$-Gangliosidose]
E75.02 Adulte β-Hexosaminidase-Mangel [adulte GM$_2$-Gangliosidose]
E75.03 Sandhoff-Krankheit [β-Hexosaminidase A und B-Mangel]
E75.08 Sonstige GM$_2$. Gangliosidosen

E75.1 Sonstige Gangliosidosen
E75.10 β-Galaktosidase-Mangel(GM$_1$.Gangliosidose)
    E75.100 Infantile GM$_1$.Gangliosidose
    E75.101 Juvenile GM$_1$.Gangliosidose
    E75.102 Adulte GM$_1$.Gangliosidose
    E75.108 Sonstige GM$_1$.Gangliosidose
E75.11 Gangliosidose o.n.A.
E75.12 GM$_3$-Gangliosidose
E75.13 Mukolipidose Typ IV

E75.2   Sonstige Sphingolipidosen
E75.20   Glukozerebrosidase-Mangel [Zerebrosidlipidose] [Gaucher-Krankheit]
        E75.200   Typ I der Gaucher-Krankheit, adult
        E75.201   Typ II der Gaucher Krankheit, infantil
        E75.202   Typ III. Der Gaucher-Krankheit, juvenil
E75.21   Galaktocerebrosidase β-Glaktosidase-Mangel [Krabbe-Krankheit]
        E75.210   Typ I der Krabbe-Krankheit (infantil)
        E75.211   Typ II der Krabbe-Krankheit (adult)
E75.22   α-Galaktosidase-Mangel [Fabry-Krankheit]
E75.23   Metachromatische Leukodystrophie [Aryl-Sulphatase A-Mangel]
        E75.230   spätinfantile metachromatische Leukodystrophie
        E75.231   juvenile metachromatische Leukodystrophie
        E75.232   adulte metachromatische Leukodystrophie
E75.24   Multipler Sulfatasemangel
E75.25   Farber-Krankheit
        Ceramidase-Mangel
E75.26   Sphingomyelinphosphodiestrase-Mangel (Niemann-Pick-Krankheit)
        E75.260   Typ A Niemann-Pick-Krankheit (infantil)
        E75.261   Typ B Niemann-Pick-Krankheit
        E75.262   Typ C Niemann-Pick-Krankheit (spätinfantil)
        E75.263   Typ D Niemann-Pick-Krankheit (Nova Scotia-Variante)

E75.3   Sphingolipidose, nicht näher bezeichnet

E75.4   Neuronale Zeroidlipofuszinose
Inkl.:   Batten-Kufs-Syndrom
E75.40   Infantiler Typ [Haltia-Santavouri]
E75.41   Spätinfantiler Typ [Bielschowsky-Dollinger-Syndrom]
E75.42   Juveniler Typ [Spielmeyer-Vogt-Krankheit]
E75.43   Adulter Typ [Kufs`Typ]
E75.48   Sonstige näher bezeichnete Formen der Zeroidlipofuszinose

E75.5 Sonstige Störungen der Lipidspeicherung
Exkl.: Refsum-Krankheit (G60.1)

E75.50 Zerebrotendinöse Xanthomatose [van-Bogart-Scherer-Epstein-Krankheit]

E75.51 Cholesterolester-Hydrolasemangel [Wolman-Krankheit]

E75.52 Lipidspeicherung in multiplen Systemen mit Ichthyosis [Chanarin]

E75.53 Lipidspeicherung in multiplen Systemen ohne Ichthyosis [Jordan]

E75.6 Störung der Lipidspeicherung, nicht näher bezeichnet

E76 Störungen des Glykosaminoglykan-Stoffwechsels

E76.0 Mukopolysaccharidspeicherkrankheit Typ I
Inkl.: L-Iduronidase-Mangel

E76.00 Typ I-H [Hurler-Krankheit]

E76.01 Typ I-H/S [Hurler-Scheie-Variante]

E76.02 Typ V-S [Scheie-Krankheit]

E76.1 Mukopolysaccharidspeicherkrankheit, Typ II
Hunter-Krankheit

E76.2 Sonstige Mukopolysaccharidspeicherkrankheiten
E76.20 Mukopolysaccharidspeicherkrankheit Typ III (Sanfilippo-Krankheit)

E76.200 Heparan-N-sulfatase-Mangel [Mukopolysaccharid-Speicherkrankheit Typ III A]

E76.201 α-N-Acetylglucoseamidase-Mangel [Mukopolysaccharid-Speicherkrankheit Typ III B]

E76.202 Acetal CoA-α-glukosaminid-N-Acetyltransfrease [Mukopolysaccharid-Speicherkrankheit Typ III C]

E76.203 N-Acetyl-α-D-galaktosamin-6-sulfat-Sulfa-
tase-Mangel
[Mukopolysaccharid-Speicherkrankheit Typ III
D]

E76.21 Mukopolysaccharid-Speicherkrankheit Typ IV (Morquio-
Krankheit)

E76.210 N-Acetyl-galaktosamin-4-sulfat-Sulfatase-Man-
gel
[Mukopolysaccharid-Speicherkrankheit Typ IV
A]

E76.211 β-Galaktosidase-Mangel
[Mukopolysaccharid-Speicherkrankheit Typ IV
B]

E76.22 N-Acetyl-Galaktosamin-4-sulfat-Sulfatase-Mangel

E76.23 Mukopolysaccharidspeicherkrankheit Typ VI [Marote-
aux-Lamy-Krankheit]

E76.24 β-Gglukoronidase-Mangel [Mukopolysaccharid-Speicher-
krankheit Typ VII] [SLY]

E76.28 Andere näher bezeichnete Mukopolysaccharidspeicherkrankheit

**E76.3 Mukopolysaccharidspeicherkrankheit, nicht näher bezeich-
net**

76.8 Sonstige Störungen des Glykosaminoglykan-Stoffwechsels

**E76.9 Störung des Glykosaminoglykan-Stoffwechsels, nicht nä-
her bezeichnet**

E77 Störungen des Glykoproteinstoffwechsels

**E77.0 Defekte der posttranslationalen Modifikation lysosomaler
Enzyme**

E77.00 Mukolipidose II [I-Zell-Krankheit]

E77.01 Mukolipidose III [Pseudo-Hurler-Polydystrophie]

E77.1 Defekte beim Glykoproteinabbau

E77.10 α-Mannosidase-Mangel [Mannosidose]

      E77.100 α-D-Mannosidase-Mangel Typ I

      E77.101 α-D-Mannosidase-Mangel Typ II

E77.11 α-Fukosidase-Mangel [Fukosidose]

      E77.110 α-L-Fukosidase-Mangel Typ I

      E77.110 α-L-Fukosidase-Mangel Typ II

E77.12 Exo-_-Sialidase-Mangel [Sialodose] (Mukolipidose I)

      E77.120 α-Neuraminidase-Mangel Typ I

      E77.121 α-Neuraminidase-Mangel Typ II

E77.13 α-Aspartyl-N-acetylglucosaminidase-Mangel (Aspartyl-glukosaminurie)

E77.18 Sonstige Defekte beim Glykoproteinabbau

E77.8 Sonstige Störungen des Glykoproteinstoffwechsels

E77.9 Störung des Glykoproteinstoffwechsels, nicht näher bezeichnet

E78 Störungen des Lipoproteinstoffwechsels und sonstige Lipidämien

Exkl.: Sphingolipidose (E75.0–E75.3)

E78.0 Reine Hypercholesterinämie

E78.00 Familiäre Hypercholesterinämie

E78.01 Hyperlipoproteinämie Typ IIa nach Fredrickson

E78.02 Hyperbetalipoproteinämie

E78.03 Hyperlipidämie, Gruppe A

E78.04 Hyperlipoproteinämie vom Low-density-lipoprotein-Typ [LDL]

E78.08 Sonstige reine Hypercholesterinämie

E78.1 Reine Hypertriglyzeridämie

E78.10 Endogene Hypertriglyzeridämie

E78.11 Hyperlipoproteinämie Typ IV nach Fredrickson

E78.12 Hyperlipidämie, Gruppe B

E78.13 Hyperpräbetalipoproteinämie

E78.14 Hyperlipoproteinämie vom Very-low-density-lipoprotein-Typ [VLDL]

E78.18 Sonstige reine Hypertriglyzeridämie

E78.2 Gemischte Hyperlipidämie

Exkl.: Zerebrotendinöse Xanthomatose [van-Bogaert-Scherer-Epstein-Syndrom] (E75.5)

E78.20 Lipoproteinämie mit breiter beta-Bande [Floating-Betalipoproteinämie]

E78.21 Hyperlipoproteinämie Typ IIb oder III nach Fredrickson

E78.22 Hyperbetalipoproteinämie mit Präbetalipoproteinämie

E78.23 Hypercholesterinämie mit endogener Hypertriglyzeridämie

E78.24 Hyperlipidämie, Gruppe C

E78.25 Tubo-eruptives Xanthom

E78.26 Xanthoma tuberosum

E78.28 Sonstige gemischte Hyperlipidämie

E78.3 Hyperchylomikronämie

E78.30 Hyperlipoproteinämie Typ I oder V nach Fredrickson

E78.31 Hyperlipidämie, Gruppe D

E78.32 Gemischte Hypertriglyzeridämie

E78.38 Sonstige Hyperchylomikronämie

E78.4 Sonstige Hyperlipidämien

Familiäre kombinierte Hyperlipidämie

E78.5 Hyperlipidämie, nicht näher bezeichnet

E78.6 Lipoproteinmangel

E78.60 Analpha-Lipoproteinämie [Tangier-Krankheit]

E78.61 Hypoalpha-Lipoproteinämie

E78.62 Abeta-Lipoproteinämie [Bassen-Kornzweig-Syndrom]

E78.63 Hypobetalipoproteinämie (familiär)

E78.64 High-density-Lipoproteinmangel

E78.65 Lezithin-Cholesterin-Azyltransferase-Mangel

E78.68 Sonstiger Lipoproteinmangel

E78.8   Sonstige Störungen des Lipoproteinstoffwechsels

E78.9   Störung des Lipoproteinstoffwechsels, nicht näher bezeich-
net

E79   Störungen des Purin- und Pyrimidinstoffwechsels
Exkl.:   Gicht (M10)
           Xeroderma pigmentosum (Q82.1)

E79.1   Lesch-Nyhan-Syndrom
Hypoxanthin-Guanin-Phosphoribosyltransferase-Mangel

E79.8   Sonstige Störungen des Purin- und Pyrimidinstoffwechsels
E79.80   Hereditäre Xanthinurie
E79.81   Orotat- Phosphoribosyltransferase-Mangel [Orotatacidä-
           mie TypI]
E79.82   Orotidin-5'-phosohat-Decarboxylase-Mangel [Orotataci-
           dämie TypII]
E79.83   Myodenylat-Deaminase-Mangel

E79.9   Störung des Purin- und Pyrimidinstoffwechsels, nicht näher
bezeichnet

E80   Störungen des Porphyrin- und Bilirubinstoffwechsels
Inkl.:   Defekte von Katalase und Peroxidase

E80.0   Hereditäre erythropoetische Porphyrie
E80.00   Urporphyrinogen-III-Synthetase-Mangel (Hereditäre ery-
           thropoetische Porphyrie)
E80.01   Ferrochelatase-Mangel (Erythropoetische Protoporphy-
           rie)
E80.08   Sonstige hereditäre erythropoetische Prophyrie

E80.1   Porphyria cutanea tarda
Uroporphyrinogen-Dekarboxylase-Mangel

E80.2 Sonstige Porphyrie

Soll die äußere Ursache angegeben werden, ist eine zusätzliche Schlüsselnummer (Kapitel XX) zu benutzen.

E80.20 Porphobinogendeaminase-Mangel (Akute intermittierende Porphyrie]

E80.21 Koproporphyrinogenoxidase-Mangel [hereditäre Koproporphyrie]

E80.22 Protoporphyrinogenoxidase-Mangel [Porphyria variegata] [gemischte Porphyrie]

Soll die äußere Ursache angegeben werden, ist eine zusätzliche Schlüsselnummer (Kapitel XX) zu benutzen.

E80.3 Defekte von Katalase und Peroxidase

Exkl.: Adrenoleukodystrophie (E71.33)
- neonatal ((E71.331)
- Hyperoxalurie Typ II (E74.81)
Refsum-Krankheit (G60.1)
Zellweger-Krankheit (Q87.82)

E80.30 Peroxisomen-Krankheiten, reduzierte Anzahl oder fehlende Peroxisomen mit multiplen Enzymdefekten

E80.300	Infantile Refsum-Krankheit
E80.301	Hyperpipecolazidämie

E80.31 Peroxisomen Krankheit mit isoliertem Enzymdefekt der Peroxysomen

E80.310	Akatalasämie [Takahara-Syndrom] [Akatalasie]
E80.311	Hyperoxalurie Typ I Alaninglyoxylattransaminase-Mangel
E80.312	3-Oxacyl-CoA-Thiolase-Mangel (pseudo-Zellweger-Krankheit]
E80.313	Acyl-CoA-Oxidase-Mangel
E80.314	Bifunktionaler Enzymmangel
E80.315	Dihydroaxyacetonphosphat-Acyltransferase-Mangel

E80.32 Peroxisomen-Krankheiten bei abnormer Struktur der Peroxysomen und multiplen Enzymdefekten
Exkl.: Chondrodysplasia punctata (Q77.3)
E80.38 Sonstige Defekte von Katalase und Peroxidase

E

E80.4 Gilbert-Meulengracht-Syndrom

E80.5 Crigler-Najjar-Syndrom

E80.6 Sonstige Störungen des Bilirubinstoffwechsels
E80.60 Dubin-Johnson-Syndrom
E80.61 Rotor-Syndrom

E80.7 Störung des Bilirubinstoffwechsels, nicht näher bezeichnet

E83 Störungen des Mineralstoffwechsels
Exkl.: Alimentärer Mineralmangel (E58–E61)
Krankheiten der Nebenschilddrüse (E20–E21)
Vitamin-D-Mangel (E55)

E83.0 Störungen des Kupferstoffwechsels
E83.00 Menkes-Syndrom (kinky hair) (steely hair)
E83.01 Wilson-Krankheit [hepatolentikuläre Degeneration.]
E83.08 Sonstige Störung des Kupferstoffwechsels

E83.1 Störungen des Eisenstoffwechsels
Exkl.: Eisenmangelanämie
E83.10 Hämochromatose
E83.18 Sonstige Störung des Eisenstoffwechsels

E83.2 Störungen des Zinkstoffwechsels
E83.20 Acrodermatitis enteropathica
E83.28 Sonstige Störung des Zinkstoffwechsels

E83.3 Störungen des Phosphorstoffwechsels
Exkl.: Osteomalazie beim Erwachsenen (M83)
Osteoporose (M80–M81)

E83.30 Mangel an saurer Phosphatase
E83.31 Familiäre Hypophosphatämie
E83.32 Hypophosphatasie
E83.33 Vitamin-D-resistente Rachitis
E83.38 Sonstige Störung des Phosphatstoffwechsels

E83.4 Störungen des Magnesiumstoffwechsels
E83.40 Hypermagnesiämie
E83.41 Hypomagnesiämie
E83.48 Sonstige Störung des Magnesiumstoffwechsels

E83.5 Störungen des Kaliumstoffwechsels
Exkl.: Hyperparathyreoidismus (E21.0–E21.3)
E83.50 Familiäre hypokaliurische Hyperkaiämie
E83.51 Idiopathische Hyperkaliurie

E83.8 Sonstige Störungen des Mineralstoffwechsels

E83.9 Störung des Mineralstoffwechsels, nicht näher bezeichnet

E84 Zystische Fibrose

E84.0 Zystische Fibrose mit Lungenmanifestationen

E84.1 Zystische Fibrose mit Darmmanifestationen

E84.8 Zystische Fibrose mit sonstigen Manifestationen

E84.9 Zystische Fibrose, nicht näher bezeichnet

E85 Amyloidose
Inkl. Zerebrale Amyloidangiopathie† (I68.0*)
Nicht-hereditäre cerebrale Amyloidangiopathie (congophile Amyloidangiopathie) † (I68.0*)

E85.0 Nichtneuropathische hereditäre Amyloidose

E85.00 Familiäres Mittelmeerfieber

E85.01 Okuloleptomeningeale Amyloidose

E85.08 Sonstige nichtneuropathische hereditäre Amyloidose

E85.1 Hreditäre Amyloidneuropathie

E85.10 Familiäre Amyloidpolyneuropathie Typ I [Andrade]

E85.11 Familiäre Amyloidpolyneuropathie Typ II [Indiana] [Rukavina]

E85.12 Familiäre Amyloidpolyneuropathie Typ III [Iowa][van Allen]

E85.13 Familiäre Amyloidpolyneuropathie Typ IV [kraniale Neuropathie mit gitterförmiger Corneadystrophie]

E85.18 Sonstige neuropathische heredofamiliäre Amyloidose

E85.2 Heredofamiliäre Amyloidose, nicht näher bezeichnet

E85.3 Sekundäre systemische Amyloidose

E85.30 Amyloidose bei B-Zell-Tumoren (AL-Protein)

E85.31 Raktive Amyloidose (AA-Protein)

E85.32 Tumor-assozierte Amyloidose (Hypernephrom)

E85.33 Dialysebedingte Amyloidose

E85.38 Sonstige sekundäre systemische Amyloidose

E85.4 Organbegrenzte Amyloidose

Exkl.: Zerebrale Amyloidose bei:

- Alzheimer-Krankheit (G30)
- Creutzfeld-Jakob-Krankheit (A81.0)
- Down-Syndrom (Q90)
- Gerstmann-Sräussler-Scheinker-Krankheit (A81.81)
- Kuru (A81.81)
- Kraniale Neuropathie mit gitterförmiger Corneadystrophie [E85.13]

E85.8 Sonstige Amyloidose

Hautamyloidose

E85.9   Amyloidose, nicht näher bezeichnet

E86   Volumenmangel
Dehydratation
Depletion des Plasmavolumens oder der extrazellulären Flüssigkeit
Hypovolämie
Exkl.:   Dehydratation beim Neugeborenen (P74.1)
Hypovolämischer Schock:
• postoperativ (T81.1)
• traumatisch (T79.4)
• o.n.A. (R57.1)

E87   Sonstige Störungen des Wasser- und Elektrolythaushaltes sowie des Säure-Basen-Haushalts

E87.0   Hyperosmolalität und Hypernatriämie
Natrium [Na]-Überschuss

E87.1   Hypoosmolalität und Hyponatriämie
Exkl.:   Syndrom der inadäquaten Sekretion von Adiuretin (E22.2)
E87.10   Natrium [Na]-Mangel

E87.2   Azidose
Exkl.:   Diabetische Azidose (E10–E14, vierte Stelle .1)
E87.20   Metabolische Azidose
E87.21   Respiratorische Azidose
Exkl.:   Renaltubuläre Azidose (N25.8)
E87.22   Laktatazidose

E87.3   Alkalose
E87.30   Metabolische Alkalose
E87.31   Respiratorische Alkalose

E87.4   Gemischte Störung des Säure-Basen-Gleichgewichts

E87.5   Hyperkaliämie
Kalium [K] Überschuss

E87.6   Hypokaliämie
Kaliummangel

E87.7   Flüssigkeitsüberschuss

E87.8   Sonstige Störungen des Wasser- und Elektrolythaushaltes, andernorts nicht klassifiziert
Hyperchlorämie
Hypochlorämie
Störung des Elektrolythaushaltes o.n.A.

E88   Sonstige Stoffwechselstörungen
Soll bei Arzneimittelinduktion die Substanz angegeben werden, ist eine zusätzliche Schlüsselnummer (Kapitel XX) zu benutzen.

E88.0   Störungen des Plasmaprotein-Stoffwechsels, andernorts nicht klassifiziert
α-1-Antitrypsinmangel
Bisalbuminämie
Exkl.:   Makroglobulinämie Waldenström (C88.0)
Monoklonale Gammopathie (D47.2)
Polyklonale Hypergammaglobulinämie (D89.0)
Störungen des Lipoproteinstoffwechsels (E78)

E88.8   Sonstige näher bezeichnete Stoffwechselstörungen
E88.80   Benigne symmetrische Lipomatose [Launois-Bensaude-Adenolipomatose]
E88.81   Trimethylaminurie
E88.82   Azidämie, andernorts nicht verschlüsselt
Exkl.:   Glutarazidurie Typ I (E72.30)
Hyperpipecolazidämie (E80.301)
Isovalerische Azidämie (E71.11)
Laktatazidose (E87.23)
Methylmalonazidämie (E71.12)
Orotatazidämie (E79.81, E79.82)
Propionazidämie (E71.13)

161

E88.820 Störungen des verzeigtkettigen Ketonsäuren Metabolismus
Hydroxymethylglutaryl-CoA-Lyase-Mangel
3-Methyl-Crotonyl-CoA-Carboxylase-Mangel
Acetyl-CoA-C-Acetyltransferase-Mangel
Multiple Acyl-CoA-Dehydrogenase-Mängel
[Glutarazidämie Typ II)

E88.821 Multiple Carboxylase-Mängel
E88.822 Biotinidase-Mangel

E88.83 Defekte der mitochondralen Atmungskette
Exkl.: Mitochandrale Myopathie (G71.3)
E88.830 NADH-Coenzym Q-Reduktase-Mangel
E88.831 Succinat-Coenzym Q-Reduktase-Mangel
E88.832 Coenzym Q-Cytochrom c-Reduktase-Mangel
E88.833 Deletion mitochondraler DNA
E88.838 Sonstige näher bezeichnete Defekte der mitochondralen Atmungskette

E88.9 Stoffwechselstörung, nicht näher bezeichnet

E89 Endokrine und Stoffwechselstörungen nach medizinischen Maßnahmen, andernorts nicht klassifiziert

E89.0 Hypothyreose nach medizinischen Maßnahmen
E89.00 Hypothyreose nach Bestrahlung
E89.01 Postoperative Hypothyreose

E89.1 Hypoinsulinämie nach medizinischen Maßnahmen
E89.10 Hyperglykämie nach Pankreatektomie
E89.11 Postoperative Hypoinsulinämie

E89.2 Hypoparathyreoidismus nach medizinischen Maßnahmen
Parathyreoprive Tetanie

E89.3 Hypopituitarismus nach medizinischen Maßnahmen
E89.30 Hypopituitarismus nach Strahlentherapie
E89.31 Postoperativer Hypopituitarismus

E89.8 **Sonstige endokrine oder Stoffwechselstörungen nach medizinischen Maßnahmen**

E90* **Ernährungs- und Stoffwechselstörungen bei andernorts klassifizierten Krankheiten**

E

Kapitel V
Psychische und Verhaltensstörungen (F00–F99)

Organische, einschließlich symptomatischer psychischer Störungen (F00–F09)

Dieser Abschnitt umfasst eine Reihe psychischer Krankheiten mit nachweisbarer Ursache in einer zerebralen Krankheit, einer Hirnverletzung oder einer anderen Schädigung, die zu einer Hirnfunktionsstörung führt. Die Funktionsstörung kann primär sein, wie bei Krankheiten, Verletzungen oder Störungen, die das Gehirn direkt oder in besonderem Maße betreffen; oder sekundär wie bei systemischen Krankheiten oder Störungen, die das Gehirn als eines von vielen anderen Organen oder Körpersystemen betreffen.

Demenz (F00–F03) ist ein Syndrom als Folge einer meist chronischen oder fortschreitenden Krankheit des Gehirns mit Störung vieler höherer kortikaler Funktionen, einschließlich Gedächtnis, Denken, Orientierung, Auffassung, Rechnen, Lernfähigkeit, Sprache und Urteilsvermögen. Das Bewusstsein ist nicht getrübt. Die kognitiven Beeinträchtigungen werden gewöhnlich von Veränderungen der emotionalen Kontrolle, des Sozialverhaltens oder der Motivation begleitet, gelegentlich treten diese auch eher auf. Dieses Syndrom kommt bei Alzheimer-Krankheit, bei zerebrovaskulären Störungen und bei anderen Zustandsbildern vor, die primär oder sekundär das Gehirn betreffen.

Soll eine zugrundeliegende Krankheit angegeben werden, ist eine zusätzliche Schlüsselnummer zu benutzen.

F00* **Demenz bei Alzheimer-Krankheit (G30†)**
Die Alzheimer-Krankheit ist eine primär degenerative zerebrale Krankheit mit unbekannter Ätiologie und charakteristischen neuropathologischen und neurochemischen Merkmalen. Sie beginnt meist schleichend und entwickelt sich langsam aber stetig über einen Zeitraum von mehreren Jahren.

F00.0* Demenz bei Alzheimer-Krankheit, mit frühem Beginn (G30.0†)
Demenz bei Alzheimer-Krankheit mit Beginn vor dem 65. Lebensjahr. Der Verlauf weist eine vergleichsweise rasche Verschlechterung auf, es bestehen deutliche und vielfältige Störungen der höheren kortikalen Funktionen.

Alzheimer-Krankheit, Typ 2
Präsenile Demenz vom Alzheimer-Typ
Primär degenerative Demenz vom Alzheimer-Typ, präseniler Beginn

F00.1* Demenz bei Alzheimer-Krankheit, mit spätem Beginn (G30.1†)
Demenz bei Alzheimer-Krankheit mit Beginn nach dem 65. Lebensjahr, meist in den späten Siebzigerjahren oder danach, mit langsamer Progredienz und mit Gedächtnisstörungen als Hauptmerkmal.

Alzheimer-Krankheit, Typ 1
Primär degenerative Demenz Alzheimer-Typ, seniler Beginn
Senile Demenz vom Alzheimer-Typ (SDAT)

F00.2* Demenz bei Alzheimer-Krankheit, atypische oder gemischte Form (G30.8†)
Atypische Demenz vom Alzheimer-Typ

F00.9* Demenz bei Alzheimer-Krankheit, nicht näher bezeichnet (G30.9†)

F01   Vaskuläre Demenz
Die vaskuläre Demenz ist das Ergebnis einer Infarzierung des Gehirns als Folge einer vaskulären Krankheit, einschließlich der vaskulären hypertensiven Enzephalopathie. Die Infarkte sind meist klein, kumulieren aber in ihrer Wirkung. Der Beginn liegt gewöhnlich im späteren Lebensalter.

Inkl.:   Arteriosklerotische Demenz
Soll eine zugrundeliegende Krankheit angegeben werden, ist eine zusätzliche Schlüsselnummer zubenutzen.

F01.0   Vaskuläre Demenz mit akutem Beginn
Diese entwickelt sich meist sehr schnell nach einer Reihe von Schlaganfällen als Folge von zerebrovaskulärer Thrombose, Embolie oder Blutung. In seltenen Fällen kann eine einziger großer Infarkt die Ursache sein.

F01.1   Multiinfarkt-Demenz
Sie beginnt allmählich, häufig nach mehreren transienten ischämischen Episoden oder ischämischen Episoden die ein geringes neurologisches Defizit hinterlaseen, als deren Folge multiple kleine Infarkte im Hirngewebe entstehen.

Vorwiegend kortikale Demenz

F01.2   Subkortikale vaskuläre Demenz
Hierzu zählen Fälle mit Hypertonie (oder anderen vaskulären Risikofaktoren) in der Anamnese und ischämischen Herden im Marklager (sog. lakunäre Infarkte) der Hemisphären. Im Gegensatz zur Demenz bei Alzheimer-Krankheit, an die das klinische Bild erinnert, ist die Hirnrinde gewöhnlich intakt.

F01.3   Gemischte kortikale und subkortikale vaskuläre Demenz

F01.8   Sonstige vaskuläre Demenz

F01.9   Vaskuläre Demenz, nicht näher bezeichnet

F02*   Demenz bei andernorts klassifizierten Krankheiten
Formen der Demenz, bei denen eine andere Ursache als die Alzheimer-Krankheit oder eine zerebrovaskuläre Krankheit vorliegt oder vermutet wird. Sie kann in jedem Lebensalter auftreten, selten jedoch im höheren Alter.

F02.0*   Demenz bei Pick-Krankheit (G31.0†)
Eine progrediente Demenz mit Beginn im mittleren Lebensalter, charakterisiert durch frühe, langsam fortschreitende Persönlichkeitsänderung und Verlust sozialer Fähigkeiten. Die Krankheit ist

gefolgt von Beeinträchtigungen von Intellekt, Gedächtnis und Sprachfunktionen mit Apathie, Euphorie und gelegentlich auch extrapyramidalen Phänomenen.

F02.1* Demenz bei Creutzfeldt-Jakob-Krankheit (A81.0†)

Eine progrediente Demenz mit vielfältigen neurologischen Symptomen als Folge spezifischer neuropathologischer Veränderungen, die vermutlich durch ein übertragbares Agens verursacht werden. Beginn gewöhnlich im mittleren oder höheren Lebensalter, Auftreten jedoch in jedem Erwachsenenalter möglich. Der Verlauf ist subakut und führt innerhalb von ein bis zwei Jahren zum Tode.

F02.2* Demenz bei Chorea Huntington (G10†)

Eine Demenz, die im Rahmen einer ausgeprägten Hirndegeneration auftritt. Die Störung ist autosomal dominant erblich. Die Symptomatik beginnt typischerweise im dritten und vierten Lebensjahrzehnt. Bei langsamer Progredienz führt die Krankheit meist innerhalb von 10 bis 15 Jahren zum Tode.

Demenz bei Huntington-Krankheit

F02.3* Demenz bei primärem Parkinson-Syndrom (G20†)

Eine Demenz, die sich im Verlauf einer Parkinson-Krankheit entwickelt. Bisher konnten allerdings noch keine charakteristischen klinischen Merkmale beschrieben werden.
Demenz bei:
• Paralysis agitans
• Parkinsonismus oder Parkinson-Krankheit

F02.4* Demenz bei HIV-Krankheit [Humane Immundefizienz-Viruskrankheit] (B22.0†)

Eine Demenz, die sich im Verlauf einer HIV-Krankheit entwickelt, ohne gleichzeitige andere Krankheit oder Störung, die das klinische Bild erklären könnte.

F02.8* Demenz bei andernorts klassifizierten Krankheitsbildern

Demenz bei:

- Enzephalopathie (G93.4†)
- Epilepsie (G40†)
- hepatolentikulärer Degeneration [M. Wilson] (E83.0†)
- Hyperkalziämie (E83.5†)
- Hypothyreose, erworben (E01†, E03†)
- Intoxikationen (T36–T65†)
- Multipler Sklerose (G35†)
- Neurosyphilis (A52.1†)
- Niazin-Mangel [Pellagra] (E52†)
- Panarteriitis nodosa (M30.0†)
- Schädelhirntrauma (einschließlich «Dementia pugilistica») (T90†)
- systemischem Lupus erythematodes (M32†)
- Trypanosomiasis (B56†, B57†)
- Vitamin-B_{12}-Mangel (E53.8†)
- zerebraler Lipidstoffwechselstörung (E75†)

F03 **Nicht näher bezeichnete Demenz**

Präsenil:

- Demenz o.n.A.
- Psychose o.n.A.

Primäre degenerative Demenz o.n.A.

Senil:

- Demenz:
  - depressiver oder paranoider Typus
  - o.n.A.
  - Psychose o.n.A.

Exkl.: Senile Demenz mit Delir oder akutem Verwirrtheitszustand (F05.1)
Senilität o.n.A. (R54)

F04 **Organisches amnestisches Syndrom, nicht durch Alkohol oder andere psychotrope Substanzen bedingt**

Ein Syndrom mit deutlichen Beeinträchtigungen des Kurz- und Langzeitgedächtnisses, bei erhaltenem Immediatgedächtnis. Es finden sich eine eingeschränkte Fähigkeit, neues Material zu erlernen und zeitliche Desorientierung. Konfabulation kann ein deutliches Merkmal sein, aber Wahrnehmung und andere kognitive Funktionen, einschließlich Intelligenz, sind gewöhnlich intakt. Die Prognose ist abhängig vom Verlauf der zugrundeliegenden Läsion. Korsakow-Psychose oder -Syndrom, nicht alkoholbedingt

F

Exkl.:   Amnesie:
- anterograd (R41.1)
- dissoziativ (F44.0)
- retrograd (R41.2)
- o.n.A. (R41.3)
Korsakow-Syndrom:
- alkoholbedingt oder nicht näher bezeichnet (F10.6)
- durch andere psychotrope Substanzen bedingt (F11–F19, 4. Stelle .6)

F05 Delir, nicht durch Alkohol oder andere psychotrope Substanzen bedingt

Ein ätiologisch unspezifisches hirnorganisches Syndrom, das charakterisiert ist durch gleichzeitig bestehende Störungen des Bewusstseins und der Aufmerksamkeit, der Wahrnehmung, des Denkens, des Gedächtnisses, der Psychomotorik, der Emotionalität und des Schlaf-Wach-Rhythmus. Die Dauer ist sehr unterschiedlich und der Schweregrad reicht von leicht bis zu sehr schwer.

Inkl.:   Akut:
- exogener Reaktionstyp
- psychoorganisches Syndrom
Akut oder subakut:
- hirnorganisches Syndrom
- Psychose bei Infektionskrankheit
- Verwirrtheitszustand (nicht alkoholbedingt)
Exkl.:   Delirium tremens, alkoholbedingt oder nicht näher bezeichnet (F10.4)

F05.0 Delir ohne Demenz

F05.1   Delir bei Demenz
Diese Kodierung soll für Krankheitsbilder verwendet werden, die
die oben erwähnten Kriterien erfüllen, sich aber im Verlauf einer
Demenz entwickeln (F00–F03).

F05.8   Sonstige Formen des Delirs
Delir mit gemischter Ätiologie

F05.9   Delir, nicht näher bezeichnet

**F06   Andere psychische Störungen aufgrund einer Schädigung
oder Funktionsstörung des Gehirns oder einer körperlichen
Krankheit**
Diese Kategorie umfasst verschiedene Krankheitsbilder, die ursächlich mit einer Hirnfunktionsstörung in Zusammenhang stehen als
Folge von primär zerebralen Krankheiten, systemischen Krankheiten, die sekundär das Gehirn betreffen, exogenen toxischen Substanzen oder Hormonen, endokrinen Störungen oder anderen körperlichen Krankheiten.

Soll eine zugrundeliegende Krankheit angegeben werden, ist eine
zusätzliche Schlüsselnummer zu benutzen.

Exkl.:   In Verbindung mit Demenz, wie unter F00–F03 beschrieben
Psychische Störung mit Delir (F05)
Störungen durch Alkohol oder andere psychotrope Substanzen (F10–F19)

F06.0   Organische Halluzinose
Eine Störung mit ständigen oder immer wieder auftretenden, meist
optischen oder akustischen Halluzinationen bei klarer Bewusstseinslage. Sie können vom Patienten als Halluzinationen erkannt
werden. Die Halluzinationen können wahnhaft verarbeitet werden,
Wahn dominiert aber nicht das klinische Bild. Die Krankheitsein-
sicht kann erhalten bleiben.

Organisch bedingtes halluzinatorisches Zustandsbild (nicht alkoholbedingt)

Exkl.: Alkoholhalluzinose (F10.5)
        Schizophrenie (F20)

F06.1 Organische katatone Störung

Eine Störung mit verminderter (Stupor) oder gesteigerter (Erregung) psychomotorischer Aktivität in Verbindung mit katatonen Symptomen. Das Erscheinungsbild kann zwischen den beiden Extremen der psychomotorischen Störung wechseln.

Exkl.: Stupor:
- dissoziativ (F44.2)
- o.n.A. (R40.1)

F06.2 Organische wahnhafte [schizophreniforme] Störung

Eine Störung, bei der anhaltende oder immer wieder auftretende Wahnideen das klinische Bild bestimmen. Die Wahnideen können von Halluzinationen begleitet werden. Einige Merkmale, die auf Schizophrenie hinweisen, wie bizarre Halluzinationen oder Denkstörungen, können vorliegen.

Paranoide und paranoid-halluzinatorische organisch bedingte Zustandsbilder
Schizophreniforme Psychose bei Epilepsie

Exkl.: Durch psychotrope Substanzen induzierte psychotische Störungen (F11–F19, 4. Stelle .5)

F06.3 Organische affektive Störungen

Störungen, die durch eine Veränderung der Stimmung oder des Affektes charakterisiert sind, meist zusammen mit einer Veränderung der gesamten Aktivitätslage. Depressive, hypomanische, manische oder bipolare Zustandsbilder (F30–F32) sind möglich, entstehen jedoch als Folge einer organischen Störung.

171

F06.30   organische manische Störung
F06.31   organische bipolare Störung
F06.32   organische depressive Störung
F06.33   organische gemischte affektive Störung

F06.4   Organische Angststörung

Eine Störung, charakterisiert durch die wesentlichen deskriptiven Merkmale einer generalisierten Angststörung (F41.1), einer Panikstörung (F41.0) oder einer Kombination von beiden, jedoch als Folge einer organischen Störung.

F06.5   Organische dissoziative Störung

Eine Störung, charakterisiert durch den teilweisen oder völligen Verlust der normalen Integration von Erinnerungen an die Vergangenheit, des Identitätsbewusstseins und der unmittelbaren Wahrnehmungen sowie der Kontrolle von Körperbewegungen (F44), jedoch als Folge einer organischen Störung.

Exkl.:   Nichtorganisch bedingte oder nicht näher bezeichnete dissoziative Störungen [Konversionsstörungen] (F44)

F06.6   Organische emotional labile [asthenische] Störung

Eine Störung, charakterisiert durch Affektdurchlässigkeit oder -labilität, Ermüdbarkeit sowie eine Vielzahl körperlicher Missempfindungen (z.B. Schwindel) und Schmerzen, jedoch als Folge einer organischen Störung.

Exkl.:   Nichtorganisch bedingte oder nicht näher bezeichnete somatoforme Störungen (F45)

F06.7   Leichte kognitive Störung

Eine Störung, die charakterisiert ist durch Gedächtnisstörungen, Lernschwierigkeiten und die verminderte Fähigkeit, sich längere Zeit auf eine Aufgabe zu konzentrieren. Oft besteht ein Gefühl geistiger Ermüdung bei dem Versuch, Aufgaben zu lösen. Objektiv erfolgreiches Lernen wird subjektiv als schwierig empfunden. Keines dieser Symptome ist so schwerwiegend, dass die Diagnose einer Demenz (F00–F03) oder eines Delirs (F05) gestellt werden kann. Die Diagnose sollte nur in Verbindung mit einer körperlichen Krankheit gestellt und bei Vorliegen einer anderen psychischen oder Verhaltensstörung aus dem Abschnitt F10–F99 nicht verwandt werden. Diese Störung kann vor, während oder nach einer Vielzahl von zerebralen oder systemischen Infektionen oder anderen körperlichen Krankheiten auftreten. Der direkte Nachweis einer zerebralen Beteiligung ist aber nicht notwendig. Die Störung wird vom postenzephalitischen (F07.1) und vom postkontusionellem Syndrom (F07.2) durch seine andere Ätiologie, die wenig variablen, insgesamt leichteren Symptome und die zumeist kürzere Dauer unterschieden.

F

F06.8 Sonstige näher bezeichnete organische psychische Störungen aufgrund einer Schädigung oder Funktionsstörung des Gehirns oder einer körperlichen Krankheit

F06.9 Nicht näher bezeichnete organische psychische Störung aufgrund einer Schädigung oder Funktionsstörung des Gehirns oder einer körperlichen Krankheit

F07 Persönlichkeits- und Verhaltensstörung aufgrund einer Krankheit, Schädigung oder Funktionsstörung des Gehirns
Eine Veränderung der Persönlichkeit oder des Verhaltens kann Rest- oder Begleiterscheinung einer Krankheit, Schädigung oder Funktionsstörung des Gehirns sein.

F07.0 Organische Persönlichkeitsstörung
Diese Störung ist charakterisiert durch eine auffällige Veränderung des gewohnten prämorbiden Verhaltensmusters und betrifft die Äußerung von Affekten, Bedürfnissen und Impulsen. Eine Beeinträchtigung der kognitiven Fähigkeiten, des Denkvermögens und ein verändertes Sexualverhalten können ebenfalls Teil des klinischen Bildes sein.

Frontalhirnsyndrom
Leukotomiesyndrom
Lobotomiesyndrom

Organisch:
- Pseudopsychopathie
- pseudoretardierte Persönlichkeit
Persönlichkeitsstörung bei limbischer Epilepsie

Exkl.:   Postenzephalitisches Syndrom (F07.1)

F07.1   Postenzephalitisches Syndrom
Anhaltende unspezifische und uneinheitliche Verhaltensänderung nach einer viralen oder bakteriellen Enzephalitis. Das Syndrom ist reversibel; dies stellt den Hauptunterschied zu den organisch bedingten Persönlichkeitsstörungen dar.

Exkl.:   Organische Persönlichkeitsstörung (F07.0)

F07.2   Organisches Psychosyndrom nach Schädelhirntrauma
Das Syndrom folgt einem Schädeltrauma, das meist schwer genug ist, um zur Bewusstlosigkeit zu führen. Es besteht aus einer Reihe verschiedenartiger Symptome, wie Kopfschmerzen, Schwindel, Erschöpfung, Reizbarkeit, Schwierigkeiten bei Konzentration und geistigen Leistungen, Gedächtnisstörungen, Schlafstörungen und verminderter Belastungsfähigkeit für Stress, emotionale Reize oder Alkohol.

Postkontusionelles Syndrom (Enzephalopathie)
Posttraumatisches (organisches) Psychosyndrom, nicht psychotisch

F07.8   Sonstige organische Persönlichkeits- und Verhaltensstörungen aufgrund einer Krankheit, Schädigung oder Funktionsstörung des Gehirns
Rechts-hemisphärische organische affektive Störung

F07.9   Nicht näher bezeichnete organische Persönlichkeits- und Verhaltensstörung aufgrund einer Krankheit, Schädigung oder Funktionsstörung des Gehirns
Organisches Psychosyndrom

F09 Nicht näher bezeichnete organische oder symptomatische psychische Störung

Organische Psychose o.n.A.

Psychische und Verhaltensstörungen durch psychotrope Substanzen (F10–F19)

F

Dieser Abschnitt enthält eine Vielzahl von Störungen unterschiedlichen Schweregrades und mit verschiedenen klinischen Erscheinungsbildern; die Gemeinsamkeit besteht im Gebrauch einer oder mehrerer psychotroper Substanzen (mit oder ohne ärztliche Verordnung). Die verursachenden Substanzen werden durch die 3. Stelle, die klinischen Erscheinungsbilder durch die 4. Stelle kodiert; diese können je nach Bedarf allen psychotropen Substanzen zugeordnet werden. Es muss aber berücksichtigt werden, dass nicht alle Kodierungen der vierten Stelle für alle Substanzen sinnvoll anzuwenden sind.

Die Identifikation der psychotropen Stoffe soll auf der Grundlage möglichst vieler Informationsquellen erfolgen, wie die eigenen Angaben des Patienten, die Analyse von Blutproben oder von anderen Körperflüssigkeiten, charakteristische körperliche oder psychische Symptome, klinische Merkmale und Verhalten sowie andere Befunde, wie die im Besitz des Patienten befindlichen Substanzen oder fremdanamnestische Angaben. Viele Betroffene nehmen mehrere Substanzarten zu sich. Die Hauptdiagnose soll möglichst nach der Substanz oder Substanzklasse verschlüsselt werden, die das gegenwärtige klinische Syndrom verursacht oder im Wesentlichen dazu beigetragen hat. Zusatzdiagnosen sollen kodiert werden, wenn andere Substanzen oder Substanzklassen aufgenommen wurden und Intoxikationen (vierte Stelle .0), schädlichen Gebrauch (vierte Stelle .1), Abhängigkeit (vierte Stelle .2) und andere Störungen (vierte Stelle .3–.9) verursacht haben.

Nur wenn die Substanzaufnahme chaotisch und wahllos verläuft, oder wenn Bestandteile verschiedener Substanzen untrennbar vermischt sind, soll die Diagnose «Störung durch multiplen Substanzgebrauch (F19)» gestellt werden.

Exkl.:   Missbrauch von nichtabhängigkeitserzeugenden Substanzen (F55)

Die folgenden 4. Stellen sind bei den Kategorien F10–F19 zu benutzen:

F1x.0   Akute Intoxikation

Ein Zustandsbild nach Aufnahme einer psychotropen Substanz mit Störungen von Bewusstseinslage, kognitiven Fähigkeiten, Wahrnehmung, Affekt und Verhalten oder anderer psychophysiologischer Funktionen und Reaktionen. Die Störungen stehen in einem direkten Zusammenhang mit den akuten pharmakologischen Wirkungen der Substanz und nehmen bis zur vollständigen Wiederherstellung mit der Zeit ab, ausgenommen in den Fällen, bei denen Gewebeschäden oder andere Komplikationen aufgetreten sind. Komplikationen können ein Trauma, Aspiration von Erbrochenem, Delir, Koma, Krampfanfälle und andere medizinische Folgen sein. Die Art dieser Komplikationen hängt von den pharmakologischen Eigenschaften der Substanz und der Aufnahmeart ab.

Inkl.:   Akuter Rausch bei Alkoholabhängigkeit
Pathologischer Rausch
Rausch o.n.A.
Trance und Besessenheitszustände bei Intoxikation mit psychotropen
Substanzen
«Horrortrip» (Angstreise) bei halluzinogenen Substanzen

F1x.00   ohne Komplikationen
F1x.01   mit Verletzungen oder anderer körperlicher Schädigung
F1x.02   mit anderen medizinischen Komplikationen
F1x.03   mit Delir
F1x.04   mit Wahrnehmungsstörungen
F1x.05   mit Koma
F1x.06   mit Krampfanfällen
F1x.07   pathologischer Rausch

F1x.1   Schädlicher Gebrauch

Konsum psychotroper Substanzen, der zu Gesundheitsschädigung führt. Diese kann als körperliche Störung auftreten, etwa in Form einer Hepatitis nach Selbstinjektion der Substanz oder als psychische Störung z.B. als depressive Episode durch massiven Alkohol-konsum.

Inkl.:   Missbrauch psychotroper Substanzen
F1x.10   leicht
F1x.11   mittelgradig
F1x.12   schwer

F

F1x.2 Abhängigkeitssyndrom

Eine Gruppe von Verhaltens-, kognitiven und körperlichen Phäno-menen, die sich nach wiederholtem Substanzgebrauch entwickeln. Typischerweise besteht ein starker Wunsch, die Substanz einzuneh-men, Schwierigkeiten den Konsum zu kontrollieren und anhalten-der Substanzgebrauch trotz schädlicher Folgen. Dem Substanzge-brauch wird Vorrang vor anderen Aktivitäten und Verpflichtungen gegeben. Es entwickelt sich eine Toleranzerhöhung und manchmal ein körperliches Entzugssyndrom.

Das Abhängigkeitssyndrom kann sich auf einen einzelnen Stoff be-ziehen (z.B. Tabak, Alkohol oder Diazepam), auf eine Substanz-gruppe (z.B. opiatähnliche Substanzen), oder auch auf ein weites Spektrum pharmakologisch unterschiedlicher Substanzen.

Inkl.:   Chronischer Alkoholismus
           Dipsomanie
           Nicht näher bezeichnete Drogensucht

F1x.20   gegenwärtig abstinent
F1x.21   gegenwärtig abstinent, aber in beschützter Umgebung
F1x.22   gegenwärtig Teilnahme an einem ärztlich überwachten Er-satzdrogenprogramm
F1x.23   gegenwärtig abstinent, aber in Behandlung mit aversiven oder hemmenden Medikamenten
F1x.24   gegenwärtiger Substanzgebrauch (aktive Abhängigkeit)
F1x.25   ständiger Substanzgebrauch
F1x.26   episodischer Substanzgebrauch (z.B. Dipsomanie)

F1x.3 Entzugssyndrom

Es handelt sich um eine Gruppe von Symptomen unterschiedlicher Zusammensetzung und Schwere, nach absolutem oder relativem Entzug einer psychotropen Substanz, die anhaltend konsumiert worden ist. Beginn und Verlauf des Entzugssyndroms sind zeitlich begrenzt und abhängig von der Substanzart und der Dosis, die unmittelbar vor der Beendigung oder Reduktion des Konsums verwendet worden ist. Das Entzugssyndrom kann durch symptomatische Krampfanfälle kompliziert werden.

F1x.30 ohne Komplikationen
F1x.31 mit Krampfanfällen

F1x.4 Entzugssyndrom mit Delir

Ein Zustandsbild, bei dem das Entzugssyndrom (siehe 4. Stelle .3) durch ein Delir, (siehe Kriterien für F05) kompliziert wird. Symptomatische Krampfanfälle können ebenfalls auftreten. Wenn organische Faktoren eine beträchtliche Rolle in der Ätiologie spielen, sollte das Zustandsbild unter F05.8 klassifiziert werden.

Inkl.: Delirium tremens (alkoholbedingt)

F1x.40 ohne Krampfanfälle
F1x.41 mit Krampfanfällen

F1x.5 Psychotische Störung

Eine Gruppe psychotischer Phänomene, die während oder nach dem Substanzgebrauch auftreten, aber nicht durch eine akute Intoxikation erklärt werden können und auch nicht Teil eines Entzugssyndroms sind. Die Störung ist durch Halluzinationen (typischerweise akustische, oft aber auf mehr als einem Sinnesgebiet), Wahrnehmungsstörungen, Wahnideen (häufig paranoide Gedanken oder Verfolgungsideen), psychomotorische Störungen (Erregung oder Stupor) sowie abnorme Affekte gekennzeichnet, die von intensiver Angst bis zur Ekstase reichen können. Das Sensorium ist üblicherweise klar, jedoch kann das Bewusstsein bis zu einem gewissen Grad eingeschränkt sein, wobei jedoch keine ausgeprägte Verwirrtheit auftritt.

Inkl.:   Alkoholhalluzinose
           Alkoholische Paranoia
           Alkoholischer Eifersuchtswahn
           Alkoholpsychose o.n.A.
Exkl.:   Durch Alkohol oder psychoaktive Substanzen bedingter
           Restzustand und verzögert auftretende psychotische Stö-
           rung (F10–F19, 4. Stelle .7)

F1x.50   schizophrenieform
F1x.51   vorwiegend wahnhaft
F1x.52   vorwiegend halluzinatorisch
F1x.53   vorwiegend polymorph
F1x.54   vorwiegend depressive Symptome
F1x.55   vorwiegend manische Symptome
F1x.56   gemischt

F1x.6   Amnestisches Syndrom

Ein Syndrom, das mit einer ausgeprägten andauernden Beeinträchtigung des Kurz- und Langzeitgedächtnisses einhergeht. Das Immediatgedächtnis ist gewöhnlich erhalten und das Kurzzeitgedächtnis
ist mehr gestört als das Langzeitgedächtnis. Die Störungen des Zeit-
gefühls und des Zeitgitters sind meist deutlich, ebenso wie die Lernschwierigkeiten. Konfabulationen können ausgeprägt sein, sind jedoch nicht in jedem Fall vorhanden. Andere kognitive Funktionen
sind meist relativ gut erhalten, die amnestischen Störungen sind im
Verhältnis zu anderen Beeinträchtigungen besonders ausgeprägt.

Alkohol- oder substanzbedingte amnestische Störung
Durch Alkohol oder andere psychotrope Substanzen bedingte
Korsakowpsychose
Nicht näher bezeichnetes Korsakow-Syndrom
Exkl.:   Nicht alkoholbedingte(s) Korsakow-Psychose oder –Syn-
          drom (F04)

F1x.7   Restzustand und verzögert auftretende psychotische Störung

Eine Störung, bei der alkohol- oder substanzbedingte Veränderungen
der kognitiven Fähigkeiten, des Affektes, der Persönlichkeit oder des

Verhaltens über einen Zeitraum hinaus bestehen, in dem noch eine direkte Substanzwirkung angenommen werden kann. Der Beginn dieser Störung sollte in unmittelbarem Zusammenhang mit dem Gebrauch der psychotropen Substanz stehen. Beginnt das Zustandsbild nach dem Substanzgebrauch, ist ein sicherer und genauer Nachweis notwendig, dass der Zustand auf Effekte der psychotropen Substanz zurückzuführen ist. Nachhallphänomene (Flashbacks) unterscheiden sich von einem psychotischen Zustandsbild durch ihr episodisches Auftreten, durch ihre meist kurze Dauer und das Wiederholen kürzlich erlebter alkohol- oder substanzbedingter Erlebnisse.

Exkl.:   Alkohol- oder substanzbedingt:
- Korsakow-Syndrom (F10–F19, 4. Stelle .6)
- psychotischer Zustand (F10–F19, 4. Stelle .5)

F1x.70   Nachhallzustände (flashbacks)
F1x.71   Persönlichkeits- oder Verhaltensstörung
F1x.72   affektiver Restzustand
F1x.73   Demenz
F1x.74   andere anhaltende kognitive Beeinträchtigungen
F1x.75   verzögert auftretende psychotische Störung

F1x.8   **Sonstige psychische und Verhaltensstörungen**

F1x.9   **Nicht näher bezeichnete psychische und Verhaltensstörung**

F10   **Psychische und Verhaltensstörungen durch Alkohol**
[Hinweise zu den Subkategorien siehe am Anfang dieser Krankheitsgruppe]

F11   **Psychische und Verhaltensstörungen durch Opioide**
[Hinweise zu den Subkategorien siehe am Anfang dieser Krankheitsgruppe]

F12   **Psychische und Verhaltensstörungen durch Cannabinoide**
[Hinweise zu den Subkategorien siehe am Anfang dieser Krankheitsgruppe]

F13 **Psychische und Verhaltensstörungen durch Sedativa oder Hypnotika**
[Hinweise zu den Subkategorien siehe am Anfang dieser Krankheitsgruppe]

F14 **Psychische und Verhaltensstörungen durch Kokain**
[Hinweise zu den Subkategorien siehe am Anfang dieser Krankheitsgruppe]

F15 **Psychische und Verhaltensstörungen durch andere Stimulanzien einschließlich Koffein**
[Hinweise zu den Subkategorien siehe am Anfang dieser Krankheitsgruppe]

F16 **Psychische und Verhaltensstörungen durch Halluzinogene**
[Hinweise zu den Subkategorien siehe am Anfang dieser Krankheitsgruppe]

F17 **Psychische und Verhaltensstörungen durch Tabak**
[Hinweise zu den Subkategorien siehe am Anfang dieser Krankheitsgruppe]

F18 **Psychische und Verhaltensstörungen durch flüchtige Lösungsmittel**
[Hinweise zu den Subkategorien siehe am Anfang dieser Krankheitsgruppe]

F19 **Psychische und Verhaltensstörungen durch multiplen Substanzgebrauch und Konsum anderer psychotroper Substanzen**
[Hinweise zu den Subkategorien siehe am Anfang dieser Krankheitsgruppe]

Diese Kategorie ist beim Konsum von zwei oder mehr psychotropen Substanzen zu verwenden, wenn nicht entschieden werden kann, welche Substanz die Störung ausgelöst hat. Diese Kategorie ist außerdem zu verwenden, wenn nur eine oder keine der konsumierten Substanzen nicht sicher zu identifizieren oder unbekannt sind, da viele Konsumenten oft selbst nicht genau wissen, was sie einnehmen.

Inkl.:   Missbrauch von Substanzen o.n.A.

Affektive Störungen (F30–F39)

Dieser Block enthält Störungen deren Hauptsymptome in einer Veränderung der Stimmung oder der Affektivität entweder zur Depression – mit oder ohne begleitender Angst – oder zur gehobenen Stimmung bestehen. Dieser Stimmungswechsel wird meist von einer Veränderung des allgemeinen Aktivitätsniveaus begleitet. Die meisten anderen Symptome beruhen hierauf oder sind im Zusammenhang mit dem Stimmungs- und Aktivitätswechsel leicht zu verstehen. Die meisten dieser Störungen neigen zu Rückfällen. Der Beginn der einzelnen Episoden ist oft mit belastenden Ereignissen oder Situationen in Zusammenhang zu bringen.

F30   Manische Episode

Alle Untergruppen dieser Kategorie dürfen nur für eine einzelne Episode verwendet werden. Hypomanische oder manische Episoden bei Betroffenen, die früher eine oder mehrere affektive (depressive, hypomanische, manische oder gemischte) Episoden hatten, sind unter bipolarer affektiver Störung (F31) zu klassifizieren.

Inkl.:   Bipolare Störung, einzelne manische Episode

F30.0   Hypomanie

Eine Störung, charakterisiert durch eine anhaltende, leicht gehobene Stimmung, gesteigerten Antrieb und Aktivität und in der Regel auch ein auffallendes Gefühl von Wohlbefinden und körperlicher und seelischer Leistungsfähigkeit. Gesteigerte Geselligkeit, Gesprächigkeit, übermäßige Vertraulichkeit, gesteigerte Libido und vermindertes Schlafbedürfnis sind häufig vorhanden, aber nicht in dem Ausmaß, dass sie zu einem Abbruch der Berufstätigkeit oder zu sozialer Ablehnung führen. Reizbarkeit, Selbstüberschätzung und flegelhaftes Verhalten können an die Stelle der häufigen euphorischen Geselligkeit treten. Die Störungen der Stimmung und des Verhaltens werden nicht von Halluzinationen oder Wahn begleitet.

F30.1 Manie ohne psychotische Symptome

Die Stimmung ist situationsinadäquat gehoben und kann zwischen sorgloser Heiterkeit und fast unkontrollierbarer Erregung schwanken. Die gehobene Stimmung ist mit vermehrtem Antrieb verbunden, dies führt zu Überaktivität, Rededrang und vermindertem Schlafbedürfnis. Die Aufmerksamkeit kann nicht mehr aufrechterhalten werden, es kommt oft zu starker Ablenkbarkeit. Die Selbsteinschätzung ist mit Größenideen oder übertriebenem Optimismus häufig weit überhöht. Der Verlust normaler sozialer Hemmungen kann zu einem leichtsinnigen, rücksichtslosen oder in Bezug auf die Umstände unpassenden und persönlichkeitsfremdem Verhalten führen.

F30.2 Manie mit psychotischen Symptomen

Zusätzlich zu dem unter F30.1 beschriebenen klinischen Bild treten Wahn (zumeist Größenwahn) oder Halluzinationen (zumeist Stimmen, die unmittelbar zum Betroffenen sprechen) auf. Die Erregung, die ausgeprägte körperliche Aktivität und die Ideenflucht können so extrem sein, dass der Betroffene für eine normale Kommunikation unzugänglich wird.

Manie mit parathymen psychotischen Symptomen
Manie mit synthymen psychotischen Symptomen
Manischer Stupor

F30.8 Sonstige manische Episoden

F30.9 Manische Episode, nicht näher bezeichnet

Manie o.n.A.

F31 Bipolare affektive Störung

Hierbei handelt es sich um eine Störung, die durch wenigstens zwei Episoden charakterisiert ist, in denen Stimmung und Aktivitätsniveau des Betroffenen deutlich gestört sind. Diese Störung besteht einmal in gehobener Stimmung, vermehrtem Antrieb und Aktivität (Hypomanie oder Manie), dann wieder in einer Stimmungssenkung und vermindertem Antrieb und Aktivität (Depression). Wiederholte hypomanische oder manische Episoden sind ebenfalls als bipolar zu klassifizieren (F31.8).

Inkl.:   Manisch-depressiv:
- Krankheit
- Psychose
- Reaktion
Exkl.:   Bipolare affektive Störung, einzelne manische Episode (F30)
Zyklothymie (F34.0)

F31.0   Bipolare affektive Störung, gegenwärtig hypomanische Episode

Der betroffene Patient ist gegenwärtig hypomanisch (siehe F30.0) und hatte wenigstens eine weitere affektive Episode (hypomanisch, manisch, depressiv oder gemischt) in der Anamnese.

F31.1   Bipolare affektive Störung, gegenwärtig manische Episode ohne psychotische Symptome

Der betroffene Patient ist gegenwärtig manisch, ohne psychotische Symptome (siehe F30.1) und hatte wenigstens eine weitere affektive Episode (hypomanisch, manisch, depressiv oder gemischt) in der Anamnese.

F31.2   Bipolare affektive Störung, gegenwärtig manische Episode mit psychotischen Symptomen

Der betroffene Patient ist gegenwärtig manisch, mit psychotischen Symptomen (F30.2) und hatte wenigstens eine weitere affektive Episode (hypomanisch, manisch, depressiv oder gemischt) in der Anamnese.

F31.3 Bipolare affektive Störung, gegenwärtig leichte oder mittelgradige depressive Episode
Der betroffene Patient ist gegenwärtig depressiv, wie bei einer leichten oder mittelgradigen depressiven Episode (siehe F32.0 oder F32.1) und hatte wenigstens eine eindeutig diagnostizierte hypomanische, manische oder gemischte Episode in der Anamnese.

F31.4 Bipolare affektive Störung, gegenwärtig schwere depressive Episode ohne psychotische Symptome
Der betroffene Patient ist gegenwärtig depressiv, wie bei einer schweren depressiven Episode ohne psychotische Symptome (siehe F32.2) und hatte wenigstens eine eindeutig diagnostizierte hypomanische, manische oder gemischte Episode in der Anamnese.

F31.5 Bipolare affektive Psychose, gegenwärtig schwere depressive Episode mit psychotischen Symptomen
Der betroffene Patient ist gegenwärtig depressiv, wie bei einer schweren depressiven Episode mit psychotischen Symptomen (siehe F32.3) und hatte wenigstens eine eindeutig diagnostizierte hypomanische, manische oder gemischte Episode in der Anamnese.

F31.6 Bipolare affektive Psychose, gegenwärtig gemischte Episode
Der betroffene Patient hatte wenigstens eine eindeutig diagnostizierte hypomanische, manische, depressive oder gemischte affektive Episode in der Anamnese und zeigt gegenwärtig entweder eine Kombination oder einen raschen Wechsel von manischen und depressiven Symptomen.

Exkl.:   Einzelne gemischte affektive Episode (F38.0)

F31.7 Bipolare affektive Psychose, gegenwärtig remittiert
Der betroffene Patient hatte wenigstens eine eindeutig diagnostizierte hypomanische, manische oder gemischte affektive Episode und wenigstens eine weitere affektive Episode (hypomanisch, manisch, depressiv oder gemischt) in der Anamnese; in den letzten Monaten und gegenwärtig besteht keine deutliche Störung der

185

Stimmung. Auch Remissionen während einer prophylaktischen Behandlung sollen hier kodiert werden.

F31.8 Sonstige bipolare affektive Störungen

Bipolare II Störung
Rezidivierende manische Episoden

F31.9 Bipolare affektive Störung, nicht näher bezeichnet

F32 Depressive Episode

Bei den typischen leichten (F32.0), mittelgradigen (F32.1) oder schweren (F32.2 und F32.3) Episoden, leidet der betroffene Patient unter einer gedrückten Stimmung und einer Verminderung von Antrieb und Aktivität. Die Fähigkeit zu Freude, das Interesse und die Konzentration sind vermindert. Ausgeprägte Müdigkeit kann nach jeder kleinsten Anstrengung auftreten. Der Schlaf ist meist gestört, der Appetit vermindert. Selbstwertgefühl und Selbstvertrauen sind fast immer beeinträchtigt. Sogar bei der leichten Form kommen Schuldgefühle oder Gedanken über eigene Wertlosigkeit vor. Die gedrückte Stimmung verändert sich von Tag zu Tag wenig, reagiert nicht auf Lebensumstände und kann von so genannten «somatischen» Symptomen begleitet werden, wie Interessenverlust oder Verlust der Freude, Früherwachen, Morgentief, deutliche psychomotorische Hemmung, Agitiertheit, Appetitverlust, Gewichtsverlust und Libidoverlust. Abhängig von Anzahl und Schwere der Symptome ist eine depressive Episode als leicht, mittelgradig oder schwer zu bezeichnen.

Inkl.: Einzelne Episoden von:
• depressiver Reaktion
• psychogener Depression
• reaktiver Depression (F32.0, F32.1, F32.2)
Exkl.: rezidivierende depressive Störung (F33)

F32.0 Leichte depressive Episode

Gewöhnlich sind mindestens zwei oder drei der oben angegebenen Symptome vorhanden. Der betroffene Patient ist im allgemeinen davon beeinträchtigt, aber oft in der Lage, die meisten Aktivitäten fortzusetzen.

F32.1 Mittelgradige depressive Episode
Gewöhnlich sind vier oder mehr der oben angegebenen Symptome vorhanden und der betroffene Patient hat meist große Schwierigkeiten, alltägliche Aktivitäten fortzusetzen.

F

F32.2 Schwere depressive Episode ohne psychotische Symptome
Eine depressive Episode mit mehreren oben angegebenen, quälenden Symptomen. Typischerweise bestehen ein Verlust des Selbstwertgefühls und Gefühle von Wertlosigkeit und Schuld. Suizidgedanken und -handlungen sind häufig und meist liegen einige somatische Symptome vor.

Einzelne Episode einer agitierten Depression
Einzelne Episode einer majoren Depression [major depression] ohne psychotische Symptome
Einzelne Episode einer vitalen Depression ohne psychotische Symptome

F32.3 Schwere depressive Episode mit psychotischen Symptomen
Eine schwere depressive Episode, wie unter F32.2 beschrieben, bei der aber Halluzinationen, Wahnideen, psychomotorische Hemmung oder ein Stupor so schwer ausgeprägt sind, dass alltägliche soziale Aktivitäten unmöglich sind und Lebensgefahr durch Suizid und mangelhafte Flüssigkeits- und Nahrungsaufnahme bestehen kann. Halluzinationen und Wahn können, müssen aber nicht, synthym sein.

Einzelne Episoden:
• majore Depression [major depression] mit psychotischen Symptomen
• psychogene depressive Psychose
• psychotische Depression
• reaktive depressive Psychose

F32.8 Sonstige depressive Episoden

Atypische Depression

Einzelne Episoden der «larvierten» Depression o.n.A.

F32.9 Depressive Episode, nicht näher bezeichnet

Depression o.n.A.

Depressive Störung o.n.A.

F33 **Rezidivierende depressive Störung**

Hierbei handelt es sich um eine Störung, die durch wiederholte depressive Episoden (F32) charakterisiert ist. In der Anamnese finden sich dabei keine unabhängigen Episoden mit gehobener Stimmung und vermehrtem Antrieb (Manie). Kurze Episoden von leicht gehobener Stimmung und Überaktivität (Hypomanie) können allerdings unmittelbar nach einer depressiven Episode, manchmal durch eine antidepressive Behandlung mitbedingt, aufgetreten sein. Die schwereren Formen der rezidivierenden depressiven Störung (F33.2 und .3) haben viel mit den früheren Konzepten der manisch-depressiven Krankheit, der Melancholie, der vitalen Depression und der endogenen Depression gemeinsam. Die erste Episode kann in jedem Alter zwischen Kindheit und Senium auftreten, der Beginn kann akut oder schleichend sein, die Dauer reicht von wenigen Wochen bis zu vielen Monaten. Das Risiko, dass ein Patient mit rezidivierender depressiver Störung eine manische Episode entwickelt, wird niemals vollständig aufgehoben, gleichgültig, wie viele depressive Episoden aufgetreten sind. Bei Auftreten einer manischen Episode ist die Diagnose in bipolare affektive Störung zu ändern (F31).

Inkl.: Rezidivierende Episoden:
- depressive Reaktion
- psychogene Depression
- reaktive Depression
Saisonale depressive Störung

Exkl.: Rezidivierende kurze depressive Episoden (F38.1)

F33.0 Rezidivierende depressive Störung, gegenwärtig leichte Episode

Eine Störung, die durch wiederholte depressive Episoden gekennzeichnet ist, wobei die gegenwärtige Episode leicht ist (siehe F32.0), ohne Manie in der Anamnese.

F33.1 Rezidivierende depressive Störung, gegenwärtig mittelgradige Episode

Eine Störung, die durch wiederholte depressive Episoden gekennzeichnet ist, wobei die gegenwärtige Episode mittelgradig ist (siehe F32.1), ohne Manie in der Anamnese.

F33.2 Rezidivierende depressive Störung, gegenwärtig schwere Episode ohne psychotische Symptome

Eine Störung, die durch wiederholte depressive Episoden gekennzeichnet ist, wobei die gegenwärtige Episode schwer ist, ohne psychotische Symptome (siehe F32.2) und ohne Manie in der Anamnese.

Endogene Depression ohne psychotische Symptome
Manisch-depressive Psychose, depressive Form, ohne psychotische Symptome
Rezidivierende majore Depression [major depression], ohne psychotische Symptome
Rezidivierende vitale Depression, ohne psychotische Symptome

F33.3 Rezidivierende depressive Störung, gegenwärtig schwere Episode mit psychotischen Symptomen

Eine Störung, die durch wiederholte depressive Episoden gekennzeichnet ist; die gegenwärtige Episode ist schwer, mit psychotischen Symptomen (siehe F32.3), ohne vorhergehende manische Episoden.

Endogene Depression mit psychotischen Symptomen
Manisch-depressive Psychose, depressive Form, mit psychotischen Symptomen

Rezidivierende schwere Episoden:
- majore Depression [major depression] mit psychotischen Symptomen
- psychogene depressive Psychose
- psychotische Depression
- reaktive depressive Psychose

F33.4   Rezidivierende depressive Störung, gegenwärtig remittiert
Die Kriterien für eine der oben beschriebenen Störungen F33.0–F33.3 sind in der Anamnese erfüllt, aber in den letzten Monaten bestehen keine depressiven Symptome.

F33.8   Sonstige rezidivierende depressive Störungen

F33.9   Rezidivierende depressive Störung, nicht näher bezeichnet
Monopolare Depression o.n.A.

F34   Anhaltende affektive Störungen
Hierbei handelt es sich um anhaltende und meist fluktuierende Stimmungsstörungen, bei denen die Mehrzahl der einzelnen Episoden nicht ausreichend schwer genug sind, um als hypomanische oder auch nur leichte depressive Episoden gelten zu können. Da sie jahrelang, manchmal den größeren Teil des Erwachsenenlebens, andauern, ziehen sie beträchtliches subjektives Leiden und Beeinträchtigungen nach sich. Gelegentlich können rezidivierende oder einzelne manische oder depressive Episoden eine anhaltende affektive Störung überlagern.

F34.0   Zyklothymia
Hierbei handelt es sich um eine andauernde Instabilität der Stimmung mit zahlreichen Perioden von Depression und leicht gehobener Stimmung (Hypomanie), von denen aber keine ausreichend schwer und anhaltend genug ist, um die Kriterien für eine bipolare affektive Störung (F31) oder rezidivierende depressive Störung (F33) zu erfüllen. Diese Störung kommt häufig bei Verwandten von Patienten mit bipolarer affektiver Störung vor. Einige Patienten mit Zyklothymia entwickeln schließlich selbst eine bipolare affektive Störung.

Affektive Persönlichkeit(sstörung)
Zykloide Persönlichkeit
Zyklothyme Persönlichkeit

F34.1 Dysthymia

Hierbei handelt es sich um eine chronische, wenigstens mehrere Jahre andauernde depressive Verstimmung, die weder schwer noch hinsichtlich einzelner Episoden anhaltend genug ist, um die Kriterien einer schweren, mittelgradigen oder leichten rezidivierenden depressiven Störung (F33) zu erfüllen.

Anhaltende ängstliche Depression
Depressiv:
• Neurose
• Persönlichkeit(sstörung)
Neurotische Depression

F34.8 Sonstige anhaltende affektive Störungen

F34.9 Anhaltende affektive Störung, nicht näher bezeichnet

F38   Andere affektive Störungen

Hierbei handelt es sich um eine Restkategorie für Stimmungsstörungen, die die Kriterien der oben genannten Kategorien F30–F34 in Bezug auf Ausprägung und Dauer nicht erfüllen.

F38.0 Andere einzelne affektive Störungen

Gemischte affektive Episode

F38.1 Andere rezidivierende affektive Störungen

Rezidivierende kurze depressive Episoden

F38.8 Sonstige näher bezeichnete affektive Störungen

F39   Nicht näher bezeichnete affektive Störung

Affektive Psychose o.n.A.

Neurotische, Belastungs- und somatoforme Störungen (F40–F48)

F42   Zwangsstörung

Wesentliche Kennzeichen sind wiederkehrende Zwangsgedanken und Zwangshandlungen. Zwangsgedanken sind Ideen, Vorstellungen oder Impulse, die den Patienten immer wieder stereotyp beschäftigen. Sie sind fast immer quälend, der Patient versucht häufig erfolglos, Widerstand zu leisten. Die Gedanken werden als zur eigenen Person gehörig erlebt, selbst wenn sie als unwillkürlich und häufig abstoßend empfunden werden. Zwangshandlungen oder -rituale sind Stereotypien, die ständig wiederholt werden. Sie werden weder als angenehm empfunden, noch dienen sie dazu, an sich nützliche Aufgaben zu erfüllen. Der Patient erlebt sie oft als Vorbeugung gegen ein objektiv unwahrscheinliches Ereignis, das ihr Schaden bringen oder bei dem sie selbst Unheil anrichten könnte. Im Allgemeinen wird dieses Verhalten als sinnlos und ineffektiv erlebt, es wird immer wieder versucht, dagegen anzugehen. Angst ist meist ständig vorhanden. Werden Zwangshandlungen unterdrückt, verstärkt sich die Angst deutlich.

F44   Dissoziative Störungen [Konversionsstörungen]

Das allgemeine Kennzeichen der dissoziativen oder Konversionsstörungen besteht in teilweisem oder völligen Verlust der normalen Integration der Erinnerung an die Vergangenheit, des Identitätsbewusstseins, der Wahrnehmung unmittelbarer Empfindungen sowie der Kontrolle von Körperbewegungen. Alle dissoziativen Störungen neigen nach einigen Wochen oder Monaten zur Remission, besonders wenn der Beginn mit einem traumatisierenden Lebensereignis verbunden ist. Eher chronische Störungen, besonders Lähmungen und Gefühlsstörungen, entwickeln sich, wenn der Beginn mit unlösbaren Problemen oder interpersonalen Schwierigkeiten verbunden ist. Diese Störungen wurden früher als verschiedene Formen der «Konversionsneurose oder Hysterie» klassifiziert. Sie werden als ursächlich psychogen angesehen, in enger zeitlicher Verbindung mit traumatisierenden Ereignissen, unlösbaren oder unerträglichen Konflikten oder gestörten Beziehungen.

Die Symptome verkörpern häufig das Konzept der betroffenen Person, wie sich eine körperliche Krankheit manifestieren müsste. Körperliche Untersuchung und Befragungen geben keinen Hinweis auf eine bekannte somatische oder neurologische Krankheit. Zusätzlich ist der Funktionsverlust offensichtlich Ausdruck emotionaler Konflikte oder Bedürfnisse. Die Symptome können sich in enger Beziehung zu psychischer Belastung entwickeln und erscheinen oft plötzlich. Nur Störungen der körperlichen Funktionen, die normalerweise unter willentlicher Kontrolle stehen und Verlust der sinnlichen Wahrnehmung sind hier eingeschlossen. Störungen mit Schmerz und anderen komplexen körperlichen Empfindungen, die durch das vegetative Nervensystem vermittelt werden, sind unter Somatisierungsstörungen (F45.0) zu klassifizieren. Die Möglichkeit eines späteren Auftretens ernsthafter körperlicher oder psychiatrischer Störungen muss immer mitbedacht werden.

Inkl.: Hysterie
Hysterische Psychose
Konversionhysterie
Konversionsreaktion
Exkl.: Simulation [bewusste Simulation]

F44.0 Dissoziative Amnesie

Das wichtigste Kennzeichen ist der Verlust der Erinnerung für meist wichtige aktuelle Ereignisse, die nicht durch eine organische psychische Störung bedingt ist und für den eine übliche Vergesslichkeit oder Ermüdung als Erklärung nicht ausreicht. Die Amnesie bezieht sich meist auf traumatische Ereignisse wie Unfälle oder unerwartete Trauerfälle und ist in der Regel unvollständig und selektiv. Eine vollständige und generalisierte Amnesie ist selten, dann gewöhnlich Symptom einer Fugue (F44.1) und auch als solche zu klassifizieren. Die Diagnose sollte nicht bei hirnorganischen Störungen, Intoxikationen oder extremer Erschöpfung gestellt werden.

193

Exkl.: Alkohol- oder sonstige substanzbedingte amnestische Störung (F10–F19, 4. Stelle .6)
Nicht alkoholbedingtes organisches amnestisches Syndrom (F04)
Postiktale Amnesie bei Epilepsie (G40)

F44.1 Dissoziative Fugue

Eine dissoziative Fugue ist eine zielgerichtete Ortsveränderung, die über die gewöhnliche Alltagsmobilität hinausgeht. Darüber hinaus zeigt sie alle Kennzeichen einer dissoziativen Amnesie (F44.0). Obwohl für die Zeit der Fugue eine Amnesie besteht, kann das Verhalten des Patienten während dieser Zeit auf unabhängige Beobachter vollständig normal wirken.

Exkl.: Postiktale Fugue bei Epilepsie (G40)

F44.2 Dissoziativer Stupor

Dissoziativer Stupor wird aufgrund einer beträchtlichen Verringerung oder des Fehlens von willkürlichen Bewegungen und normalen Reaktionen auf äußere Reize wie Licht, Geräusche oder Berührung diagnostiziert. Dabei lassen Befragung und Untersuchung keinen Anhalt für eine körperliche Ursache erkennen. Zusätzliche Hinweise auf die psychogene Verursachung geben kurz vorhergegangene belastende Ereignisse oder Probleme.

Exkl.: Organische katatone Störung (F06.1)
Stupor:
• depressiv (F31–F33)
• manisch (F30.2)
• o.n.A. (R40.1)

F44.3 Trance- und Besessenheitszustände

Bei diesen Störungen tritt ein zeitweiliger Verlust der persönlichen Identität und der vollständigen Wahrnehmung der Umgebung auf. Hier sind nur Trancezustände zu klassifizieren, die unfreiwillig oder ungewollt sind, und die außerhalb von religiösen oder kulturell akzeptierten Situationen auftreten.

Exkl.: Zustandsbilder bei:
- Intoxikation mit psychotropen Substanzen (F10–F19, 4. Stelle .0)
- organischem Psychosyndrom nach Schädelhirntrauma (F07.2)
- organischer Persönlichkeitsstörung (F07.0)

F

F44.4 Dissoziative Bewegungsstörungen

Die häufigsten Formen zeigen den vollständigen oder teilweisen Verlust der Bewegungsfähigkeit eines oder mehrerer Körperglieder. Sie haben große Ähnlichkeit mit fast jeder Form von Ataxie, Apraxie, Akinesie, Aphonie, Dysarthrie, Dyskinesie, Anfällen oder Lähmungen.

Hysterischer Tremor
Psychogen:
- Aphonie
- Dysphonie
- Parkinson-Syndrom* (G22.–3*)

F44.5 Dissoziative Krampfanfälle

Dissoziative Krampfanfälle können epileptischen Anfällen bezüglich ihrer Bewegungen sehr stark ähneln. Zungenbiss, Verletzungen beim Sturz oder Urininkontinenz sind jedoch selten. Ein Bewusstseinsverlust fehlt oder es findet sich stattdessen ein stupor- oder tranceähnlicher Zustand.

Hysterische Tetanie
Pseudokrampfanfälle

F44.6 Dissoziative Sensibilitäts- und Empfindungsstörungen

Die Grenzen anästhetischer Hautareale entsprechen oft eher den Vorstellungen des Patienten über Körperfunktionen als medizinischen Tatsachen.
Es kann auch unterschiedliche Ausfälle der sensorischen Modalitäten geben, die nicht Folge einer neurologischen Läsion sein können. Sensorische Ausfälle können von Klagen über Parästhesien beglei-

195

tet sein. Vollständige Seh- oder Hörverluste bei dissoziativen Störungen sind selten.

Psychogene Schwerhörigkeit oder Taubheit

F44.7 Dissoziative Störungen [Konversionsstörungen], gemischt
Kombinationen der unter F44.0–F44.6 beschriebenen Störungen.

F44.8 Sonstige dissoziative Störungen [Konversionsstörungen]
Inkl.:   Psychogener Verwirrtheitszustand
         Psychogener Dämmerzustand

F44.80 Ganser-Syndrom
F44.81 Multiple Persönlichkeit(sstörung)
F44.82 vorübergehende dissoziative Störungen (Konversionsstörungen) in der Kindheit und Jugend
F44.88 sonstige näher bezeichnete dissoziative Störungen (Konversionsstörungen)

F44.9 Dissoziative Störung [Konversionsstörung], nicht näher bezeichnet

F45   Somatoforme Störungen
Das Charakteristikum ist die wiederholte Darbietung körperlicher Symptome in Verbindung mit hartnäckigen Forderungen nach medizinischen Untersuchungen trotz wiederholter negativer Ergebnisse und Versicherung der Ärzte, dass die Symptome nicht körperlich begründbar sind. Wenn somatische Störungen vorhanden sind, erklären sie nicht die Art und das Ausmaß der Symptome, das Leiden und die innerliche Beteiligung des Patienten.

Exkl.:   Ausreißen der Haare (F98.4)
        Daumenlutschen (F98.8)
        Dissoziative Störungen (F44)
        Lallen (F80.0)
        Lispeln (F80.8)
        Nägelkauen (F98.8)

Ticstörungen (im Kindes- und Jugendalter) (F95)
Tourette-Syndrom (F95.2)

F

F45.0 Somatisierungsstörung
Charakteristisch sind multiple, wiederholt auftretende und häufig wechselnde körperliche Symptome, die wenigstens zwei Jahre bestehen. Die meisten Patienten haben eine lange und komplizierte Patienten-Karriere hinter sich, sowohl in der Primärversorgung als auch in spezialisierten medizinischen Einrichtungen, wo viele negative Untersuchungen und ergebnislose explorative Operationen durchgeführt sein können. Die Symptome können sich auf jeden Körperteil oder jedes System des Körpers beziehen. Der Verlauf der Störung ist chronisch und fluktuierend und häufig mit einer langdauernden Störung des sozialen, interpersonalen und familiären Verhaltens verbunden. Eine kurzdauernde (weniger als zwei Jahre) und weniger auffallende Symptomatik wird besser unter F45.1 klassifiziert (undifferenzierte Somatisierungsstörung).

Multiple psychosomatische Störung
Exkl.:   Simulation [bewusste Simulation]

F45.1 Undifferenzierte Somatisierungsstörung
Wenn die körperlichen Beschwerden zahlreich, unterschiedlich und hartnäckig sind, aber das vollständige und typische klinische Bild einer Somatisierungsstörung nicht erfüllt ist, ist die Diagnose undifferenzierte Somatisierungsstörung zu erwägen.

Undifferenzierte psychosomatische Störung

F45.2 Hypochondrische Störung
Vorherrschendes Kennzeichen ist eine beharrliche Beschäftigung mit der Möglichkeit, an einer oder mehreren schweren und fortschreitender körperlicher Krankheiten zu leiden. Die Patienten manifestieren anhaltende körperliche Beschwerden oder anhaltende Beschäftigung mit ihren körperlichen Phänomenen. Normale oder allgemeine Körperwahrnehmungen und Symptome werden von dem betreffenden Patienten oft als abnorm und belastend interpretiert und die Auf-

merksamkeit meist auf nur ein oder zwei Organe oder Organsysteme des Körpers fokussiert. Depression und Angst finden sich häufig und können dann zusätzliche Diagnosen rechtfertigen.

Dysmorphophobie (nicht wahnhaft)
Hypochondrie
Hypochondrische Neurose
Körperdysmorphophobe Störung
Nosophobie

F45.3 Somatoforme autonome Funktionsstörung

Die Symptome werden vom Patienten so geschildert, als beruhten sie auf der körperlichen Krankheit eines Systems oder eines Organs, das weitgehend oder vollständig vegetativ innerviert und kontrolliert wird, so etwa des kardiovaskulären, des gastrointestinalen, des respiratorischen oder des urogenitalen Systems. Es finden sich meist zwei Symptomgruppen, die beide nicht auf eine körperliche Krankheit des betreffenden Organs oder Systems hinweisen. Die erste Gruppe umfasst Beschwerden, die auf objektivierbaren Symptomen der vegetativen Stimulation beruhen wie etwa Herzklopfen, Schwitzen, Erröten, Zittern. Sie sind Ausdruck der Furcht vor und Beeinträchtigung durch eine(r) somatische(n) Störung. Die zweite Gruppe beinhaltet subjektive Beschwerden unspezifischer und wechselnder Natur, wie flüchtige Schmerzen, Brennen, Schwere, Enge und Gefühle, aufgebläht oder auseinander gezogen zu werden, die vom Patienten einem spezifischen Organ oder System zugeordnet werden.

Neurozirkulatorische Asthenie
Psychogene Formen:
• Singultus
• Hyperventilation

F45.4 Anhaltende somatoforme Schmerzstörung

Die vorherrschende Beschwerde ist ein andauernder, schwerer und quälender Schmerz, der durch einen physiologischen Prozess oder eine körperliche Störung nicht vollständig erklärt werden kann. Er tritt in Verbindung mit emotionalen Konflikten oder psychosozialen Belastungen auf, die schwerwiegend genug sein sollten, um als entscheidende ursächliche Faktoren gelten zu können. Die Folge ist meist eine beträchtlich gesteigerte persönliche oder medizinische Hilfe und Unterstützung. Schmerzzustände mit vermutlich psychogenem Ursprung, die im Verlauf depressiver Störungen oder einer Schizophrenie auftreten, sollten hier nicht berücksichtigt werden.

Psychalgie
Psychogen:
- Kopfschmerz
- Rückenschmerz
Somatoforme Schmerzstörung
Exkl.:   Rückenschmerzen o.n.A. (M54.9)
          Schmerz:
          - akut (R52.0)
          - chronisch (R52.2)
          - therapieresistent (R52.1)
          - o.n.A. (R52.9)
          Spannungskopfschmerz (G44.2)

F45.8   Sonstige somatoforme Störungen

Hier sollten alle anderen Störungen der Wahrnehmung, der Körperfunktion und des Krankheitsverhaltens klassifiziert werden, die nicht durch das vegetative Nervensystem vermittelt werden, die auf spezifische Teile oder Systeme des Körpers begrenzt sind und mit belastenden Ereignissen oder Problemen eng in Verbindung stehen.

Psychogen:
- Dysmenorrhoe
- Dysphagie, einschließlich «Globus hystericus»
- Pruritus
- Tortikollis
- Zähneknirschen
Exkl.:   Tic-Störungen (F95)

F45.9   Somatoforme Störung, nicht näher bezeichnet

Psychosomatische Störung o.n.A.

F48 Andere neurotische Störungen

F48.0 Neurasthenie

Im Erscheinungsbild zeigen sich beträchtliche kulturelle Unterschiede. Zwei Hauptformen überschneiden sich beträchtlich. Bei einer Form ist das Hauptcharakteristikum die Klage über vermehrte Müdigkeit nach geistigen Anstrengungen, häufig verbunden mit abnehmender Arbeitsleistung oder Effektivität bei der Bewältigung täglicher Aufgaben. Die geistige Ermüdbarkeit wird typischerweise als unangenehmes Eindringen ablenkender Assoziationen oder Erinnerungen beschrieben, als Konzentrationsschwäche und allgemein ineffektives Denken. Bei der anderen Form liegt das Schwergewicht auf Gefühlen körperlicher Schwäche und Erschöpfung nach nur geringer Anstrengung, begleitet von muskulären und anderen Schmerzen und der Unfähigkeit, sich zu entspannen. Bei beiden Formen finden sich eine ganze Reihe von anderen unangenehmen körperlichen Empfindungen wie Schwindelgefühl, Spannungskopfschmerz und allgemeine Unsicherheit. Sorge über abnehmendes geistiges und körperliches Wohlbefinden, Reizbarkeit, Freudlosigkeit, Depression und Angst sind häufig. Der Schlaf ist oft in der ersten und mittleren Phase gestört, es kann aber auch Hypersomnie im Vordergrund stehen.

Fatique-Syndrom

Soll eine vorausgegangene Krankheit angegeben werden, ist eine zusätzliche Schlüsselnummer zu benutzen.

Exkl.: Asthenie o.n.A. (R53)

Benigne myalgische Enzephalomyelitis (postvirales Erschöpfungssyndrom) (G93.3)

Psychasthenie (F48.8)

Unwohlsein und Ermüdung (R53)

F48.1 Depersonalisations- und Derealisationssyndrom

Eine seltene Störung, bei der ein Patient spontan beklagt, das seine geistige Aktivität, sein Körper oder die Umgebung sich in ihrer Qualität verändert haben, und unwirklich, wie in weiter Ferne oder automatisiert erlebt werden. Neben vielen anderen Phänomenen und Symptomen klagen die Patienten am häufigsten über den Verlust von Emotionen, über Entfremdung und Loslösung vom eigenen Denken, vom Körper oder von der umgebenden realen Welt. Trotz der dramatischen Form dieser Erfahrungen ist sich der betreffende Patient der Unwirklichkeit dieser Veränderung bewusst. Das Sensorium ist normal ,die Möglichkeiten des emotionalen Ausdrucks intakt. Depersonalisations- und Derealisationsphänomene können im Rahmen einer schizophrenen, depressiven, phobischen oder Zwangsstörung auftreten. In solchen Fällen sollte die Diagnose der im Vordergrund stehenden Störung gestellt werden.

F

F48.8 Sonstige neurotische Störungen

F48.80 Briquet-Syndrom

F48.81 Dhat-Syndrom

F48.82 Beschäftigungsneurose, einschließlich Schreibkrämpfen

F48.83 Psychasthenie
Psychasthenische Neurose

F48.84 Psychogene Synkope

F48.88 andere neurotische Störungen
Exkl.:   Rentenneurose (F68.0)

F48.9 Neurotische Störung, nicht näher bezeichnet

Neurose o.n.A.

Verhaltensauffälligkeiten mit körperlichen Störungen und Faktoren (F50–F59)

F51 Nichtorganische Schlafstörungen

In vielen Fällen ist eine Schlafstörung Symptom einer anderen psychischen oder körperlichen Krankheit. Ob eine Schlafstörung bei einem bestimmten Patienten ein eigenständiges Krankheitsbild oder einfach Merkmal einer anderen Krankheit (klassifiziert anderorts in Kapitel V oder in anderen Kapiteln) ist, sollte auf der Basis des klinischen Erscheinungsbildes, des Verlaufs sowie aufgrund therapeutischer Erwägungen und Prioritäten zum Zeitpunkt der Konsultation entschieden werden. Wenn die Schlafstörung eine der Hauptbeschwerden darstellt und als eigenständiges Zustandsbild aufgefasst wird, dann soll diese Kodierung gemeinsam mit dazugehörenden Diagnosen verwendet werden, welche die Psychopathologie und Pathophysiologie des gegebenen Falles beschreiben. Diese Kategorie umfasst nur Schlafstörungen, bei denen emotionale Ursachen als primärer Faktor aufgefasst werden, und die nicht durch andernorts klassifizierte körperliche Störungen verursacht werden.

Exkl.:   Schlafstörungen (organisch) (G47.0)

F51.0   Nichtorganische Insomnie
Insomnie ist ein Zustandsbild mit einer ungenügenden Dauer und Qualität des Schlafes, das über einen beträchtlichen Zeitraum besteht und Einschlafstörungen, Durchschlafstörungen und frühmorgendliches Erwachen einschließt. Insomnie ist ein häufiges Symptom vieler psychischer und somatischer Störungen und soll daher nur zusätzlich klassifiziert werden, wenn sie das klinische Bild beherrscht.

Exkl.:   Insomnie (organisch) (G47.0)

F51.1   Nichtorganische Hypersomnie
Hypersomnie ist definiert entweder als Zustand exzessiver Schläfrigkeit während des Tages und Schlafattacken (die nicht durch eine inadäquate Schlafdauer erklärbar sind) oder durch verlängerte Übergangszeiten bis zum Wachzustand nach dem Aufwachen. Bei Fehlen einer organischen Ursache für die Hypersomnie, ist dieses Zustandsbild gewöhnlich mit anderen psychischen Störungen verbunden.

Exkl.:   Hypersomnie (organisch) (G47.1)
          Narkolepsie (G47.4)

F51.2 Nichtorganische Störung des Schlaf-Wach-Rhythmus

Eine Störung des Schlaf-Wach-Rhythmus ist definiert als Mangel an Synchronizität zwischen dem individuellen Schlaf-Wach-Rhythmus und dem erwünschten Schlaf-Wach-Rhythmus der Umgebung. Dies führt zu Klagen über Schlaflosigkeit und Hypersomnie.

Psychogene Umkehr:
- Schlafrhythmus
- Tag-Nacht-Rhythmus
- 24-Stunden-Rhythmus

Exkl.:   Störungen des Schlaf-Wach-Rhythmus (organisch) (G47.2)

F51.3 Schlafwandeln [Somnambulismus]

Schlafwandeln oder Somnambulismus ist ein Zustand veränderter Bewusstseinslage, in dem Phänomene von Schlaf und Wachsein kombiniert sind. Während einer schlafwandlerischen Episode verlässt die betreffende Person das Bett, häufig während des ersten Drittels des Nachtschlafes, geht umher, zeigt ein herabgesetztes Bewusstsein, verminderte Reaktivität und Geschicklichkeit. Nach dem Erwachen besteht meist keine Erinnerung an das Schlafwandeln mehr.

F51.4 Pavor nocturnus

Nächtliche Episoden äußerster Furcht und Panik mit heftigem Schreien, Bewegungen und starker autonomer Erregung. Die betroffene Person setzt sich oder steht mit einem Panikschrei auf, gewöhnlich während des ersten Drittels des Nachtschlafes. Häufig stürzt sie zur Tür wie um zu entfliehen, meist aber ohne den Raum zu verlassen. Nach dem Erwachen fehlt die Erinnerung an das Geschehen oder ist auf ein oder zwei bruchstückhafte bildhafte Vorstellungen begrenzt.

F51.5 Alpträume (Angstträume)

Traumerleben voller Angst oder Furcht, mit sehr detaillierter Erinnerung an den Trauminhalt. Dieses Traumerleben ist sehr lebhaft, Themen sind die Bedrohung des Lebens, der Sicherheit oder der Selbstachtung. Oft besteht eine Wiederholung gleicher oder ähnlicher erschreckender Alptraumthemen. Während einer typischen

Episode besteht eine autonome Stimulation aber kein wahrnehmbares Schreien oder Körperbewegungen. Nach dem Aufwachen wird der Patient rasch lebhaft und orientiert.

Angsttraumstörung

F51.8 Sonstige nichtorganische Schlafstörungen

F51.9 Nichtorganische Schlafstörung, nicht näher bezeichnet
Emotional bedingte Schlafstörung o.n.A.

Persönlichkeits- und Verhaltensstörungen (F60–F69)

F68 Sonstige Persönlichkeits- und Verhaltensstörungen

F68.0 Entwicklung körperlicher Symptome aus psychischen Gründen
Körperliche Symptome, vereinbar mit und ursprünglich verursacht urch eine belegbare körperliche Störung, Krankheit oder Behinderung werden wegen des psychischen Zustandes der betroffenen Person aggraviert oder halten länger an. Der betroffene Patient ist meist durch die Schmerzen oder die Behinderung beeinträchtigt; sie wird beherrscht von mitunter berechtigten Sorgen über längerdauernde oder zunehmende Behinderung oder Schmerzen.

Rentenneurose

F68.1 Artifizielle Störung (absichtliches Erzeugen oder Vortäuschen von körperlichen oder psychischen Symptomen oder Behinderungen)
Der betroffene Patient täuscht Symptome wiederholt ohne einleuchtenden Grund vor und kann sich sogar, um Symptome oder klinische Zeichen hervorzurufen, absichtlich selbst beschädigen. Die Motivation ist unklar, vermutlich besteht das Ziel, die Krankenrolle einzunehmen. Die Störung ist oft mit deutlichen Persönlichkeits- und Beziehungsstörungen kombiniert.

Hospital-hopper-Syndrom

Münchhausen-Syndrom

Exkl.: Vortäuschung von Krankheit (mit offensichtlicher Motivation)

F68.8 Sonstige näher bezeichnete Persönlichkeits- und Verhaltensstörungen

Charakterstörung o.n.A.

Störung zwischenmenschlicher Beziehung o.n.A.

F

F69 **Nicht näher bezeichnete Persönlichkeits- und Verhaltensstörung**

Intelligenzminderung (F70–F79)

Ein Zustand von verzögerter oder unvollständiger Entwicklung der geistigen Fähigkeiten; besonders beeinträchtigt sind Fertigkeiten, die sich in der Entwicklungsperiode manifestieren und die zum Intelligenzniveau beitragen, wie Kognition, Sprache, motorische und soziale Fähigkeiten. Eine Intelligenzminderung kann allein oder zusammen mit jeder anderen psychischen oder körperlichen Störung auftreten.

Der Schweregrad einer Intelligenzminderung wird übereinstimmungsgemäß anhand standardisierter Intelligenztests festgestellt. Diese können durch Skalen zur Einschätzung der sozialen Anpassung in der jeweiligen Umgebung erweitert werden. Diese Messmethoden erlauben eine ziemlich genaue Beurteilung der Intelligenzminderung. Die Diagnose hängt aber auch von der Beurteilung der allgemeinen intellektuellen Funktionsfähigkeit durch einen erfahrenen Diagnostiker ab.

Intellektuelle Fähigkeiten und soziale Anpassung können sich verändern. Sie können sich, wenn auch nur in geringem Maße, durch Übung und Rehabilitation verbessern. Die Diagnose sollte sich immer auf das gegenwärtige Funktionsniveau beziehen.

Die folgenden 4. Stellen sind bei den Kategorien F70–F79 zu benutzen, wenn das Ausmaß der Verhaltensstörung angegeben werden soll:

F7x.0   Keine oder geringfügige Verhaltensstörung

F7x.1   Deutliche Verhaltensstörung, die Beobachtung oder Behandlung erfordert

F7x.8   Sonstige Verhaltensstörung

F7x.9   Ohne Angabe einer Verhaltensstörung

Sollten begleitende Zustandsbilder, wie Autismus, andere Entwicklungsstörungen, Epilepsie, Störungen des Sozialverhaltens oder schwere körperliche Behinderung angegeben werden, sind zusätzliche Schlüsselnummern zu benutzen.

F70   Leichte Intelligenzminderung

IQ-Bereich von 50–69 (bei Erwachsenen Intelligenzalter von 9 bis unter 12 Jahren). Lernschwierigkeiten in der Schule. Viele Erwachsene können arbeiten, gute soziale Beziehungen unterhalten und ihren Beitrag zur Gesellschaft leisten.

Inkl.:   Debilität
          Leichte geistige Behinderung

F71   Mittelgradige Intelligenzminderung

IQ-Bereich von 35–49 (bei Erwachsenen Intelligenzalter von 6 bis unter 9 Jahren). Deutliche Entwicklungsverzögerung in der Kindheit. Die meisten können aber ein gewisses Maß an Unabhängigkeit erreichen und eine ausreichende Kommunikationsfähigkeit und Ausbildung erwerben. Erwachsene brauchen in unterschiedlichem Ausmaß Unterstützung im täglichen Leben und bei der Arbeit.

Inkl.:   Mittelgradige geistige Behinderung

F72   **Schwere Intelligenzminderung**

IQ-Bereich von 20–34 (bei Erwachsenen Intelligenzalter von 3 bis unter 6 Jahren). Andauernde Unterstützung ist notwendig.

Inkl.:   Schwere geistige Behinderung

F73   **Schwerste Intelligenzminderung**

F

IQ unter 20 (bei Erwachsenen Intelligenzalter unter 3 Jahren). Die eigene Versorgung, Kontinenz, Kommunikation und Beweglichkeit sind hochgradig beeinträchtigt.

Inkl.:   Schwerste geistige Behinderung

F78   **Andere Intelligenzminderung**

Diese Kategorie soll nur verwendet werden, wenn die Beurteilung der Intelligenzminderung mit Hilfe der üblichen Verfahren wegen begleitender sensorischer oder körperlicher Beeinträchtigungen besonders schwierig oder unmöglich ist, wie bei Blinden, Taubstummen, schwer verhaltensgestörten oder körperlich behinderten Personen.

F79   **Nicht näher bezeichnete Intelligenzminderung**

Die Informationen sind nicht ausreichend, die Intelligenzminderung in eine der oben genannten Kategorien einzuordnen.

Inkl.:   Geistige Behinderung o.n.A.
           Geistige Defizite o.n.A.

Entwicklungsstörungen (F80–F89)

Die in diesem Abschnitt zusammengefassten Störungen haben folgende Gemeinsamkeiten: a) Beginn ausnahmslos im Kleinkindalter oder in der Kindheit; b) eine Entwicklungseinschränkung oder Verzögerung von Funktionen, die eng mit der biologischen Reifung des Zentralnervensystems verknüpft sind; c) stetiger Verlauf ohne Remissionen und Rezidive. In den meisten Fällen sind unter anderem die Sprache, die visuellräumlichen Fertigkeiten und die Bewegungskoordination betroffen. In der Regel bestand die Verzögerung oder Schwäche vom frühestmöglichen Erkennungszeitpunkt an. Mit dem Älterwerden der Kinder vermindern sich die Störungen zunehmend, wenn auch geringere Defizite oft im Erwachsenenalter zurückbleiben.

F80 Umschriebene Entwicklungsstörungen des Sprechens und der Sprache

Es handelt sich um Störungen, bei denen die normalen Muster des Spracherwerbs von frühen Entwicklungsstadien an beeinträchtigt sind. Die Störungen können nicht direkt neurologischen Störungen oder Veränderungen des Sprachablaufs, sensorischen Beeinträchtigungen, Intelligenzminderung oder Umweltfaktoren zugeordnet werden. Umschriebene Entwicklungsstörungen des Sprechens und der Sprache ziehen oft sekundäre Folgen nach sich, wie Schwierigkeiten beim Lesen und Rechtschreiben, Störungen im Bereich der zwischenmenschlichen Beziehungen, im emotionalen und Verhaltensbereich.

F80.0 Artikulationsstörung

Eine umschriebene Entwicklungsstörung, bei der die Artikulation des Kindes unterhalb des seinem Intelligenzalter angemessenen Niveaus liegt, seine sprachlichen Fähigkeiten jedoch im Normbereich liegen.

Dyslalie
Entwicklungsbedingte Artikulationsstörung
Funktionelle Artikulationsstörung
Lallen
Phonologische Entwicklungsstörung
Exkl.:   Artikulationsschwäche (bei):
  • Aphasie o.n.A. (R47.0)
  • Apraxie (R48.2)
  • mit einer Entwicklungsstörung der Sprache:
  • expressiv (F80.1)
  • rezeptiv (F80.2)
  • Hörverlust (H90–H91)
  • Intelligenzminderung (F70–F79)

F80.1 Expressive Sprachstörung

Eine umschriebene Entwicklungsstörung, bei der die Fähigkeit des Kindes, die expressiv gesprochene Sprache zu gebrauchen, deutlich unterhalb des seinem Intelligenzalter angemessenen Niveaus liegt, das Sprachverständnis liegt jedoch im Normbereich. Störungen der Artikulation können vorkommen.

Entwicklungsbedingte Dysphasie oder Aphasie, expressiver Typ
Exkl.:   Dysphasie und Aphasie o.n.A. (R47.0)
Elektiver Mutismus (F94.0)
Entwicklungsbedingte Dysphasie oder Aphasie, rezeptiver Typ (F80.2)
Erworbene Aphasie mit Epilepsie [Landau-Kleffner-Syndrom] (F80.3)
Intelligenzminderung (F70–F79)
tief greifende Entwicklungsstörungen (F84)

F80.2 Rezeptive Sprachstörung

Eine umschriebene Entwicklungsstörung, bei der das Sprachverständnis des Kindes unterhalb des seinem Intelligenzalter angemessenen Niveaus liegt. In praktisch allen Fällen ist auch die expressive Sprache deutlich beeinflusst, Störungen in der Wort-Laut-Produktion sind häufig.

Angeborene fehlende akustische Wahrnehmung
Entwicklungsbedingt:
• Dysphasie oder Aphasie, rezeptiver Typ
• Wernicke-Aphasie
Worttaubheit
Exkl.:   Autismus (F84.0–F84.1)
Minderbegabung (F70–F79)
Erworbene Aphasie mit Epilepsie [Landau-Kleffner-Syndrom] (F80.3)
Sprachentwicklungsverzögerung infolge von Schwerhörigkeit oder Taubheit (H90–H91)

F80.3   Erworbene Aphasie mit Epilepsie [Landau-Kleffner-Syndrom]
Eine Störung, bei der ein Kind, welches vorher normale Fortschritte in der Sprachentwicklung gemacht hatte, sowohl rezeptive
als auch expressive Sprachfertigkeiten verliert, die allgemeine Intelligenz aber erhalten bleibt. Der Beginn der Störung wird von paroxysmalen Auffälligkeiten im EEG begleitet und in der Mehrzahl der
Fälle auch von epileptischen Anfällen. Typischerweise liegt der Beginn im Alter von 3 bis 7 Jahren mit einem Verlust der Sprachfertigkeiten innerhalb von Tagen oder Wochen. Der zeitliche Zusammenhang zwischen dem Beginn der Krampfanfälle und dem Verlust der
Sprache ist variabel, wobei das eine oder das andere um ein paar
Monate bis zu zwei Jahren vorausgehen kann. Als möglicher Grund
für diese Störung ist ein entzündlicher enzephalitischer Prozess zu
vermuten. Etwa zwei Drittel der Patienten behalten einen mehr
oder weniger rezeptiven Sprachdefekt.

Exkl.:   Aphasie bei anderen desintegrativen Störungen des Kin-
desalters (F84.2–F84.3)
Aphasie bei Autismus (F84.0–F84.1)
Aphasie o.n.A. (R47.0)

**F80.8   Sonstige Entwicklungsstörungen des Sprechens oder der
Sprache**
Lispeln

**F80.9   Entwicklungsstörung des Sprechens oder der Sprache,
nicht näher bezeichnet**
Sprachstörung o.n.A.

**F81   Umschriebene Entwicklungsstörungen schulischer Fertig-
keiten**
Es handelt sich um Störungen, bei denen die normalen Muster des
Fertigkeitserwerbs von frühen Entwicklungstadien an gestört sind.
Dies ist nicht einfach Folge eines Mangels an Gelegenheit zu lernen;
sie ist auch nicht allein als Folge einer Intelligenzminderung oder
irgendeiner erworbenen Hirnschädigung oder -krankheit aufzufas-
sen.

F81.0   Lese- und Rechtschreibstörung

Das Hauptmerkmal ist eine umschriebene und bedeutsame Beeinträchtigung in der Entwicklung der Lesefertigkeiten, die nicht allein durch das Entwicklungsalter, Visusprobleme oder unangemessene Beschulung erklärbar ist. Das Leseverständnis, die Fähigkeit, gelesene Worte wiederzuerkennen, vorzulesen und Leistungen für welche Lesefähigkeit nötig ist, können sämtlich betroffen sein. Bei umschriebenen Lesestörungen sind Rechtschreibstörungen häufig und persistieren oft bis in die Adoleszenz, auch wenn einige Fortschritte im Lesen gemacht werden. Umschriebene Entwicklungsstörungen des Lesens gehen Entwicklungsstörungen des Sprechens oder der Sprache voraus. Während der Schulzeit sind begleitende Störungen im emotionalen und Verhaltensbereich häufig.

Entwicklungsdyslexie
Umschriebene Lesestörung
«Leserückstand»
Exkl.:   Alexie o.n.A. (R48.0)
          Dyslexie o.n.A. (R48.0)

F81.1   Isolierte Rechtschreibstörung

Es handelt sich um eine Störung, deren Hauptmerkmal in einer umschriebenen und bedeutsamen Beeinträchtigung der Entwicklung von Rechtschreibfertigkeiten besteht, ohne Vorgeschichte einer Lesestörung. Sie ist nicht allein durch ein zu niedriges Intelligenzalter, durch Visusprobleme oder unangemessene Beschulung erklärbar. Die Fähigkeiten, mündlich zu buchstabieren und Wörter korrekt zu schreiben, sind beide betroffen.

Umschriebene Verzögerung der Rechtschreibfähigkeit (ohne Lesestörung)
Exkl.:   Agraphie o.n.A. (R48.8)
          Rechtschreibschwierigkeiten mit Lesestörung (F81.0)

F81.2   Rechenstörung

Diese Störung besteht in einer umschriebenen Beeinträchtigung von Rechenfertigkeiten, die nicht allein durch eine allgemeine Intel-

211

ligenzminderung oder eine unangemessene Beschulung erklärbar ist. Das Defizit betrifft vor allem die Beherrschung grundlegender Rechenfertigkeiten, wie Addition, Subtraktion, Multiplikation und Division, weniger die höheren mathematischen Fertigkeiten, die für Algebra, Trigonometrie, Geometrie oder Differential- und Integralrechnung benötigt werden.

Entwicklungsbedingtes Gerstmann-Syndrom
Entwicklungsstörung des Rechnens
Entwicklungs-Akalkulie
Exkl.:   Akalkulie o.n.A. (R48.8)
          Kombinierte Störung schulischer Fertigkeiten (F81.3)
          Rechenschwierigkeiten, hauptsächlich durch inadäquaten
          Unterricht

F81.3   Kombinierte Störungen schulischer Fertigkeiten

Dies ist eine schlecht definierte Restkategorie für Störungen mit deutlicher Beeinträchtigung der Rechen-, der Lese- und der Rechtschreibfähigkeiten. Die Störung ist jedoch nicht allein durch eine allgemeine Intelligenzminderung oder eine unangemessene Beschulung erklärbar. Sie soll für Störungen verwendet werden, die die Kriterien für F81.2 und F81.0 oder F81.1 erfüllen.

Exkl.:   Isolierte Rechtschreibstörung (F81.1)
          Lese- und Rechtschreibstörung (F81.0)
          Rechenstörung (F81.2)

F81.8   Sonstige Entwicklungsstörungen schulischer Fertigkeiten
Entwicklungsbedingte expressive Schreibstörung

F81.9   Entwicklungsstörung schulischer Fertigkeiten, nicht näher bezeichnet
Lernbehinderung o.n.A.
Lernstörung o.n.A

F82 Umschriebene Entwicklungsstörung der motorischen Funktionen

Hauptmerkmal ist eine schwerwiegende Entwicklungsbeeinträchtigung der motorischen Koordination, die nicht allein durch eine Intelligenzminderung oder eine spezifische angeborene oder erworbene neurologische Störung erklärbar ist. In den meisten Fällen zeigt eine sorgfältige klinische Untersuchung dennoch deutliche entwicklungsneurologische Unreifezeichen wie choreoforme Bewegungen freigehaltener Glieder oder Spiegelbewegungen und andere begleitende motorische Merkmale, ebenso wie Zeichen einer mangelhaften fein- oder grobmotorischen Koordination.

Entwicklungsbedingte Koordinationsstörung
Entwicklungsdyspraxie
Syndrom des ungeschickten Kindes
Exkl.: Koordinationsstörungen infolge einer Intelligenzminderung (F70–F79)
Koordinationsverlust (R27)
Störungen des Ganges und der Mobilität (R26)

F83 Kombinierte umschriebene Entwicklungsstörungen

Dies ist eine Restkategorie für Störungen, bei denen eine gewisse Mischung von umschriebenen Entwicklungsstörungen des Sprechens und der Sprache, schulischer Fertigkeiten und motorischer Funktionen vorliegt, von denen jedoch keine so dominiert, dass sie eine Hauptdiagnose rechtfertigt. Diese Mischkategorie soll nur dann verwendet werden, wenn weit gehende Überschneidungen mit allen diesen umschriebenen Entwicklungsstörungen vorliegen. Meist sind sie Störungen mit einem gewissen Grad an allgemeiner Beeinträchtigung kognitiver Funktionen verbunden. Sie ist also dann zu verwenden, wenn Funktionsstörungen vorliegen, welche die Kriterien von zwei oder mehr Kategorien von F80, F81 und F82 erfüllen.

F84 tief greifende Entwicklungsstörungen

Diese Gruppe von Störungen ist gekennzeichnet durch qualitative Abweichungen in den wechselseitigen sozialen Interaktionen und

213

Kommunikationsmustern und durch ein eingeschränktes, stereotypes, sich wiederholendes Repertoire von Interessen und Aktivitäten. Diese qualitativen Auffälligkeiten sind in allen Situationen ein grundlegendes Funktionsmerkmal des betroffenen Kindes.

Sollen alle begleitenden somatischen Zustandsbilder und Intelligenzminderung angegeben werden, sind zusätzliche Schlüsselnummern zu benutzen.

F84.0   Frühkindlicher Autismus
Diese Form der tief greifenden Entwicklungsstörung ist durch eine abnorme oder beeinträchtigte Entwicklung definiert, die sich vor dem dritten Lebensjahr manifestiert. Sie ist außerdem gekennzeichnet durch ein charakteristisches Muster abnormer Funktionen in den folgenden psychopathologischen Bereichen: in der sozialen Interaktion, der Kommunikation und im eingeschränkten stereotyp repetitiven Verhalten. Neben diesen spezifischen diagnostischen Merkmalen zeigen sich häufig eine Vielzahl unspezifischer Probleme, wie Phobien, Schlaf- und Essstörungen, Wutausbrüche und (autodestruktive) Aggression.

Autistische Störung
Frühkindliche Psychose
Infantiler Autismus
Kanner-Syndrom
Exkl.:   Autistische Psychopathie (F84.5)

F84.1   Atypischer Autismus
Diese Form der tief greifenden Entwicklungsstörung unterscheidet sich vom frühkindlichen Autismus entweder durch das Alter bei Krankheitsbeginn oder dadurch, dass die diagnostischen Kriterien nicht in allen genannten Bereichen erfüllt werden. Diese Subkategorie sollte immer dann verwendet werden, wenn die abnorme oder beeinträchtigte Entwicklung erst nach dem dritten Lebensjahr manifest wird und wenn nicht in allen für die Diagnose Autismus geforderten psychopathologischen Bereichen (nämlich wechselseitige soziale Interaktionen, Kommunikation und eingeschränktes, stere-

otyp repetitives Verhalten) Auffälligkeiten nachweisbar sind, auch wenn charakteristische Abweichungen auf anderen Gebieten vorliegen. Atypischer Autismus tritt sehr häufig bei schwer retardierten bzw. unter einer schweren rezeptiven Störung der Sprachentwicklung leidenden Patienten auf.

F

Atypische kindliche Psychose
Intelligenzminderung mit autistischen Zügen

Soll eine Intelligenzminderung angegeben werden, ist eine zusätzliche Schlüsselnummer (F70–F79) zu benutzen.

F84.2   Rett-Syndrom

Dieses Zustandsbild wurde bisher nur bei Mädchen beschrieben; nach einer scheinbar normalen frühen Entwicklung erfolgt ein teilweiser oder vollständiger Verlust der Sprache, der lokomotorischen Fähigkeiten und der Gebrauchsfähigkeiten der Hände gemeinsam mit einer Verlangsamung des Kopfwachstums. Der Beginn dieser Störung liegt zwischen dem 7. und 24. Lebensmonat. Der Verlust zielgerichteter Handbewegungen, Stereotypien in Form von Drehbewegungen der Hände und Hyperventilation sind charakteristisch. Sozial- und Spielentwicklung sind gehemmt, das soziale Interesse bleibt jedoch erhalten. Im 4. Lebensjahr beginnt sich eine Rumpfataxie und Apraxie zu entwickeln, choreo-athetoide Bewegungen folgen häufig. Es resultiert fast immer eine schwere Intelligenzminderung.

F84.3   Andere desintegrative Störung des Kindesalters

Diese Form einer tief greifenden Entwicklungsstörung ist – anders als das Rett-Syndrom – durch eine Periode einer zweifellos normalen Entwicklung vor dem Beginn der Krankheit definiert. Es folgt ein Verlust vorher erworbener Fertigkeiten verschiedener Entwicklungsbereiche innerhalb weniger Monate. Typischerweise wird die Störung von einem allgemeinen Interessenverlust an der Umwelt, von stereotypen, sich wiederholenden motorischen Manierismen und einer autismusähnlichen Störung sozialer Interaktionen und der Kommunikation begleitet. In einigen Fällen kann die Störung einer begleitenden Enzephalopathie zugeschrieben werden, die Diagnose ist jedoch anhand der Verhaltensmerkmale zu stellen.

Dementia infantilis
Desintegrative Psychose
Heller-Syndrom
Symbiotische Psychose

Soll eine begleitende neurologische Krankheit angegeben werden, ist eine zusätzliche Schlüsselnummer zu benutzen.
Exkl.:   Rett-Syndrom (F84.2)

F84.4   Überaktive Störung mit Intelligenzminderung und Bewegungsstereotypien

Dies ist eine schlecht definierte Störung von unsicherer nosologischer Validität. Diese Kategorie wurde für eine Gruppe von Kindern mit schwerer Intelligenzminderung (IQ unter 34) eingeführt, mit erheblicher Hyperaktivität, Aufmerksamkeitsstörungen und stereotypen Verhaltensweisen. Sie haben meist keinen Nutzen von Stimulanzien (anders als Kinder mit einem IQ im Normbereich) und können auf eine Verabreichung von Stimulanzien eine schwere dysphorische Reaktion – manchmal mit psychomotorischer Entwicklungsverzögerung – zeigen. In der Adoleszenz kann sich die Hyperaktivität in eine verminderte Aktivität wandeln, ein Muster, das bei hyperkinetischen Kindern mit normaler Intelligenz nicht üblich ist. Das Syndrom wird häufig von einer Vielzahl von umschriebenen oder globalen Entwicklungsverzögerungen begleitet. Es ist nicht bekannt, in welchem Umfang das Verhaltensmuster dem niedrigen IQ oder einer organischen Hirnschädigung zuzuschreiben ist.

F84.5   Asperger-Syndrom

Diese Störung von unsicherer nosologischer Validität ist durch dieselbe Form qualitativer Abweichungen der wechselseitigen sozialen Interaktionen, wie für den Autismus typisch, charakterisiert, zusammen mit einem eingeschränkten, stereotypen, sich wiederholenden Repertoire von Interessen und Aktivitäten. Die Störung unterscheidet sich vom Autismus in erster Linie durch fehlende allgemeine Entwicklungsverzögerung bzw. den fehlenden Entwicklungsrückstand der Sprache und der kognitiven Entwicklung. Die Störung geht häufig mit einer auffallenden Ungeschicklichkeit einher. Die Abweichungen tendieren stark dazu, bis in die Adoleszenz und das Erwachsenenalter zu persistieren. Gelegentlich treten psychotische Episoden im frühen Erwachsenenleben auf.

Autistische Psychopathie
Schizoide Störung des Kindesalters

F84.8   Sonstige tief greifende Entwicklungsstörungen

F84.9   Tief greifende Entwicklungsstörung, nicht näher bezeichnet

F88   Andere Entwicklungsstörungen
Entwicklungsbedingte Agnosie

F89   Nicht näher bezeichnete Entwicklungsstörung
Entwicklungsstörung o.n.A.

Verhaltens- und emotionale Störungen mit Beginn in der Kindheit und Jugend (F90–F98)

F90   Hyperkinetische Störungen
Diese Gruppe von Störungen ist charakterisiert durch einen frühen Beginn, meist in den ersten fünf Lebensjahren, einen Mangel an Ausdauer bei Beschäftigungen, die kognitiven Einsatz verlangen, und eine Tendenz, von einer Tätigkeit zu einer anderen zu wechseln, ohne etwas zu Ende zu bringen; hinzu kommt eine desorganisierte, mangelhaft regulierte und überschießende Aktivität. Verschiedene andere Auffälligkeiten können zusätzlich vorliegen. Hyperkinetische Kinder sind oft achtlos und impulsiv, neigen zu Unfällen und werden oft bestraft, weil sie eher aus Unachtsamkeit als vorsätzlich Regeln verletzen. Ihre Beziehung zu Erwachsenen ist oft von einer Distanzstörung und einem Mangel an normaler

Vorsicht und Zurückhaltung geprägt. Bei anderen Kindern sind sie unbeliebt und können isoliert sein. Beeinträchtigung kognitiver Funktionen ist häufig, spezifische Verzögerungen der motorischen und sprachlichen Entwicklung kommen überproportional oft vor. Sekundäre Komplikationen sind dissoziales Verhalten und niedriges Selbstwertgefühl.

Exkl.: Affektive Störungen (F30–F39)
Angststörungen (F41, F93.0)
Schizophrenie (F20)
tief greifende Entwicklungsstörungen (F84)

F90.0 Einfache Aktivitäts- und Aufmerksamkeitsstörung
Aufmerksamkeitsdefizit bei:
• hyperaktivem Syndrom
• Hyperaktivitätsstörung
• Störung mit Hyperaktivität
Exkl.: Hyperkinetische Störung des Sozialverhaltens (F90.1)

F90.1 Hyperkinetische Störung des Sozialverhaltens
Hyperkinetische Störung verbunden mit Störung des Sozialverhaltens

F90.8 Sonstige hyperkinetische Störungen

F90.9 Hyperkinetische Störung, nicht näher bezeichnet
Hyperkinetische Reaktion der Kindheit oder des Jugendalters o.n.A.
Hyperkinetisches Syndrom o.n.A.

F95 **Ticstörungen**
Syndrome, bei denen das vorwiegende Symptom ein Tic ist. Ein Tic ist eine unwillkürliche, rasche, wiederholte, nichtrhythmische Bewegung meist umschriebener Muskelgruppen oder eine Lautproduktion, die plötzlich einsetzt und keinem erkennbaren Zweck dient. Normalerweise werden Tics als nicht willkürlich beeinflussbar erlebt, sie können jedoch meist für unterschiedlich lange Zei-

träume unterdrückt werden. Belastungen können sie verstärken, während des Schlafens verschwinden sie. Häufige einfache motorische Tics sind Blinzeln, Kopfwerfen, Schulterzucken und Grimassieren. Häufige einfache vokale Tics sind z.B. Räuspern, Bellen, Schnüffeln und Zischen. Komplexe Tics sind Sich-selbst-schlagen sowie Springen und Hüpfen. Komplexe vokale Tics sind die Wiederholung bestimmter Wörter und manchmal der Gebrauch sozial unangebrachter, oft obszöner Wörter (Koprolalie) und die Wiederholung eigener Laute oder Wörter (Palilalie).

F95.0   Vorübergehende Ticstörung

Sie erfüllt die allgemeinen Kriterien für eine Ticstörung, jedoch halten die Tics nicht länger als 12 Monate an. Die Tics sind häufig Blinzeln, Grimassieren oder Kopfschütteln.

F95.1   Chronische motorische oder vokale Ticstörung

Sie erfüllt die allgemeinen Kriterien für eine Ticstörung, wobei motorische oder vokale Tics, jedoch nicht beide zugleich, einzeln, meist jedoch multipel, auftreten und länger als ein Jahr andauern.

F95.2   Kombinierte vokale und multiple motorische Tics [Tourette-Syndrom]

Eine Form der Ticstörung, bei der gegenwärtig oder in der Vergangenheit multiple motorische Tics und ein oder mehrere vokale Tics vorgekommen sind, die aber nicht notwendigerweise gleichzeitig auftreten müssen. Die Störung verschlechtert sich meist während der Adoleszenz und neigt dazu, bis in das Erwachsenenalter anzuhalten. Die vokalen Tics sind häufig multipel mit explosiven repetitiven Vokalisationen, Räuspern und Grunzen und Gebrauch von obszönen Wörtern oder Phrasen. Manchmal besteht eine begleitende gestische Echopraxie, die ebenfalls obszöner Natur sein kann (Kopropraxie).

F95.8   Sonstige Ticstörungen

F95.9   Ticstörung, nicht näher bezeichnet

Tic o.n.A.

F98 Andere Verhaltens- und emotionale Störungen mit Beginn in der Kindheit und Jugend

Dieser heterogenen Gruppe von Störungen ist der Beginn in der Kindheit gemeinsam, sonst unterscheiden sie sich jedoch in vieler Hinsicht. Einige der Störungen repräsentieren gut definierte Syndrome, andere sind jedoch nicht mehr als Symptomkomplexe, die hier aber wegen ihrer Häufigkeit und ihrer sozialen Folgen und weil sie anderen Syndromen nicht zugeordnet werden können, aufgeführt werden.

Exkl.: Emotional bedingte Schlafstörungen (F51)
Geschlechtsidentitätsstörung des Kindesalters (F64.2)
Kleine-Levin-Syndrom (G47.8)
Perioden von Atemanhalten (R06.8)
Zwangsstörung (F42)

F98.0 Nichtorganische Enuresis

Diese Störung ist charakterisiert durch unwillkürlichen Harnabgang am Tag und in der Nacht, untypisch für das Entwicklungsalter. Sie ist nicht Folge einer mangelnden Blasenkontrolle aufgrund einer neurologischen Krankheit, epileptischer Anfälle oder einer strukturellen Anomalie der ableitenden Harnwege. Die Enuresis kann von Geburt an bestehen oder nach einer Periode bereits erworbener Blasenkontrolle aufgetreten sein. Die Enuresis kann von einer schweren emotionalen oder Verhaltensstörung begleitet werden.

Funktionelle Enuresis
Nichtorganische primäre oder sekundäre Enuresis
Nichtorganische Harninkontinenz
Psychogene Enuresis
Exkl.: Enuresis o.n.A. (R32)

F98.1 Nichtorganische Enkopresis

Wiederholtes willkürliches oder unwillkürliches Absetzen von Faeces normaler oder fast normaler Konsistenz an Stellen, die im soziokulturellen Umfeld des Betroffenen nicht dafür vorgesehen sind. Die Störung kann eine abnorme Verlängerung der normalen infantilen Inkontinenz darstellen oder einen Kontinenzverlust nach bereits vorhandener Darmkontrolle, oder es kann sich um ein absichtliches Absetzen von Stuhl an dafür nicht vorgesehenen Stellen trotz normaler physiologischer Darmkontrolle handeln. Das Zustandsbild kann als monosymptomatische Störung auftreten oder als Teil einer umfassenderen Störung, besonders einer emotionalen Störung (F93) oder einer Störung des Sozialverhaltens (F91).

Funktionelle Enkopresis
Nichtorganische Stuhlinkontinenz
Psychogene Enkopresis

Soll die Ursache einer eventuell gleichzeitig bestehenden Obstipation angegeben werden, ist eine zusätzliche Schlüsselnummer zu benutzen.
Exkl.:   Enkopresis o.n.A. (R15)

F98.2   Fütterstörung im frühen Kindesalter
Eine Fütterstörung mit unterschiedlicher Symptomatik, die gewöhnlich für das Kleinkindalter und frühe Kindesalter spezifisch ist. Im Allgemeinen umfasst die Nahrungsverweigerung, extrem wählerisches Essverhalten bei angemessenem Nahrungsangebot und einer einigermaßen kompetenten Betreuungsperson in Abwesenheit einer organischen Krankheit. Begleitend kann Rumination – d.h. wiederholtes Heraufwürgen von Nahrung ohne Übelkeit oder eine gastrointestinale Krankheit – vorhanden sein.

Rumination im Kleinkindalter
Exkl.:   Anorexia nervosa und andere Essstörungen (F50)
          Fütterprobleme bei Neugeborenen (P92)
          Fütterschwierigkeiten und Betreuungsfehler (R63.3)
          Pica im Kleinkind- oder Kindesalter (F98.3)

F98.3   Pica im Kindesalter
Anhaltender Verzehr nicht essbarer Substanzen wie Erde, Farbschnipsel usw.. Sie kann als eines von vielen Symptomen einer umfassenderen psychischen Störung wie Autismus auftreten oder sie

kann als relativ isolierte psychopathologische Auffälligkeit vorkommen; nur das letztere wird hier kodiert. Das Phänomen ist bei
intelligenzgeminderten Kindern am häufigsten. Wenn eine solche
Intelligenzminderung vorliegt, ist als Hauptdiagnose eine Kodierung unter F70–F79 zu verwenden.

F98.4   **Stereotype Bewegungsstörungen**
Willkürliche, wiederholte, stereotype, nicht funktionale und oft
rhythmische Bewegungen, die nicht Teil einer anderen psychischen
oder neurologischen Krankheit sind. Wenn solche Bewegungen als
Symptome einer anderen Störung vorkommen, soll nur die über-
greifende Störung kodiert werden. Nichtselbstbeschädigende Bewegungen sind z.B.: Körperschaukeln, Kopfschaukeln, Haarezupfen,
Haaredrehen, Fingerschnipsgewohnheiten und Händeklatschen.
Stereotype Selbstbeschädigungen sind z.B.: Wiederholtes Kopfan-
schlagen, Ins-Gesicht-schlagen, In-die-Augen-bohren und Beißen
in Hände, Lippen oder andere Körperpartien. Alle stereotypen Bewegungsstörungen treten am häufigsten in Verbindung mit Intelligenzminderung auf; wenn dies der Fall ist, sind beide Störungen zu
kodieren.

Wenn das Bohren in den Augen bei einem Kind mit visueller Behinderung auftritt, soll beides kodiert werden: das Bohren in den Augen mit F98.4 und die Sehstörung mit der Kodierung der entsprechenden somatischen Störung.

Stereotypie/abnorme Gewohnheit
Exkl.:   Abnorme unwillkürliche Bewegungen (R25)
          Bewegungsstörungen organischer Ursache (G20–G25)
          Daumenlutschen (F98.8)
          Nägelbeißen (F98.8)
          Nasebohren (F98.8)
          Stereotypien als Teil einer umfassenderen psychischen
          Störung (F00–F95)
          Ticstörungen (F95)
          Trichotillomanie (F63.3)

F98.5   Stottern [Stammeln]

Hierbei ist das Sprechen durch häufige Wiederholung oder Deh-
nung von Lauten, Silben oder Wörtern, oder durch häufiges Zögern
und Innehalten, das den rhythmischen Sprechfluss unterbricht, gekennzeichnet. Es soll als Störung nur klassifiziert werden, wenn die
Sprechflüssigkeit deutlich beeinträchtigt ist.

Exkl.:   Poltern (F98.6)
          Ticstörungen (F95)

F

F98.6   Poltern

Eine hohe Sprechgeschwindigkeit mit Störung der Sprechflüssigkeit,
jedoch ohne Wiederholungen oder Zögern, von einem Schweregrad,
der zu einer beeinträchtigten Sprechverständlichkeit führt. Das Sprechen ist unregelmäßig und unrhythmisch, mit schnellen, ruckartigen
Anläufen, die gewöhnlich zu einem fehlerhaften Satzmuster führen.

Exkl.:   Stottern (F98.5)
          Ticstörungen (F95)

**F98.8   Sonstige näher bezeichnete Verhaltens- und emotionale
           Störungen mit Beginn in der Kindheit und Jugend**

Aufmerksamkeitsstörung ohne Hyperaktivität
Daumenlutschen
Exzessive Masturbation
Nägelkauen
Nasebohren

**F98.9   Nicht näher bezeichnete Verhaltens- oder emotionale
           Störungen mit Beginn in der Kindheit und Jugend**

Nicht näher bezeichnete psychische Störungen (F99)

F99   **Psychische Störungen ohne nähere Angabe**

Psychische Krankheit o.n.A.
Exkl.:   Organische psychische Störung o.n.A. (F06.9)

Kapitel VI
Krankheiten des Nervensystems (G00–G99)

Exkl.: Angeborene Fehlbildungen, Deformitäten und Chromosomenano-
malien (Q00–Q99)
Bestimmte infektiöse und parasitäre Krankheiten (A00–B99)
Bestimmte Zustände, die ihren Ursprung in der Perinatalperiode
haben (P00–P96)
Endokrine, Ernährungs- und Stoffwechselkrankheiten (E00–E90)
Komplikationen der Schwangerschaft, der Geburt und des Wo-
chenbettes (O00–O99)
Neubildungen (C00–D48)
Symptome und abnorme klinische und Laborbefunde, die andern-
orts nicht klassifiziert sind (R00–R99)

Entzündliche Krankheiten des Zentralnervensystems (G00–G09)

G00 **Bakterielle Meningitis, andernorts nicht klassifiziert**
Inkl.: Bakterielle:
- Arachnoiditis
- Leptomeningitis
- Meningitis
- Pachymeningitis
Exkl.: Bakterielle:
- Meningoenzephalitis (G04.2)
- Meningomyelitis (G04.2)

G00.0 **Meningitis durch Haemophilus influenzae**

G00.1 **Pneumokokkenmeningitis**

G00.2 **Streptokokkenmeningitis**

G00.3 Staphylokokkenmeningitis

G00.30 Meningitis durch Staphylococcus aureus

G00.31 Meningitis durch Staphylococcus epidermidis

G00.38 Sonstige Staphylokokkenmeningitis

G00.8 Sonstige bakterielle Meningitis

G00.80 Meningitis durch anaerobe Bakterien

    G00.800 Menigitis durch Bacteroides fragilis

    G00.801 Menigitis durch Fusobacterium

    G00.802 Menigitis durch Propionibacterium

    G00.803 Menigitis durch Peptococcus (Peptostreptococcus)

    G00.804 Meningitis durch Clostridium

    G00.805 Menigitis durch Actinomyces

G00.81 Menigitis durch fakultativ anaerobe Bakterien

    G00.811 Menigitis durch Citrobacter

    G00.812 Menigitis durch Enterobacter

G00.82 Menigitis durch Acinetobacter

G00.83 Meningitis durch Escherichia coli

G00.84 Meningitis durch Klebsiella

    G00.840 Meningitis durch Klebsiella pneumoniae (Friedländer)

    G00.848 Menigitis durch sonstige Klebsiella

G00.85 Menigitis durch Nocardia

G00.86 Menigitis durch Pasteurella multocida

G00.87 Meningitis durch Proteus

G00.88 Meningitis durch Pseudomonas

G00.89 Menigitis durch Serratia

G00.9 Bakterielle Meningitis, nicht näher bezeichnet

Inkl.:   Memingitis:
- eitrig o.n.A.
- purulent o.n.A.
- pyogen o.n.A.

G01* **Meningitis bei andernorts klassifizierten bakteriellen Krankheiten**
Meningitis (bei) (durch):
- Anthrax [Milzbrand] (A22.8†)
- Gonokokken (A54.8†)
- Leptospirose (A27.–†)
- Listerien (A32.1†)
- Borreliose [Lyme-Borreliose] (A69.2†)
- Meningokokken (A39.0†)
- Neurosyphilis (A52.1†)
- Salmonelleninfektion (A02.2†)
- Syphilis:
    - konnatal (A50.4†)
    - sekundär (A51.4†)
- tuberkulös (A17.0†)
- Typhus abdominalis (A01.0†)

G02* **Meningitis bei sonstigen andernorts klassifizierten infektiösen und parasitären Krankheiten**

G02.0* **Meningitis bei andernorts klassifizierten Viruskrankheiten**
- Meningitis (bei) (durch):
- Adenoviren (A87.1†)
- Arenaviren (haemorrhagisches Fieber)
- Enteroviren (A87.0†)
- Herpesviren [Herpes simplex] (B00.3†)
- Infektiöse und parasitäre Krankheiten infolge von HIV-Krankheit (B20.–†)
- infektiöser Mononukleose (B27.–†)
- Kyasanur-Forest-Krankheit (A98.2†)
- lymphozytäre Choriomeningitis (A87.2†)
- Masern (B05.1†)
- Mumps (B26.1†)
- Röteln (B06.0†)
- Varizellen [Windpocken] (B01.0†)
- Zoster (B02.1†)
- Zytomegalie (B25.–†)

G02.1* **Meningitis bei andernorts klassifizierten Mykosen**
Meningitis bei:
* Kandidose (B37.5†)
* Kokzidioidomykose (B38.4†)
* Kryptokokkose (B45.1†)

G02.8* **Meningitis bei sonstigen näher bezeichneten andernorts klassifizierten infektiösen und parasitären Krankheiten**
Meningitis durch:
* afrikanische Trypanosomiasis (B56.–†)
* Chagas-Krankheit (chronisch) (B57.4†)

G

G03 **Meningitis durch sonstige und nicht näher bezeichnete Ursachen**

Inkl.:   Arachnoiditis ⎫
          Leptomeningitis ⎬ durch sonstige und nicht näher
          Meningitis   ⎪ bezeichnete Ursachen
          Pachymeningitis ⎭
Exkl.:   Meningoenzephalitis (G04)
          Meningomyelitis (G04)

G03.0 **Nichteitrige Meningitis**
Abakterielle Meningitis

G03.1 **Chronische Meningitis**

G03.2 **Benigne rezidivierende Meningitis [Mollaret-Meningitis]**

G03.8 **Meningitis durch sonstige näher bezeichnete Ursachen**
Benutzen Sie eine zusätzliche Schlüsselnummer, falls Sie eine zusätzliche Krankheit oder Ursache angegeben werden soll, z.B. M. Behçet (M35.2); Harada-Syndrom [Vogt-Koyanagi-Harada-Syndrom](H30.8)

G03.9 **Meningitis, nicht näher bezeichnet**
Arachnoiditis (spinal) o.n.A.

G04 Enzephalitis, Myelitis und Enzephalomyelitis

Inkl.: Akute aszendierende Myelitis
Meningoenzephalitis
Meningomyelitis

Exkl.: Benigne myalgische Enzephalomyelitis (G93.3)
Enzephalopathie:
- alkoholisch (G31.2)
- toxisch (G92)
- o.n.A. (G93.4)
- Multiple Sklerose (G35)
- Myelitis transversa acuta (G37.3)
- Subakute nekrotisierende Myelitis [Foix-Alajouanine-Syndrom] (G37.4)

G04.0 Akute disseminierte Enzephalitis

Soll der Impfstoff angegeben werden, ist eine zusätzliche Schlüssel-nummer (Kapitel XX) zu benutzen.

Exkl.: Akute disseminierte Demyelinisierung.
G04.00 Enzephalitis nach Impfung
G04.01 Enzephalomyelitis nach Impfung

G04.1 Tropische spastische Paraplegie

G04.10 assoziert mit HTLV-1-Infektion (HTLV-1 assozierte Myelitis) [HAM]
G04.11 assoziert mit HTLV-2-Infektion
G04.12 nicht assoziert mit HTLV-Infektion

G04.2 Bakterielle Meningoenzephalitis und Meningomyelitis, andernorts nicht klassifiziert

G04.8 Sonstige Enzephalitis, Myelitis und Enzephalomyelitis

Soll der Infektionserreger angegeben werden, ist eine zusätzliche Schlüsselnummer zu benutzen.

Exkl.: Enzephalitis nach Impfung (G04.00)
Enzephalomyelitis nach Impfung (G04.01)

G04.80   Postinfektiöse Enzephalitis
G04.81   Postinfektiöse Enzephalomyelitis

G04.9   Enzephalitis, Myelitis und Enzephalomyelitis, nicht näher bezeichnet
Ventrikulitis (zerebral) o.n.A.

G05* **Enzephalitis, Myelitis und Enzephalomyelitis bei andernorts klassifizierten Krankheiten**

G

Inkl.:   Meningoenzephalitis und Meningomyelitis bei andernorts klassifizierten Krankheiten

G05.0*   Enzephalitis, Myelitis und Enzephalomyelitis bei andernorts klassifizierten bakteriellen Krankheiten
Inkl.:   Enzephalitis, Myelitis oder Enzephalomyelitis (bei) (durch):
   • Listerien (A32.1†)
   • Meningokokken (A39.8†)
   • Syphilis:
         • konnatal (A50.4†)
         • Spät (A52.1†)
   • tuberkulös (A17.8†)
   • Neurosyphilis (A52.1†)

G05.00* Enzephalitis bei bakterieller Erkrankung, andernorts klassifiziert
G05.01* Myelitis bei bakterieller Erkrankung, andernorts klassifiziert
         Tabes dorsalis
G05.02* Enzephalomyelitis bei bakterielle Erkrankung, andernorts klassifiziert

G05.1*   Enzephalitis, Myelitis und Enzephalomyelitis bei andernorts klassifizierten Viruskrankheiten
Inkl.:   Enzephalitis, Myelitis oder Enzephalomyelitis (bei) (durch):
   • Adenoviren (A85.1†)
   • Enteroviren (A85.0†)

229

- Influenza (J10.8†, J11.8†)
- Herpesviren [Herpes simplex] (B00.4†)
- Masern (B05.0†)
- Mumps (B26.2†)
- Röteln (B06.0†)
- Varizellen (B01.1†)
- Zoster (B02.0†)
- Zytomegalieviren (B25.8†)

G05.10* Enzephalitis bei andernorts klassifizierter Viruskrankheit
G05.11* Myelitis bei andernorts klassifizierter Viruskrankheit
G05.12 Enzephalomyelitis bei andernorts klassifizierter Viruskrankheit

G05.2* Enzephalitis, Myelitis und Enzephalomyelitis bei sonstigen andernorts klassifizierten infektiösen und parasitären Krankheiten

Inkl.: Enzephalitis, Myelitis oder Enzephalomyelitis bei:
- afrikanischer Trypanosomiasis (B56.–†)
- Chagas-Krankheit (chronisch) (B57.4†)
- Naegleriainfektion (B60.2†)
- Amöben (B60.2†)
- Toxoplasmose (B58.2†)
- Lyme-Borreliose (A69.2†)
- Toxoplasmose (B58.2†)
Eosinophile Meningoenzephalitis (B83.2†)

G05.20* Enzephalitis bei sonstigen andernorts klassifizierten infektiösen und parasitären Krankheiten
G05.21*Myelitis bei sonstigen andernorts klassifizierten infektiösen und parasitären Krankheiten
G05.22* Enzephalomyelitis bei sonstigen andernorts klassifizierten infektiösen und parasitären Krankheiten

G05.8* Enzephalitis, Myelitis und Enzephalomyelitis bei sonstigen andernorts klassifizierten Krankheiten

G05.80* Enzephalitis bei sonstigen andernorts klassifizierten Krankheiten

Enzephalopathie bei systemischem Lupus erythematodes (M32.1†)

G05.81* Myelitis bei sonstigen andernorts klassifizierten Krankheiten

G05.82* Enzephalomyelitis bei sonstigen andernorts klassifizierten Krankheiten

G

G06 Intrakranielle und intraspinale Abszesse und Granulome

Soll der Infektionserreger angegeben werden, ist eine zusätzliche Schlüsselnummer (B95–B97) zu benutzen.

Exkl.: Hypophysenabszess (E23.60)

G06.0 Intrakranieller Abszess und intrakranielles Granulom

Soll der Infektionsweg verschlüsselt werden, ist die 7. Kodierungsstelle zu verwenden

G06.0xx0 Embolisch

G06.0xx1 durch offene Hirnverletzung

G06.0xx2 fortgeleitet von der Kopfhaut

G06.0xx3 fortgeleitet vom Mittelohr

G06.0xx4 fortgeleitet von Nasennebenhöhlen

G06.0xx8 fortgeleitet von sonstigen angrenzenden Strukturen

G06.00 Zerebellär

G06.01 Hirnhemisphäre, kortikal

G06.010 Frontal

G06.011 Parietal

G06.012 Temporal

G06.013 Okzipital

G06.02 Hirnhemisphäre, zentral

G06.020 Basalganglien

G06.021 Thalamus

G06.022 Hypothalamus

231

G06.023. Centrum semiovale

G06.03 Corpus callosum

G06.04 Hirnstamm

    G06.040 Mesenzephalon

    G06.041 Pons

    G06.042 Medulla oblongata

G06.05 Intrakranieller epiduraler Abszess und Granulom

G06.06 Intrakranieller subduraler Abszess und Granulom

G06.07 Multiple oder ausgedehnte Abszesse und Granulome

G06.1 Intraspinaler Abszess und intraspinales Granulom

G06.10 Rückenmark

G06.11 Epidural (extradural)

G06.12 Subdural

G06.2 Extraduraler und subduraler Abszess, nicht näher bezeichnet

G07* Intrakranielle und intraspinale Abszesse und Granulome bei andernorts klassifizierten Krankheiten

Hirnabszess (durch):

- Amöben (A06.6†)
- Kryotococcus
- Gonokokken (A54.8†)
- tuberkulös (A17.8†)

Kryptokokkengrannulom

Hirngranulom bei Schistosomiasis (B65.–†)

Tuberkulom:

- Gehirn (A17.8†)
- Meningen (A17.1†)

G08 Intrakranielle und intraspinale Phlebitis und Thrombophlebitis

Inkl.: Septisch, intrakraniell oder intraspinal, venöse Sinus oder Venen

    - Embolie

    - Endophlebitis

    - Phlebitis

- Thrombophlebitis
- Thrombose

Exkl.: Intrakranielle Phlebitis und Thrombophlebitis:
- als Komplikation von:
  - Abort, Extrauteringravidität oder
  - Molenschwangerschaft (O00–O07, O08.7)

Schwangerschaft, Geburt oder Wochenbett (O22.5, O87.3)
- nichtpyogen (I67.6)

Nichteitrige intraspinale Phlebitis und Thrombophlebitis (G95.1)

G

G08.–0 Sinus sagittalis
G08.–1 Sinus rectus
G08.–2 Sinus sigmoidalis
G08.–3 Sinus cavernosus
G08.–4 Kortikale Vene
G08.–5 groß zerebrale Vene
G08.–6 Spinale Venen
G08.–7 multipel oder diffus

G09 Folgen entzündlicher Krankheiten des Zentralnervensystems

Hinweis: Soll bei einer andernorts klassifizierten Störung angegeben werden, dass sie Folge eines primär unter G00–G08 (mit Ausnahme der Stern-Kategorien) klassifizierbaren Zustandes ist, so ist (statt einer Schlüsselnummer aus G00– G08) die vorliegende Kategorie zu verwenden. Zu den «Folgen» zählen Krankheitszustände, die als Folgen oder Spätfolgen bezeichnet sind oder die ein Jahr oder länger seit Beginn des verursachenden Leidens bestehen. Für den Gebrauch dieser Kategorie sollten die betreffenden Regeln und Richtlinien zur Verschlüsselung der Morbidität und Mortalität in Band 2 (Regelwerk) herangezogen werden.

Systematrophien, die vorwiegend das Zentralnervensystem betreffen (G10–G13)

G10 **Chorea Huntington**
Inkl.: Huntington-Krankheit
G10.–0 Typische Chorea Huntington (Erkrankungsbeginn zwischen 20–50 Lebensjahr)
G10.–1 Früher Beginn (vor dem 20. Lebensjahr)
G10.–2 Später Beginn (nach dem 50. Lebensjahr)
G10.–3 Akinetisch-rigide Form mit Erkrankungsbeginn vor dem 20. Lebensjahr
G10.–4 Akinetisch-rigide Form mit Erkrankungsbeginn nach dem 20. Lebensjahr
G10.–5 Huntington-Krankheit ohne Demenz
G10.–6 Huntington-Krankheit ohne Chorea
G10.–8 Sonstige näher bezeichnete Formen der Huntington Krankheit

G11 **Hereditäre Ataxie**
Exkl.: Hereditäre und idiopathische Neuropathie (G60)
Infantile Zerebralparese (G80)
Stoffwechselstörungen (E70–E90)

Soll die Vererbung verschlüsselt werden, ist die 6. Schlüsselnummer zu verwenden:
G11.xx0 Autosomal-dominant
G11.xx1 Autosomal-rezessiv
G11.xx2 X-chromosomal rezessiv
G11.xx3 X-chromosomal dominant
G11.xx4 Mütterlicher Erbgang
G11.xx5 Familiär ohne eindeutigen Erbgang
G11.xx6 Nicht vererbt (sporadisch)
G11.xx8 Sonstiger näher bezeichete Erbgang

G11.0 **Angeborene nichtprogressive Ataxie**
G11.00 Zerebelläre Dysplasie und Aplasie
G11.01 Kongenitale zerebelläre Ataxie

G11.02 Kongenitale ataktische Paraplegie

G11.03 Kongenitale Kleinhirnwurm-Agenesie (Joubert)

G11.04 Körnerzell-Hypoplasie

G11.05 Kongenitale Ataxie, Retardierung, partielle Aniridie

G11.06 Kongenitales Dysequilibrium-Syndrom

G11.08 Sonstige näher bezeichnete angeborene nichtprogressive Ataxie

G11.1 Früh beginnende zerebellare Ataxie
Hinweis: Beginn gewöhnlich vor dem 20. Lebensjahr

G11.10 Früh beginnende zerebellare Ataxie (EOCA) mit erhaltenen Muskeleigenreflexen

G11.11 Ataxie mit fehlenden Muskeleigenreflexen (Friedreich)

G11.12 Ataxie mit Hypogonadismus (Holmes)

G11.13 Ataxie mit Myoklonus
Dyssynergia cerebellaris myoclonica (Ramsey-Hunt)
Exkl: Unverricht-Lundborg-Syndrom [baltic myoclonus] (G40.37)

G11.14 Ataxie mit pigmentärer Retinadegeneration/Optikusatrophie

G11.15 Ataxie mit Katarakt (Marinesco-Sjögren-Syndrom)

G11.16 Ataxie mit Taubheit und Intelligenzminderung

G11.17 Ataxie mit extrapyramidaler Störung und essentiellem Tremor

G11.18 Sonstige näher bezeichnete spinozerebellare Degeneration mit frühem Beginn

G11.2 Spät beginnende zerebellare Ataxie
Hinweis: Beginn gewöhnlich nach dem 20. Lebensjahr

G11.20 Progressive zerebelläre Ataxie (olivipontozerebelläre Atrophie)

G11.21 Episodische Ataxie

G11.22 Olivopontozerebelläre Ataxie mit langsamen Augenbewegungen

G11.23 Olivopontozerebelläre Ataxie mit Blindheit [Sanger-Brown-Ataxie]

G11.24 Machado-Joseph- Krankheit

G11.25 Progressive spinozerebelläre Ataxie mit erloschenen Muskeleigenreflexen

G11.26 Progressive spinozerebelläre Ataxie mit erhaltenen Muskeleigenreflexen

G11.27 Progressive zerebelläre Ataxie mit Gaumen-Myoklonus

G11.28 Sonstige näher bezeichnete spät beginnende zerebellare Ataxie

G11.3   Zerebellare Ataxie bei defektem DNA-Reparatursystem
Exkl.:   Cockayne-Syndrom (Q87.1)
         Xeroderma pigmentosum (Q82.1)

G11.30 Ataxia teleangiectatica [Louis-Bar-Syndrom]

G11.4   Hereditäre spastische Paraplegie
G11.40   ohne Beteiligung weiterer Strukturen des Nervensystems
G11.41   mit Beteiligung weiterer Strukturen des Nervensystes

G11.8   Sonstige hereditäre Ataxien

G11.9   Hereditäre Ataxie, nicht näher bezeichnet
Hereditäre(s) zerebelläre(s):
• Ataxie o.n.A.
• Degeneration
• Krankheit
• Syndrom

G12   Spinale Muskelatrophie (SMA) und verwandte Syndrome

G12.0   Infantile spinale Muskelatrophie, SMA Typ I [Typ Werdnig-Hoffmann]

G12.1 Sonstige vererbte spinale Muskelatrophie

G12.10 Proximale spinale Muskelatrophie

G12.100 chronisch kindliche spinale Muskelatrohie
Kindliche Form SMA Typ II

G12.101 Juvenile Form, SMA Typ III (Kugelberg-Welander)

G12.102 adulte Form SMA Typ IV

G12.11 Fokale und lokalisierte (nicht proximale) spinale Muskelatrophie

G12.110 Progressive Bulbärparalyse des Kindesalters (Fazio-Londe)

G12.111 Distale spinale Muskelatrophie

G12.112 Skapulo-peroneale Form der spinalen Muskelatrophie

G12.113 Fazio-skapulo-humerale Form der spinalen Muskelatrophie

G12.114 Fazio-skapulo-humerale Form der spinalen Muskelatrophie mit Sensibilitätssörungen (Davidenkow)

G12.115 Scapulo-humerale Form der spinalen Muskelatrophie

G12.116 Oculopharyngeale Form der spinale Muskelatrophie

G12.117 Ryukyu-Form der spinalen Muskeatrophie

G12.118 Spinobulbäre Form der Muskelatrophie (Kennedy-Syndrom)

G12.2 Motorneuron-Krankheit

Exkl.: paraneoplastische Motorneuron-Krankheit (G12.12)
Progressive Postpolio Muskelatrophie (B91.–0)

G12.20 Amyotrophe Lateralsklerose

G12.21 Primäre Lateralsklerose (Progressive spinobulbäre Spastik)

G12.22 Progressive Bulbärparalyse

G12.23 Progressive Pseudobulbärparalyse

G12.24 Progressive Muskelatrophie

G12.25 Psudopolyneuritische Form der ALS [Patrikios]

G12.26 West-Pazifik-Typ der Motoneuron-Krankung

Exkl.: ALS-Parkinson-Demenz-Syndrom (G23.84)
   G12.260 Guam-Typ der Motorneuron-Krankheit
   G12.261 Kii-Typ der Motorneuron-Krankheit
   G12.262 West Neuguinea-Typ der Motorneuron-Krankheit
G12.27 Madras-Typ der Motorneuron-Krankheit
G12.28 Benigne monomelische Amyotrophie
   Segmentale Motorneuron-Krankheit
G12.29 Sonstige Motorneuron-Krankheiten
   Sollen assoziierte Krankheiten verschlüsselt werden, ist eine zusätzliche Verschlüsselung zu benutzen, z.B. Motorneuron-Krankheit (bei) (mit):
   • Autoimmun-Krankheit, einschließlich erhöhten anti-GM1-Gangliosid-Antikörpern (R76.84).
   • Creutzfeldt-Jakob-Krankheit (A81.0)
   • Dysproteinämie und Gammopathie (D89)
   • Hereditäre spastische Paraplegie (G11.4)
   • Chorea Huntington (G10)
   • Hyperparathyreoidismus (E21)
   • Hyperthyreoidismus (E05)
   • Strahlenmyelopathie (G95.82)
   • Bleiintoxikation ((T56.0)
   • Machado-Joseph-Syndrom (G11.24)
   • Multisystematrophie [Shy-Drager]
   • Parkinsonismus

G12.8 Sonstige spinale Muskelatrophien und verwandte Syndrome

G12.9 Spinale Muskelatrophie, nicht näher bezeichnet

G13* Systematrophien, vorwiegend das Zentralnervensystem betreffend, bei andernorts klassifizierten Krankheiten

Hinweis: In der ICD-10 schließt diese Kategorie auch Störungen ein, die das periphere Nervensystem betreffen.

G13.0* Paraneoplastische Neuromyopathie und Neuropathie (C00–C97†)

Inkl.:   Karzinomatöse Neuromyopathie

G13.00* Sensorisch-motorische paraneoplastische Neuropathie
G13.01* Sensorische paraneoplastische Neuropathie, Typ Denny-Brown
Sensible paraneoplastische Polyneuropathie
G13.08* Sonstige paraneoplastischen Neuromyopathien und Neuropathien

G

G13.1* Sonstige Systematrophien, vorwiegend das Zentralnervensystem betreffend, bei Neubildungen (C00–C48†)

G13.10* Paraneoplastische limbische Enzephalopathie
G13.11* Paraneoplastische Kleinhirnatrophie
G13.12* Paraneoplastische Motoneuron-Krankheit

G13.2* Systematrophie, vorwiegend das Zentralnervensystem betreffend, bei Myxödem (E00.1†, E03.–†)

G13.20* Kleinhirnatrophie bei Hypothyreodismus (E00.1†, E03.–†)

G13.8* Systematrophien, vorwiegend das Zentralnervensystem betreffend, bei sonstigen andernorts klassifizierten Krankheiten

Extrapyramidale Krankheiten und Bewegungsstörungen (G20–G26)

G20   Primäres Parkinson-Syndrom

Inkl.:   Idiopathischer Parkinsonismus
Paralysis agitans
Exkl.:   Guam-Parkinson-Demenz-Komplex (G23.84)
Lewy-Körper-Krankheit (Demenz) (G31.85)

G20.–0   Klassischer Typ
G20.–1   Akinetischer Typ
G20.–2   Tremor-dominanter Typ

239

G20.–3 Typ mit posturaler- und Ganginstabilität

G20.–4 Hemiparkinson

Eine zusätzliche 6. Kodierungsstelle kann zur weiteren Spezifikation verwendet werden:

G20.–x0 sporadisch

G20.–x1 familiär

G21 Sekundäres Parkinson-Syndrom

Exkl.: Parkinson-Syndrom bei andernorts klassifizierten Krankheiten (G22)

G21.0 Malignes Neuroleptika-Syndrom

Soll die Substanz angegeben werden, ist eine zusätzliche Schlüsselnummer (Kapitel XX) zu benutzen.

G21.1 Sonstiges arzneimittelinduziertes Parkinson-Syndrom

Inkl.: Medikamenten-induzierte Akathisie

Soll die Substanz angegeben werden, ist eine zusätzliche Schlüsselnummer (Kapitel XX) zu benutzen.

Exkl.: Akathisie, nicht medikamenteninduziert (G25.88)

G21.10 Akute Medikamenten-Nebenwirkung

G21.11 Tardive Medikamenten-Nebenwirkung

G21.2 Parkinson-Syndrom durch sonstige exogene Substanzen

Soll das exogene Agens angegeben werden, ist eine zusätzliche Schlüsselnummer (Kapitel XX) zu benutzen.

G21.3 Postenzephalitisches Parkinson-Syndrom

G21.30 Parkinson-Syndrom bei Enzephalitis lethargica [von Economo]

G21.31 Sonstiges postinfektiöses Parkinson-Syndrom

Exkl.: Slow virus- oder Prion-Infektion des zentralen Nervensysems

G21.8   Sonstiges sekundäres Parkinson-Syndrom

Eine zusätzliche Kodierung kann verwendet werden um die Ursache zu dokumentieren, z.B. Folge einer intrakraniellen Verletzung (T90.5).

Exkl.:   Psychogenes Parkinson-Syndrom (F44.4)

G21.9   Sekundäres Parkinson-Syndrom, nicht näher bezeichnet

G22*   Parkinson-Syndrom bei andernorts klassifizierten Krankheiten

G

G22.–0* Parkinson-Syndrom bei sporadischer degenerativer Krankheit, andernorts verschlüsselt

Parkinson-Syndrom bei:
- Alzheimer-Krankheit (G30.–†)
- Kortikobasale Degeneration (G23.81†)
- Dentatorubropallidoluysische Atrophie (G23.83*)
- Diffuse-Lewy-Körperchen-Erkrankung
- Parkinson-Demenz-Komplex [Typ Guam] (G23.84†)
- Hallervorden-Spatz-Krankheit (G23.0†)
- Multisystematrophie [MSA] (G90.3)
- Olivopontozerebelläre Degeneration (G11.22– G11.23†)
- Pallidonigrothalamische Degeneration mit Pyramidenbahnbeteiligung (G23.82)
- Progressive supranukleäre Blickparese [Steele-Richardson-Olszewski] (G23.10†)
- Shy-Drager-Syndrom (G90.31)
- Striatonigrale Degeneration (G23.2†)

Exkl.:   Parkinson-Syndrom mit Basalganglien-Verkalkung (G23.85)

G22.–1* Parkinson-Syndrom bei familiären degenerativen und metabolischen Krankheiten, andernorts klassifiziert

Parkinson-Syndrom bei:
- Dopa-responsiver Dystonie (G24.13†)
- Chorea Huntington (G10.–†)
- Subakute nekrotisierende Enzephalopathie (Leigh) (G31.81†)

- Morbus Wilson (hepatolentikuläre Degeneration) (E83.01†)

  Exkl.:   Parkinson-Dystonie-Syndrom (G24.17)

G22.–2* Andernorts klassifiziertes Parkinsonsyndrom bei Infektionskrankheit
Parkinson-Syndrom bei:
- AIDS (Aquired Immundeficiency Syndrome) (B24†)
- Creutzfeldt-Jakob-Krankheit (A81.0†)
- Gerstmann-Sträussler-Scheinker-Syndrom (A81.81†)
- Subakuter sklerosierender Panenzephalitits (A81.1†)
- Syphilis (A52.1†)

G22.–3* Parkinson-Syndrom bei sonstigen Krankheiten die andernorts klassifiziert sind.
Parkinson-Syndrom bei:
- Hirntumor (C71–†, C79.3†, D33.–†)
- Zerebrovaslulärer Erkrankung (160.–†, 167.–†)
- Hydrocephalus occlusus (G91.9†)
- Normaldruck-Hydrozephalus (G91.2†)
- paraneoplastisch (C00–D48†)
- psychogen (F44.4†)
- Syringomesenzephalie (G95.0x3†)

G23   Sonstige degenerative Krankheiten der Basalganglien

G23.0   Hallervorden-Spatz-Erkrankung
G23.00   Pigmentdegeneration des Pallidums
G23.08   Sonstige näher bezeichnet Pallidumdegeneration
G23.09   Pallidumdegeneration o.n.A.

G23.1   Progressive supranukleäre Ophthalmoplegie
Inkl.:   Progressive supranukleäre Blicklähmung

G23.10   idiopathisch [Steele-Richardson-Olszewski-Syndrom]
G23.11   vaskulär (Multiinfarkt)

G23.2   Striatonigrale Degeneration

G23.8   Sonstige näher bezeichnete degenerative Krankheiten der Basalganglien

Exkl.:   Multisystematrophie mit Dysautonomie [Shy-Drager] (G90.31)

Olivopontozerebelläre Degeneration (G11.22–G11.23)

Morbus Wilson (hepatolentikuläre Degeneration)

G23.80   Hemiparkinson-Hemiatrophie-Syndrom

G23.81   Kortikobasale Degeneration

G23.82   Pallidonigrothalamische Degeneration mit Pyramidenbahnbeteiligung

G23.83   Dentatorubropallidoluysische Atrohie

G23.84   Parkinson-Demenz-Komplex (Typ Guam)

Exkl.:   Western-Pazifik-Typ der Motorneuronkrankheit

Guam-Typ der Alzheimer-Krankheit

G23.85   Parkinson-Syndrom bei Basalganglienverkalkung

G23.850   Idiopathische, sporadische Basalganglienverkalkung [Fahr]

G23.851   bei Hypoparathyreoidismus

G23.852   bei Pseudohypoparathyreoidismus

G23.853   familiäre Basalganglienverkalkung

G23.9   Degenerative Krankheit der Basalganglien, nicht näher bezeichnet

G24   Dystonie

Inkl.:   Dyskinesie

Exkl.:   Athetotische Zerebralparese (G80.3)

G24.0   Arzneimittelinduzierte Dystonie

Soll die Substanz angegeben werden, ist eine zusätzliche Schlüsselnummer (Kapitel XX) zu benutzen, z.B. Mangan (T57.2), Kohlendioxyd (T59.7), Kohlendisulfid (T65.4), Cyanid (T57.3)

G24.00   Akute arzeneimittelinduzierte Dystonie

G24.01   Akute arzeneimittelinduzierte Dyskinesie

G24.02 Tardive Dystonie
G24.03 Tardive Dykinesie
G24.04 Andere näher bezeichnete medikamenteninduzierte Dystonien
Medikamenteninduzierte okulogyren Krisen

G24.1 Idiopathische familiäre Dystonie

G24.10 Klassische autosomal dominat vererbte Dystonie [Idiopathische Torsionsdystonie, ITD] (DYT1-Gen auf 9q34)
G24.11 Nicht-klassische Dystonie
G24.12 Atypische Dystonie
G24.13 Dopa-responsive Dystonie [DRD]
Erbliche progressive Dystonie mit tageszeitlichen Fluktuationen [Segawa]
G24.14 Myoklonische Dystonie
G24.15 Dystonie mit früher Progredienz
G24.16 Parkinson-Dystonie-Syndrom [Lubag]
X-chromosomale Dystonie mit rasch progredientem Parkinsonismus
G24.17 Hereditäres juveniles Parkinson-Dystonie-Syndrom
G24.18 Familiäre Dystonie mit sonstigem näher bezeichneten Erbgang

Soll die Lokalisation der Dystonie angegeben werden, ist eine zusätzliche 6. (und 7.) Schlüsselnummer (Kapitel XX) zu benutzen

G24.1x0 Generalisierte Dystonie, familiär
G24.1x1 Hemidystonie, familiär
G24.1x2 Axiale Dystonie, familiär
G24.1x3 Kopf-Dystonie, familiär
G24.1x30 Okuläre Dystonie, familiär
G24.1x31 Orofaziale Dystonie, familiär
G24.1x4 Laryngeale Dystonie, familiär
G24.1x5 Zervikale Dystonie, familiär
G24.1x6 Gliedmaßen-Dystonie, familiär
G24.1x60 Arm/Hand-Dystonie, familiär
G24.1x61 Bein/Fuß-Dystonie, familiär

G24.1x7 Multiple oder kombinierte Formen der idiopathischen familiären Dystonie

G24.1x8 Sonstige Formen der idiopathischen familiären Dystonie

G24.2 Idiopathische nichtfamiliäre Dystonie
Exkl.: Idiopathische zervikale Dystonie (24.3)

G24.20 Generalisierte Dystonie, nicht familiär

G24.21 Hemidystonie, nicht familiär

G24.22 Axiale Dystonie, nicht familiär

G24.23 Sonstige Dystonie des Kopfes, nicht familiär
  Exkl.: Blepharospasmus (G24.5)
  Idiopathische orofaziale Dystonie (G24.4)
  G24.230 Okuläre Dystonie, nicht familiär
    Exkl.: medikamenteninduziert (G24.04)

G24.24 Laryngeale Dystonie, nicht familiär
  Isolierte spasmodische Dysphonie

G24.25 Gliedmaßen-Dystonie, nicht familiär
  G24.250 Arm/Hand-Dystonie, nicht familiär
    Schreibkrampf, Musikerkrampf und sonstige aktionsspezifische Dystonien
    Exkl.: Schreibkrampf und aktionsspezifischen Dystonien psychogener Ursache
  G24.251 Bein/Fuß-Dystonie, nicht familiär

G24.27 Multiple oder kombinierte Formen der idiopathischen nicht familiären Dystonie

G24.28 Sonstige Formen der idiopathischen nicht familiären Dystonie

G24.3 Torticollis spasmodicus
Inkl.: Idiopathische zervikale Dystonie
Exkl.: familiäre zervikale Dystonie (G24.1x5)
  Torticollis o.n.A. (M43.6)

G24.30 Torticollis spasmodicus

G24.31 Retrocollis spasmodicus
G24.32 Anterocollis spasmodicus
G24.33 Laterocollis spasmodicus
G24.38 Sonstige näher bezeichnete zervikale Dystonien

G24.4 Idiopathische orofaziale Dystonie
Exkl.: familiäre orofaziale Distonie (G24.1x31)

G24.40 Orofaziale Dyskinesie
G24.41 Dyskinesie bei Zahnlosigkeit (Edentulous dyskinesia)
G24.42 Isolierte oromandibuläre Dystonie

G24.5 Blepharospasmus
Idiopathische Gesichtsdystonie
Meige-Syndrom

G24.8 Sonstige Dystonie
Exkl.: Atlantoaxiale Subluxation (M43.3–M43,4)
Kongenitale Muskelkontraktion (Q79.8)
Drehbewegungen im Anfall (G40)

G24.80 Paroxysmale Dystonien
G24.800 Sporadische kinesiogene Dystonie
G24.801 Familiäre kinesogenische Dystonie
G24.802 Sporadische nicht-kinesogenische Dystonie
G24.803 Familiäre nicht-kinesogenische Dystonie
G24.804 Tonische Spasmen bei Multipler Sklerose
G24.805 Paroxsmale nächtliche Dystonie
G24.81 Sandifer-Syndrom
Anteroflexion mit gastroösophagealem Reflux beim Klein-
kind
G24.82 Sekundäre Dystonie, nicht näher bezeichnet
G24.83 Pseudodystonie, nicht näher bezeichnet

G24.9 Dystonie, nicht näher bezeichnet
Dyskinesie o.n.A.

G25 Sonstige extrapyramidale Krankheiten und Bewegungsstörungen

G25.0 Essentieller Tremor
Exkl.:   Isolierter Ruhetremor (G25.26)
Tremor o.n.A. (R25.1)

G25.00 Isolierter Kopftremor
G25.01 Isolierter Gesichtstremor
G25.02 Isolierter Stimmtremor
G25.03 Isolierter Handtremor
G25.04 Schauderattacken in der Kindheit
G25.07 Multiple Tremorlokalisationen

Für eine nähere Spezifikation kann mit der 6. Kodierungsstelle verschlüsselt werden:
G25.0x0 sporadisch
G25.0x1 familiär

G25.1 Arzneimittelinduzierter Tremor
Soll die Substanz angegeben werden, ist eine zusätzliche Schlüsselnummer (Kapitel XX) zu benutzen.

G25.2 Sonstige näher bezeichnete Tremorformen
G25.20 Intentionstremor
G25.21 Physiologischer Tremor
G25.22 Dystoner Tremor
G25.23 Orthostatischer Tremor
G25.24 Aufgabenspezifischer Tremor (z.B. Schreibtremor)
G25.25 Mittelhirntremor (Holmes-Tremor)
G25.26 Isolierter Ruhetremor

G25.3 Myoklonus
Soll die Substanz angegeben werden, ist eine zusätzliche Schlüsselnummer (Kapitel XX) zu benutzen, falls es sich um einen medikamenteninduzierten Myoklonus handelt.
Exkl.:   Ataxie mit Myoklonus (G11.13)

Epilepsia partialis continua [Kozevnikov]
Faziale Myokymie (G51.4)
Myoklonusepilepsie (G40)
Hemispasmus facialis (G51.3)

G25.30 Kortikales Myoklonus-Syndrom
G25.31 Fokales oder multifokales kortikale Myoklonus-Syndrom
G25.32 Essentieller Myoklonus (Paramyoclonus multiplex [Fried-reich]
G25.33 Oculopalataler Myoklonus
G25.34 Gaumensegelmyoklonie
G25.35 Propriospinale Myoklonie
G25.36 Periphere Myoklonie
G25.37 Schlaf-Myoklonus (Einschlaf- Aufwach-Myoklonus)
G25.38 Posthypoxische-Aktions-Myoklonien [PHAM; Lance-Adams-Syndrom]
G25.39 Sonstige näher bezeichnete Myoklonien

G25.4 Arzneimittelinduzierte Chorea
Soll die Substanz angegeben werden, ist eine zusätzliche Schlüssel-nummer (Kapitel XX) zu benutzen. Z.B. Dopamin-Rezeptor-Blo-cker (Neuroleptika (Y49.3–Y49.5), Dopaminerge Substanzen (Antiparkinsonmittel, Antiepileptika (Y46.0), Psychostimulantien (Y49.7), Toxine (T51–T65)

G25.5 Sonstige Chorea
Inkl.: Chorea o.n.A.
Exkl.: Chorea Huntington (G10)
Chorea minor [Chorea Sydenham] (I02)
Chorea o.n.A. mit Herzbeteiligung (I102.0)
Rheumatische Chorea (I02)

G25.50 Chorea gravidarum
G25.51 Chorea als Folge einer Hormontherapie
G25.52 Hemichorea
G25.53 Choreaakanthozytose
G25.54 Benigne familiäre Chorea

G25.55 Senile Chorea

G25.56 Kinesigenische Choreaathetose

G25.6 Arzneimittelinduzierte Tics und sonstige Tics organischen Ursprungs

Exkl.: Gilles-de-la-Tourette-Syndrom (F95.2)

Tic o.n.A. (F95.9)

G25.60 Arzneimittelinduzierte Tics

Soll die Substanz angegeben werden, ist eine zusätzliche Schlüsselnummer (Kapitel XX) zu benutzen.

G25.61 Tics organischen Ursprungs, nicht arzneimittel-induziert

Sekundärer Tic o.n.A.

G25.8 Sonstige näher bezeichnete extrapyramidale Krankheiten und Bewegungsstörungen

G25.80 Periodische Beinbewegungen im Schlaf

G25.81 Painful-legs-and-moving-toes-Syndrom

G25.82 Sporadisches Restless-legs-Syndrom

G25.83 Familiäres Restless-legs-Syndrom

G25.84 Stiff-person-Syndrom [Muskelstarre-Syndrom]

Stiff-man-Syndrom

G25.85 Ballismus (Hemiballismus)

Bei vaskulärer Genese ist zusätzliche Verschlüsselungsnummer zu verwenden (I63)

G25.86 Opsoklonus-Myoklonus-Syndrom

Dancing eye-, dancing feet-Syndrom

G25.87 Stereotypie

Exkl.: Gille de la Tourette-Syndrom (F95.2)

Edentulous dyskinesia (G24.41)

Epileptische Automatismen (G40)

Orofaziale Dyskinesie (G24.40)

Psychogene Stereotypie (F98.4)

Restless legs-Syndrom (G25.82)

Stereotype Bewegungsstörunge (F98.4)

Tardive Dyskinesie

G25.88   Akathisie, nicht medikamentinduziert

Exkl.:   Akathisie, medikamenteninduziert (G21.1)

G25.9   Extrapyramidale Krankheit oder Bewegungsstörung, nicht näher bezeichnet

G26*   Extrapyramidale Krankheiten und Bewegungsstörungen bei andernorts klassifizierten Krankheiten

G26.–0* Dystonie bei andernorts klassifizierten Erkrankungen

Dyskinesie bei andernorts klassifizierten Erkrankungen

Dystonie bei:

- Ataxia teleangiectasia Louis-Bar (G11.30†)
- Kortiko-basale Degeneration (G23.81†)
- Hallervorden-Spatz-Erkrankung (G23.0†)
- Hereditäre spastische Paraplegie (G11.4†)
- Chorea Huntington (G10†)
- Joseph-Machado-Krankheit (G11.24†)
- Juvenile neuronale Keroid-Lipofuszinose (E75.42†)
- Lesch-Nyhan Syndrom (E79.1)
- Multisystem-Degeneration mit Dysautonomie (E79.1†)
- Multiple Sklerose
- Morbus Niemann-Piek, Typ C (E75.262†)
- Pallidumdegeneration (G23..82–G23.83†)
- Neuroakanthozytose (G25.53†)
- Morbus Parkinson (G20†)
- Progressive supranukläre Ophthalmoplegie [Steel-Richardson-Olszewski] (G23.10†)
- Rett-Syndrom (F84.2†)
- Shy-Drager-Syndrom (G90.31†)
- Subakute nekrotisierende Enzephalopathie [Leigh] (G31.81†)
- Morbus Wilson [Hepatolentikuläre Degeneration] (E83.01†)

Hemidystonie bei andernorts klassifizierten Krankheiten

G26.–1* Chorea bei andernorts klassifizierten Krankheiten

Chorea bei:

- Hyperthyreoidismus (E05.–†)

- Neuroakanthozythose ((25.53†)
- Systemischer Lupus eryththematodes (M23†)

Hemichorea bei andernorts klassifizierten Krankheiten

Exkl.:   Chorea o.n.A. mit Herzbeteiligung (I02.0)
        Chorea gravidarum (G25.50)
        Chorea Huntington(G10)
        Rheumatische Chorea (I02)
        Chorea Sydenham I02)

G

G26.–2* Tremor bei andernorts klassifizierten Krankheiten

Tremor bei:

- Hirntumor (C71†, C79.3†, D33†)
- Zerebrovaskulärer Erkrankung (I60–I97†)
- Schädel-Hirn-Trauma (S06†)

G26.–3* Myoklonus bei andernorts klassifizierten Krankheiten

Myoklonus bei:

- Alzheimer-Krankheit (G30)
- Hirntumor (C71.–†, C79.3†, D33†)
- Creutzfeldt-Jakob-Krankheit (A81.0†)
- Zerebrovaskulärer Erkrankung (I60–I97†)
- Dyssynergia cerebellaris myoclonica [Ramsey-Hunt] (G11.13†)
- Schädel-Hirn-Trauma (S06†)
- Metabolischer Enzephalopathie (E00–E90†)
- Olivopontozerebellärer Atrophie (G11.22–G11,23†)
- Toxischer Enzephalopathie (G92†)

G26.–4* Tics bei andernorts klassifizierten Krankheiten

G26.–5* Stereotypien bei andernorts klassifizierten Krankheiten

Stereotypien bei:

- Autismus (F84.0–F84.1†)
- Intelligenzminderung (F70–F79†)
- Rett-Syndrom (F84.2†)

Sonstige degenerative Krankheiten des Nervensystems (G30–G32)

G30 **Alzheimer-Krankheit**
Inkl.: Senile und präsenile Formen
Exkl.: Senile:
- Degeneration des Gehirns, andernorts nicht klassifiziert (G31.1)
- Demenz o.n.A. (F03)
Senilität o.n.A. (R54)

G30.0 **Alzheimer-Krankheit mit frühem Beginn**
Hinweis: Beginn gewöhnlich vor dem 65. Lebensjahr

G30.00 Alzheimer-Krankheit mit frühem Beginn, familiär
G30.01 Alzheimer-Krankheit mit frühem Beginn, sporadisch

G30.1 **Alzheimer-Krankheit mit spätem Beginn**
Hinweis: Beginn gewöhnlich nach dem 65. Lebensjahr

G30.00 Alzheimer-Krankheit mit spätem Beginn, familiär
G30.01 Alzheimer-Krankheit mit spätem Beginn, sporadisch

G30.8 **Sonstige Alzheimer-Krankheit**
G30.80 Alzheimer-Krankheit, Typ Guam
Exkl.: Parkinson-Demenz-Komplex, Typ Guam (G23.84)

G30.9 **Alzheimer-Krankheit, nicht näher bezeichnet**

G31 **Sonstige degenerative Krankheiten des Nervensystems, andernorts nicht klassifiziert**
Exkl.: Reye-Syndrom (G93.7)

G31.0 **Umschriebene Hirnatrophie**
G31.00 Pick-Krankheit
G31.01 Progrediente (isolierte) Aphasie
G31.02 Frontallappen-Degeneration (Frontallappen-Demenz)

G31.1 Senile Degeneration des Gehirns, andernorts nicht klassifiziert

Exkl.: Alzheimer-Krankheit (G30)
Senilität o.n.A. (R54)

G31.2 Degeneration des Nervensystems durch Alkohol

G31.20 Alkoholbedingte zerebellare Degeneration
Alkoholbedingte zerebellare Ataxie

G31.21 Alkoholbedingte zerebrale Degeneration
Alkoholbedingte Enzephalopathie

Exkl.: Zentrale pontine Myelinolyse ((G37.2)
Alkoholbedingtes amnestisches Syndrom (Korsakov) (F10.6)
Wernicke Enzephalopathie (Polioenzephalitis hämorrhagica superior) (E51.2)

G31.22 Alkoholmyelopathie

G31.23 Dysfunktion des autonomen Nervensystems durch Alkohol

G31.24 Morelsche laminäre Sklerose

G31.28 Sonstige näher bezeichnete Degeneration des Nervensystems durch Alkohol

G31.8 Sonstige näher bezeichnete degenerative Krankheiten des Nervensystems

G31.80 Poliodystrophia cerebri progressiva [Alpers-Krankheit]

G31.81 Subakute nekrotisierende Enzephalomyelopathie [Leigh-Syndrom]

G31.82 Neuroaxonal Dystrophie [Seitelberger]

G31.83 Progressive subkortikale Gliose

G31.84 Spongiforme Leukodystrohie [Canavan-vanBogaert-Bertrand]

G31.85 Diffuse-Lewy-Körperchen-Krankheit (-Demenz)

G31.9 Degenerative Krankheit des Nervensystems, nicht näher bezeichnet

G

G32.–* Sonstige degenerative Krankheiten des Nervensystems bei andernorts klassifizierten Krankheiten

G32.0* Subakute kombinierte Degeneration des Rückenmarks bei andernorts klassifizierten Krankheiten
Subakute kombinierte Degeneration des Rückenmarks bei
- Thiamin-Mangel (E51.–†)
- Vitamin-B_{12}-Mangel (E53.8†)

G32.8* Sonstige näher bezeichnete degenerative Krankheiten des Nervensystems bei andernorts klassifizierten Krankheiten

Demyelinisierende Krankheiten des Zentralnervensystems (G35–G37)

G35 Multiple Sklerose
Inkl.: Multiple Sklerose:
- disseminiert
- generalisiert
- Hirnstamm
- Rückenmark
- o.n.A.
Exkl.: Konzentrische Sklerose [Balò] (G37.5)
Neuromyelitis optica [Devic] (G36.0)
Beachte: Diese Krankheiten besitzen einen eigenen ICD 10-Code, obwohl sie häufig als Unterformen der Multiplen Sklerose angesehen werden

G35.–0 Schubförmige Multiple Sklerose
G35.–1 Primär chronisch-progrediente Multiple Sklerose
G35.–2 Sekundär chronisch-progrediente Multiple Sklerose
Chronisch-progrediente Multiple Sklerose nach zunächst schubförmigen Verlauf
G35.–8 Sonstige symptomatische Formen der Multiplen Sklerose

G36 **Sonstige akute disseminierte Demyelinsierung**
Exkl.:   Postinfektiöse Enzephalitis und Enzephalomyelitis o.n.A.
(G04.8)

G36.0 **Neuromyelitis optica [Devic-Krankheit]**
Rückenmarksdemyelinisierung bei Opticusneuritis
Exkl.:   Neuritis optica o.n.A. (H46)

G36.1 **Akute und subakute hämorrhagische Leukoenzephalitis [Hurst]**

G

G36.8 **Sonstige näher bezeichnete akute disseminierte Demyelinisation**

G36.9 **Akute disseminierte Demyelinisierung, nicht näher bezeichnet**

G37 **Sonstige demyelinisierende Krankheiten des Zentralnervensystems**

G37.0 **Diffuse Hirnsklerose**
Encephalitis periaxialis
Schilder-Krankheit
Exkl.:   Adrenoleukodystrophie   [Addison-Schilder-Syndrom]
(E71.3)

G37.1 **Zentrale Demyelinisation des Corpus callosum**
Marchiafava-Bignami-Krankheit
Sollen damit verbundene Zustandsbilder oder Ursachen angegeben
werden, ist eine zusätzliche Schlüsselnummer zu benutzen

G37.2 **Zentrale pontine Myelinolyse**
Sollen damit verbundene Zustandsbilder oder Ursachen angegeben
werden, ist eine zusätzliche Schlüsselnummer zu benutzen

G37.3 Myelitis transversa acuta bei demyelinisierender Krankheit des Zentralnervensystems

Myelitis transversa acuta o.n.A.

Sollen damit verbundene Zustandsbilder oder Ursachen angegeben werden, ist eine zusätzliche Schlüsselnummer zu benutzen

Exkl.: Multiple Sklerose (G35)

Neuromyelitis optica [Devic-Krankheit] (G36.0)

G37.4 Subakute nekrotisierende Myelitis [Foix-Alajouanine-Syndrom]

G37.5 Konzentrische Sklerose [Baló-Krankheit]

G37.8 Sonstige näher bezeichnete demyelinisierende Krankheiten des Zentralnervensystems

G37.9 Demyelinisierende Krankheit des Zentralnervensystems, nicht näher bezeichnet

Episodische und paroxysmale Krankheiten des Nervensystems (G40–G47)

G40 Epilepsie

Sollen damit verbundene Zustandsbilder oder Ursachen angegeben werden, ist eine zusätzliche Schlüsselnummer zu benutzen

Exkl.: Epileptische Psychose (F06.8)

(erster) isolierter Anfall o.n.A. (R56.8)

Anfall (konvulsiv) o.n.A. (R56.8)

Landau-Kleffner-Syndrom (F80.3)

Status epilepticus (G41)

Postiktale Todd-Parese (G83.8)

Fieberkrampf (R56.0)

Neugeborenenkrampf (P90)

G40.0 **Lokalisationsbezogene (fokale) (partielle) idiopathische Epilepsie und epileptische Syndrome mit fokal beginnenden Anfällen**

G40.00 Benigne Epilepsie im Kindesalter mit zentrotemporalen Spikes im EEG

G40.01 Epilepsie im Kindesalter mit okzipitalen Paroxysmen im EEG

G40.1 **Lokalisationsbezogene (fokale) (partielle) symptomatische Epilepsie und epileptische Syndrome mit einfach fokalen Anfällen**

G40.10 Einfach fokale Anfälle.
Anfälle ohne Störung des Bewusstseins

G40.11 Einfach fokale Anfälle mit Übergang zu komplex fokalen Anfällen

G40.12 Einfache fokale Anfälle mit Übergang zu sekundär generalisierten Anfällen

G40.2 **Lokalisationsbezogene (fokale) (partielle) symptomatische Epilepsie und epileptische Syndrome mit komplex fokalen Anfällen**

Inkl.: Anfälle mit Bewusstseinsstörung

G40.20 Komplex fokale Anfälle nur mit Bewusstseinsstörung

G40.21 Komplex fokale Anfälle mit Bewusstseinsstörung und Automatismen

G40.22 Komplexe fokale Anfälle mit Entwicklung zu sekundär generalisierten Anfällen

G40.3 **Idiopathisch generalisierte Epilepsie und epileptische Syndrome**

G40.30 Benigne myoklonische Epilepsie des Kleinkindalters

G40.31 Familiäre benigne Neugeborenenkrämpfe

G40.32 Nichtfamiliäre benigne Neugeborenenkrämpfe

G40.33 Absence-Epilepsie des Kindesalters [Pyknolepsie]

G40.34 Epilepsie mit generalisierten tonisch-klonischen Anfällen in der Aufwachphase (Aufwachepilepsie)

G

G40.35 Juvenile Absence-Epilepsie
G40.36 Juvenile myoklonische Epilepsie [Impulsiv-Petit-mal]
G40.37 Unverricht-Lundborg-Syndrom
G40.39 Unspezifische generalisierte epileptische Anfälle, atonisch, klonisch, myoklonisch, tonisch, tonisch-klonisch

G40.4 Sonstige generalisierte Epilepsien und epileptische Syndrome

G40.40 Blitz-Nick-Saalam-Krämpfe [West]
G40.41 Frühe infantile epileptische Enzephalopathie mit Burst-Supression-Muster im EEG
G40.42 Epilepsie mit myoklonischen Absencen
G40.43 Epilepsie mit myoklonisch-astatischen Anfällen
G40.44 Lennox-Gastaut-Syndrom
G40.45 Myoklonische Frühenzephalopathie (symptomatisch)
G40.46 Myoklonusepilepsie mit Ragged Red Fibres (MERRF)

G40.5 Spezielle epileptische Syndrome

G40.50 Epilepsia partialis continua [Kojewnikow-Syndrom]
G40.51 Chronisch progressive Epilepsia partialis continua (Rasmussen)
G40.52 Epileptische Anfälle im Zusammenhang mit Alkohol
G40.53 Epileptische Anfälle im Zusammenhang mit Arzneimitteln

Exkl.:   Krampfanfälle im Zusammenhang mit Entzugssyndromen von psychotropen Substanzen (F1x.3 und F1x.4)

Soll die Substanz angegeben werden, ist eine zusätzliche Schlüsselnummer (Kapitel XX) zu benutzen.

G40.54 Epileptische Anfälle im Zusammenhang mit hormonellen Veränderungen
G40.55 Epileptische Anfälle im Zusammenhang mit Schlafentzug
G40.56 Epileptische Anfälle im Zusammenhang mit Stress
G40.57 Epilepsie bei bestimmten sensorischen Reizen (Reflexepilepsie)
Photosensible Epilepsie

Musikepilepsie

Leseepilepsie

G40.58 Sonstige situationsabhängige epileptische Anfälle

G40.6 Grand-mal-Anfälle, nicht näher bezeichnet (mit oder ohne Petit mal)

Generalisierte tonisch-klonische epileptische Anfälle

Bitte beachten: Diese Kategorie sollte nur in den Fällen verwendet werden, in denen nicht genügend Informationen vorhanden sind, um in einer der Kategorien G40.0–G40.5 zu verschlüsseln.

G

G40.7 Petit-mal-Anfälle, nicht näher bezeichnet, ohne Grand-mal-Anfälle

Absencen

Bitte beachten: Die Kategorie 40.7 sollte nur dann benutzt werden, wenn nicht genügen Informationen vorhanden sind, um in einer der Kategorien G40.33–G40.35 zu verschlüsseln.

G40.8 Sonstige Epilepsien

Exkl.: Erworbene epileptische Aphasie [Landau-Kleffner-Syndrom] (F80.3)

Pseudokrampfanfälle (Dissoziative Krampfanfälle) (F44.5)

G40.80 Epilepsie mit kontinuierlichem Spike-wave-Muster im EEG während des Schlafes (elektrischer Status epilepticus während des Schlafes)

G40.89 Epilepsie und epileptische Syndrome, unbestimmt ob fokal oder generalisiert

G40.890 Schwere myoklonische Epilepsie des Kinderalters

G40.9 Epilepsie, nicht näher bezeichnet
Epileptische:
- Anfälle o.n.A.
- Konvulsionen o.n.A.
- Entäußerungen o.n.A.

Postiktuale Amnesie

G41 Status epilepticus

G41.0 Grand-mal-Status
Status mit tonisch-klonischen Anfällen
Exkl.: Epilepsia partialis continua [Kojewnikow-Syndrom] (G40.5)

G41.1 Petit-mal-Status
Absencenstatus
Nichtkonvulsiver generalisierter Status epilepticus

G41.2 Status epilepticus mit komplex fokalen Anfällen

G41.8 Sonstiger Status epilepticus

G41.9 Status epilepticus, nicht näher bezeichnet

G43 Migräne
Soll bei Arzneimittelinduktion die Substanz angegeben werden, ist eine zusätzliche Schlüsselnummer (Kapitel XX) zu benutzen.
Exkl.: Kopfschmerz o.n.A. (R51)
Atypischer Gesichtsschmerz (R51)

G43.0 Migräne ohne Aura [Gewöhnliche Migräne]

G43.1 Migräne mit Aura [Klassische Migräne]
G43.10 mit typischer Aura
G43.11 mit prolongierter Aura
G43.12 mit akut einsetzender Aura

Sollen neurologische Symptome angegeben werden, ist die 6. Stelle als Kodierung zu verwenden:

G43.1x0 Hemianopsie und sonstige visuelle Migräne
G43.1x1 Migräne mit Hemihypästhesie
G43.1x2 Migräne mit Aphasie
G43.1x3 Basilarismigräne
G43.1x4 Migräneaura (alle Formen) ohne Kopfschmerz
G43.1x5 Familiäre hemiplegische Migräne
G43.1x7 Verschieden Formen von Aura
G43.1x8 Sonstige näher bestimmte Migräne mit Aura

G43.2 **Status migraenosus**

G43.3 **Komplizierte Migräne**
Hirninfarkt bei Migräne

G43.8 **Sonstige Migräne**
G43.80 Ophthalmoplegische Migräne
G43.81 Retinale Migräne (monokulär)
G43.82 Periodische kindliche Migräne
     G43.820 Abdominale Migräne
     G43.821 Benigner paroxysmaler Schwindel in der Kindheit
     G43.822 Hemiplegia alternans in der Kindheit
G43.83 Atypische Migräne

G43.9 **Migräne, nicht näher bezeichnet**

G44 **Sonstige Kopfschmerzsyndrome**
Exkl.: Atypischer Gesichtsschmerz (G50.1)
     Kopfschmerz o.n.A. (R51)
     Trigeminusneuralgie (G50.0)
     Glossopharyngeusneuralgie (G52.1)
     Sonstige kraniale Neuralgien (G52.8)
     Postpunktioneller Kopfschmerz (G97.1)

261

G44.0 Cluster-Kopfschmerz

Bing-Horton-Syndrom
Erythroprosopalgie
G44.00 Cluster-Kopfschmerz mit unbestimmter Periodizität
G44.01 Episodischer Cluster-Kopfschmerz
G44.02 Chronischer Cluster-Kopfschmerz
G44.03 Chronische paroxysmale Hemikranie
G44.08 Sonstiger und atypischer Cluster-Kopfschmerz

G44.1 Vasomotorischer Kopfschmerz, andernorts nicht klassifiziert

G44.2 Spannungskopfschmerz

G44.20 Episodischer Spannungskopschmerz mit Verspannung der perikranialen Muskulatur
G44.21 Episodischer Spannungskopfschmerz ohne Verspannung der perikranialen Muskulatur
G44.22 Chronischer Spannungskopfschmerz mit Verspannung der perikranialen Muskulatur
G44.23 Chronischer Spannungskopfschmerz ohne Verspannung der perikranialen Muskulatur
G44.28 Sonstiger Spannungskopfschmerz
Atypischer Spannungskopfschmerz

G44.3 Chronischer posttraumatischer Kopfschmerz

G44.4 Arzneimittelinduzierter Kopfschmerz, andernorts nicht klassifiziert

Soll die Substanz angegeben werden, ist eine zusätzliche Schlüsselnummer (Kapitel XX) zu benutzen.

Exkl.: Kopfschmerz bei Einnahme psychoaktiver Substanzen (G44.83)

G44.8 Sonstige näher bezeichnete Kopfschmerzsyndrome

G44.80 Sonstige Kopfschmerzformen die nicht mit strukturellen Läsionen vergesellschaftet sind
G44.800 Idiopathischer stechender Kopfschmerz

Cephalgia fugax

Icepick headache

G44.801 Kopfschmerz durch äußeren Druck

G44.802 Kälteinduzierter Kopschmerz

G44.803 Gutartiger Hustenkopfschmerz

G44.804 Gutartiger Kopschmerz bei körperlicher Anstrengung

G44.805 Kopfschmerz bei sexueller Aktivität

Orgasmus-Kopfschmerz

G44.806 Idiopathische Karotidynie

G44.81 Kopfschmerz bei sonstigen Gefäßerkrankungen

Soll die zugrundliegende Gefäßerkrankung angegeben werden, ist eine zusätzlich Schlüsselnummer (Kapitel IX) zu benutzen.

Exkl.: Vasomotorischer Kopfschmerz (G44.1)

G44.82 Kopfschmerz mit sonstigen intrakraniellen Störungen

Soll die zugrundliegende intrakranielle Krankheit angegeben werden, ist eine zusätzlich Schlüsselnummer zu benutzen.

G44.83 Kopfschmerz durch Gebrauch von psychoaktiven Substanzen

Soll die Substanz (F10–F14), oder die zugrundeliegende Krankheit (F1x.0–F1x.9) angegeben werden, ist eine zusätzliche Schlüsselnummer zu benutzen

G44.84 Kopf- oder Gesichtschmerzen bei Krankheiten des Schädels, der Kopf-und Gesichtsstrukturen, der Hirnnerven, des Nackens und der Wirbelsäule

Soll die zugrundliegende Krankheit angegeben werden, ist eine zusätzlich Schlüsselnummer zu benutzen

G44.85 Sonstige näher bezeichneten Syndrome mit Gesichts- und Augenschmerz

Exkl.:   Atypischer Gesichtsschmerz (G50.1)

Okulärer Schmerz o.n.A: (H57.1)

G44.850 Tolosa-Hunt-Syndrom

G44.851 Neck-Tongue-Syndrom

G44.88 Kopfschmerz bei sonstigen näher bezeichneten Krankheiten

Soll die zugrundliegende Krankheit angegeben werden, ist eine zusätzlich Schlüsselnummer zu benutzen
Exkl.:   Postpunktioneller Kopfschmerz (G97.0)

G45   Zerebrale transitorische ischämische Attacken und verwandte Syndrome

Exkl.:   Zerebrale Ischämie beim Neugeborenen (P91.0)

Soll die Seite der Ischämie angegeben werden, ist zusätzlich mit der 5. Stelle zu kodieren:
G45.x0 Links
G45.x1 Rechts
G45.x2 Symmetrisch (links und rechts)

G45.0   Syndrom der vertebro-basilären Strombahn
Subclavian steal-Syndrom

G45.1   A. carotis interna-Syndrom (Hemisphäre)
Exkl.:   Amaurosis fugax (G45,3)

G45.2   Multiple und bilaterale Syndrome der extrazerebralen hirnversorgenden Arterien
Bilaterale ischämische Episoden in nicht-symmetrischen Gefäßterritorien
Unilaterale ischämische Episoden in unterschiedlichen Gefäßterritorien (vertebro-basilär und A. carotis)
Exkl.:   Symmetrische Ausfälle (G45.x2)

G45.3   Amaurosis fugax

G45.4   Transiente globale Amnesie
Exkl.:   Amnesie o.n.A. (R41.3)

G45.8   Sonstige zerebrale transitorische ischämische Attacken und verwandte Syndrome

G45.9   Zerebrale transitorische ischämische Attacke, nicht näher bezeichnet

Zerebrale transitorische Ischämie o.n.A.

Spasmus der Hirnarterien

G46*   Zerebrale Gefäßsyndrome bei zerebrovaskulären Krankheiten (I60–I67†)

Exkl.:   Klinisch stummer Hirninfarkt

G

Soll die Läsionsseite angegeben werden, ist eine zusätzliche 6. Kodierungsstelle zu verwenden:

> G46.xx0 Links
>
> G46.xx1 Rechts
>
> G46.xx2 Symmetrisch (links und rechts)

Bei multiplen näher bezeichneten vaskulären Syndromen des Gehirnes wird jedes einzeln verschlüsselt.

G46.0*   A. cerebri media-Syndrom (I66.0†)

G46.00* Kortikales A. cerebri media-Syndrom

G46.01* Subkortikales A- cerebri media-Syndrom (Aa. lenticulostratae)

G46.02* Kombiniertes kortikales und subkortikales A. cerebri media-Syndrom (kompletter Mediainfarkt)

G46.1*   A. cerebri anterior-Syndrom (I66.1†)

G46.10* Kortikales A. cerebri anterior-Syndrom

G46.11* Subkortikales A. cerebri anterior-Syndrom (Infarkt der A. recurrens Heubner)

G46.12* Kombiniertes kortikales und subkortikales A. cerebri anterior-Syndrom (kompletter Anteriorinfarkt)

G46.2*   A. cerebri-posterior-Syndrom (I66.2†)

G46.20* Kortikales A. cerebri posterior-Syndrom (okzipitales Syndrom)

G46.21* Subkortikales A. cerebri posterior-Syndrom (thalamisches Syndrom)

G46.22* Kombiniertes kortikales und subkortikales A. cerebri posterior Syndrom (kompletter Posteriorinfarkt)

G46.3* Vaskuläres Hirnstammsyndrom (I60–I67†)

G46.30* Mittelhirnsyndrom
    Oberes Rubersyndrom [Benedikt]
    Unteres Rubersyndrom [Weber]
G46.31* Ponssyndrom
    Kaudale Brückenhaube [Millard-Gubler, Foville]
G46.32* Medulläres Syndrom [Wallenberg]
G46.37* Multiple sich überschneidende und bilaterale vaskuläre Hirnstammsyndrome
G46.38* Sonstige näher bezeichnete vaskuläre Hirnstammsyndrome

G46.4* Vaskuläres Kleinhirnsyndrom (I60–I67†)

G46.40* Syndrom der A. cerebelli superior
G46.41* Syndrom der A. cerebelli inferior anterior
G46.42* Syndrom der A. cerebelli inferior posterior
G46.43* Raumfordernder Kleinhirninfarkt
G46.47* Multiple sich überschneidende und bilaterale vaskuläre Kleinhirnsyndrome

G46.5* Lakunäres Syndrom mit rein motorischer Hemiparese (I60–I67†)

G46.50* Lakunäres Syndrom mit rein motorischer Hemiparese
G46.51* Lakunäres Sndrom mit geringgradiger rein motorischer Hemiparese
G46.52* Lakunäres Syndrom mit «rein» motorischer Hemiparese und zusätzlichen Symptomen außer Sensibilitätsstörung

G46.6* Rein sensibles lakunäres Syndrom (I60–I67†)

G46.60* Lakunäres Syndrom mit isolierten Paraesthesien
G46.61* Lakunäres Syndrom mit objektiverbarer Halbseiten-Sensibiltätsstörung
G46.62* Rein sensibles lakunäres Syndrom mit Schmerz

G46.7* **Sonstige lakunäre Syndrome (I60–I67†)**
G46.70* Sensomotorisches Syndrom
G46.71* Dysarthria-clumsy hand-Syndrom
G46.72* Ataktische Hemiparese
G46.73* Lakunäres Pseudobulbär-Syndrom
G46.77* Multiple und bilaterale Lakunen (Status lacunaris)
       Exkl.:   Parkinsonismus als Folge von lakunären Infarkten (G22.1)
               Vaskuläre Demenz als Folge von lakunären Infarkten (F01.2)

G

G46.8* **Sonstige Syndrome der Hirngefäße bei zerebrovaskulären Krankheiten (I60–I67†)**
G46.80* Syndrom der A. choroidea anterior
G46.81* Vorderer kortikaler Grenzzoneninfarkt
G46.82* Hinterer kortikaler Grenzzoneninfarkt
G46.83* Subkortikaler Grenzzoneninfarkt
G46.84* Syndrom der A. tuberothalmica
G46.87* Multiple vaskuläre Syndrome des Gehirns o.n.A.

G47   **Schlafstörungen**
       Exkl.:   Nichtorganische Schlafstörungen (F51)
               Pavor nocturnus (F51.4)
               Schlafwandeln (F51.3)
               Nächtliche Myoklonien (G25.80)

G47.0 **Ein- und Durchschlafstörungen**
Ausschluss: Höhen-Insomie (T70.2)

G47.1 **Krankhaft gesteigertes Schlafbedürfnis**
Idiopathische Hypersomnie

G47.2 **Störungen des Schlaf-Wach-Rhythmus**
G47.20 Vorübergehende Störung des Schlaf-Wach-Rhythmus
G47.21 Schwere Störung des Schlaf-Wach-Rhythmus
G47.22 Verzögerte Schlafphasen
G47.23 Irregulärer Schlaf-Wach-Rhythmus

G47.24 Nicht 24-Stunden Schlaf-Wach-Zyklus
G47.28 Sonstige Störungen des Schlaf-Wach-Rhythmus

G47.3 Schlafapnoe
Exkl.: Pickwick-Syndrom (E66.2)
G47.30 Alveolares Hypoventilations-Syndrom
G47.31 Zentrales Schlafapnoesyndrom
G47.32 Obstruktives Schlafapnoe-Syndrom
G47.38 Sonstiges Schlafapnoe-Syndrom

G47.4 Narkolepsie und Kataplexie
G47.40 Narkolepsie
G47.41 Kataplexie
G47.43 Schlaflähmung
G47.44 Hypnagoge Halluzinationen
G47.48 Jede Kombination von Narkolepsie, Kataplexie, hypnagoge Halluzination und Schlaflähmung
G47.48 Sonstige Formen der Narkolepsie und Kataplexie

G47.8 Sonstige Schlafstörungen
Exkl.: Plötzlicher Tod unbekannter Ursache (R96)
Schlafapnoe (G47.3)
Schlafapnoe beim Neugeborenen (R96)
Plötzlicher Kindstod (R95)
G47.80 Sonstigen REM-Schlaf-abhängige Parasomnien
Exkl.: Alpträume (F51.5)
Schlaflähmung (G47.42)
G47.800 REM-Schlaf-abhängige Verhaltensstörungen (Phantasmagoria)
G47.801 Nichtschmerzhafte Peniserektion bei beeinträchtigtem REM-Schlaf
G47.802 REM-Schlaf-abhängige schmerzhafte Peniserektion
G47.803 REM-Schlaf-abhängige kardiale Rhythmusstörung
G47.804 REM-Schlaf-abhängigger Kopfschmerz
Zur Klassifizierung des Kopfschmerzens soll

eine zusätzliche Schlüsselnummer verwendet
werden

G47.81 Sonstige nicht REM-Schlaf-abhängigen Schlafstörungen

Exkl.: Schlafmyoklonus (25.37)

Schnarchen (G25.37)

G47.810 Bruxismus im Schlaf

G47.811 Enuresis im Schlaf

G47.812 Abnormes Schlucken im Schlaf

G47.813 Nächtliche paroxsmale Dystonie

G47.82 Gestörtes Arousal

Verwirrtheit

Schlaftrunkenheit

G47.83 Störungen beim Schlaf-Wach-Übergang

Exkl.: Nächtliche Wadenkrämpfe (25.20)

G47.830 Schlafabhängige rhythmische Bewegungen
[Jactatio capitis nocturnus]

G47.831 Schlafbewegungen

G47.832 Reden im Schlaf

G47.84 Kleine-Levin-Syndrom

Periodische Schlafsucht

G47.88 Sonstige näher bezeichnete Schlafstörungen

G47.9 Schlafstörung, nicht näher bezeichnet

Krankheiten von Nerven, Nervenwurzeln und Nervenplexus (G50–G59)

Exkl.: Akute Verletzung von Nerven, Nervenwurzeln und Nervenplexus
– siehe Nervenverletzung nach Lokalisation (S04, S14, S24, S34,
S44, S54, S64, S74, S84, S94)

Neuralgie ⎫
Neuritis ⎬ o.n.A. (M79.2)

Periphere Neuritis während der Schwangerschaft (O26.8)

Radikulitis o.n.A. (M54.1)

G50 Krankheiten des N. trigeminus (V. Hirnnerv)
Inkl.:   Krankheiten des V. Hirnnerven

G50.0 Trigeminusneuralgie
Inkl.:   Syndrom des paroxysmalen Gesichtsschmerzes
Tic douloureux
Exkl.:   Postherpetische Trigeminusneuralgie (B02.2)
Postzosterische Trigeminusneuralgie (B02.2)
Trigeminusneuropathie
* idiopathisch (G50.80)
* symptomatisch o.n.A. (G50.81)

G50.00   Idiopathische Trigeminusneuralgie
G50.09   Symptomatische Trigeminusneuralgie, nicht näher bezeichnet

G50.1 Atypischer Gesichtsschmerz

G50.8 Sonstige Krankheiten des N. trigeminus
Exkl.:   Gutartige Neubildungen des N.trigeminus (D33.33)
Maligne Neubildungen des N.trigeminus (C72.51)

G50.80   Idiopathische Trigeminusneuropathie
G50.81   Symptomatische Trigeminusneuropathie, o.n.A.

G50.9 Krankheit des N. trigeminus, nicht näher bezeichnet

G51 Krankheiten des N. facialis (VII. Hirnnerv)
Inkl.:   Krankheiten des VII. Hirnnerven

G51.0 Periphere Fazialisparese
Inkl.:   Bell-Lähmung
Exkl.:   Hemiatrophie faciei progressiva [Romberg-Syndrom] (Q67.4)

G51.00   Idiopathische akute periphere Fazialisparese
G51.01   Familiäre akute periphere Fazialisparese

G51.02 Familiäre rezidivierende periphere Fazialisparese
G51.08 andere näher bezeichnete periphere Fazialisparese

G51.1 Entzündung des Ganglion geniculi
Exkl.: Entzündung des Ganglion geniculi nach Zoster (B02.2)

G51.2 Melkersson-Rosenthal-Syndrom

G51.3 Spasmus (hemi)facialis

G51.4 Faziale Myokymie

G51.8 Sonstige Krankheiten des N. facialis
Exkl.: Hemiatrophie faciei progressiva [Romberg-Syndrom] (Q67.4)

G51.9 Krankheit des N. facialis, nicht näher bezeichnet

G52 Krankheiten sonstiger Hirnnerven
Exkl.: Krankheit:
- N. acusticus [VIII. Hirnnerv] (H93.3)
- Okulomotorischen Nerven (H49.0–H49.3)
- N. opticus [II. Hirnnerv] (H46, H47.0)
- N. vestibulocochlearis [VIII. Hirnnerv] (H93.3)
- Strabismus paralyticus durch Nervenlähmung (H49.0–H49.2)

Mit der 6. Stelle kann bei Bedarf kodiert werden:
G52.xx0 unilateral
G52.xx1 bilateral

G52.0 Krankheiten des N. olfactorius [I. Hirnnerv]
Inkl.: Krankheiten des I. Hirnnerven
Exkl.: Idiopathische
- Anosmie (R43.0)
- Parosmie (R43.1)

G52.1   Krankheiten des N. glossopharyngeus [IX. Hirnnerv]
Inkl.:   Krankheiten des IX. Hirnnerven
Exkl.:   Okulopalataler Myoklonus (G25.33)

G52.10   Idiopathische Neuralgie des N. glossopharyngeus
G52.18   andere näher bezeichnete Krankheit des N. glossopharyngeus

G52.2   Krankheiten des N. vagus [X. Hirnnerv]
Inkl.:   Krankheiten des X. Hirnnerven
Exkl.:   Lähmug der Stimmbänder und des Larynx (J38.0)

G52.20   Neuralgie des N. laryngeus superior
G52.28   andere näher bezeichnete Krankheit des N. vagus

G52.3   Krankheiten des N. hypoglossus [XII. Hirnnerv]
Inkl.:   Krankheiten des XII. Hirnnerven

G52.30   Idiopathische Neuropathie des N. hypoglossus
G52.38   andere näher bezeichnete Krankheit des N. hypoglossus

G52.7   Krankheiten mehrerer Hirnnerven
Polyneuritis cranialis

G52.8   Krankheiten sonstiger näher bezeichneter Hirnnerven
G52.80   Neuralgie des N. occipitalis
G52.81   Krankheiten des N. accessorius (XI. Hirnnerv)
         Inkl.: Krankheiten des XI. Hirnnerven

G52.9   Krankheit eines Hirnnerven, nicht näher bezeichnet

G53*   Krankheiten der Hirnnerven bei andernorts klassifizierten Krankheiten

G53.0*   Postzosterische Neuralgie (B02.2†)
G53.00* Akute Zoster-Neuropathie des N. trigeminus
G53.01* Postzosterische Trigeminusneuralgie

G53.02* Akute Zoster-Neuralgie des N. glossopharyngeus
G53.03* Postzosterische Glossopharyngeusneuralgie
G53.04* Akuter Zoster des Ganglion geniculi
G53.05* Postzosterische Genikulatumneuralgie [Hunt-Syndrom]
G53.06* Parese der okulomotorischen Nerven bei Herpes zoster

G53.1* Multiple Hirnnervenlähmungen bei andernorts klassifizierten infektiösen und parasitären Krankheiten (A00–B99†)

G53.2* Multiple Hirnnervenlähmungen bei Sarkoidose (D86.8†)

G53.3* Multiple Hirnnervenlähmungen bei Neubildungen (C00–D48†)

G53.8* Sonstige Krankheiten der Hirnnerven bei sonstigen andernorts klassifizierten Krankheiten

G53.80* Sonstigen Krankheiten des N. trigeminus (V. Hirnnerv) bei sonstigen andernorts klassifizierten Krankheiten

G53.81* Krankheiten des N.facialis (VII. Hirnnerv) bei sonstigen andernorts klassifizierten Krankheiten

G53.82* Krankheiten des N.olfactorius (I. Hirnnerv) bei sonstigen andernorts klassifizierten Krankheiten

G53.83* Krankheiten des N. glossopharyngeus (IX. Hirnnerv) bei sonstigen andernorts klassifizierten Krankheiten

G53.84* Krankheiten des N. vagus (X. Hirnnerv) bei sonstigen andernorts klassifizierten Krankheiten

G53.85* Krankheiten des N. hypoglossus (XII. Hirnnerv) bei sonstigen andernorts klassifizierten Krankheiten

G53.87* Krankheiten multipler Hirnnerven bei sonstigen andernorts klassifizierten Krankheiten

G54 Krankheiten von Nervenwurzeln und Nervenplexus

Exkl.: Akute Verletzung von Nervenwurzeln und Nervenplexus
– siehe Nervenverletzung nach Lokalisation
Bandscheibenschäden (M50–M51)
Neuralgie oder Neuritis o.n.A. (M79.2)
Neuritis oder Radikulitis:
• brachial o.n.A. (M54.1)

- lumbal o.n.A. (M54.1)
- lumbosakral o.n.A. (M54.1)
- thorakal o.n.A. (M54.1)
Radikulitis o.n.A. (M54.1)
Radikulopathie o.n.A. (M54.1)
Spondylose (M47)

G54.0   Läsionen des Plexus brachialis
Exkl.:   Neuralgische Schulteramyotrophie (G54.5)

G54.00   Strahlenschädigung des Plexus cervicobrachialis
G54.01   Thoracic-outlet-Syndrom [Syndrom der oberen Thoraxapertur] bei Halsrippe [Halsrippensyndrom]
G54.02   Thoracic-outlet-Syndrom [Syndrom der oberen Thoraxapertur] bei sonstigen anatomisch bedingten Engen der oberen Thoraxapertur
G54.03   Läsionen des Plexus brachialis bei Vaskulitis
G54.04   Läsionen des Plexus brachialis bei Diabete mellitus
G54.05   Läsionen des Plexus cervicobrachialis bei entzündlicher Polyneuropathie
Liegen Läsionen vor, die über den Plexus brachialis hinausgehen, ist die Verschlüsselung für entzündliche Polyneuropathe (G61) zu benutzen.
G54.08   Sonstige Läsionen des Plexus brachialis

G54.1   Läsionen des Plexus lumbosacralis
G54.10   Strahlenschädigung des Plexus lumbosacralis
G54.11   Entzündliche lumbosakrale Plexopathie
G54.12   Vaskulitische lumbosakrale Plexopathie
G54.13   Lumbosakrale Plexopathie bei Diabetes mellitus
G54.14   Idiopathische lumbosakrale Plexopathie [chronisch progressive lumbosakrale Plexopathie]
G54.18   Sonstige lumbosakrale Pexopathie

G54.2   Läsionen der Zervikalwurzeln, andernorts nicht klassifiziert

G54.3   Läsionen der Thorakalwurzeln, andernorts nicht klassifiziert

G54.4 Läsionen der Lumbosakralwurzeln, andernorts nicht klassifiziert

G54.5 Neuralgische Amyotrophie
Inkl.:   Parsonage-Turner-Syndrom
         Schultergürtel-Neuritis

G54.50 Sporadische akute neuralgische Schulteramyotrohie
G54.51 Familiäre oder rezidiverende neuralgische Schulteramyitrohie

G

G54.6 Phantomschmerz

G54.7 Phantomglied ohne Schmerzen
Phantomglied o.n.A.

G54.8 Sonstige Krankheiten von Nervenwurzeln und Nervenplexus
G54.80 Nervenwurzelzyste
        Perineurale Zyste
        Tarlov-Zyste
G54.81 Nervenwurzelausriss
        Zur Verschlüsselung der Ursache kann eine zusätzliche
        Kodierung verwendet werden (S14.2–S24.2)
G54.82 Radikulo-Plexopathie
G54.83 Radikulo-Myelopathie
        Zur Verschlüsselung der Ursache kann eine zusätzliche
        Kodierung verwendet werden, z.B. Zytomegalievirus
        (B25)

G54.9 Krankheit von Nervenwurzeln und Nervenplexus, nicht näher bezeichnet
G54.90 Nervenwurzelerkrankung, o.n.A.
G54.91 Nervenplexuserkrankung o.n.A.

G55* **Kompression von Nervenwurzeln und Nervenplexus bei andernorts klassifizierten Krankheiten**

Eine zusätzliche 5. Stelle kann zur Lokalisationsbestimmung verwendet werden:

G55.x0 Zerikale Wurzel

G55.x1 Thorakale Wurzwl

G55.x2 Lumbale Wurzel

G55.x3 Sakrale Wurzel

G55.x4 Plexus cervicalis

G55.x5 Plexus brachialis

G55.x6 Plexus lumbalis

G55.x7 Plexus sacralis

G55.x8 Plexus splanchnicus

G55.x9 präsakraler Plexus

Benutzen Sie eine zusätzliche Schlüsselnummer, um die betroffene Nervenwurzel zu definieren. G55xx0 bis G55xx8 gibt die Höhe der zervikalen, thorakalen, lumbalen und sakralen Nervenwurzel an, z.B.:

G55.x10 erste thorakale Nervenwurzel (Th)

G55.x11 zweite thorakale Nervenwurzel (Th2)

G55.x12 dritte oder vierte thorakale Nervenwurzel (Th3 oder Th4)

G55.x13 fünfte oder sechste thorakale Nervenwurzel (Th5 oder Th6)

G55.x14 siebente oder achte thorakale Nervenwurzel (Th7 oder Th8)

G55.x15 neunte oder zehnte thorakale Nervenwurzel (Th9 oder Th10)

G55.x16 elfte thorakale Nervenwurzel (TH11)

G55.x17 zwölfte thorakale Nervenwurzel (Th12)

G55.x18 multiple Nervenwurzeln

G55.0* **Kompression von Nervenwurzeln und Nervenplexus bei Neubildungen (C00–D48†)**

G55.1* **Kompression von Nervenwurzeln und Nervenplexus bei Bandscheibenschäden (M50–M51†)**

G55.2* **Kompression von Nervenwurzeln und Nervenplexus bei Spondylose (M47.–†)**

G55.3* Kompression von Nervenwurzeln und Nervenplexus bei sonstigen Krankheiten der Wirbelsäule und des Rückens (M45–M46†, M48.–†, M53–M54†)

G55.8* Kompression von Nervenwurzeln und Nervenplexus bei sonstigen andernorts klassifizierten Krankheiten

G56 Mononeuropathien der oberen Extremität

Exkl.: Akute Verletzung von Nerven – siehe Nervenverletzung nach Lokalisation

G

G56.0 Karpaltunnel-Syndrom

G56.1 Sonstige Läsionen des N. medianus
G56.10 N. medianus- Läsion in der Axilla
G56.11 Kompression des N.medianus durch das Struther-Ligament
G56.12 M.pronator-teres-Syndrom
G56.13 N.interosseus-anterior-Syndrom

G56.2 Läsion des N. ulnaris
G56.20 N. ulnaris-Läsion in der Axilla
G56.21 Spätparese des N. ulnaris nach Humerusfraktur
G56.22 Sulcus-ulnaris-Syndrom
G56.23 N. ulnaris-Läsion an der Handwurzel
Syndrome de la Loge de Guyon
G56.24 N.ulnaris Läsion in der Hohlhand
Läsion der tiefen Äste des N. ulnaris
G56.28 Sonstige N.ulnaris-Läsion

G56.3 Läsion des N. radialis
G56.30 N.radialis-Läsion in der Axilla
G56.31 N.radialis-Läsion (Kompression) im Sulcus n. radialis des Humerus
G56.32 Supinatorsyndrom (Ramus interosseus dorsalis-Läsion)
G56.33 Läsion des Ramus superficialis n.radialis
G56.38 Sonstige Läsionen des N. radialis

G56.4   Kausalgie

G56.8   Sonstige Mononeuropathien der oberen Extremität
G56.80   Läsion des N. musculocutaneus
G56.81   Interdigitales Neurom der Hand

G56.9   Mononeuropathie der oberen Extremität, nicht näher bezeichnet

G57   Mononeuropathien der unteren Extremität
Exkl.:   Akute Verletzung von Nerven – siehe Nervenverletzung
nach Lokalisation

G57.0   Läsion des N. ischiadicus
Exkl.:   Ischialgie:
• durch Bandscheibenschaden (M51.1)
• o.n.A. (M54.3)

G57.00   Läsion des N. gluteus
G57.01   N.ischiadicus-Läsion beim Durchtritt durch den M. piriformis
G57.02   N.ischiadicus-Läsion in Höhe des Oberschenkels
G57.08   Sonstige N. ischiadicus-Läsion

G57.1   Meralgia paraesthetica
Inguinaltunnel-Syndrom
Syndrom des N. cutaneus femoris lateralis

G57.2   Läsion des N. femoralis
G57.20   N.femoralis-Läsion im Abdomen
G57.21   N. femoralis-Läsion in Höhe des Oberschenkels
G57.22   N. saphenus-Läsion

G57.3   Läsion des N. peronaeus (fibularis) communis
Inkl.:   Lähmung des N. fibularis
G57.30   Läsion de N. peronaeus superficiais
G57.31   Läsion des N. peronaeus profundus

G57.4 Läsion des N. tibialis
G57.40 N. tibialis-Läsion in der Kniekehle
G57.41 N. tibialis-Läsion im Bereich der Wade
G57.42 Läsion des N. suralis

G57.5 Tarsaltunnel-Syndrom

G57.6 Läsion des N. plantaris
G57.60 Läsion den N. plantaris lateralis
G57.61 Läsion des N. plantaris medialis
G57.62 Morton-Neuralgie [Metatarsalgie]

G

G57.8 Sonstige Mononeuropathien der unteren Extremität
G57.80 Läsion des N. genitofemoralis
G57.81 Läsion des N. ilioinguinalis
G57.82 Läsion des N. pudendus
G57.82 Interdigitales Neurom des Fusses

G57.9 Mononeuropathie der unteren Extremität, nicht näher bezeichnet

G58 Sonstige Mononeuropathien

G58.0 Interkostalneuropathie

G58.7 Mononeuritis multiplex

G58.8 Sonstige näher bezeichnete Mononeuropathien
G58.80 Läsion den N. phrenicus
G58.81 Traumatisches Neurom
      Exkl: Interdigitales Neurom der Hand (G56.81)
              Interdigitales Neurom des Fusses (G57.82)
G58.82 Läsion des N. suprascapularis
G58.83 Läsion des N. axillaris
G58.84 Läsion des N thoracicus longus

G58.9 Mononeuropathie, nicht näher bezeichnet

279

G59* Mononeuropathie bei andernorts klassifizierten Krankheiten

G59.0* **Diabetische Mononeuropathie (E10–E14†, vierte Stelle .4)**

G59.8* **Sonstige Mononeuropathien bei andernorts klassifizierten Krankheiten**
Mononeuropathie bei:
- Lepra (A30.–†)
- Bestrahlung (G47.80†)
- Zoster (B02.2†)
- Vaskulitis (M30†, M31†)

Polyneuropathien und sonstige Krankheiten des peripheren Nervensystems (G60–G64)

Exkl.: Akute Poliomyelitis (A80)
Neuralgie o.n.A. (M79.2)
Neuritis o.n.A. (M79.2)
Periphere Neuritis während der Schwangerschaft (O26.8)
Radikulitis o.n.A. (M54.1)

G60 Hereditäre und idiopathische Neuropathie
Exkl.: hereditäre Amyloidneuropathie ((E85.1)

Zur Verschlüsselung des Erbganges ist eine 6. Kodierungsnummer notwendig:
G60.xx0 autosomal-dominant
G60.xx1 autosomal-rezessiv
G60.xx2 geschlechtsgebunden dominant
G60.xx3 geschlechtsgebunden rezessiv
G60.xx4 mütterlicher Erbgang
G60.xx5 familiär mit unsicherem Erbgang
G60.xx6 nichtfamiliär
G60.xx8 sonstiger näher bezeichnete Erbgang

G60.0 Hereditäre motorisch-sensible Neuropathe (HMSN)

Exkl.: Hereditäre motorisch-sensible Neuropathie Typ IV [Refsum] [60.1]

G60.00 Typ I: Charcot-Marie-Tooth-Krankheit, hypertrophische Form
Hypertrophische Form der peronäalen (neuralen) Muskelatrophie

G60.01 Typ II: Charcot-Marie-Tooth-Krankheit, neuronale Form
Neuronale Forms der peronäalen (neuralen) Muskelatrophie

G60.02 TypIII: Hypertrophische demyelinisierende Neuropathie des Kindesalters [Déjerine-Sottas-Krankheit]

G60.03 Typ V: Hereditäre motorisch-sensible Neuropathe mit spastischer Paraparase

G60.04 Typ VI: Hereditäre motorisch-sensible Neuropathie mit Optikusatrophie

G60.05 Typ VII: Hereditäre motorisch-sensible Neuropathie mit Retinitis pigmentosa

G60.06 Roussy-Lévy-Syndrom

G60.08 Sonstige Formen der hereditären motorisch-sensiblen Neuropathie

G60.1 Refsum-Krankheit

Hereditäre motorisch-sensible Neuropathie Typ IV
Hereditäre Phytansäurestörung

Exkl.: Infantiles Refsum-Syndrom (E80.300)

G60.2 Neuropathie in Verbindung mit hereditärer Ataxie

G60.3 Idiopathische progressive Neuropathie

G60.30 Diffuse Hinterwurzeldegenration

G60.31 Segmentale Hinterwurzeldegeneration

G60.8   Sonstige hereditäre und idiopathische Neuropathien
Exkl.:   Familiäre Dysautonomie [Riley-Day] (G90.1)

G60.80 Hereditäre sensible und autonome Neuropathie (HSAN)
Typ I
G60.81 Hereditäre sensible und autonome Neuropathie (HSAN)
Typ II
G60.82 Hereditäre sensible und autonome Neuropathie (HSAN)
Typ III
G60.83 Hereditäre sensible und autonome Neuropathie (HSAN)
Typ IV
Kongenitale Anästhesie mit Anhidrose [Swanson]
G60.84 Hereditäre sensible und autonome Neuropathie (HSAN)
Typ V
Hereditäre sensible Neuropathie mit gestörter Schmerz-
perzeption [Low]
G60.85 Familiäre Neuropathie mit Riesenaxonen
G60.86 Neuropathie mit multiplen Neoplasien endokriner Or-
gane Typ 2B
G60.87 Hereditäre Neuropathie mit Neigung zu Druckparesen
Tomakulöse Neuropathie, HNPP

**G60.9   Hereditäre und idiopathische Neuropathie, nicht näher be-
zeichnet**

G61   **Entzündliche Polyneuropathie**

G61.0   Guillain-Barré-Syndrom
Polyradikuloneuropathie
Inkl.:   Akute (post-) infektiöse Polyneuritis
Eine zusätzliche Kodierung kann zur Verschlüsselung der Ursache
verwendet werden:

G61.00 Guillain-Barré-Syndrom mit vorwiegend motorischer
Störung
G61.01 Guillain-Barré-Syndrom mit schwerer vegetativer Beteili-
gung

G61.02 Guillain-Barré-Syndrom mit deutlicher sensibler Störung
G61.03 Guillain-Barré-Syndrom mit Hirnnervenausfällen
Polyradikulitis cranialis
Miller-Fischer Syndrom

G61.1 Serumpolyneuropathie
Soll die äußere Ursache angegeben werden, ist eine zusätzliche
Schlüsselnummer (Kapitel XX) zu benutzen.

G61.8 Sonstige entzündlichen Polyneuropathien
Exkl.: Akute Pandysautonomie (90.00)
Idiopathische progressive Polyneuropathie (G60.3)

G61.80 Progressive chronisch-entzündliche demyelinisierende
Polyneuropathie
G61.81 Chronische-rezivierende entzündliche demyelinisierende
Polyneuropathie
G61.82 Sensible Perineuritis
G61.83 Akute sensible Polyneuropathie

G61.9 Polyneuritis, nicht näher bezeichnet

G62 Sonstige Polyneuropathien
Exkl.: Hereditäre Amyloidneuropathie (E85.1)

G62.0 Arzneimittelinduzierte Polyneuropathie
Soll die Substanz angegeben werden, ist eine zusätzliche Schlüsselnummer (Kapitel XX) zu benutzen.

G62.1 Alkohol-Polyneuropathie

G62.2 Polyneuropathie durch sonstige toxische Agenzien
Soll das toxische Agens angegeben werden, ist eine zusätzliche
Schlüsselnummer (Kapitel XX) zu benutzen.

G

G62.8 **Sonstige näher bezeichnete Polyneuropathien**
Soll die äußere Ursache angegeben werden, ist eine zusätzliche
Schlüsselnummer (Kapitel XX) zu benutzen.

G62.80 Strahleninduzierte Polyneuropathie
G62.81 Small Fibre-Neuropathie o.n.A.

G62.9 **Polyneuropathie, nicht näher bezeichnet**
Neuropathie o.n.A.

G63* **Polyneuropathie bei andernorts klassifizierten Krankheiten**

G63.0* **Polyneuropathie bei andernorts klassifizierten infektiösen
und parasitären Krankheiten**
Polyneuropathie (bei):
- Diphtherie (A36.8†)
- infektiöser Mononukleose (B27.–†)
- Lepra (A30.–†)
- Borreliose [Lyme-Krankheit] (A69.2†)
- Mumps (B26.8†)
- nach Zoster (B02.2†)
- Spätsyphilis (A52.1†)
- Syphilis, konnatal (A50.4†)
- tuberkulös (A17.8†)
- Hepatitis B (B16.–†, B18,–†)
- Thyphus (A01.0†)

G63.1* **Polyneuropathie bei Malignomen (C00–D48†)**

G63.2* **Diabetische Polyneuropathie (E10–E14†, vierte Stelle .4)**

G63.3* **Polyneuropathie bei sonstigen endokrinen und Stoffwech-
selkrankheiten (E00–E07†, E15–E16†, E20–E34†, E70–E89†)**
Polyneuropathie bei
- Amyloidose (E85.1†)
- Xanthoma tuberosum (E78.26†)

G63.4* Polyneuropathie bei alimentären Mangelzuständen (E40–E64†)

Polyneuropathie bei Vitamin-B_{12}-Mangel (E53.80†)

G63.5* Polyneuropathie bei Systemkrankheiten des Bindegewebes (M30–M35†)

G63.6* Polyneuropathie bei sonstigen Krankheiten des Muskel-Skelett-Systems (M00–M25†, M40–M96†)

Polyneuropathie bei rheumathoider Arthritis (M05.3†)

G

G63.8* Polyneuropathie bei sonstigen andernorts klassifizierten Krankheiten

Polyneuropathie bei
- chronischer Lebererkrankung (K72.–†)
- «Ciguatera»-Fischvergiftung (T61.0†)
- Critical care illness (Koma-Polyneuropathie) (I46.0†)
- Herzstillstaand mit erfolgreicher Reanimation (I46.0), Septischer Schock (A41.9†)
- Sarkoidose (D86.88†)
- Urämische Neuropathie (N18.8†)
- Asphyxie (N18.8†)

G64 Sonstige Krankheiten des peripheren Nervensystems

Inkl.:   Krankheit des peripheren Nervensystems o.n.A.

G64.–0 Generalsierte Myokymien
G64.–1 Syndrom mit Myokymie, Hperhidriose, unzureichende Muskerelaxation
G64.–2 Fokale Myokymie

Krankheiten der neuromuskulären Synapse und des Muskels (G70–G73)

G70 Myasthenia gravis und sonstige neuromuskuläre Krankheiten

Exkl.: Botulismus (A05.1)
Transitorische Myasthenia gravis beim Neugeborenen (P94.0)

Die 6. Stelle kann zur typologischen Kennzeichnung verwendet werden:

G70.xx0 oculär
G70.xx1 bulbär
G70.xx2 generalisiert, leichte Form
G70.xx3 gneralisiert, schwere Form

G70.0 Myasthenia gravis

G70.00 Erworbene idiopathische Myasthenia gravis
G70.01 Myasthenia gravis bei Thymom
G70.02 Myasthenia gravis mit sonstigen Autoimmunerkrankungen
G70.03 Penicillamin-induzierte Myasthenia gravis
G70.08 Sonstige Myasthenia gravis
Soll bei Arzneimittelinduktion die Substanz angegeben werden, ist eine zusätzliche Schlüsselnummer (Kapitel XX) zu benutzen.

G70.1 Toxische Störungen der neuromuskulären Übertragung

Soll das toxische Agens angegeben werden, ist eine zusätzliche Schlüsselnummer (Kapitel XX) zu benutzen.

G70.2 Kongenitale Myasthenie

G70.20 Kongenitaler Acetylcholinesterasemangel
G70.21 Kongenitaler Acetylcholinrezeptormangel
G70.22 Slow-Channel-Syndrom
G70.23 Kongenitale Myasthenie mit präsynaptischem Defekt
G70.24 Familiäre infantile Myasthenie
G70.25 Gliedergürtelform der Myasthenie, familiär

G70.26 Gliedergürtelform der Myasthenie, nichtfamiliär

G70.28 Sonstige näher bezeichnete kongenitale Myasthenie

G70.8 Sonstige näher bezeichnete neuromuskuläre Krankheiten

G70.80 Lambert-Eaton-Syndrom ohne Nachweis eines Malignoms

G70.9 Neuromuskuläre Krankheit, nicht näher bezeichnet

G

G71 Primäre Myopathien

Exkl.: Arthrogryposis multiplex congenita (Q74.3)

Dermatopolymyositis (M33)

Myositis (M60)

Stoffwechselstörungen (E70–E90)

G71.0 Muskeldystrophie

Exkl.: Angeborene Muskeldystrophie:
- mit spezifischen morphologischen Anomalien der Muskelfasern (G71.2)
- o.n.A. (G71.2)

G71.00 Benigne Muskeldystrophie Typ Becker (Dystrophin-Defekt)

G71.01 Progressive Muskeldytrophie, mit Frühkontrakturen [Typ Emery-Dreifuss]

G71.02 Fazio-skapulo-humerale Muskeldystrophie [Duchenne-Landozy-Dèjèrine]

G71.03 Gliedergürtelform der Muskeldystrophie

G71.04 Okuläre Muskeldystrophie

G71.05 Okulopharyngeale Muskeldystrophie

G71.06 Skapulopharyngeale Muskeldystrophie

G71.07 Progressive Muskeldystrophie Typ Duchenne (Dystrophin-Defekt)

G71.08 Sonstige Muskeldystrophie

G71.080 Autosomal-rezessiv Muskeldystrophie, Beginn in der frühen Kindheit, Duchenne- oder Becker-ähnlich

G71.081 Distale Muskeldystrophie
Distale Myopathie
G71.082 Humeroperoneale Muskeldystrophie mit Früh-
kontrakturen
G71.083 Muskeldystrophie mit Autophagenaktivität
G71.084 Kongenitale Muskeldystrophie mit Beteiligung
des zentralen Nervensytems [Fukuyama]
G71.085 Kongenitale Muskeldystrophie ohne Schäden
des zentralen Nervensystems

G71.1 Myotonien

G71.10 Myotonica chondrodystrophica [Schwart-Jampel-Syn-
drom]
G71.11 Arzneimittelinduzierte Myotonie
Soll bei Arzneimittelinduktion die Substanz angegeben
werden, ist eine zusätzliche Schlüsselnummer (Kapitel
XX) zu benutzen.
G71.12 Dystrophische Myotonie [Curschmann-Batten-Steinert-
Syndrom]
G71.120 Neonatale dystrophische Myotonie
G71.121 Juvenile dystrophische Myotonie
G71.123 Adulte dystrophische Myotonie
G71.13 Myotonia congenita
G71.130 Myotonia congenita, autosomal dominant [Typ
Thomsen]
G71.131 Myotonia congenita, rezessiv [Typ Becker]
G71.14 Neuromyotonie [Issacs-Syndrom]
G71.15 Paramyotonia congenita [Eulenburg]
G71.16 Pseudomyotonie
G71.18 sonstige Myotonie
Symptomatische Myotonie
Soll die primäre Ursache angegeben werden, ist eine zu-
sätzliche Schlüsselnummer zu benutzen.

G71.2 Hereditäre Myopathien mit Srukturanomalien

G71.20 Central-Core-Myopathie

G71.21 Muskelfaserdysproportion

G71.22 Multicore- (Minicore) -Myopathie

G71.23 Zentronukläere Myopathie
Inkl.: Myotubuläre Myopathie
G71.230 Zentronukleäre Myopathie mit Typ 1-Faserhypertrophie

G71.24 Nemaline Myopathie

G71.25 Myopathie mit tubularmembranösen Einschlüssen (oder anderen Änderungen zellulärer Organellen bzw. Strukturen)

G71.26 Fingerlabdruck-Myopathie

G71.28 andere angeborene Myopathien
G71.280 Sakrotubuläre Myopathie
G71.281 Reduktionskörper-Myopathie

G71.3 Mitochondriale Myopathie, andernorts nicht klassifiziert

Exkl.: Defekte der mitochondralen Atmungskette (E88.83)
Kearns-Sayre-Syndrom (H49.8)
Myoklonusepilepsie mit Ragged Red Fibres (MERRF)

G71.30 Mitochandrale Myopathie mit Cytochrom-c-Oxidase-Mangel

G71.31 Mitochondrale Myopathie mit mit Coenzym Q-Mangel

G71.32 Mitochondrale Myopathie mit Complex-I-Mangel

G71.33 Luft-Krankheit

G71.34 Sonstige okuläre mitochondriale Myopathie

G71.35 Mitochondriale Enzephalomyelopathie, Laktat-Azidose und schlaganfallähnliche Episoden (MELAS)

G71.38 sonstige, näher bezeichnete Formen der mitochondralen Myopathie

G71.8 Sonstige primäre Myopathien

G71.80 Myopathien mit näher bezeichneten strukturellen Veränderungen:
Exkl.: angeborene Myopathien (G71.2)

G71.800 Myopathie mit zytoplasmatischen Körperchen

G71.801 Myopathie mit Zylinderkörpern

G71.802 Myopathie mit Zebrakörpern

G71.803 Myopathie mit randständigen Vakuolen

G71.804 Myopathie mit Sphäroidkörpern

G71.805 Familiäre granulovakuoläre Myopathie mit myotonen Entladungen

G71.806 Myosklerose

G71.807 Muskelfaseratrophie Typ I

G71.808 Muskelfaseratrophie Typ II

G71.81 Okuläre Myopathie

Exkl.: Okuläre Muskeldystrohie (G71.04)

Okuläre Myopathie bei Mitochondropathie (G71.35)

Okulopharyngeale Muskeldystrophie (G71.05)

G71.82 Monomelische hypertrophische Myopathie

G71.83 Hypertrophische Myopathie des Armes

G71.84 Maligne Hyperthermie

Exkl.: Malignes neuroleptisches Syndrom (G21.0)

G71.85 Myopathie bei Störung der sarkotubulären Kalzium-Aufnahme (Brody)

G71.86 Quadrizeps-Myopathie

G71.9 Primäre Myopathie, nicht näher bezeichnet

Hereditäre Myopathie o.n.A.

G72 Sonstige Myopathien

Exkl.: Arthrogryposis multiplex congenita (Q74.3)

Dermatopolymyositis (M33)

Ischämischer Muskelinfarkt (M62.2)

Myositis (M60)

Polymyositis (M33.2)

G72.0 Arzneimittelinduzierte Myopathie

Soll die Substanz angegeben werden, ist eine zusätzliche Schlüsselnummer (Kapitel XX) zu benutzen.

G72.1 Alkoholmyopathie

G72.10 Akute Alkoholmyopathie

G72.11 Chronische Alkoholmyopathie

G72.2 Myopathie durch sonstige toxische Agenzien

Soll das toxische Agens angegeben werden, ist eine zusätzliche Schlüsselnummer (Kapitel XX) zu benutzen.

G

G72.3 Periodische Lähmung

G72.30 Hypokaliämische periodische Lähmung (familiär)

G72.31 Hyperkaliämische periodische Lähmung (familiär)

G72.32 Normokaliämische periodische Lähmung (familiär)

G72.33 Periodische Lähmung bei Hyperthyreoidismus

G72.34 Sekundäre periodische Lähmung bei Hypolaliämie

G72.35 Sekundär periodische Lähmung bei Hyperkaliämie

G72.36 Periodische Lähmung mit Herzrhythmusstörung

G72.38 Sonstige periodische Lähmung

G72.4 Myositis, andernorts nicht klassifiziert

Soll die Ursache (z.B. HIV-Erkrankung, B23.8) angegeben werden, ist eine zusätzliche Kodierung zu verwenden.

G72.8 Sonstige näher bezeichnete Myopathien

Exkl.: Störung des Muskeltonus beim Neugeborenen (P94)
Volkmannsche Kontraktur (T79.6)

G72.80 Sekundäre Rhabdomyolyse (Myoglobinurie)
Soll eine zugrundeliegende Krankheit verschlüsselt werden, ist ein zusätzlicher Kode zu benutzen, z.B. Poliomyelitis (A80), Dermatomyositis (M33.0–M33.1), medikamenteninduzierte Myopathie (G72.0), metabolische Muskelerkrankung die eine Rhabdommyolyse bewirkt (E70–E90), Polymyositis (M33.2)

G72.81 Idiopathische Rhabdomyolyse

G72.82 Verzögerte Muskelreifung

G72.9 Myopathie, nicht näher bezeichnet

G73* Krankheiten im Bereich der neuromuskulären Synapse und des Muskels bei andernorts klassifizierten Krankheiten

G73.0* Myastheniesyndrome bei endokrinen Krankheiten
Myastheniesyndrome bei:
- diabetischer Amyotrophie (E10–E14†, vierte Stelle .4)
- Hyperthyreose [Thyreotoxikose] (E05.–†)

G73.1* Lambert-Eaton-Syndrom (C80†)
Exkl.: Lambert-Eaton-Syndrom ohne Malignom (G70.80)

G73.2* Sonstige Myastheniesyndrome bei Neubildungen (C00–D48†)

G73.3* Myastheniesyndrome bei sonstigen andernorts klassifizierten Krankheiten

G73.4* Myopathie bei andernorts klassifizierten infektiösen und parasitären Krankheiten

G73.5* Myopathie bei endokrinen Krankheiten
Inkl.:   Myopathie bei:
- Akromegalie (E22.0†)
- Cushing-Syndrom (E24.–†)
- Hyperparathyreoidismus (E21.–†)
- Hypoparathyreoidismus (E20.–†)
- Hypothyreoes (E00–E03†)
- Hypoadrenalismus (E27.1†, E27.3–E27.4†)
- Thyreotoxische Myopathie (E05.–†)

Exkl.:   Medikamenteninduzierte Kortisonmyopathie (G72.0)

G73.50 Okuläre Myopathie mit Hyperthyreoidismus (E05.0†)

G73.6* Myopathie bei Stoffwechselkrankheiten
Myopathie bei:
- Glykogenspeicherkrankheit (E74.0†)
- Karnitinmangel (E71.32†)

- Hydroxymethylglutaryl-CoA-Lyase-Mangel (E71.30†)
- Isovaleryl-CoA-Dehydrogenase-Mangel (E71.11†)
- Lactatdehydrogenase-Mangel (E74.86†)
- Lipidspeicherkrankheit (E75.–†)
- Mannose-6-Phosphatisomerase-Mangel (E74.82)
- Methylmalonyl-CoA-Mutase-Mangel (E71.12†)
- Phosphoglyceratkinase-Mangel (E74.85†)
- Phosphoglyceratmutase-Mangel(74.84)
- Verzweigtkettige Acetyl-CoA-Dehydrogenase-Mangel

G

G73.7* Myopathie bei sonstigen andernorts klassifizierten Krankheiten

Inkl.: Myopathie bei:
- Rheumatoider Arthritis (M05–M06†)
- Sicca-Syndrom [Sjögren-Syndrom] (M35.0†)
- Sklerodermie (M34.8†)
- systemischem Lupus erythematodes (M32.1†)
- Amyloidose (E85.–†)
- Karzinoid (E34.0†)
- intrauterine Toxin-Exposition (=04.–†)
- Nahrungsmangel (E40–E64)
- Osteomalazie (M83.–†)
- Thallasämie (D56.–†)
- Trauma und Ischämie (T79.6)
- Vitamin D-Mangel ((E55.–†)
- Syphilis (A51†, A52†)

G73.70* Muskelschwund bei sonstigen andernorts klassifizierten Krankheiten

Muskelschwund bei:
- Kachexie o.n.A. (R64†)
- Inaktivitätsatrophie (M62.5†)
- Immobilität (M62.3†)
- Kachexie bei Malignom (C80†)

Zerebrale Lähmung und sonstige Lähmungssyndrome (G80–G83)

G80 **Infantile Zerebralparese**
Inkl.: Little-Krankheit
Exkl.: Hereditäre spastische Paraplegie (G11.4)

G80.0 **Spastische Zerebralparese**
Angeborene spastische Lähmung (zerebral)

G80.1 **Spastische Diplegie**

G80.2 **Infantile Hemiplegie**

G80.3 **Dyskinetische Zerebralparese**
Athetotische Zerebralparese

G80.4 **Ataktische Zerebralparese**

G80.8 **Sonstige infantile Zerebralparese**
Mischsyndrome der Zerebralparese

G80.9 **Infantile Zerebralparese, nicht näher bezeichnet**
Zerebralparese o.n.A.

G81 **Hemiplegie**
Hinweis: Diese Kategorie ist nur dann zur primären Verschlüsselung zu benutzen, wenn eine Hemiplegie (komplett) (inkomplett) nicht näher bezeichnet ist oder wenn sie alt ist oder länger besteht, ohne näher bezeichnete Ursache. Diese Kategorie dient auch zur multiplen Verschlüsselung, um diese durch eine beliebige Ursache hervorgerufenen Arten der Hemiplegie zu kennzeichnen.
Exkl.: Angeborene und infantile Zerebralparese (G80)

G81.0 **Schlaffe Hemiplegie**

G81.1   Spastische Hemiplegie

G81.9   Hemiplegie, nicht näher bezeichnet

G82   Paraplegie und Tetraplegie

Hinweis: Diese Kategorie ist nur dann zur primären Verschlüsselung zu benutzen, wenn die aufgeführten Krankheitszustände nicht näher bezeichnet sind oder wenn sie alt sind oder länger bestehen, ohne näher bezeichnete Ursache. Diese Kategorie dient auch zur multiplen Verschlüsselung, um diese durch eine beliebige Ursache hervorgerufenen Krankheitszustände zu kennzeichnen.

Exkl.:   Angeborene und infantile Zerebralparese (G80)

G82.0   Schlaffe Paraplegie

G82.1   Spastische Paraplegie

Exkl.: Tropische spastische Paraplegie (G04.1)

G82.2   Paraplegie, nicht näher bezeichnet

Lähmung beider unterer Extremitäten o.n.A.
Paraplegie (untere) o.n.A.

G82.3   Schlaffe Tetraplegie

G82.4   Spastische Tetraplegie

G82.5   Tetraplegie, nicht näher bezeichnet

Quadriplegie o.n.A.

G83   Sonstige Lähmungssyndrome

Hinweis: Diese Kategorie ist nur dann zur primären Verschlüsselung zu benutzen, wenn die aufgeführten Krankheitszustände nicht näher bezeichnet sind oder wenn sie alt sind oder länger bestehen, ohne näher bezeichnete Ursache. Diese Kategorie dient auch zur multiplen Verschlüsse-

G

lung, um diese durch eine beliebige Ursache hervorgerufenen Krankheitszustände zu kennzeichnen.

Inkl.:   Lähmung (komplett) (inkomplett), ausgenommen wie unter G80–G82 aufgeführt

G83.0   Diplegie der oberen Extremitäten
Diplegie (obere)
Lähmung beider oberen Extremitäten

G83.1   Monoplegie einer unteren Extremität
Lähmung eines Beines

G83.2   Monoplegie einer oberen Extremität
Lähmung eines Armes

G83.3   Monoplegie, nicht näher bezeichnet

G83.4   Cauda- (equina-) Syndrom
Exkl.:   Spinale Blasenstörung o.n.A. (G95.8)

G83.40   Komplettes Cauda-Syndrom
G83.41   Neurogene Blasenentleerungsstörung bei Cauda-Syndrom
G83.42   Syndrom der intermittierenden Claudicatio der Cauda equina
G83.48   Sonstige partielle Cauda equina-Syndrome

G83.8   Sonstige näher bezeichnete Lähmungssyndrome
Todd-Paralyse (postiktual)

G83.9   Lähmungssyndrom, nicht näher bezeichnet

Sonstige Krankheiten des Nervensystems (G90–G99)

G90 Krankheiten des autonomen Nervensystems

Inkl.: Erkrankungen des (para-) sympathischen Nervensystems

Exkl.: Dysfunktion des autonomen Nervensystems durch Alkohol (G31.2)

Hereditäre Amyloidneuropathie (E35.1)

Hereditäre sensible und autonome Neuropathie (HSAN) (G60.80 –G60.84)

G

G90.0 Idiopathische periphere autonome Neuropathie

G90.00 Akute Pandysautonomie

G90.01 Chromische Pandysautonomie

G90.02 Karotissinus-Syndrom (Synkope)

G90.08 Sonstige idiopathische periphere autonome Neuropathie

G90.1 Familiäre Dysautonomie [Riley-Day-Syndrom]

G90.10 Sympathicus-Dysfunktion bei Dopamin-β-Hydroxylase-Mangel

G90.18 Sonstige familiäre Dysautonomie

G90.2 Horner-Syndrom

Horner-Bernard-Syndrom

Horner-Trias

G90.3 Multisystematrophie (MSA)

Inkl.: Multisystedegeneration

Exkl.: Kortikobasale Degeneration (G23.81)

Dentatorubropallidoluysische Atrophie (G23.83)

Olivopontozerebelläre Atrophie (G11.20)

Orthostatische Hypotension o.n.A. (I95.1)

Pallidopyramidodentatoluysische Degeneration (G23.82)

G90.30 Isolierte neurogene Hypotension

G90.31 Orthostatische Hypotension Shy-Drager

G90.32 Sonstige Multisystematrophien mit Dysautonomie

297

G90.8   Sonstige Krankheiten des autonomen Nervensystems
Exkl.:   Kausalgie (G56.4)

G90.80   Holmes-Adie-Syndrom
Exkl.:   Adie-Pupille (Pupillotonie) (H57.00)
G90.81   Cholinerge Neuropathie
G90.82   Chronische idiopathische Anhidrose
G90.83   Sympathische Reflexdystrophie [Morbus Sudeck]

G90.9   Krankheit des autonomen Nervensystems, nicht näher bezeichnet

G91   Hydrozephalus
Inkl.:   Erworbener Hydrozephalus
Exkl.:   Angeborener Hydrozephalus (Q03)
Hydrozephalus durch angeborene Toxoplasmose (P37.1)

G91.0   Hydrocephalus communicans

G91.1   Hydrocephalus occlusus

G91.2   Hydrozephalus mit normalem Liquordruck
Hydrocephalus aresorptivus
Normal-pressure-Hydrocephalus

G91.3   Posttraumatischer Hydrozephalus, nicht näher bezeichnet

G91.8   Sonstiger Hydrozephalus

G91.9   Hydrozephalus, nicht näher bezeichnet

G92   Toxische Enzephalopathie
Soll das toxische Agens angegeben werden, ist eine zusätzliche Schlüsselnummer (Kapitel XX) zu benutzen, wie etwa für Kohlenstoffmonoxid (T58).

G52.–0 Akute toxische Enzephalopathie
G52.–1 Chronische toxische Enzephalopathie

G93 Sonstige Krankheiten des Gehirns

G93.0 Zerebrale Zysten
Exkl.: Angeborene Gehirnzysten (Q04.6)
Erworbene periventrikuläre Zysten beim Neugeborenen (P91.1)
G93.00 Arachnoidalzyste
G93.01 Porenzephalische Zyste

G93.1 Anoxische Hirnschädigung, andernorts nicht klassifiziert
Soll das damit verbundene Zustandsbild angegeben werden, ist eine zusätzliche Kodierung zu verwenden, wie z.B:
- Amnestisches Syndrom (F04)
- Zerebelläres Syndrom (G96.80)
- Kognitive Beeinträchtigung (F06.7)
- Kortikale Blindheit (H47.6)
- Parkinsonsyndrom (G21.8)
- Apallisches Syndrom (persistierender vegetativer Zustand) (G96.81)
- Prolongiertes Koma (R40.2)

Exkl.: Posthypoxische-Aktions-Myoklonien [PHAM; Lance-Adams-Symdrom] G25.38)
Als Komplikation von:
- Abort, Extrauteringravidität oder Molenschwanger-schaft (O08.8)
- chirurgischen Eingriffen und medizinischer Behandlung (T80–T88)
Schwangerschaft, Wehentätigkeit oder Wochenbett (O29.2, O74.3, O89.2)
Asphyxie beim Neugeborenen (P21.9)

G93.2 Gutartige intrakranielle Drucksteigerung
Inkl.: Pseudotumor cerebri
Exkl.: Hypertensive Enzephalopathie (I67.4)

G93.20 Idiopathische intrakranielle Drucksteigerung
G93.21 Intrakranielle Drucksteigerung bei Fettleibigkeit
G93.22 Intrakranielle Drucksteigerung bei Exposition mit toxischen Substanzen
Soll das toxische Agens angegeben werden, ist eine zusätzliche Schlüsselnummer (Kapitel XX) zu benutzen.
G93.23 Intrakranielle Drucksteigerung bei Hormonstörung
G93.24 Intrakranielle Drucksteigerung bei zerebraler Venenthrombose(Sinusvenenthrombose
G93.28 Sonstige sekundäre intrakranielle Drucksteigerung

G93.3 Postvirales Fatigue-Syndrom
Benigne myalgische Enzephalomyelitis

G93.4 Enzephalopathie, nicht näher bezeichnet
Exkl.: Enzephalopathie:
• alkoholbedingt (G31.2)
• toxisch (G92)

G93.5 Compressio cerebri
Inkl.: Herniation ⎫
Kompression ⎬ Hirn (-stamm)
Exkl.: Compressio cerebri, traumatisch (diffus) (S06.2)
Compressio cerebri, traumatisch, umschrieben (S06.3)

G93.50 Mediale temporale transtentorielle Herniation
G93.51 Zentrale transtentorielle Hernistion
G93.52 Herniation der Kleinhirntonsillen
G93.53 Transtentorielle Kleinhirnherniation
G93.58 sonstige näher bezeichneten Formen der Hirn- und Hirnstammeinklemmungen

G93.6   Hirnödem
Exkl.:   Hirnödem:
- durch Geburtsverletzung (P11.0)
- traumatisch (S06.1)

G93.7   Reye-Syndrom
Soll die äußere Ursache angegeben werden, ist eine zusätzliche Schlüsselnummer (Kapitel XX) zu benutzen.

G93.8   Sonstige näher bezeichnete Krankheiten des Gehirns
Soll die äußere Ursache angegeben werden, ist eine zusätzliche Schlüsselnummer (Kapitel XX) zu benutzen.

G93.80   Enzephalopathie nach Strahlenexposition

G93.9   Krankheit des Gehirns, nicht näher bezeichnet

G94*   **Sonstige Krankheiten des Gehirns bei andernorts klassifizierten Krankheiten**

G94.0*   **Hydrozephalus bei andernorts klassifizierten infektiösen und parasitären Krankheiten (A00–B99†)**

G94.1*   **Hydrozephalus bei Neubildungen (C00–D48†)**

G94.2*   **Hydrozephalus bei sonstigen andernorts klassifizierten Krankheiten**

G94.8*   **Sonstige näher bezeichnete Krankheiten des Gehirns bei andernorts klassifizierten Krankheiten**
G94.80* Metabolische Enzephalopathie bei andernorts klassifizierten Erkrankungen
Metabolische Enzephalopathie bei:
- Leberversagen (K70–K72†)
- Hyperkalzämie (E83.5†)
- Hypernatriämie (E87.0†)
- Hyperparathyreoidismus (E21†)

- Hyperthyreoidismus (E05†)
- Hypokalzämie (E58†, E83.5)
- Hyponatriämie (E87.1†)
- Hypoparathyreoidismus (E20.–†)
- Hypothyreoidismus (E00–E03†)
- Urämie (N17–N19†)

G94.81* Ischämische und hypoxische Enzephalopathie bei andern-
orts klassifizierten Krankheiten
Ischämische und hypoxische Enzephalopathie bei:
- Chronischer Herzinsuffizienz (I50†)
- Ateminsuffuzienz (J00–J99)
- Schwere Anämie (D50–D59)
- Sichelzellanämie mit Krise (D57†)

G94.82 Enzephalpathie durch Nuhrungsmangel
Enzehalopathie bei Mangel von:
- Nikotinsäure (E52†)
- Vitamin B_6 (E53.1†)
- Bitamin B_{12}
Exkl.: Wernicke Enzephalopathie bei Thiaminmangel
(E51.2)

G95 Sonstige Krankheiten des Rückenmarkes
Exkl.: Myelitis (G04)

G95.0 Syringomyelie und Syringobulbie
Die 6. Stelle kann zur weiteren Charakterisierung verwendet werden:
G95.0x0 Syringomyelie
G95.0x1 Syringobulbie
G95.0x2 Syringobulbie und Syringomyelie
G95.0x3 Syringomesenzephalie
G95.0x4 Hydromyelie
G95.00 Syringomyelie, Sydromyelie und Syringobulbie bei Ar-
nold-Chiari-Fehlbildung
G95.01 Syringomyelie, Hydromyelie und Syringobulbie bei
Dandy-Walker-Syndrom
G95.02 Syringomyelie, Hydromyelie und Syringobulbie bei spi-
nalen intramedullären Neubildungen

G95.03 Syringomyelie, Hydromyelie und Syringobulbie bei spinaler intramedullärer vaskulärer Malformarion

G95.04 Syringomyelie, Hydromyelie und Syringobulbie bei chronisch traumatischer Myelopathie

G95.05 Syringomyelie, Hydromyelie und Syringobulbie nach Hämatomyelie

G95.06 Syringomyelie, Hydromyelie und Syringomyelie bei Arachnitis der hinteren Schädelgrube

G95.08 Sonstige näher bezeichnete Syringomyelie, Hydromyelie und Syringomyelie

G95.1 Vaskuläre Myelopathien

Exkl.: Intraspinale Phlebitis und Thrombophlebitis, ausgenommen nichteitrig (G08)

G95.10 Akuter arterielle Rückenmarkinfarkt (embolisch) (nichtembolisch)

G95.11 Arterielle Thrombose des Rückenmarkes

G95.12 Hämatomyelie

G95.13 Subakute nekrotisierende Myelopathie

G95.14 Akuter venöser Infarkt des Rückenmarks

G95.15 Chronische Durchblutungsstörung des Rückenmarks bei venöser Störung

G95.16 Nichteitrige intraspinale Phlebitis und Thrombophlebitis

G95.17 Rückenmarködem

G95.18 andere näher bezeichnete Formen der vaskulären Myelopathien

G95.2 Rückenmarkkompression, nicht näher bezeichnet

G95.8 Sonstige näher bezeichnete Krankheiten des Rückenmarkes

Exkl.: Neurogene Blase:
- bei Cauda- (equina-) Syndrom (G83.4)
- o.n.A. (N31.9)

Neuromuskuläre Dysfunktion der Harnblase ohne Angabe einer Rückenmarkläsion (N31)

G95.80 Arzneimittelinduzierte Myelopathie
Soll das Arzneimittel angegeben werden, ist eine zusätzliche Schlüsselnummer (Kapitel XX) zu benutzen.

G95.81 Toxische Myelopathie
Soll das toxische Agens angegeben werden, ist eine zusätzliche Schlüsselnummer (Kapitel XX) zu benutzen.

G95.82 Strahlenmyelopathie

G95.83 Myelopathie bei Lathyrismus

G95.84 Spinale Blasenstörung o.n.A.

G95.9 Krankheit des Rückenmarkes, nicht näher bezeichnet

Myelopathie o.n.A.

G96 Sonstige Krankheiten des Zentralnervensystems

G96.0 Austritt von Liquor cerebrospinalis

Exkl.: Nach Lumbalpunktion (G97.0)

G96.00 Liquor-Rhinorrhoe

G96.01 Liquor-Otorrhoe

G96.1 Krankheiten der Meningen, andernorts nicht klassifiziert

Inkl.: Meningeale Adhäsionen (zerebral) (spinal)

Exkl.: spinale Arachnoiditis o.n.A. (G603.9)

G96.10 Arachnoiditis im Bereich des N.opticus und Chiasma opticum

G96.11 Kraniale Arachnoiditis o.n.A.

G96.18 Sonstige näher bezeichnete Krankheiten der Meningen, andernorts nicht klassifiziert

G96.8 Sonstige näher bezeichnete Krankheiten des Zentralnervensystems

G96.80 Zerebelläres Syndrom

G96.81 Persistierender vegetativer Zustand
Apallisches Syndrom

G96.82   Locked-in-Syndrom
G96.83   Akinetischer Mutismus

G96.9   Krankheit des Zentralnervensystems, nicht näher bezeichnet

G97   Krankheiten des Nervensystems nach medizinischen Maßnahmen, andernorts nicht klassifiziert

G

G97.0   Austritt von Liquor cerebrospinalis nach Lumbalpunktion

G97.1   Sonstige Reaktion auf Spinal- und Lumbalpunktion
Postpunktioneller Kopfschmerz

G97.2   Intrakranielle Druckminderung nach ventrikulärem Shunt

G97.8   Sonstige Krankheiten des Nervensystems nach medizinischen Maßnahmen
G97.80   Strahlenspätfolge andernorts nicht klassifiziert
Exkl.:   Strahlenschaden des Plexus brachialis (G54.00)
- Strahlenenzephalopathie (G93.8)
- Lumbosakrale Plexopathie nach Bestrahlung (G54.10)
- Strahlenmyelopathie (G95.82)
- Strahlenpolyneuropathie (G62.80)

G97.9   Krankheit des Nervensystems nach medizinischer Maßnahme, nicht näher bezeichnet

G98   Sonstige Krankheiten des Nervensystems, andernorts nicht klassifiziert
Krankheit des Nervensystems o.n.A.

G99*   Sonstige Krankheiten des Nervensystems bei andernorts klassifizierten Krankheiten

G99.0* Autonome Neuropathie bei endokrinen und Stoffwechsel-krankheiten

Amyloidose mit autonomer Neuropathie (E85..1†)

Diabetische autonome Neuropathie (E10–E14†, vierte Stelle .4)

G99.1* Sonstige Krankheiten des autonomen Nervensystems bei sonstigen andernorts klassifizierten Krankheiten

Krankheiten des autonomen Nervensystems bei:

- Chagas-Krankheit (B47.4†)
- Diabetischer Neuropathie (E10–E14†, vierte Stelle .4)
- HIV-Krankheit (B23.8†)
- Verletzung von sympathischen Nerven oder Plexus (S14.5†, S24.4†, S34.5†)
- Lepra (A30†)
- familäre Amyloidneuropathie (E85.1†)
- Sonstige degenerative Krankheiten der Basalganglien (G23.–†)
- Parkinsonerkrankung (G20.–†)
- Porphyrie-Neuropathie (E80.–†)
- Fernwirkung von Neubildungen (C00–D48†)
- Rückenmarksverletzung (S14.0†, S24.0†, S34.0†)
- Syringomyelie und Syringobulbie (E95.0†)
- Thiamin-Mangel (E51.–†)

G99.2* Myelopathie bei andernorts klassifizierten Krankheiten

Inkl.: Myelopathie bei:
  - Arteria spinalis anterior-Syndrom und Arteria vertebra-lis-Kompressions-syndrom (M47.0†)
  - HIV-Erkrankung (vakuoläre Myelopathie) (B23.8†)
  - Bandscheibenschäden (M50.0†, M51.0†)
  - Neubildungen (C00–D48†)
  - Spondylose (M47.–†)
  - Vitamin B_{12}-Mangel
  - Rückenmarkskompression bei andernorts näher bezeichneter Krankheit

Exkl.: Myelopathie bei Rückenmarksverletzung (S14.0, S24.0, S34.0)

Mit der 5. Stelle kann die spinale Höhenlokalisation verschlüsselt werden:

G99.20 Zervikales Rückenmark

G99.21 Zervikothorakales Rückenmark

G99.22 Thorakales Rückenmark

G99.23 Thorakolumbales Rückenmark

G99.24 Lumbosakrales Rückenmark

G99.25 Sakrales Rückenmark

G99.27 Multiple und überlappende Höhenlokalisationen

G

**G99.8* Sonstige näher bezeichnete Krankheiten des Nerven-
systems bei andernorts klassifizierten Krankheiten**

Kapitel VII
Krankheiten des Auges und der Augenan-hangsgebilde (H00–H59)

Affektionen des Augenlides, des Tränenapparates und der Orbita (H00–H06)

H02   **Sonstige Affektionen des Augenlides**

H02.4   **Ptosis des Augenlides**

H05   **Affektionen der Orbita**
Exkl.:   Angeborene Fehlbildung der Orbita (Q10.7)

H05.0   **Akute Entzündung der Orbita**
Abszess
Osteomyelitis
Periostitis   } Orbita
Tenonitis
Zellgewebsentzündung

H05.1   **Chronische entzündliche Affektionen der Orbita**
Granulom der Orbita

H05.2   **Exophthalmus**
H05.20   Blutung der Orbita
H05.21   Ödem der Orbita
H05.22   Basedow-Krankheit (euthyroid)
           Graves-Krankheit
           Exkl.:   Hypothreoidismus mit Exophthalmus (E05.0)
H05.28   andere Zustandsbilder mit Exophthalmus
H05.29   Verdrängung des Augapfels, nicht näher bezeichnet

H05.3 Deformation der Orbita

$\left.\begin{array}{l}\text{Atrophie}\\\text{Exostose}\end{array}\right\}$ Orbita

H05.4 Enophthalmus

H05.5 Verbliebener (alter) Fremdkörper nach perforierender Verletzung der Orbita
Retrobulbärer Fremdkörper

H05.8 Sonstige Affektionen der Orbita
Zyste der Orbita
Exkl.: Okuläre Myopathie bei Hyperthyreoidismus (G73.50)

H05.9 Affektion der Orbita, nicht näher bezeichnet

Affektionen der Sklera, der Hornhaut, der Iris und des Ziliarkörpers (H15–H22)

H16 Keratitis

H20 Iridozyklitis

H20.0 Akute und subakute Iridozyklitis
$\left.\begin{array}{l}\text{Iritis}\\\text{Uveitis anterior}\\\text{Zyklitis}\end{array}\right\}$ akut, rezidivierend oder subakut

H20.1 Chronische Iridozyklitis

H20.2 Phakogene Iridozyklitis

H20.8 Sonstige Iridozyklitis

H20.9 Iridozyklitis, nicht näher bezeichnet

Affektionen der Linse (H25–H28)

H25 **Cataracta senilis**
Exkl.: Kapsuläres Glaukom mit Pseudoexfoliation der Linsen (H40.1)

H26 **Sonstige Kataraktformen**
Exkl.: Cataracta congenita (Q12.0)

H26.0 **Infantile, juvenile und präsenile Katarakt**

H26.1 **Cataracta traumatica**
Soll die äußere Ursache angegeben werden, ist eine zusätzliche zusätzliche Schlüsselnummer (Kapitel XX) zu benutzen.

H26.2 **Cataracta complicata**
Glaukomflecken (subkapsulär)
Katarakt bei chronischer Iridozyklitis
Katarakt infolge anderer Augenkrankheiten

H26.3 **Arzneimittelinduzierte Katarakt**
Soll die Substanz angegeben werden, ist eine zusätzliche Schlüsselnummer (Kapitel XX) zu benutzen.

H26.4 **Cataracta secundaria**
Nachstar
Ringstar nach Soemmering

H26.8 **Sonstige näher bezeichnete Kataraktformen**

H26.9 **Katarakt, nicht näher bezeichnet**

H28* **Katarakt und sonstige Affektionen der Linse bei andernorts klassifizierten Krankheiten**

H28.0* **Diabetische Katarakt (E10–E14†, vierte Stelle .3)**

H28.1* Katarakt bei sonstigen endokrinen, Ernährungs- und Stoff-wechselkrankheiten
Katarakt bei Hypoparathyreoidismus (E20†)
Katarakt durch Mangelernährung und Dehydration (E40–E46†)

H28.2* Katarakt bei sonstigen andernorts klassifizierten Krankheiten
Cataracta myotonica (G71.1†)

H28.8* Sonstige Affektionen der Linse bei andernorts klassifizierten Krankheiten

Affektionen der Aderhaut und der Netzhaut (H30–H36)

H30 Chorioretinitis

H30.0 Fokale Chorioretinitis
Herdförmige:
- Chorioiditis
- Chorioretinitis
- Retinitis
- Retinochorioiditis

H30.1 Disseminierte Chorioretinitis
Disseminierte:
- Chorioiditis
- Chorioretinitis
- Retinitis
- Retinochorioiditis
Exkl.: Exsudative Retinopathie (H35.0)

H30.2 Cyclitis posterior
Entzündung der Pars plana corporis ciliaris

H30.8 Sonstige Chorioretinitiden
Vogt-Koyanagi-Harada-Syndrom

H30.9 Chorioretinitis, nicht näher bezeichnet
Chorioiditis ⎫
Chorioretinitis ⎬ o.n.A.
Retinitis ⎪
Retinochorioiditis ⎭

H31 Sonstige Affektionen der Aderhaut

H31.0 Chorioretinale Narben
Narben der Macula lutea, hinterer Pol (nach Entzündung) (post-traumatisch)
Retinopathia solaris

H31.1 Degenerative Veränderung der Aderhaut
Atrophie ⎫ Aderhaut
Sklerose ⎭
Exkl.: Gefäßähnliche Streifen [Angioid streaks] (H35.3)

H31.2 Hereditäre Dystrophie der Aderhaut
Atrophia gyrata der Aderhaut
Chorioideremie
Dystrophie der Aderhaut (zentral areolär) (generalisiert) (peripapillär)
Exkl.: Ornithinämie (E72.4)

H31.3 Blutung und Ruptur der Aderhaut
Aderhautblutung:
• expulsiv
• o.n.A.

H31.4 Ablatio chorioideae

H31.8 Sonstige näher bezeichnete Affektionen der Aderhaut

H31.9 Affektion der Aderhaut, nicht näher bezeichnet

H32* **Chorioretinale Affektionen bei andernorts klassifizierten Krankheiten**

H32.0* Chorioretinitis bei andernorts klassifizierten infektiösen und parasitären Krankheiten
Chorioretinitis bei:
- Spätsyphilis (A52.7†)
- Toxoplasmose (B58.0†)
- Tuberkulose (A18.5†)

H32.8* Sonstige chorioretinale Affektionen bei andernorts klassifizierten Krankheiten

H33 **Netzhautablösung und Netzhautriss**
Exkl.:   Abhebung des retinalen Pigmentepithels (H35.7)

H33.0 Netzhautablösung mit Netzhautriss
Rhegmatogene Ablatio retinae

H33.4 Traktionsablösung der Netzhaut
Proliferative Vitreoretinopathie mit Netzhautablösung

H34 **Netzhautgefäßverschluss**
Exkl.:   Amaurosis fugax (G45.3)

H34.0 Transitorischer arterieller retinaler Gefäßverschluss

H34.1 Verschluss der A. centralis retinae

H34.2 Sonstiger Verschluss retinaler Arterien
Arterieller retinaler Gefäßverschluss:
- Arterienast
- partiell
Hollenhorst-Plaques
Retinale Mikroembolie

H34.8 Sonstiger Netzhautgefäßverschluss
Venöser retinaler Gefäßverschluss:
- Anfangsstadium
- partiell
- Venenast
- zentral

H34.9 Netzhautgefäßverschluss, nicht näher bezeichnet

H35 Sonstige Affektionen der Netzhaut

H35.0 Retinopathien des Augenhintergrundes und Veränderungen der Netzhautgefäße
Retinale:
- Gefäßeinscheidung
- Mikroaneurysmen
- Neovaskularisation
- Perivaskulitis
- Varizen
- Vaskulitis
Retinopathie:
- Augenhintergrund o.n.A.
- Coats-
- exsudativ
- hypertensiv
- o.n.A.
Veränderungen im Erscheinungsbild der Netzhautgefäße

H35.1 Retinopathia praematurorum
Retrolentale Fibroplasie

H35.2 Sonstige proliferative Retinopathie
Proliferative Vitreoretinopathie
Exkl.: Proliferative Vitreoretinopathie mit Netzhautablösung (H33.4)

H35.3 Degeneration der Makula und des hinteren Poles

Drusen (degenerativ)
Fältelung
Gefäßähnliche Streifen [Angioid streaks] ⎫
Loch   ⎬ Makula
Zyste   ⎭
Kuhnt-Junius-Degeneration
Senile Makuladegeneration (atrophisch) (exsudativ)
Toxische Makulaerkrankung
Soll bei Arzneimittelinduktion die Substanz angegeben werden, ist
eine zusätzliche Schlüsselnummer (Kapitel XX) zu benutzen.

H35.4 Periphere Netzhautdegeneration

Degeneration der Netzhaut:
- gittrig
- mikrozystoid
- palisadenartig
- pflastersteinförmig
- retikulär
- o.n.A.
Exkl.:   mit Netzhautriss (H33.3)

H35.5 Hereditäre Netzhautdystrophie

Dystrophia retinae (albipunctata) (pigmentiert) (vitelliform)
Dystrophie:
- tapetoretinal
- vitreoretinal
Retinitis pigmentosa
Stargardt-Krankheit

H35.6 Netzhautblutung

H35.7 Abhebung von Netzhautschichten

Abhebung des retinalen Pigmentepithels
Chorioretinopathia centralis serosa

H35.8 Sonstige näher bezeichnete Affektionen der Netzhaut

H35.9 Affektion der Netzhaut, nicht näher bezeichnet

H36* Affektionen der Netzhaut bei andernorts klassifizierten Krankheiten

H36.0* Retinopathia diabetica (E10–E14†, vierte Stelle .3)

H36.8* Sonstige Affektionen der Netzhaut bei andernorts klassifizierten Krankheiten
Atherosklerotische Retinopathie (I70.8†)
Netzhautdystrophie bei Lipidspeicherkrankheiten (E75.–†)
Proliferative Sichelzellretinopathie (D57.–†)

Glaukom (H40–H42)

H40 Glaukom
Exkl.: Angeborenes Glaukom (Q15.0)

H40.0 Glaukomverdacht
Okuläre Hypertension

H40.1 Primäres Weitwinkelglaukom
Glaucoma chronicum simplex
Glaukom (primär) (Restzustand):
- kapsulär, mit Pseudoexfoliation der Linse
- mäßig erhöhter Augeninnendruck
- Pigment-

H40.2 Primäres Engwinkelglaukom
Engwinkelglaukom (primär) (Restzustand):
- akut
- chronisch
- intermittierend
- protrahiert
Primäres Winkelblockglaukom

H40.3   Glaukom (sekundär) nach Verletzung des Auges
Soll die Ursache angegeben werden, ist eine zusätzliche Schlüsselnummer zu benutzen.

H40.4   Glaukom (sekundär) nach Entzündung des Auges
Soll die Ursache angegeben werden, ist eine zusätzliche
Schlüsselnummer zu benutzen.

H40.5   Glaukom (sekundär) nach sonstigen Affektionen des Auges
Soll die Ursache angegeben werden, ist eine zusätzliche
Schlüsselnummer zu benutzen.

H40.6   Glaukom (sekundär) nach Arzneimittelverabreichung
Soll die Substanz angegeben werden, ist eine zusätzliche Schlüsselnummer Kapitel XX) zu benutzen.

H40.8   Sonstiges Glaukom

H40.9   Glaukom, nicht näher bezeichnet

H42*   Glaukom bei andernorts klassifizierten Krankheiten

Affektionen des Glaskörpers und des Augapfels (H43–H45)

H44   Affektionen des Augapfels
Inkl.:   Krankheiten, die mehrere Strukturen des Auges betreffen

H44.2   Degenerative Myopie
Maligne Myopie

H44.4   Hypotonia bulbi

**H44.7   Verbliebener (alter) amagnetischer intraokularer Fremd-
körper**

Affektionen des N. opticus und der Sehbahn (H46–H48)

H46 Neuritis optica
Neuropapillitis optica
Neuropathie des N. opticus, ausgenommen ischämisch
Retrobulbäre Neuritis o.n.A.
Exkl.: Ischämische Neuropathie des N. opticus (H47.0)
Neuromyelitis optica [Devic-Krankheit] (G36.0)

H47 Sonstige Affektionen des N. opticus [II. Hirnnerv] und der Sehbahn

H47.0 Affektionen des N. opticus, andernorts nicht klassifiziert
H47.00 Kompression des N. opticus
H47.01 Blutung in die Sehnervenscheide
H47.02 Ischämische Neuropathie des N. opticus
H47.03 Postinfektiöse Neuropathie des N. opticus
H47.08 Andere Affektion des N. opticus, andernorts nicht klassifiziert

H47.1 Stauungspapille, nicht näher bezeichnet

H47.2 Optikusatrophie
Inkl.: Temporale Abblassung der Papille
H47.20 Primäre Optikusatrophie
H47.21 Leber-Optikusatrophie
H47.22 Dominant vererbte Optikusatrophie
H47.23 Rezessiv vererbte Optikusatrophie
H47.24 Optikusatrophie verbunden mit Diabetes mellitus, Diabetes insipidus und Taubheit
H47.28 Andere näher bezeichnete Form der Optikusatrophie

H47.3 Sonstige Affektionen der Papille
H47.30 Drusen der Papille
H47.31 Pseudostauungspapille

H47.4 Affektionen des Chiasma opticum

H47.5 Affektionen sonstiger Teile der Sehbahn
H47.50 Affektionen des Tractus opticus
H47.51 Affektionen des Corpus geniculatum
H47.52 Affektionen der Sehstrahlung

H47.6 Affektionen der Sehrinde
Kortikale Blindheit

H47.7 Affektion der Sehbahn, nicht näher bezeichnet

H48* Affektionen des N. opticus [II. Hirnnerv] und der Sehbahn bei andernorts klassifizierten Krankheiten

H48.0* Optikusatrophie bei andernorts klassifizierten Krankheiten
Optikusatrophie bei Spätsyphilis (A52.1†)

H48.1* Retrobulbäre Neuritis bei andernorts klassifizierten Krankheiten
Retrobulbäre Neuritis bei:
- Meningokokkeninfektion (A39.8†)
- multipler Sklerose (G35†)
- Spätsyphilis (A52.1†)

H48.8* Sonstige Affektionen des N. opticus und der Sehbahn bei andernorts klassifizierten Krankheiten
H48.80* Papillenödem bei andernorts klassifizierten Erkrankungen.
Papillenödem bei:
- reduziertem Augeninnendruck (H44.4†)
- Pseudotumor cerebri(G93.2†)
- Hirndrucksteigerung (G91.–†, G94.1†, G94.2†)
- Systemischen Hypertonus.(I10†)
- Läsion der Retina (H33–H36*)

H48.81* Affektionen des N. opticus bei andernorts klassifizierten Krankheiten
H48.82* Affektionen der Sehbahn bei andernorts klassifizierten Krankheiten

Affektionen der Augenmuskeln, Störungen der Blickbewegungen sowie Akkommodationsstörungen und Refraktionsfehler (H49-H52)

Exkl.:   Nystagmus und sonstige abnorme Augenbewegungen (H55)

H49   **Strabismus paralyticus**
Exkl.:   Ophthalmoplegia:
* interna (H52.5)
* internuclearis (H51.2)
* progressiva supranuclearis (G23.1)

H49.0   **Lähmung des N. oculomotorius (III. Hirnnerv)**
H49.00 Komplette Lähmung des N. oculomotorius
H49.01 Äußere Lähmung des N. oculomotorius (ohne Pupillenstörung
H49.02 Nukleäre Lähmung des N. oculomotorius

H49.1   **Lähmung des N. trochlearis (IV. Hirnnerv)**

H49.2   **Lähmung des N. abducens (VI. Hirnnerv)**
H49.20 Periphere Lähmung des N. abducens
H49.21 Zentrale Lähmung des N. abducens

H49.3   **Ophthalmoplegia totalis externa**

H49.4   **Ophthalmoplegia progressiva externa**

H49.8   **Sonstiger Strabismus paralyticus**
Kearns-Sayre-Syndrom
Ophthalmoplegia externa o.n.A.

H49.9   **Strabismus paralyticus, nicht näher bezeichnet**

H50   **Sonstiger Strabismus**

H50.0   Strabismus concomitans convergens
Esotropie (alternierend) (unilateral), ausgenommen intermittierend

H50.1   Strabismus concomitans divergens
Exotropie (alternierend) (unilateral), ausgenommen intermittierend

H50.2   Strabismus verticalis

H50.3   Intermittierender Strabismus concomitans
Intermittierend:

• Strabismus convergens } (alternierend) (unilateral)
• Strabismus divergens }

H50.4   Sonstiger und nicht näher bezeichneter Strabismus concomitans
Hypertropie
Hypotropie
Mikrostrabismus
Strabismus concomitans o.n.A.
Zyklotropie

H50.5   Heterophorie
Esophorie
Exophorie
Latentes Schielen

H50.6   Mechanisch bedingter Strabismus
Brown-Syndrom
Strabismus durch Adhäsionen
Strabismus durch traumatische Ursache

H50.8   Sonstiger näher bezeichneter Strabismus
Stilling-Türk-Duane-Syndrom

H50.9   Strabismus, nicht näher bezeichnet

H51   Sonstige Störungen der Blickbewegungen

H51.0 Konjugierte Blicklähmung
Exkl.:   bei Hirnstammsyndromen (G46.3)

H51.00 Supranukleäre Blickparese
H51.01 Eineinhalb-Syndrom
H51.08 Sonstige konjugierte Blicklähmung

H51.1 Konvergenzschwäche und Konvergenzexzess

H51.2 Internukleäre Ophthalmoplegie

H51.8 Sonstige näher bezeichnete Störungen der Blickbewegungen
H51.80 Okulomotorische Apraxie
H51.81 Vertikale Blickparese nach oben
H51.82 Vertikale Blickparese nach unten
H51.83 Parinaud-Syndrom

H51.9 Störung der Blickbewegungen, nicht näher bezeichnet

H52   Akkommodationsstörungen und Refraktionsfehler

H52.0 Hypermetropie

H52.1 Myopie
Exkl.:   Degenerative Myopie (H44.2)

H52.2 Astigmatismus

H52.3 Anisometropie und Aniseikonie

H52.4 Presbyopie

H52.5 Akkommodationsstörungen
H52.50 Ophthalmoplegia interna (totalis)
H52.51 Akkommodationsparese oder Akkommodationsspasmus
H52.52 Konvergenzspasmus
H52.58 Sonstige Akkommodationsstörungen

H52.6   Sonstige Refraktionsfehler

H52.7   Refraktionsfehler, nicht näher bezeichnet

Sehstörungen und Blindheit (H53–H54)

H53   Sehstörungen

H53.0   Amblyopia ex anopsia
Amblyopie (durch):
- Anisometropie
- Deprivation
- Strabismus

H53.1   Subjektive Sehstörungen
Asthenopie
Farbringe um Lichtquellen
Flimmerskotom
Metamorphopsie
Photophobie
Plötzlicher Sehverlust
Tagblindheit
Exkl.:   Optische Halluzinationen (R44.1)

H53.2   Diplopie
Doppeltsehen

H53.20 Organisch bedingte monokuläre Diplopie
H53.21 Binokuläre Diplopie

H53.3   Sonstige Störungen des binokularen Sehens
Anomale Netzhautkorrespondenz
Fusion mit herabgesetztem Stereosehen
Simultansehen ohne Fusion
Suppression des binokularen Sehens

H53.4   Gesichtsfelddefekte
Hemianopsie (heteronym) (homonym)
Konzentrische Einengung des Gesichtsfeldes
Quadrantenanopsie
Skotom:
• Bjerrum-
• bogenförmig
• ringförmig
• zentral
Vergrößerter blinder Fleck

H53.5   Farbsinnstörungen
Achromatopsie
Deuteranomalie
Deuteranopie
Erworbene Farbsinnstörung
Farbenblindheit
Protanomalie
Protanopie
Tritanomalie
Tritanopie
Exkl.:   Tagblindheit (H53.1)

H53.6   Nachtblindheit
Exkl.:   Durch Vitamin-A-Mangel (E50.5)

H53.8   Sonstige Sehstörungen

H53.9   Sehstörung, nicht näher bezeichnet

H54   Blindheit und Sehschwäche
Hinweis: Kategorien der Sehbeeinträchtigung siehe Tabelle am
Ende der Gruppe (H53–H54)
Exkl.:   Amaurosis fugax (G45.3)

H54.0   Blindheit beider Augen
Kategorien 3, 4 und 5 der Sehbeeinträchtigung beider Augen.

H54.1 Blindheit eines Auges, Sehschwäche des anderen Auges
Kategorien 3, 4 und 5 der Sehbeeinträchtigung eines Auges, Kategorien 1 oder 2 der Sehbeeinträchtigung des anderen Auges.

H54.2 Sehschwäche beider Augen
Kategorien 1 oder 2 der Sehbeeinträchtigung beider Augen.

H54.3 Nicht näher bestimmter Visusverlust beider Augen
Kategorie 9 der Sehbeeinträchtigung beider Augen.

H54.4 Blindheit eines Auges
Kategorien 3, 4 und 5 der Sehbeeinträchtigung eines Auges [normaler Visus des anderen Auges].

H54.5 Sehschwäche eines Auges
Kategorien 1 oder 2 der Sehbeeinträchtigung eines Auges [normaler Visus des anderen Auges].

H54.6 Nicht näher bestimmter Visusverlust eines Auges
Kategorie 9 der Sehbeeinträchtigung eines Auges [normaler Visus des anderen Auges].

H54.7 Nicht näher bezeichneter Visusverlust
Kategorie 9 der Sehbeeinträchtigung o.n.A.

Hinweis: Die nachstehende Tabelle enthält eine Klassifikation des Schweregrades der Sehbeeinträchtigung, wie sie von der WHO-Studiengruppe zur Verhütung der Blindheit auf ihrer Tagung vom 6. bis 10. November 1972 in Genf empfohlen wurde. [Fußnote: WHO Technical Report Series No. 518, 1973]

Der Begriff «Sehschwäche» in der Kategorie H54 schließt die Stufen 1 und 2 der folgenden Tabelle ein, der Begriff «Blindheit» die Stufen 3, 4 und 5 und die Bezeichnung «Nicht näher bestimmter Visusverlust» die Stufe 9.

Stufen der Sehbeeinträchtigung	Sehschärfe mit bestmöglicher Korrektur	
	Maximum weniger als:	Minimum bei oder höher als:
1	6/18 3/10 (0,3) 20/70	6/60 1/10 (0,1) 20/200
2	6/60 1/10 (0,1) 20/200	3/60 1/20 (0,05) 20/400
3	3/60 1/20 (0,05) 20/400	1/60 (Fingerzählen bei 1 m) 1/50 (0,02) 5/300 (20/1200)
4	1/60 (Fingerzählen bei 1 m) 1/50 (0,02) 5/300	Lichtwahrnehmung
5	keine Lichtwahrnehmung	
9	unbestimmt oder nicht näher bezeichnet	

Wenn die Größe des Gesichtsfeldes mitberücksichtigt wird, sollten Patienten, deren Gesichtsfeld bei zentraler Fixation nicht größer als 10 Grad, aber größer als 5 Grad ist, in die Stufe 3 eingeordnet werden; Patienten, deren Gesichtsfeld bei zentraler Fixation nicht größer als 5 Grad ist, sollten in die Stufe 4 eingeordnet werden, auch wenn die zentrale Sehschärfe nicht herabgesetzt ist.

Sonstige Affektionen des Auges und der Augenanhangsgebilde (H55–H59)

H55 **Nystagmus und sonstige abnorme Augenbewegungen**

Inkl.:   Nystagmus:
- angeboren
- dissoziiert
- durch Deprivation
- latent
- o.n.A.

Exkl.:   Idiopathischer zentraler Lagerungsnystagmus (H81.40)

H55.–0   Upbeat-Nystagmus
H55.–1   Downbeat-Nystagmus
H55.–2   Phasischer lateraler Nystagmus
H55.–3   Rotatorischer Nystagmus
H55.–4   Sea-saw-Nystagmus
H55.–5   Nystagmus retractorius
H55.–6   Störung der Blicksakkaden
H55.–7   Störung des Smooth pursuits
H55.–8   Sonstige abnorme Augenbewegungen

H57 **Sonstige Affektionen des Auges und der Augenanhangsgebilde**

H57.0 **Pupillenfunktionsstörungen**

Exkl.:   Holmes-Adie-Syndrom (G90.80)

H57.00   Pupillotonie [Adie-Syndrom]
H57.01   Paraneoplastische myotone Pupille
H57.02   Springing Pupil
H57.03   Anisokorie o.n.A.
H57.08   Sonstige Pupillenfunktionsstörungen

H57.1 **Augenschmerzen**

H57.8 **Sonstige näher bezeichnete Affektionen des Auges und der Augenanhangsgebilde**

H57.9 **Affektion des Auges und der Augenanhangsgebilde, nicht näher bezeichnet**

H58* **Sonstige Affektionen des Auges und der Augenanhangsgebilde bei andernorts klassifizierten Krankheiten**

H58.0* **Anomalien der Pupillenreaktion bei andernorts klassifizierten Krankheiten**
Argyll-Robertson-Phänomen oder reflektorische Pupillenstarre, syphilitisch (A52.1†)

H58.1* **Sehstörungen bei andernorts klassifizierten Krankheiten**

H58.8* **Sonstige näher bezeichnete Affektionen der Augen und der Augenanhangsgebilde bei andernorts klassifizierten Krankheiten**
Syphilitische Okulopathie, andernorts nicht klassifiziert, bei:
* Frühsyphilis (sekundär) (A51.4†)
* konnataler Frühsyphilis (A50.0†)
* konnataler Spätsyphilis (A50.3†)
* Spätsyphilis (A52.7†)

H59 **Affektionen des Auges und der Augenanhangsgebilde nach medizinischen Maßnahmen, andernorts nicht klassifiziert**

H59.0 **Glaskörperkomplikation nach Kataraktextraktion**

H59.8 **Sonstige Affektionen des Auges und der Augenanhangsgebilde nach medizinischen Maßnahmen**
Chorioretinale Narben nach chirurgischem Eingriff wegen Ablösung

H59.9 **Affektion des Auges und der Augenanhangsgebilde nach medizinischen Maßnahmen, nicht näher bezeichnet**

Kapitel VIII

Krankheiten des Ohres und des Warzenfortsatzes (H60–H95)

Krankheiten des Mittelohres und des Warzenfortsatzes (H65–H75)

H65 Nichteitrige Otitis media

H

Inkl.:   Mit Myringitis

H65.0 Akute seröse Otitis media

Akute und subakute sezernierende Otitis media

H65.1 Sonstige akute nichteitrige Otitis media

Otitis media, akut und subakut:
- allergisch (mukös) (blutig) (serös)
- blutig
- mukös
- nichteitrig o.n.A.
- seromukös

Exkl.:   Barotrauma des Ohres (T70.0)
Otitis media (akut) o.n.A. (H66.9)

H65.2 Chronische seröse Otitis media

Chronischer Tubenmittelohrkatarrh

H65.3 Chronische muköse Otitis media

Leimohr [Glue ear]
Otitis media, chronisch:
- schleimig
- sezernierend
- transsudativ

H65.4   Sonstige chronische nichteitrige Otitis media
Otitis media, chronisch:
- allergisch
- exsudativ
- mit Erguss (nichteitrig)
- nichteitrig o.n.A.
- seromukös

H65.9   Nichteitrige Otitis media, nicht näher bezeichnet
Otitis media:
- allergisch
- exsudativ
- katarrhalisch
- mit Erguss (nichteitrig)
- mukös
- serös
- seromukös
- sezernierend
- transsudativ

H66   Eitrige und nicht näher bezeichnete Otitis media
Inkl.:   Mit Myringitis

H66.0   Akute eitrige Otitis media

H66.1   Chronische mesotympanale eitrige Otitis media
Benigne chronische eitrige Otitis media
Chronische Tubenmittelohrkrankheit

H66.2   Chronische epitympanale Otitis media
Chronische Krankheit des Epitympanums

H66.3   Sonstige chronische eitrige Otitis media
Chronische eitrige Otitis media o.n.A.

H66.4   Eitrige Otitis media, nicht näher bezeichnet
Purulente Otitis media o.n.A.

H66.9 Otitis media, nicht näher bezeichnet
Otitis media:
- akut o.n.A.
- chronisch o.n.A.
- o.n.A.

H70 Mastoiditis und verwandte Zustände

H70.0 Akute Mastoiditis
Abszess
Empyem } Warzenfortsatz

H70.1 Chronische Mastoiditis
Fistel
Karies (Fäulnis) } Warzenfortsatz

H70.2 Petrositis
Entzündung des Felsenbeines (akut) (chronisch)

H70.8 Sonstige Mastoiditis und verwandte Zustände

H70.9 Mastoiditis, nicht näher bezeichnet

H71 Cholesteatom des Mittelohres
Cholesteatom im Cavum tympani

Exkl.:   Rezidivierendes Cholesteatom in der Mastoidhöhle nach
         Mastoidektomie   (H95.0)

H72 Trommelfellperforation
Inkl.:   Trommelfellperforation:
         - nach Entzündung
         - persistierend-posttraumatisch
Exkl.:   Traumatische Trommelfellruptur (S09.2)

H73 Sonstige Krankheiten des Trommelfells

331

Krankheiten des Innenohres (H80–H83)

H81 Störungen der Vestibularfunktion
Exkl.: Schwindel:
- epidemisch (A88.1)
- o.n.A. (R42)

H81.0 Ménière-Krankheit
Labyrinthhydrops
Ménière-Syndrom oder -Schwindel

H81.1 Benigner paroxysmaler Schwindel
H81.10 Idiopathischer benigner paroxysmaler Lagerungsschwindel
H81.11 Posttaraumatischer benigner paroxysmaler Lagerungsschwindel
H82.18 Sonstiger benigner paroxysmaler Schwindel

H81.2 Neuropathia vestibularis

H81.3 Sonstiger peripherer Schwindel
Inkl.: Peripherer Schwindel o.n.A.
H81.30 Lermoyez-Syndrom
H81.31 Begleitschwindel bei Ohrerkrankung
H81.32 Otogener Schwindel
H81.33 Arzneimittelinduzierter Schwindel
Soll die Substanz angegeben werden, ist eine zusätzliche
Schlüsselnummer (aus Kapitel XX) zu verwenden.

H81.4 Zentraler Schwindel
H81.40 Idiopathischer zentraler Lagenystagmus
H81.41 Arzneimittelinduzierter zentraler Schwindel
Soll die Substanz angegeben werden, ist eine zusätzliche
Schlüsselnummer (aus Kapitel XX) zu verwenden.
H81.48 sonstiger Schwindel zentralen Ursprungs

H81.8 Sonstige Störungen der Vestibularfunktion

H81.9   Störung der Vestibularfunktion, nicht näher bezeichnet
Inkl.:   Schwindelsyndrom o.n.A.
H81.90 Arzneimittelinduzierter Schwindel, nicht näher bezeichnet
Soll die Substanz angegeben werden, ist eine zusätzliche Schlüsselnummer (aus Kapitel XX) zu verwenden.

H82*   Schwindelsyndrome bei andernorts klassifizierten Krankheiten

H83   Sonstige Krankheiten des Innenohres

H83.0   Labyrinthitis

H83.1   Labyrinthfistel

H83.2   Funktionsstörung des Labyrinths
Funktionsverlust ⎫
Übererregbarkeit ⎬ des Labyrinths
Unterfunktion ⎭

H83.3   Lärmschädigungen des Innenohres
Akustisches Trauma
Lärmschwerhörigkeit

H83.8   Sonstige näher bezeichnete Krankheiten des Innenohres

H83.9   Krankheit des Innenohres, nicht näher bezeichnet

Sonstige Krankheiten des Ohres (H90–H95)

H90   Hörverlust durch Schallleitungs- oder Schallempfindungsstörung
Inkl.:   Schwerhörigkeit oder Taubheit, angeboren
Exkl.:   Hörsturz (idiopathisch) (H91.2)
          Taubstummheit, andernorts nicht klassifiziert (H91.3)

333

Hörverlust:
- lärminduziert (H83.3)
- ototoxisch (H91.0)
- o.n.A. (H91.9)

Schwerhörigkeit oder Taubheit o.n.A. (H91.9)

Taubstummheit, andernorts nicht klassifiziert (H91.3)

H90.1 Einseitiger Hörverlust durch Schallleitungsstörung bei nicht eingeschränktem Hörvermögen der anderen Seite

H90.2 Hörverlust durch Schallleitungstörung, nicht näher bezeichnet

Schalleitungsschwerhörigkeit o.n.A.

H90.3 Beidseitiger Hörverlust durch Schallempfindungsstörung

H90.4 Einseitiger Hörverlust durch Schallempfindungsstörung bei nicht eingeschränktem Hörvermögen der anderen Seite

H90.5 Hörverlust durch Schallempfindungsstörung, nicht näher bezeichnet

Angeborene Schwerhörigkeit oder Taubheit o.n.A.

Hörverlust:
- neural
- perzeptiv
- sensorisch   } o.n.A.
- zentral

Schallempfindungsschwerhörigkeit o.n.A.

H90.6 Kombinierter beidseitiger Hörverlust durch Schalleitungs- und Schallempfindungsstörung

H90.7 Kombinierter einseitiger Hörverlust durch Schalleitungs- und Schallempfindungsstörung bei nicht eingeschränktem Hörvermögen der anderen Seite

**H90.8   Kombinierter Hörverlust durch Schalleitungs- und Schall-
empfindungsstörung, nicht näher bezeichnet**

H91   Sonstiger Hörverlust
Exkl.:   Abnorme Hörempfindung (H93.2)
Hörverlust, verschlüsselt unter H90
Lärmschwerhörigkeit (H83.3)
Psychogene Schwerhörigkeit oder Taubheit (F44.6)
Transitorische ischämische Schwerhörigkeit oder Taubheit
(H93.0)
Zeruminalpfropf (H61.2)

H

H91.0   Ototoxischer Hörverlust
Soll die toxische Substanz angegeben werden, ist eine zusätzliche
Schlüsselnummer (Kapitel XX) zu benutzen.

H91.1   Presbyakusis
Altersschwerhörigkeit

H91.2   Idiopathischer Hörsturz
Akuter Hörverlust o.n.A.

H91.3   Taubstummheit, andernorts nicht klassifiziert

H91.8   Sonstiger näher bezeichneter Hörverlust

H91.9   Hörverlust, nicht näher bezeichnet
Schwerhörigkeit oder Taubheit:
• hohe Frequenzen betroffen
• niedrige Frequenzen betroffen
• o.n.A.

H92   Otalgie und Ohrenfluss

H92.0   Otalgie

335

H92.1 Otorrhoe
Exkl.: Austritt von Liquor cerebrospinalis aus dem Ohr (G96.0)

H92.2 Blutung aus dem äußeren Gehörgang
Exkl.: Traumatische Blutung aus dem äußeren Gehörgang – Verschlüsselung nach Art der Verletzung

H93 | **Sonstige Krankheiten des Ohres, andernorts nicht klassifiziert**

H93.0 Degenerative und vaskuläre Krankheiten des Ohres
Transitorische ischämische Schwerhörigkeit oder Taubheit
Exkl.: Presbyakusis (H91.1)

H93.1 Tinnitus

H93.2 Sonstige abnorme Hörempfindungen
Diplakusis
Hyperakusis
Recruitment [Lautheitsausgleich]
Zeitweilige Hörschwellenverschiebung
Exkl.: Akustische Halluzinationen (R44.0)

H93.3 Krankheiten des N. vestibulocochlearis
Krankheit des VIII. Hirnnervs

H93.30 Schwannom des N. acusticus
H93.31 Kompression den N. acusticus durch Tumoren des Kleinhirn-Brückenwinkels
H93.32 Schädigung des N. acusticus bei Meningitis
H93.33 Schädigung des N. acusticus bei vaskulärer Erkrankung
H93.38 Sonstige näher bezeichnete Krankheit des N.vestibulocochlearis

H93.8 Sonstige näher bezeichnete Krankheiten des Ohres

H93.9 Krankheit des Ohres, nicht näher bezeichnet

H94*   **Sonstige Krankheiten des Ohres bei andernorts klassifizierten Krankheiten**

H94.0*   **Entzündung des N. vestibulocochlearis bei andernorts klassifizierten infektiösen und parasitären Krankheiten**
Entzündung des N. vestibulocochlearis bei Syphilis (A52.1†)

H95   **Sonstige näher bezeichnete Krankheiten des Ohres bei andernorts klassifizierten Krankheiten**

Krankheiten des Ohres und des Warzenfortsatzes nach medizinischen Maßnahmen, andernorts nicht klassifiziert

H95.0   **Rezidivierendes Cholesteatom in der Mastoidhöhle nach Mastoidektomie**

Kapitel IX
Krankheiten des Kreislaufsystems (I00–I99)

Exkl.: Zerebrale transitorische ischämische Attacken und verwandte Syndrome (G45)

Akutes rheumatisches Fieber (I00–I02)

I00 **Rheumatisches Fieber ohne Angabe einer Herzbeteiligung**
Akute oder subakute Arthritis bei rheumatischem Fieber

I01 **Rheumatisches Fieber mit Herzbeteiligung**
Exkl.: Chronische Krankheiten rheumatischen Ursprungs (I05–I09)

I01.1 **Akute rheumatische Endokarditis**
Akute rheumatische Valvulitis
Jeder Zustand unter I00 mit Endokarditis oder Valvulitis

I01.9 **Akute rheumatische Herzkrankheit, nicht näher bezeichnet**
Jeder Zustand unter I00 mit nicht näher bezeichneter Art der Herzbeteiligung
Rheumatische:
• Karditis, akut
• Herzkrankheit, aktiv oder akut

I02 **Rheumatische Chorea**
Inkl.: Chorea minor [Chorea Sydenham]
Exkl.: Chorea:
• Huntington (G10)
• o.n.A. (G25.5)

I02.0 **Rheumatische Chorea mit Herzbeteiligung**
Chorea o.n.A. mit Herzbeteiligung
Rheumatische Chorea mit Herzbeteiligung jeder Art, klassifizierbar unter I01

I02.9 **Rheumatische Chorea ohne Herzbeteiligung**
Rheumatische Chorea o.n.A.

Chronische rheumatische Herzkrankheiten (I05–I09)

I05 **Rheumatische Mitralklappenkrankheiten**
Exkl.:   Als nichtrheumatisch bezeichnet (I34)

I05.0 **Mitralklappenstenose**
Mitralklappenobstruktion (rheumatisch)

I05.1 **Rheumatische Mitralklappeninsuffizienz**

I05.2 **Mitralklappenstenose mit Insuffizienz**
Mitralstenose mit Insuffizienz oder Regurgitation

I06 **Rheumatische Aortenklappenkrankheiten**
Exkl.:   Nicht als rheumatisch bezeichnet (I35)

I07 **Rheumatische Trikuspidalklappenkrankheiten**
Inkl.:   Unabhängig davon, ob als rheumatisch bezeichnet oder nicht
Exkl.:   Als nichtrheumatisch bezeichnet (I36)

I08 **Krankheiten mehrerer Herzklappen**
Inkl.:   Unabhängig davon, ob als rheumatisch bezeichnet oder nicht
Exkl.:   Endokarditis, Herzklappe nicht näher bezeichnet (I38)
Rheumatische Krankheiten des Endokards, Herzklappe nicht näher bezeichnet (I09.1)

339

I08.0 Krankheiten der Mitral- und Aortenklappe, kombiniert
Beteiligung von Mitral- und Aortenklappe, unabhängig davon, ob
als rheumatisch bezeichnet oder nicht

I09 Sonstige rheumatische Herzkrankheiten

I09.1 Rheumatische Krankheiten des Endokards, Herzklappe nicht näher bezeichnet
Rheumatische:
- Endokarditis (chronisch)
- Valvulitis (chronisch)

Exkl.: Endokarditis, Herzklappe nicht näher bezeichnet (I38)

I09.8 Sonstige näher bezeichnete rheumatische Herzkrankheiten
Rheumatische Krankheit der Pulmonalklappe

I09.9 Rheumatische Herzkrankheit, nicht näher bezeichnet
Herzversagen, rheumatisch
Rheumatische Karditis

Exkl.: Karditis bei seropositiver chronischer Polyarthritis (M05.3)

Hypertonie [Hochdruckkrankheit] (I10–I15)

I10 Essentielle (primäre) Hypertonie
Bluthochdruck
Hypertonie (arteriell) (benigne) (essentiell) (maligne) (primär) (systemisch)

Exkl.: Mit Beteiligung von Gefäßen des:
- Auges (H35.0)
- Gehirns (I60–I69)

I11 Hypertensive Herzkrankheit
Inkl.: Jeder Zustand unter I50 bedingt durch Hypertonie

I12 Hypertensive Nierenkrankheit

Inkl.: Jeder Zustand unter N18 oder N19 mit jedem Zustand
        unter I10
        Arteriosklerose der Niere
        Arteriosklerotische Nephritis (chronisch) (interstitiell)
        Hypertensive Nephropathie
        Nephrosklerose [Nephro-Angiosklerose]
Exkl.: Sekundäre Hypertonie (I15)

I13 Hypertensive Herz- und Nierenkrankheit

Inkl.: Jeder Zustand unter I11 mit jedem Zustand unter I12
        Herz-Kreislauf-Nieren-Krankheit
        Herz-Nieren-Krankheit

I15 Sekundäre Hypertonie

Exkl.: Mit Beteiligung von Gefäßen des:
        • Auges (H35.0)
        • Gehirns (I60–I69)

Ischämische Herzkrankheit (I20–I25)

Hinweis: Die in den Kategorien I21–I25 angegebene Dauer bezieht sich bei
         der Morbidität auf das Intervall zwischen Beginn des ischämischen
         Ereignisses und (stationärer) Aufnahme zur Behandlung. Bei der
         Mortalität bezieht sich die Dauer auf das Intervall zwischen Beginn
         des ischämischen Anfalls und Eintritt des Todes.
Inkl.: Mit Angabe einer Hypertonie (I10–I15)
Soll eine vorliegende Hypertonie angegeben werden, ist eine zusätzliche
Schlüsselnummer zu benutzen.

I20 Angina Pectoris

I21 Akuter Myokardinfarkt

Inkl.: Myokardinfarkt, als akut bezeichnet oder mit Angabe ei-
        ner Dauer von vier Wochen (28 Tagen) oder weniger nach
        Eintritt des Infarktes

341

Exkl.:   Myokardinfarkt:
- als chronisch bezeichnet oder mit Angabe einer Dauer von mehr als vier Wochen (mehr als 28 Tagen) nach Eintritt des Infarktes (I25.8)
- alt (I25.2)
- rezidivierend (I22)

I22 Rezidivierender Myokardinfarkt
Inkl.:   Reinfarkt
          Rezidivinfarkt
Exkl.:   Als chronisch bezeichnet oder mit Angabe einer Dauer von mehr als vier Wochen (mehr als 28 Tagen) nach Eintritt des Infarktes (I25.8)

I24 Sonstige akute ischämische Herzkrankheit
Exkl.:   Angina Pectoris (I20)

I25 Chronische ischämische Herzkrankheit

I25.0 Atherosklerotische Herz-Kreislauf-Krankheit, so beschrieben

I25.1 Atherosklerotische Herzkrankheit
Koronar (-Arterien):
- Atherom
- Atherosklerose
- Krankheit
- Sklerose

I25.2 Alter Myokardinfarkt
Abgeheilter Myokardinfarkt
Zustand nach Myokardinfarkt, der durch EKG oder andere spezielle Untersuchungen diagnostiziert wurde, aber gegenwärtig ohne Symptome ist

I25.3 Herz (-Wand) -Aneurysma
Ventrikelaneurysma
Herwandaneurysma

I25.5 **Ischämische Kardiomyopathie**

I25.8 **Sonstige Formen der chronischen ischämischen Herzkrankheit**
Jeder Zustand unter I21–I22 und I24, als chronisch bezeichnet oder mit Angabe einer Dauer von mehr als vier Wochen (mehr als 28 Tagen) nach dem Eintritt

I25.9 **Chronische ischämische Herzkrankheit, nicht näher bezeichnet**
Ischämische Herzkrankheit (chronisch) o.n.A.

Sonstige Formen der Herzkrankheit (I30–I52)

I34 **Nichtrheumatische Mitralklappenkrankheiten**
Exkl.: Als rheumatisch bezeichnet (I05)
Nicht näher bezeichnete Ursache, jedoch mit Angabe von:
• Krankheiten der Aortenklappe (I08.0)
• Mitralklappenstenose oder -obstruktion (I05.0)

I35 **Nichtrheumatische Aortenklappenkrankheiten**
Exkl.: Als rheumatisch bezeichnet (I06)
Nicht näher bezeichnete Ursache, jedoch mit Angabe von Mitralklappenkrankheiten (I08.0)

I36 **Nichtrheumatische Trikuspidalklappenkrankheiten**
Exkl.: Als rheumatisch bezeichnet (I07)
Nicht näher bezeichnete Ursache (I07)

I37 **Pulmonalklappenkrankheiten**
Exkl.: Als rheumatisch bezeichnet (I09.8)

I38 **Endokarditis, Herzklappe nicht näher bezeichnet**
Endokarditis (chronisch) o.n.A.
Herzklappen:

•Insuffizienz
• Stenose   nicht näher   o.n.A. oder näher bezeichnete
• Regurgitation   bezeichnete   Ursache, ausgenommen
Valvulitis   Herzklappe   rheumatisch
(chronisch)
Exkl.:   Als rheumatisch bezeichnet (I09.1)

I39*   **Endokarditis und Herzklappenkrankheiten bei andernorts klassifizierten Krankheiten**
Inkl.:   Endokardbeteiligung bei:
     • Rheumatoide Arthritis (M05.3†)
     • Gonokokken-Infektion (A54.8†)
     • Meningokokken-Infektion (A39.5†)
     • Syphilis (A52.0†)
     • systemischem Lupus erythematodes [Libman-Sacks-Endokarditis] (M32.1†)
     • Typhus abdominalis (A01.0†)

I41*   **Myokarditis bei andernorts klassifizierten Krankheiten**

I41.0*   **Myokarditis bei andernorts klassifizierten bakteriellen Krankheiten**

I41.1*   **Myokarditis bei andernorts klassifizierten Viruskrankheiten**

I41.2*   **Myokarditis bei sonstigen andernorts klassifizierten infektiösen und parasitären Krankheiten**
Myokarditis bei:
• Chagas-Krankheit, akut (B57.0†)
• Chagas-Krankheit, chronisch (B57.2†)
• Toxoplasmose (B58.8†)

I41.8*   **Myokarditis bei sonstigen andernorts klassifizierten Krankheiten**
Myokarditis bei rheumatoider Arthritis (M05.3†)

I42 **Kardiomyopathie**
Exkl.:   Ischämische Kardiomyopathie (I25.5)

I43* **Kardiomyopathie bei andernorts klassifizierten Krankheiten**

I44 **Atrioventrikulärer Block und Linksschenkelblock**

I44.0 **Atrioventrikulärer Block 1. Grades**

I44.1 **Atrioventrikulärer Block 2. Grades**
Atrioventrikulärer Block 2. Grades, Typ I und II
Herzblock 2. Grades, Typ I und II
Möbitz-Block, Typ I und II
Wenckebach-Periodik

I44.2 **Atrioventrikulärer Block 3. Grades**
Herzblock 3. Grades
Kompletter atrioventrikulärer Block
Kompletter Herzblock o.n.A.

I44.3 **Sonstiger und nicht näher bezeichneter atrioventrikulärer Block**
Atrioventrikulärer Block o.n.A.

I44.4 **Linksanteriorer Faszikelblock**
Linksanteriorer Hemiblock

I44.5 **Linksposteriorer Faszikelblock**
Linksposteriorer Hemiblock

I44.6 **Sonstiger und nicht näher bezeichneter Faszikelblock**
Linksseitiger Hemiblock o.n.A.

I44.7 **Linksschenkelblock, nicht näher bezeichnet**

I45 **Sonstige Erregungsleitungsstörungen**

345

I45.0   Rechtsfaszikulärer Block

I45.1   Sonstiger und nicht näher bezeichneter Rechtsschenkelblock
Rechtsschenkelblock o.n.A.

I45.2   Bifaszikulärer Block

I45.3   Trifaszikulärer Block

I45.4   Unspezifischer intraventrikulärer Block
Schenkelblock o.n.A.

I45.5   Sonstiger näher bezeichneter Herzblock
Sinuatrialer Block
Sinuaurikulärer Block
Exkl.:   Herzblock o.n.A. (I45.9)

I45.9   Erregungsleitungsstörung, nicht näher bezeichnet
Adams-Stokes-Anfall [Morgagni-Adams-Stokes-Syndrom]
Herzblock o.n.A.

I46   Herzstillstand
Exkl.:Kardiogener Schock (R57.0)

I46.0   Herzstillstand mit erfolgreicher Wiederbelebung

I47   Paroxysmale Tachykardie

I47.0   Ventrikuläre Arrhythmie durch Re-entry

I47.1   Supraventrikuläre Tachykardie
Paroxysmale: Tachykardie:
• atrioventrikuläre [AV-]
• AV-junktionale
• Knoten
• Vorhof

I47.2 **Ventrikuläre Tachykardie**

I47.9 **Paroxysmale Tachykardie, nicht näher bezeichnet**
Bouveret- (Hoffmann-) Syndrom

I48 **Vorhofflattern und Vorhofflimmern**

I49 **Sonstige kardiale Arrhythmien**

I49.0 **Kammerflattern und Kammerflimmern**

I49.1 **Vorhofextrasystolie**
Vorhofextrasystolen

I49.2 **AV-junktionale Extrasystolie**

I49.3 **Ventrikuläre Extrasystolie**

I49.4 **Sonstige und nicht näher bezeichnete Extrasystolie**
Ektopische Systolen
Extrasystolen o.n.A.
Extrasystolen (supraventrikulär)
Extrasystolische Arrhythmien

I49.5 **Sick-Sinus-Syndrom**
Tachykardie-Bradykardie-Syndrom
Sinusknoten-Syndrom

I49.8 **Sonstige näher bezeichnete kardiale Arrhythmien**
Ektopischer Rhythmus
Knotenrhythmus
Koronarsinusrhythmus

I49.9 **Kardiale Arrhythmie, nicht näher bezeichnet**
Arrhythmie (kardial) o.n.A.

I50 Herzinsuffizienz

Exkl.: Durch Hypertonie (I11.0)
Durch Hypertonie mit Nierenkrankheit (I13)

Zerebrovaskuläre Krankheiten (I60–I69)

Inkl.: Mit Angabe von Hypertonie (Zustände unter I10 und I15)

Soll eine vorliegende Hypertonie angegeben werden, ist eine zusätzliche Schlüsselnummer zu benutzen.

Exkl.: Traumatische intrakranielle Blutung (S06)
Vaskuläre Demenz (F01)
Zerebrale transitorische ischämische Attacken und verwandte Syndrome (G45)

I60 Subarachnoidalblutung

Inkl.: Rupturiertes zerebrales Aneurysma
Bei multiplen intrakraniellen Aneurysmen können zusätzliche Schlüsselnummern (I67.1xxx) verwendet werden, um auch die nichtrupturierten Aneurysmen zu verschüsseln.
Exkl.: Folgen einer Subarachnoidalblutung (I69.0)
Traumatische Subarachnoidalblutung (S06.6)

Für die Seitenbezeichnung kann für I60.0–I60.6 eine 6. Stelle verwendet werden:

I60.xx0   links
I60.xx1   rechts
I60.xx2   bilateral

I60.0 Subarachnoidalblutung, vom Karotissiphon oder der Karotisbifurkation ausgehend

I60.00   Aneurysma am Abgang der A. ophthalmica
I60.01   Aneurysma am Abgang der A. choroidea anterior
I60.02   Aneurysma am Abgang der A. communicans posterior
I60.03   Aneurysma an der Karotisbifurkation

I60.04   Karotido-cavernöses Aneurysma
          (Karotis-Kavernosus-Fistel)

I60.1   Subarachnoidalblutung, von der A. cerebri media ausgehend

Im Falle eine mykotischen Aneurysmas ist eine zusätzliche Schlüsselnummer (I60.83) zu verwenden.

I60.10   Proximale (horizontales M1-Segment) Aneurysma der A. cerebri media
I60.11   Aneursyma an der hauptsächlichen Bi- oder Trifurkation der A.cerebri media
I60.12   Distales Aneurysma der A. cerebri media

I60.2   Subarachnoidalblutung, von der A. communicans anterior ausgehend

Im Falle eines mykotischen Aneurysmas ist eine zusätzliche Schlüsselnummer (I60.83) zu verwenden.

I60.20   Aneurysma der A. communicans anterior
I60.21   Proximales (horizontales A1-Segment) Aneurysma der A.cerebri anterior
I60.22   Distales (vertikales A2-Segment) Aneurysma der A.cerebri anterior
I60.23   Aneurysma der A. pericallosa

I60.3   Subarachnoidalblutung, von der A. communicans posterior ausgehend

Aneurysma der distalen A. communicans posterior

I60.4   Subarachnoidalblutung, von der A. basilaris ausgehend

Im Falle eines Aneurysmas bei Dissektion ist eine zusätzliche Schlüsselnummer (I60.85) zu verwenden.

I60.40   Aneurysma der proximalen A. basilaris (Zusammenfluss der Aa. vertebrales)
I60.41   Aneurysma der mittleren A. basilaris

I60.42   Aneurysma der Basilarisspitze
I60.43   Aneurysma einer gedoppelten A. basilaris
I60.44   Aneurysma am Abgang der A. cerebelli superior
I60.45   Aneurysma am Abgang der A. cerebelli inferior anterior

I60.5   Subarachnoidalblutung, von der A. vertebralis ausgehend
Inkl.:   Intrakranielles Aneurysma der A. vertebralis
Im Falle eine Aneurysmas bei Dissektion ist eine zusätzliche Schlüsselnummer (I60.85) zu verwenden.

I60.50   Aneurysma am Abgang der A. cerebelli inferior posterior
I60.51   Subarachnoidalblutung bei rupturiertem Aneurysma einer Spinalarterie

I60.6   Subarachnoidalblutung, von sonstigen intrakraniellen Arterien ausgehend
I60.60   Aneurysma der distalen A. cerebelli superior
I60.61   Aneurysma der distalen A. cerebelli inferior anterior
I60.62   Aneurysma der distalen A. cerebelli inferior posterior
I60.63   Aneurysma der A. labyrinthi
I60.64   Aneurysma der proximalen A. cerebri posterior
I60.65   Aneurysma der distalen A. cerebri posterior
I60.67   Rupturierte Aneurysman mehrerer intrakranieller Arterien
I60.68   Aneurysma anderer näher bezeichneter intrakranieller Arterien

I60.7   Subarachnoidalblutung, von nicht näher bezeichneter intrakranieller Arterie ausgehend
Rupturiertes sackförmiges Aneurysma (angeboren) o.n.A.
Subarachnoidalblutung, von einer A. communicans ausgehend, o.n.A.
Subarachnoidalblutung, von einer Hirnarterie ausgehend, o.n.A.
Subarachnodalblutung von mehreren zerebralen Arterien ausgehend, o.n.A.

I60.8   Sonstige Subarachnoidalblutung
Inkl.:   Meningeale Blutung

I60.80   Ruptur einer zerebralen arteriovenösen Fehlbildung
    Exkl.:   Nichtrupturierte arterioveböse Malformation der zerebralen Gefäße (Q28.2)
    I60.800   Rupturierte arteriovenöse Malformation in der Hirnhemisphäre, kortikal gelegen:
    I60.8000 Frontal
    I60.8001 Temporal
    I60.8002 Parietal
    I60.8003 Okzipital
    I60.8007 Mehr als einen Hirnlappen betreffend
    I60.801   Rupturierte arteriovenöse Malformation der Großhirnhemisphäre, subkortikal gelegen:
    I60.8010 Basalganglien
    I60.8011 Capsula interna
    I60.8012 Thalamus
    I60.8013 Hypothalamus
    I60.8014 Corpus callosum
    I60.8017 Mehr als eine subkortikale Struktur betreffend
    I60.802   Rupturierte arteriovenöse Malformation in der Großhirnhemiphäre gelegen, ohne nähere Angaben
    I60.803   Rupturierte arteriovenöse Malformation im Hirnstamm gelegen:
    I60.8030 Mesenzephalon
    I60.8031 Pons
    I60.8032 Medulla oblongata
    I60.8037 Mehr als einen Anteil des Hirnstamms betreffend
    I60.804   Rupturierte arteriovenöse Malformation im Kleinhirn
    I60.805   Rupturierte arteriovenöse Malformation des Plexus choroideus
    I60.8050 Plexus choroideus des Seitenventrikels
    I60.8051 Plexus choroideus des III. Ventrikels

I60.8052 Plexus choroideus des IV.Ventrikels

I60.8057 Multiple Lokalisationen im Plexus choroideus

I60.806 Rupturierte arteriovenöse Malformation des Rückenmarks

I60.8060 Zervikales Rückenmark

I60.8061 Thorakales Rückenmark

I60.8062 Lumbosakrales Rückenmark

I60.8067 Mehr als einen Abschnitt des Rückenmarks betreffend

I60.807 Multiple oder ausgedehne rupturierte arteriovenöse Malformation des Rückenmarks

I60.81 Subarachnoidalblutung bei andernorts näher bezeichneten Gerinnungsstörung
Um die zugrundliegende Erkrankung zu verschlüsseln kann eine zusätzliche Schlüsselnummer zu verwenden.

I60.82 Subarachnoidalblutung bei andernorts klassifizierter primärer intrazerebraler Blutung

I60.83 Subarachnoidalblutung bei rupturiertem mykotischen Aneurysma

I60.84 Subarachnoidalblutung bei Dissektion einer intrakraniellen Arterie

I60.85 Subarachnoidalblutung bei Tumor
Um den Tumor näher zu bezeichnen kann eine zusätzliche Schlüsselnummer benutzt werden

I60.9 Subarachnoidalblutung, nicht näher bezeichnet

I60.90 Rupturiertes (angeborenes) zerebrales Aneurysma o.n.A.

I60.91 Primäre Subarachnoidalblutung (ohne Nachweis eines Aneurysmas, arteriovenösen Malformation oder anderen Ursache)

I61 Intrazerebrale Blutung

Eine zusätzliche Schlüsselnummer kann zur Kennzeichnung der Ursache verwendet werden

Exkl.: Folgen einer intrazerebralen Blutung (I69.1)
Folgen einer traumatischen intrazerebralen Blutung (S06.3)

Für die Seitenbezeichnung kann eine 6. Stelle verwendet werden:

I61.xx0   links
I61.xx1   rechts
I61.xx2   bilateral

I61.0   Intrazerebrale Blutung in die Großhirnhemisphäre, subkortikal

Inkl.:   Tiefe intrazerebrale Blutung
I61.00   Basalganglien
I61.01   Thalamus
I61.02   Capsula interna
I61.03   Hypothalamus
I61.04   Corpus callosum
I61.07   mehr als eine subkortikale Struktur betreffen

I61.1   Intrazerebrale Blutung in die Großhirnhemisphäre, kortikal

Inkl.:   Oberflächliche intrazerebrale Blutung
I61.10   Frontal
I61.11   Temporal
I61.12   Parietal
I61.13   Okzipital
I61.17   Mehr als einen Hirnlappen betreffend

I61.2   Intrazerebrale Blutung in die Großhirnhemisphäre, nicht näher bezeichnet

I61.3   Intrazerebrale Blutung in den Hirnstamm

I61.30   Mesenzephalon
I61.31   Pons
I61.32   Medulla oblongata
I61.37   Mehr als einen Abschnitt des Hirnstamms betreffend

I61.4   Intrazerebrale Blutung in das Kleinhirn

I61.40   Kleinhirnhemisphäre
I61.41   Kleinhirntonsille
I61.42   Kleinhirnwurm
I61.47   Mehr als einen Teil des Kleinhirns betreffend

I61.5 **Intraventrikuläre Blutung**
I61.50   Seitenventrikel
I61.51   III. Ventrikel
I61.52   IV.Ventrikel
I61.57   Multiple Ventrikel

I61.6 **Intrazerebrale Blutung an mehreren Lokalisationen**

I61.8 **Sonstige intrazerebrale Blutung**

I61.9 **Intrazerebrale Blutung, nicht näher bezeichnet**

I62 **Sonstige nichttraumatische intrakranielle Blutung**
Exkl.:   Folgen einer intrakraniellen Blutung (I69.2)

I62.0 **Subdurale Blutung (akut) (nichttraumatisch)**
Subdurales Hämatom
Exkl.:   Traumatisches subdurales Hämatom

Für die Seitenbezeichnung kann eine 6. Stelle verwendet werden:
I62.0x0   links
I62.0x1   rechts
I62.0x2   bilateral

I62.00   Akute nichttraumatische subdurale Blutung (Hämatom)
I62.01   Subakute nichttraumatische subdurale Blutung (Hämatom)
I62.02   Chronische nichttraumatische subdurale Blutung (Hämatom)

I62.1 **Nichttraumatische epidurale Blutung**
Nichttraumatisches epidurales Hämatom
Inkl.:   Nichttraumatische extradurale Blutung
Exkl.:   Traumatische epidurale Blutung (S06.4)

I62.10   Akute nichttraumatische epidurale Blutung (Hämatom)
I62.11   Subakute nichttraumatische epidurale Blutung (Hämatom)

I62.12   Chronische nichttraumatische epidurale Blutung (Hämatom)

I62.9   Intrakranielle Blutung (nichttraumatisch), nicht näher bezeichnet

I63   Hirninfarkt

Exkl.:   Folgen eines Hirninfarktes (I69.3)
Für die Seitenbezeichnung kann eine 6. Stelle verwendet werden:
        I63.xx0   links
        I63.xx1   rechts
        I63.xx2   bilateral

I63.0   Hirninfarkt durch Thrombose der extrakraniellen hirnversorgenden Arterien

Zur Kennzeichnung der Ätiologie der Thrombose kann eine zu-
sätzliche Kodierung verwendet werden:
I63.00   A. carotis interna
I63.01   A. carotis communis
I63.02   Truncus brachiocephalicus
I63.03   A. vertebralis
I63.04   A. basilaris
I63.05   A. subclavia
I63.06   A. carotis externa
I63.07   Multiple oder bilaterale exrakranielle Arterien

I63.1   Hirninfarkt durch Embolie der extrakraniellen hirn-versorgenden Arterien

Zur Kennzeichnung der Emboliequelle kann eine zusätzliche Ko-
dierung verwendet werden, z.B.:
• Vorhofflimmern (I48)
• Intraventrikulärer Thrombus bei Herzinfarkt (I21)
• kongenitaler Herzklappenfehler (I38)
• Endokarditis bei andernorts klassifizierten Krankheiten (I39.–†)
• Rheumatische Herzklappen-Krankheit (I05–I09)
I63.10   A. carotis interna
I63.11   A. carotis communis

I63.12   Truncus brachiocephalicus
I63.13   A. vertebralis
I63.14   A. basilaris
I63.15   A. subclavia
I63.16   A. carotis externa
I63.17   Multiple oder bilaterale exrakranielle Arterien

I63.2   Hirninfarkt durch nicht näher bezeichneten Verschluss oder Stenose der extrakraniellen hirnversorgenden Arterien
Zur Kennzeichnung der Ätiologie des Verschlusses oder der Stenose kann eine zusätzliche Kodierung verwendet werden
I63.20   A. carotis interna
I63.21   A. carotis communis
I63.22   Truncus brachiocephalicus
I63.23   A. vertebralis
I63.24   A. basilaris
I63.25   A. subclavia
I63.26   A. carotis externa.
I63.27   Multiple oder bilaterale exrakranielle Arterien

I63.3   Hirninfarkt durch Thrombose intrakranieller Arterien
Zur Kennzeichnung der Ätiologie der Thrombose kann eine zusätzliche Kodierung verwendet werden:
I63.30   A. cerebri media
I63.31   A. cerebri anterior
I63.32   A. cerebri posterior
I63.33   A. cerebelli superior
I63.34   A. cerebelli inferior anterior
I63.35   A. cerebelli inferior posterior
I63.36   Aa. lenticulostriatae
I63.37   Anteria choroidea anterior
I63.38   A. communicans posterior
I63.39   Multiple und bilateralen Arterien

I63.4   Hirninfarkt durch Embolie intrakranieller Arterien

Zur Kennzeichnung der Emboliequelle kann eine zusätzliche Kodierung verwendet werden, z.B.

- Vorhofflimmern(I48)
- Intraventrikulärer Thrombus bei Herzinfarkt (I21)
- kongenitaler Herzklappenfehler (I38)
- Endokarditis bei andernorts klassifizierten Krankheiten (I39.–†)
- Rheumatische Herzklappen-Krankheit (I05–I09)

I63.40   A. cerebri media
I63.41   A. cerebri anterior
I63.42   A. cerebri posterior
I63.43   A. cerebelli superior
I63.44   A. cerebelli inferior anterior
I63.45   A. cerebelli inferior posterior
I63.46   Aa. lenticulostriatae
I63.47   A. choroidea anterior
I63.48   A. communicans posterior
I63.49   Multiple und bilaterale Arterien

I63.5   Hirninfarkt durch nicht näher bezeichneten Verschluss oder Stenose intrakranieller Arterien

I63.50   A. cerebri media
I63.51   A. cerebri anterior
I63.52   A. cerebri posterior
I63.53   A. cerebelli superior
I63.54   A. cerebelli inferior anterior
I63.55   A. cerebelli inferior posterior
I63.56   Aa. lenticulostriatae
I63.57   Anteria choroidea anterior
I63.58   A. communicans posterior
I63.59   Multiple und bilateralen Arterien

I63.6   Hirninfarkt durch Thrombose der Hirnvenen oder Sinus, nichteitrig

I63.60   Zerebrale kortikale Venen
I63.61   Sinus sagittalis

I63.62 Vena cerebri magna
I63.63 Sinus rectus
I63.64 Sinus sigmoideus
I63.65 Vena jugularis
I63.66 Sinus cavernosus
I63.67 Multiple oder bilaterale Sinus oder Venen

I63.8 Sonstiger Hirninfarkt

I63.9 Hirninfarkt, nicht näher bezeichnet

I64 Schlaganfall, nicht als Blutung oder Infarkt bezeichnet
Zerebrovaskulärer Insult o.n.A.
Exkl.: Folgen eines Schlaganfalls (I69.4)

I65 Asymptomatischer Verschluss und Stenose der extrakraniellen hirnversorgenden Arterien

Inkl.: Embolie ⎫
      Thorombose ⎬ der A. basilaris, A. carotis oder A.
      Verschluss ⎬ vertebralis, ohne
      Stenose ⎭ resultierenden Hirninfarkt

Exkl.: Als Ursache eines Hirninfarktes (I63)
      Atheroslerose der A. ophthalmica (I70.81)
Für die Seitenbezeichnung kann eine 6. Stelle verwendet werden:
      I65.xx0 links
      I65.xx1 rechts
      I65.xx2 bilateral

I65.0 Verschluss und Stenose der A. vertebralis
I65.00 Plaque der A. vertebralis
I65.01 Niedergradige Stenose der A. vertebralis
I65.02 Höhergradige Stenose (>70%) der A. vertebralis
I65.03 Verschluss der A. vertebralis

I65.1 Verschluss und Stenose der A. basilaris
I65.10 Plaque der A. basilaris
I65.11 Niedergradige Stenose der A. basilaris

I65.12   Höhergradige Stenose (>70%) der A. basilaris

I65.13   Verschluss der A. basilaris

I65.2   Verschluss und Stenose der A. carotis

I65.20   Plaque der A.carotis interna

I65.21   Niedergradige Stenose der A. carotis interna

I65.22   Höhergradige Stenose (>70%) der A.carotis interna

I65.23   Verschluss der A. carotis interna

I65.24   Plaque der A. carotis communis

I65.25   Niedergradige Stenose der A. carotis communis

I65.26   Höhergradige Stenose (>70%) der A. carotis communis

I65.27   Verschluss der A. carotis communis

I65.28   Stenose der A. carotis externa

I65.29   Verschluss der A.carotis externa

I65.3   Verschluss und Stenose mehrerer und beidseitiger extrakranieller hirnversorgender Arterien

I65.8   Verschluss und Stenose sonstiger extrakranieller hirnversorgender Arterie

I65.80   Plaques des Truncus brachiocephalicus

I65.81   Niedergradige Stenose des Truncus brachiocephalicus

I65.82   Höhergradige Stenose (>70%) des Truncus brachiocephalicus

I65.83   Verschluss des Truncus brachiocephalicus

I65.84   Plaque der A. subclavia

I65.85   Niedergradige Stenose der A. subclavia

I65.86   Höhergradige Stenose (>70%) der A. subclavia

I65.87   Verschluss der A. subclavia

I65.9   Verschluss und Stenose nicht näher bezeichneter extrakranieller hirnversorgender Arterie

Extrakranielle hirnversorgende Arterie o.n.A.

I66 Asymptomatischer Verschluss und Stenose intrakranieller hirnversorgender Arterien

Inkl.: Embolie ⎫ der A. cerebri media, A. cerebri
Thrombose ⎪ anterior, A. cerebri posterior
Verschluss ⎬ und Aa. cerebelli, ohne
Stenose ⎭ resultierenden Hirninfarkt

Exkl.: Als Ursache eines Hirninfarktes (I63)

Für die Seitenbezeichnung kann eine 6. Stelle verwendet werden:
I66.xx0 links
I66.xx1 rechts
I66.xx2 bilateral

I66.0 Verschluss und Stenose der A. cerebri media
I66.00 Plaque der A. cerebri media
I66.01 Niedergradige Stenose der A. cerebri media
I66.02 Höhergradige Stenose (>70%) der A. cerebri media
I66.03 Verschluss der A. cerebri media

I66.1 Verschluss und Stenose der A. cerebri anterior
I66.10 Plaque der A. cerebri anterior
I66.11 Niedergradige Stenose der A. cerebri anterior
I66.12 Höhergradige Stenose (>70%) der A. cerebri anterior
I66.13 Verschluss der A. cerebri anterior

I66.2 Verschluss und Stenose der A. cerebri posterior
I66.20 Plaque der A. cerebri posterior
I66.21 Niedergradige Stenose der A. cerebri posterior
I66.32 Höhergradige Stenose (>70%) der A. cerebri posterior
I66.33 Verschluss der A. cerebri posterior

I66.3 Verschluss und Stenose der Aa. cerebelli
I66.40 Plaque der Aa. cerebelli
I66.41 Niedergradige Stenose der Aa. cerebelli
I66.42 Höhergradige Stenose (>70%) der Aa. cerebri cerebelli
I66.43 Verschluss der Aa. cerebri cerebelli

I66.4   Verschluss und Stenose mehrerer und beidseitiger intrakranieller Arterien

I66.8   Verschluss und Stenose sonstiger intrakranieller Arterien
I66.80   Verschluss oder Stenose der perforierenden Arterien
I66.81   Verschluss oder Stenose der A. communicans anterior
I66.82   Verschluss oder Stenose der A. communicans posterior
I66.83   Verschluss oder Stenose einer aberranten Arterie

I66.9   Verschluss und Stenose nicht näher bezeichneter intrakranieller Arterie

I67   Sonstige zerebrovaskuläre Krankheiten
Exkl.:   Folgen der aufgeführten Krankheitszustände (I69.8)

I67.0   Dissektion intrakranieller Arterien, nichtrupturiert
Inkl.:   extrakranielle Arterien, nichtrupturiert
Exkl.:   Rupturierte intrakranielle Arterien (I60.7)

Für die Seitenbezeichnung kann eine 6. Stelle verwendet werden:
I67.0x0   links
I67.0x1   rechts
I67.0x2   bilateral

I67.00   Dissektion der A. carotis communis
I67.01   Dissektion der extrakraniellen A. carotis interna
I67.02   Dissektion der intrakraniellen A. carotis interna
I67.03   Dissektion der extrakraniellen A. vertebralis
I67.04   Dissektion der intrakraniellen A. vertebralis
I67.05   Dissektion der A. basilais
I67.06   Dissektion der A. cerebri media
I67.07   Dissektion der A. cerebri anterior
I67.08   Dissektion der A. cerebri posterior
I67.09   Dissektion sonstiger näher bezeichneten intra-oder extrakraniellen Arterien

I67.1 Zerebrales Aneurysma, nichtrupturiert

Inkl.: Zerebrale(s):
- Aneurysma o.n.A.
- arteriovenöse Fistel, erworben

Exkl.: Angeborenes zerebrales Aneurysma, nichtrupturiert (Q28)

Rupturiertes zerebrales Aneurysma (I60.9)

Für die Seitenbezeichnung kann eine 7. Stelle verwendet werden:

I67.1xx0 links
I67.1xx1 rechts
I67.1xx2 bilateral

Bei multiplen nichtrupturierten zerebralen Aneurysmen wird jedes Aneurisma einzeln verschlüsselt.

I67.10 Karotissyphon und Karotisbifurkation

I67.100 Aneurysma am Abgang der A. ophthalmica

I67.101 Aneurysma am Abgang der A. choroidea anterior

I67.102 Aneurysma am Abgang der A. communicans posterior

I67.103 Aneurysma der Karotisbifurkation

I67.104 Karotido-cavernöses Aneurysma (Karotis-Kavernosus-Fistel)

I67.11 A. cerebri media

I67.110 Proximales (horizontales M1-Segment) Aneurysma der A. cerebri media

I67.111 Aneursyma an der hauptsächlichen Bi- oder Trifurkation der A. cerebri media

I67.112 Distales Aneurysma der A. cerebri media
Im Falle eine mykotischen Aneurysmas ist eine zusätzliche Schlüsselnummer (I60.83) zu verwenden.

I67.12 A. cerebri anterior und A. communicans anterior

I67.120 Aneurysma der A. communicans anterior

I67.121 Proximales (horizontales A1-Segment) Aneurysma der A.cerebri anterior

I67.122 Distales (vertikales A2-Segment) Aneurysma der A.cerebri anterior

I67.123 Aneurysma der A. pericallosa
Im Falle eines mykotischen Aneurysmas ist eine zusätzliche Schlüsselnummer (I60.83) zu verwenden

I67.13 A. communicans posterior
Aneurysma der distalen A. communicans posterior

I67.14 A. basilaris

I67.140 Aneurysma der proximalen A. basilaris (Zusammenfluss der Aa. vertebrales)

I67.141 Aneurysma der mittleren A. basilaris

I67.142 Aneurysma der Basilarisspitze

I67.143 Aneurysma einer gedoppelten A. basilaris

I67.144 Aneurysma am Abgang der A. cerebelli superior

I67.145 Aneurysma am Abgang der A. cerebelli inferior anterior
Im Falle eine Aneurysmas bei Dissektion ist eine zusätzliche Schlüsselnummer (I60.85) zu verwenden

I67.15 A. vertebralis
Inkl.: Intrakranielles Aneurysma der A. vertebralis

I67.150 Aneurysma am Abgang der A. cerebelli inferior posterior

167.17 Multiple nicht näher bezeichnete intrakranielle Aneurysmen

167.18 Sonstige intrakranielle Arterien

I67.180 Aneurysma an der distalen A. cerebelli superior

I67.181 Aneurysma an der distalen A. cerebelli inferior anterior

I67.182 Aneurysma an der distalen A. cerebelli inferior posterior

I67.183 Aneurysma der A. labyrinthi

I67.184 Aneurysma der proximalen A. cerebri posterior

I67.185 Aneurysma der distalen A. cerebri posterior

I67.2 Hirnatherosklerose
Atheromatose der Hirnarterien

I67.3 Progressive subkortikale vaskuläre Enzephalopathie
Binswanger-Krankheit

Die Komorbidität mit einer vaskulären Demenz (F01.2) kann durch eine zusätzliche Kodierung verschlüsselt werden.

I67.4 Hypertensive Enzephalopathie

I67.5 Moyamoya-Syndrom
I67.50 Primäres Moyamoya-Syndrom
Idiopathischer Verschluss der basalen Arterien mit Rete mirabilis
I67.51 Sekundäres Moymoya-Syndrom

Soll die Ursache des Verschlusse der basalen Arterien verschlüsselt werden, ist eine zusätzliche Schlüsselnummer zu benutzen.

I67.6 Nichteitrige Thrombose des intrakraniellen Venensystems
Inkl.: Nichteitrige Thrombose:
• Hirnvenen
• intrakranielle venöse Sinus
Exkl.: Als Ursache eines Hirninfarktes (I63.6)

I67.60 Zerebrale kortikale Venen
I67.61 Sinus sagittalis
I67.62 Vena cerebri magna (V. Galeni)
I67.63 Sinus rectus
I67.64 Sinus sigmoideus
I67.65 Vena jugularis
I67.66 Sinus cavernosus
I67.67 Multiple oder bilaterale Sinus oder Venen
I67.68 Sonstige zerebrale Vene oder Sinus

I67.7   Zerebrale Arteriitis, andernorts nicht klassifiziert

I67.70   Primäre zerebrale Angiitis
Granulomatöse Angiitis des Gehirns

I67.78   Sonstige andernorts nicht klassifizierte zerebrale Angiitis

I67.8   Sonstige näher bezeichnete zerebrovaskuläre Krankheiten

Exkl.:   Erworbene zerebrale arteriovenöse Fistel (I67.1)

I67.9   Zerebrovaskuläre Krankheit, nicht näher bezeichnet

I68*   Zerebrovaskuläre Störungen bei andernorts klassifizierten Krankheiten

I68.0*   Zerebrale Amyloidangiopathie (E85.–†)

Inkl.:   Kongophile Angiopathie

I68.00*   Familiär

I68.01*   Nichtfamiliär

I68.1*   Zerebrale Arteriitis bei andernorts klassifizierten infektiösen und parasitären Krankheiten

Zerebrale Arteriitis:
* durch Listerien (A32.8†)
* syphilitisch (A52.0†)
* tuberkulös (A18.8†)

I68.2*   Zerebrale Arteriitis bei sonstigen andernorts klassifizierten Krankheiten

Zerebrale Arteriitis bei systemischem Lupus erythematodes (M32.1†)

I68.8*   Sonstige zerebrovaskuläre Störungen bei andernorts klassifizierten Krankheiten

I69   Folgen einer zerebrovaskulären Krankheit

Hinweis: Soll bei einer andernorts klassifizierten Störung angegeben werden, dass sie Folge eines unter I60–I67 aufgeführten Zustandes ist, so ist (statt einer Schlüsselnummer

365

aus I60–I67) die vorliegende Kategorie zu verwenden. Zu den «Folgen» zählen Krankheitszustände, die als Folgen oder Spätfolgen bezeichnet sind oder die ein Jahr oder länger seit Beginn des verursachenden Leidens bestehen.

I69.0 **Folgen einer Subarachnoidalblutung**

I69.1 **Folgen einer intrazerebralen Blutung**

I69.2 **Folgen einer sonstigen nichttraumatischen intrakraniellen Blutung**

I69.3 **Folgen eines Hirninfarktes**

I69.4 **Folgen eines Schlaganfalls, nicht als Blutung oder Infarkt bezeichnet**

I69.8 **Folgen sonstiger und nicht näher bezeichneter zerebrovaskulärer Krankheiten**

Krankheiten der Arterien, Arteriolen und Kapillaren (I70–I79)

I70 **Atherosklerose**
Inkl.:   Arteriolosklerose
Arteriosklerose
Arteriosklerotische Gefäßkrankheit
Atherom
Degeneration:
• arteriell
• arteriovaskulär
• vaskulär
Endarteriitis deformans oder obliterans
Senile:
• Arteriitis
• Endarteriitis

Exkl.: Koronar (I25.1)

Zerebral (I67.2)

I70.0 Atherosklerose der Aorta

I70.1 Atherosklerose der Nierenarterie
Goldblatt-Niere
Exkl.: Atherosklerose der renalen Arteriolen (I12)

I70.2 Atherosklerose der Extremitätenarterien
Atherosklerotische Gangrän
Mönckeberg- (Media-) Sklerose

I70.8 Atherosklerose sonstiger Arterien
I70.80† Atherosklerotische Retinopathie (H36.8*)
I70.81 Atherosklerose der A. ophthalmica

I70.9 Generalisierte und nicht näher bezeichnete Atherosklerose

I71 Aortenaneurysma und -dissektion

I71.0 Dissektion der Aorta [jeder Abschnitt]
Aneurysma dissecans der Aorta (rupturiert) [jeder Abschnitt]

I71.9 Aortenaneurysma nicht näher bezeichneter Lokalisation, ohne Angabe einer Ruptur
Aneurysma
Dilatation } der Aorta
Hyaline Nekrose

I72 Sonstiges Aneurysma
Inkl.: Aneurysma (cirsoideum) (falsum) (rupturiert)
Exkl.: Aneurysma:
- Aorta (I71)
- arteriovenös, erworben (I77.0)
- Herz (I25.3)

367

- retinal (H35.0)
- zerebral (nichtrupturiert) (I67.1)
- zerebral, rupturiert (I60)
Varix aneurysmatica (I77.0)

I72.0 Aneurysma der A. carotis
Exkl.: Aneurysma des Karotissiphon und der Karotisbifurkation (I60.0, I67.10)

I72.1 Aneurysma einer Arterie der oberen Extremität

I72.2 Aneurysma der Nierenarterie (A.renalis)

I72.3 Aneurysma der A. iliaca

I72.4 Aneurysma einer Arterie der unteren Extremität

I72.8 Aneurysma sonstiger näher bezeichneter Arterien

I72.9 Aneurysma nicht näher bezeichneter Lokalisation

I73 Sonstige periphere Gefäßkrankheiten
Exkl.: Spasmus der Hirnarterien (G45.9)

I73.0 Raynaud-Syndrom
Raynaud-:
- Gangrän
- Krankheit
- Phänomen (sekundär)

I73.1 Thrombangiitis obliterans [Endangiitis von-Winiwarter-Buerger]

I73.8 Sonstige näher bezeichnete periphere Gefäßkrankheiten
Akroparästhesie:
- einfach [Schultze-Syndrom]
- vasomotorisch [Nothnagel-Syndrom II]

Erythromelalgie
Erythrozyanose

I73.9 Periphere Gefäßkrankheit, nicht näher bezeichnet
Arterienspasmus
Claudicatio intermittens

I74 Arterielle Embolie und Thrombose
Inkl.: Infarkt:
- embolisch
- thrombotisch
Verschluss:
- embolisch
- thrombotisch

Exkl.: Embolie und Thrombose:
- A. basilaris (I63.0–I63.2, I65.1)
- A. carotis (I63.0–I63.2, I65.2)
- A. vertebralis (I63.0–I63.2, I65.0)
- als Komplikation bei:
- Abort, Extrauteringravidität oder Molenschwanger-schaft (O08.2)
- Schwangerschaft, Geburt oder Wochenbett (O88)
- extrakranielle hirnversorgende Arterien (I63.0–I63.2, I65.9)
- intrakranielle Arterien (I63.3–I63.5, I66.9)
- Koronararterien (I21–I25)
- mesenterial (K55.0)
- Nierenarterien (N28.0)
- Pulmonalarterien (I26)
- retinal (H34)

I74.0 Embolie und Thrombose der Aorta abdominalis
Aortenbifurkations-Syndrom [Leriche-Syndrom]

I74.1 Embolie und Thrombose sonstiger und nicht näher bezeich-neter Abschnitte der Aorta

I74.2 **Embolie und Thrombose der Arterien der oberen Extremitäten**

I74.3 **Embolie und Thrombose der Arterien der unteren Extremitäten**

I74.4 **Embolie und Thrombose der Extremitätenarterien, nicht näher bezeichnet**
Periphere arterielle Embolie

I74.5 **Embolie und Thrombose der A. iliaca**

I74.8 **Embolie und Thrombose sonstiger Arterien**

I74.9 **Embolie und Thrombose nicht näher bezeichneter Arterie**

I77 **Sonstige Krankheiten der Arterien und Arteriolen**
Exkl.: Hypersensitivitätsangiitis (M31.0)
Kollagen- (Gefäß-) Krankheiten (M30–M36)

I77.0 **Arteriovenöse Fistel, erworben**
Arteriovenöses Aneurysma, erworben
Varix aneurysmatica
Exkl.: Traumatisch – siehe Verletzung von Blutgefäßen nach der Körperregion
Zerebral (I67.1)

I77.1 **Arterienstriktur**

I77.2 **Arterienruptur**
Arrosion ⎫
Fistel ⎬ Arterie
Ulkus ⎭
Exkl.: Traumatische Arterienruptur – siehe Verletzung von Blutgefäßen nach der Körperregion

I77.3 Fibromuskuläre Dysplasie der Arterien

I77.30 Fibromuskuläre Dysplasie der extrakraniellen hirnversorgenden Arterien

I77.300 A. carotis interna
I77.301 A. carotis communis
I77.302 Truncus brachiocephalicus
I77.303 A. vertebralis
I77.304 A. basilaris
I77.305 A. cerebri media
I77.306 A. cerebri anterior
I77.307 A. cerebri posterior
I77.308 Sonstige zerebrale Arterie

I77.4 Arteria coeliaca-Kompressions-Syndrom

I77.5 Arteriennekrose

I77.6 Arteriitis, nicht näher bezeichnet

Aortitis o.n.A.
Endarteriitis o.n.A.
Exkl.: Arteriitis oder Endarteriitis:
• Aortenbogen [Takayasu] M31.4)
• deformans (I70)
• koronar (I25.8)
• obliterans (I70)
• Riesenzell- (M31.5–M31.6)
• senil (I70)
• zerebral, andernorts nicht klassifiziert (I67.7)

I77.8 Sonstige näher bezeichnete Krankheiten der Arterien und Arteriolen

I78 Krankheiten der Kapillaren

I78.0 Hereditäre hämorrhagische Teleangiektasie

Morbus Osler [Rendu-Osler-Weber]

I79* Krankheiten der Arterien, Arteriolen und Kapillaren bei andernorts klassifizierten Krankheiten

I79.0* **Aortenaneurysma bei andernorts klassifizierten Krankheiten**
Syphilitisches Aortenaneurysma (A52.0†)

I79.1* **Aortitis bei andernorts klassifizierten Krankheiten**
Syphilitische Aortitis (A52.0†)

Krankheiten der Venen, der Lymphgefäße und der Lymphknoten, andernorts nicht klassifiziert(I80–I89)

I80 Phlebitis und Thrombophlebitis
Inkl.: Endophlebitis
Periphlebitis
Phlebitis suppurativa
Venenentzündung

Soll bei Arzneimittelinduktion die Substanz angegeben werden, ist eine zusätzliche Schlüsselnummer (Kapitel XX) zu benutzen.

Sonstige und nicht näher bezeichnete Krankheiten des Kreislaufsystems (I95–I99)

I95 Hypotonie
Exkl.: Kardiovaskuläre Synkope (R57.9)

I95.0 **Idiopathische Hypotonie**

I95.1 **Orthostatische Hypotonie**
Orthostatische Dysregulation
Exkl.: Shy-Drager-Syndrom [Neurogene orthostatische Hypotonie] (G90.3)

I95.2   Hypotonie durch Arzneimittel
Soll die Substanz angegeben werden, ist eine zusätzliche Schlüsselnummer (Kapitel XX) zu benutzen.

I95.8   Sonstige Hypotonie
Chronische Hypotonie

I95.9   Hypotonie, nicht näher bezeichnet

**I97   Kreislaufkomplikationen nach medizinischen Maßnahmen,
andernorts nicht klassifiziert**

**I98*   Sonstige Störungen des Kreislaufsystems bei andernorts
klassifizierten Krankheiten**

I98.0*   Kardiovaskuläre Syphilis
Kardiovaskuläre:
- Spätsyphilis, konnatal (A50.5†)
- Syphilis o.n.A. (A52.0†)

**I98.1*   Störungen des Herz-Kreislaufsystems bei sonstigen andern-
orts klassifizierten infektiösen und parasitären Krankheiten**
Kardiovaskuläre Beteiligung, andernorts nicht klassifiziert, bei
Chagas-Krankheit (chronisch) (B57.2†)

373

Kapitel X
Krankheiten des Atmungssystems (J00–J99)

Akute Infektionen der oberen Atemwege (J00–J06)

J01 **Akute Sinusitis**

Inkl.:   Abszess
         Eiterung   akut, (Nasen-) Nebenhöhlen
         Entzündung   Empyem
         Infektion

Soll der Infektionserreger angegeben werden, ist eine zusätzliche Schlüsselnummer (B95–B97) zu benutzen.

Exkl.:   Sinusitis, chronisch oder o.n.A. (J32)

J01.0 **Akute Sinusitis maxillaris**
Akute Kieferhöhlenentzündung

J01.1 **Akute Sinusitis frontalis**

J01.2 **Akute Sinusitis ethmoidalis**

J01.3 **Akute Sinusitis sphenoidalis**

J01.4 **Akute Pansinusitis**

J01.8 **Sonstige akute Sinusitis**
Akute Sinusitis mit Beteiligung von mehr als einer Nasennebenhöhle, ausgenommen Pansinusitis

J01.9 **Akute Sinusitis, nicht näher bezeichnet**

Grippe und Pneumonie (J10–J18)

J10   **Grippe bei nachgewiesene Influenzaviren**
Influenza
Exkl.:   Haemophilus influenzae Meningitis (G00.0)

J10.0   **Grippe mit Pneumonie, Influenzaviren nachgewiesen**
Grippe(broncho)pneumonie, Influenzaviren nachgewiesen

J10.8   **Grippe mit sonstigen Manifestationen, Influenzaviren nachgewiesen**
Grippe-Enzephalopathie ⎫
Influenza: ⎬ mit nachgewiesenem Influenzavirus
• Gastroenteritis ⎬
• Myokarditis (akut) ⎭

J11   **Grippe ohne Virusnachweis**

J11.0   **Grippe mit Pneumonie, Viren nicht nachgewiesen**

J11.8   **Grippe mit sonstigen Manifestationen, Viren nicht nachgewiesen**
Enzephalopathie bei Grippe ⎫ nicht näher bezeichnet oder
Grippe: ⎬ spezifische Viren nicht
• Gastroenteritis ⎬ nachgewiesen
• Myokarditis (akut) ⎭

J13   **Pneumonie durch Streptococcus pneumoniae**
Bronchopneumonie durch Streptococcus pneumoniae

J14   **Pneumonie durch Haemophilus influenzae**
Bronchopneumonie durch Haemophilus influenzae

J15   **Pneumonie durch Bakterien, andernorts nicht klassifiziert**
Inkl.:   Bronchopneumonie durch andere Bakterien als Streptococcus pneumoniae und Haemophilus influenzae

J

J16 Pneumonie durch sonstige Infektionserreger, andernorts nicht klassifiziert

J17* Pneumonie bei andernorts klassifizierten Krankheiten

J17.0* Pneumonie bei andernorts klassifizierten bakteriellen Krankheiten

J18 Pneumonie, Erreger nicht näher bezeichnet
Exkl.: Aspirationspneumonie:
- beim Neugeborenen (P24.9)
- durch feste und flüssige Substanzen (J69)
- o.n.A. (J69.0)

Sonstige Krankheiten der oberen Atemwege (J30–J39)

J32 Chronische Sinusitis
Inkl.: Abszess
Eiterung
Empyem $\Big\}$ (chronisch) (Nasen-) Nebenhöhlen
Infektion

Soll der Infektionserreger angegeben werden, ist eine zusätzliche Schlüsselnummer (B95–B97) zu benutzen.
Exkl.: Akute Sinusitis (J01)

J32.0 Chronische Sinusitis maxillaris
Kieferhöhlenentzündung (chronisch)

J32.1 Chronische Sinusitis frontalis
J32.2 Chronische Sinusitis ethmoidalis

J32.3 Chronische Sinusitis sphenoidalis

J32.4 Chronische Pansinusitis

J32.8   Sonstige chronische Sinusitis
Sinusitis (chronisch) mit Beteiligung von mehr als einer Nasennebenhöhle, ausgenommen Pansinusitis

J32.9   Chronische Sinusitis, nicht näher bezeichnet

**J38   Krankheiten der Stimmlippen und des Kehlkopfes,
andernorts nicht klassifiziert**

J38.0   Lähmung der Stimmlippen und des Kehlkopfes
Lähmung:
• Glottis
• Kehlkopf

J

Chronische Krankheiten der unteren Atemwege (J40–J47)

Exkl.:   Zystische Fibrose (E84)

J40   Bronchitis, nicht als akut oder chronisch bezeichnet
Bronchitis:
• katarrhalisch
• mit Tracheitis o.n.A.
• o.n.A.
Tracheobronchitis o.n.A.

J42   Nicht näher bezeichnete chronische Bronchitis
Chronische:
• Bronchitis o.n.A.
• Tracheitis
• Tracheobronchitis

J43   Emphysem

J45   Asthma bronchiale
Exkl.:   Akutes schweres Asthma bronchiale (J46)
Status asthmaticus (J46)

377

J46 **Status asthmaticus**
Akutes schweres Asthma bronchiale

J47 **Bronchiektasen**
Bronchiolektasen

Lungenkrankheiten durch exogene Substanzen (J60–J70)

J69 **Pneumonie durch feste und flüssige Substanzen**
Soll die äußere Ursache angegeben werden, ist eine zusätzliche
Schlüsselnummer (Kapitel XX) zu benutzen.
Exkl.: Aspirationssyndrome beim Neugeborenen (P24)

J69.0 **Pneumonie durch Nahrung oder Erbrochenes**
Aspirationspneumonie (durch):
• Erbrochenes
• Magensekrete
• Milch
• Nahrung (regurgitiert)
• o.n.A.

Sonstige Krankheiten der Atmungsorgane, die hauptsächlich das Interstitium betreffen (J80–J84)

J81 **Lungenödem**
Akutes Lungenödem
Lungenstauung (passiv)

Purulente und nekrotisierende Krankheitszustände der unteren Atemwege (J85–J86)

J85 **Abszess der Lunge und des Mediastinums**

Sonstige Krankheiten der Pleura (J90–J94)

J90 **Pleuraerguss, andernorts nicht klassifiziert**
Pleuritis mit Erguss

J93 **Pneumothorax**

Sonstige Krankheiten des Atmungssystems (J95–J99)

J95 **Krankheiten der Atemwege nach medizinischen Maßnahmen, andernorts nicht klassifiziert**

J95.0 **Funktionsstörung eines Tracheostomas**
Blutung aus dem Tracheostoma
Obstruktion des durch Tracheotomie geschaffenen Luftweges
Sepsis des Tracheostomas
Tracheo-Ösophagealfistel nach Tracheotomie

J98 **Sonstige Krankheiten der Atemwege**
Exkl.:   Apnoe o.n.A. (R06.8)
          Schlafapnoe

J98.6 **Krankheiten des Zwerchfells**
Relaxatio diaphragmatica
Zwerchfellähmung
Zwerchfellentzündung

J

Kapitel XI
Krankheiten des Verdauungssystems
(K00–K93)

Krankheiten der Mundhöhle, der Speicheldrüsen und des Rachens (K00–K14)

K04 Krankheiten der Pulpa und des periapikalen Gewebes

K07 Dentofaziale Anomalien [einschließlich fehlerhafter Okklusion]
Exkl.: Hemifaziale Atrophie oder Hypertrophie (Q67.4)

K07.0 Stärkere Anomalien der Kiefergröße
Hyperplasie, Hypoplasie:
• mandibulär
• maxillär
Makrognathie (mandibulär) (maxillär)
Mikrognathie (mandibulär) (maxillär)

Exkl.: Akromegalie (E22.0)
(Pierre-) Robin-Syndrom (Q87.07)

K07.1 Anomalien des Kiefer-Schädelbasis-Verhältnisses
Asymmetrie des Kiefers
Prognathie (mandibulär) (maxillär)
Retrognathie (mandibulär) (maxillär)

K07.2 Anomalien des Zahnbogenverhältnisses
Distalbiss
Kreuzbiss (vorderer) (hinterer)
Mesialbiss
Offener Biss (anterior) (posterior)
Posteriore linguale Okklusion der Unterkieferzähne
Sagittale Frontzahnstufe

Überbiss (übermäßig):
- horizontal
- tief
- vertikal

Verschiebung der Mittellinie des Zahnbogens

K07.3 Zahnstellungsanomalien

Diastema
Engstand
Lückenbildung, abnorm
Rotation   } Zahn oder Zähne
Transposition
Verlagerung

Impaktierte oder retinierte Zähne mit abnormer Stellung derselben oder der benachbarten Zähne

K

K07.4 Fehlerhafte Okklusion, nicht näher bezeichnet

K07.5 Funktionelle dentofaziale Anomalien

Abnormer Kieferschluss
Fehlerhafte Okklusion durch:
- abnormen Schluckakt
- Mundatmung
- Zungen-, Lippen- oder Fingerlutschgewohnheiten

K07.6 Krankheiten des Kiefergelenkes

Costen-Syndrom
Funktionsstörung des Kiefergelenkes
Gelenkknacken des Kiefers
Kiefergelenkarthralgie
Exkl.:   Akute Kieferluxation (S03.0)
          Akute Kieferzerrung (S03.4)

K07.8 Sonstige dentofaziale Anomalien

K07.9 Dentofaziale Anomalie, nicht näher bezeichnet

381

K12 **Stomatitis und verwandte Krankheiten**
Exkl.:   Cancrum oris (A69.0)

K12.0 **Rezidivierende orale Aphthen**
Bednar-Aphthen
Periadenitis mucosa necrotica recurrens
Rezidivierendes aphthöses Ulkus
Stomatitis aphthosa (major) (minor)
Stomatitis herpetiformis

Krankheiten des Ösophagus, des Magens und des Duodenums (K20–K31)

K20 **Ösophagitis**
Abszess des Ösophagus
Ösophagitis:
• durch chemische Substanzen
• peptisch
• o.n.A.

Soll die äußere Ursache angegeben werden, ist eine zusätzliche Schlüsselnummer (Kapitel XX) zu benutzen.
Exkl.:   Erosion des Ösophagus (K22.1)

K22 **Sonstige Krankheiten des Ösophagus**

K22.1 **Ösophagusulkus**
Erosion des Ösophagus
Ösophagusulkus:
• durch Ingestion von:
• Arzneimitteln und Drogen
• chemischen Substanzen
• durch Pilze
• peptisch
• o.n.A.

Soll die äußere Ursache angegeben werden, ist eine zusätzliche Schlüsselnummer (Kapitel XX) zu benutzen.

Bei den Schlüsselnummern K25–K28 sind die folgenden 4. Stellen zu benutzen:

K2x.0 Akut, mit Blutung

K2x.1 Akut, mit Perforation

K2x.2 Akut, mit Blutung und Perforation

K2x.3 Akut, ohne Blutung oder Perforation

K2x.4 Chronisch oder nicht näher bezeichnet, mit Blutung

K2x.5 Chronisch oder nicht näher bezeichnet, mit Perforation

K2x.6 Chronisch oder nicht näher bezeichnet, mit Blutung und Perforation

K2x.7 Chronisch, ohne Blutung oder Perforation

K2x.9 Weder als akut noch als chronisch bezeichnet, ohne Blutung oder Perforation

K25 Ulcus ventriculi

(vgl. Kodierungen mit der 4. Stelle)

Inkl.: Magenerosion (akut)

Ulcus (pepticum):

• Magen

• Pylorus

Soll bei Arzneimittelinduktion die Substanz angegeben werden, ist eine zusätzliche Schlüsselnummer (Kapitel XX) zu benutzen.

Exkl.: Ulcus pepticum o.n.A. (K27)

K26 Ulcus duodeni

(vgl. Kodierung mit der 4. Stelle)

Inkl.: Erosion des Duodenums (akut)

Ulcus (pepticum):

• Duodenum

• postpylorisch

Soll bei Arzneimittelinduktion die Substanz angegeben werden, ist eine zusätzliche Schlüsselnummer (Kapitel XX) zu benutzen.

Exkl.: Ulcus pepticum o.n.A. (K27)

K27 **Ulcus pepticum, Lokalisation nicht näher bezeichnet**
(vgl. Kodierung mit der 4. Stelle)
Inkl.: Ulcus:
- gastroduodenale o.n.A.
- pepticum o.n.A.

K28 **Ulcus pepticum jejuni**
(vgl. Kodierung mit der 4. Stelle)
Inkl.: Ulkus (peptisch) oder Erosion:
- Anastomosen-
- gastrointestinal
- gastrojejunal
- gastrokolisch
- jejunal
- magenseitig
- marginal

K29 **Gastritis und Duodenitis**
Exkl.: Zollinger-Ellison-Syndrom (E16.8)

K29.2 **Alkoholgastritis**

K29.8 **Duodenitis**

K29.9 **Gastroduodenitis, nicht näher bezeichnet**

K30 **Dyspepsie**
Verdauungsstörung
Exkl.: Dyspepsie:
- nervös (F45.3)
- neurotisch (F45.3)
- psychogen (F45.3)

K31 **Sonstige Krankheiten des Magens und des Duodenums**
Exkl.: Gastrointestinale Blutung (K92.0–K92.2)

K31.3   Pylorospasmus, andernorts nicht klassifiziert
Exkl.:   Pylorospasmus:
* neurotisch (F45.3)
* psychogen (F45.3)

Nichtinfektiöse Enteritis und Kolitis (K50–K52)

Inkl.:   Nichtinfektiöse entzündliche Darmkrankheit

K50   **Crohn-Krankheit [Enteritis regionalis] [Morbus Crohn]**
Inkl.:   Granulomatöse Enteritis

K51   **Colitis ulcerosa**

K

Sonstige Krankheiten des Darmes (K55–K63)

K58   **Colon irritabile**
Inkl.:   Irritables Kolon

K58.0   Colon irritabile mit Diarrhö

K58.9   Colon irritabile ohne Diarrhoe

K59   **Sonstige funktionelle Darmstörungen**
Exkl.:   Intestinale Malabsorption (K90)
psychogene Darmstörungen (F45.3)

K59.0   Obstipation

K59.1   Funktionelle Diarrhoe

K59.2   Neurogene Darmstörung, andernorts nicht klassifiziert

K59.4   Analspasmus
Proctalgia fugax

Krankheiten des Peritoneums (K65–K67)

K65 Peritonitis

Krankheiten der Leber (K70–K77)

Exkl.:   Gelbsucht o.n.A. (R17)
Hämochromatose (E83.1)
Reye-Syndrom (G93.7)
Virushepatitis (B15–B19)
Wilson-Krankheit (E83.0)

K70 Alkoholische Leberkrankheit

K70.0 Alkoholische Fettleber

K70.1 Alkoholische Hepatitis

K70.2 Alkoholische Fibrose und Sklerose der Leber

K70.3 Alkoholische Leberzirrhose

K70.4 Alkoholisches Leberversagen
Alkoholisches Leberversagen:
• akut
• chronisch
• mit oder ohne Coma hepaticum
• subakut
• o.n.A.

K70.9 Alkoholische Leberkrankheit, nicht näher bezeichnet

K71 Toxische Leberkrankheit
Inkl.:   Arzneimittelinduziert:
• idiosynkratische (unvorhersehbare) Leberkrankheit
• toxische (vorhersehbare) Leberkrankheit

Soll das toxische Agens angegeben werden, ist eine zusätzliche Schlüsselnummer (Kapitel XX) zu benutzen.
Exkl.:   Alkoholische Leberkrankheit (K70)

K71.0   Toxische Leberkrankheit mit Cholestase
Cholestase mit Leberzellschädigung
«Reine» Cholestase

K71.1   Toxische Leberkrankheit mit Lebernekrose
Leberversagen (akut) (chronisch) durch Arzneimittel oder Drogen

K72   Leberversagen, andernorts nicht klassifiziert
Inkl.:   Coma hepaticum o.n.A.
        Encephalopathia hepatica o.n.A.
        Gelbe Leberatrophie oder -dystrophie
        Hepatitis:
- akut
- fulminant
- maligne

andernorts nicht klassifiziert, mit Leberversagen

        Leber- (Zell-) Nekrose mit Leberversagen
Exkl.:   Alkoholisches Leberversagen (K70.4)
        Mit toxischer Leberkrankheit (K71.1)
        Virushepatitis (B15–B19)

Krankheiten der Gallenblase, der Gallenwege und des Pankreas (K80–K87)

K85   Akute Pankreatitis
Pankreasabszess
Pankreasnekrose:
- akut
- infektiös

Pankreatitis:
- akut (rezidivierend)
- eitrig
- hämorrhagisch

- subakut
- o.n.A.

K86 Sonstige Krankheiten des Pankreas

K86.0 Alkoholinduzierte chronische Pankreatitis

K86.1 Sonstige chronische Pankreatitis
Chronische Pankreatitis:
- infektiös
- rekurrierend
- rezidivierend
- o.n.A.

Sonstige Krankheiten des Verdauungssystems (K90–K93)

K90 Intestinale Malabsorption

K90.8 Sonstige intestinale Malabsorption
Whipple-Krankheit† (M14.8*)

K92 Sonstige Krankheiten des Verdauungssystems

K92.0 Hämatemesis

K92.1 Meläna

K92.2 Gastrointestinale Blutung, nicht näher bezeichnet
Blutung:
- Darm o.n.A.
- Magen o.n.A.

Kapitel XII

Krankheiten der Haut und der Unterhaut (L00–L99)

Urtikaria und Erythem (L50–L54)

L51   **Erythema exsudativum multiforme**

L52   **Erythema nodosum**

Sonstige Krankheiten der Haut und der Unterhaut (L80–L99)

L89   **Dekubitalgeschwür**
Dekubitus
Druckgeschwür
Ulkus bei medizinischer Anwendung von Gips

L99*   **Sonstige Krankheiten der Haut und der Unterhaut bei andernorts klassifizierten Krankheiten**

L99.0*   **Kutane Amyloidose (E85.–†)**

L99.8*   **Sonstige näher bezeichnete Krankheiten der Haut und der Unterhaut bei andernorts klassifizierten Krankheiten**
Syphilis:
• Alopezie (A51.3†)
• Leukoderm (A51.3†, A52.7†)

Kapitel XIII
Krankheiten des Muskel-Skelett-Systems und des Bindegewebes (M00–M99)

Exkl.: Endokrine, Ernährungs- und Stoffwechselkrankheiten (E00–E90)
Kompartmentsyndrom (T79.6)

Lokalisation der Muskel-Skelett-Beteiligung

Die folgende Subklassifikation zur Lokalisationsangabe kann wahlweise mit den passendenSchlüsselnummern des Kapitels XIII benutzt werden. Da örtliche Erweiterungen oder fachspezifische Adaptionen der Klassifikation sich in der Stellenzahl der Schlüsselnummern unterscheiden können, wird vorgeschlagen, diese ergänzende Lokalisationangabe besonders zu kennzeichnen (z.B. durch ein zusätzliches Signierkästchen). Hiervon abweichende 5. Stellen für Kniegelenkschäden, Rückenleiden und andernorts nicht klassifizierte biomechanische Funktionsstörungen finden sich unter M23, der Gruppe M40–M54 und unter M99.

0   Mehrere Lokalisationen

1	Schulterregion	Klavikula	
		Skapula	Akromioklavikulargelenk
			Schultergelenk
			Sternoklavikulargelenk
2	Oberarm	Humerus	Ellenbogengelenk
3	Unterarm	Radius	Handgelenk
		Ulna	
4	Hand	Finger	Gelenke zwischen diesen
		Handwurzel	Knochen
		Mittelhand	

5	Beckenregion und Oberschenkel	Becken Femur Gesäß	Hüfte [Hüftgelenk] Iliosakralgelenk
6	Unterschenkel	Fibula Tibia	Kniegelenk
7	Knöchel und Fuß	Fußwurzel Mittelfuß Zehen	Sprunggelenk Sonstige Gelenke des Fußes
8	Sonstige	Hals Kopf Rippen Rumpf Schädel Wirbelsäule	

9   Nicht näher bezeichnete Lokalisationen

Arthropathien (M00–M25)

Krankheiten, die vorwiegend an den peripheren (Extremitäten-) Gelenken auftreten

M03*   Postinfektiöse und reaktive Arthritiden bei andernorts klassifizierten Krankheiten
[Schlüsselnummer der Lokalisation siehe am Anfang dieses Kapitels]

M03.0*   Arthritis nach Meningokokkeninfektion (A39.8†)

M03.1*   Postinfektiöse Arthritis bei Syphilis
Clutton-Syndrom (A50.5†)

M05 **Seropositive chronische Polyarthritis**
[Schlüsselnummer der Lokalisation siehe am Anfang dieses Kapitels]
Exkl.:   Chronische Polyarthritis der Wirbelsäule (M45)
Rheumatisches Fieber (I00)

M05.3† **Seropositive chronische Polyarthritis mit Beteiligung sonstiger Organe und Organsysteme**
Endokarditis (I39.–*)
Karditis (I52.8*)
Myokarditis (I41.8*)   } bei seropositiver chronischer Polyarthritis
Myopathie (G73.7*)
Polyneuropathie (G63.6*)

M10 **Gicht**
[Schlüsselnummer der Lokalisation siehe am Anfang dieses Kapitels]

M11 **Sonstige Kristall-Arthropathien**
[Schlüsselnummer der Lokalisation siehe am Anfang dieses Kapitels]

M14* **Arthropathien bei sonstigen andernorts klassifizierten Krankheiten**

M14.0* **Gicht-Arthropathie durch Enzymdefekte und sonstige angeborene Krankheiten**
Gicht-Arthropathie bei:
• Lesch-Nyhan-Syndrom (E79.1†)
• Sichelzellenkrankheiten (D57.–†)

M14.1* **Kristall-Arthropathie bei sonstigen Stoffwechselstörungen**
Kristall-Arthropathie bei Hyperparathyreoidismus (E21.–†)

M14.2* **Diabetische Arthropathie (E10–E14†, vierte Stelle .6)**

M14.6* **Neuropathische Arthropathie**
Charcot-Arthropathie oder tabische Arthropathie (A52.1†)
Neuropathische Arthropathie bei Diabetes mellitus (E10–E14†, vierte Stelle .6)

M14.8* Arthropathien bei sonstigen näher bezeichneten, andernorts klassifizierten Krankheiten

Arthritis bei:
- Erythema:
    - exsudativum multiforme (L51.–†)
    - nodosum (L52†)
- Sarkoidose (D86.8†)
- Whipple-Krankheit (K90.8†)

Systemkrankheiten des Bindegewebes (M30–M36)

Inkl.: Autoimmunkrankheit:
- systemisch
- o.n.A.

Kollagen- (Gefäß-) Krankheit:
- systemisch
- o.n.A.

Exkl.: Autoimmunkrankheit eines einzelnen Organs oder eines einzelnen Zelltyps (Verschlüsselung des betreffenden Zustandes)

M30 Panarteriitis nodosa und verwandte Zustände

M30.0 Panarteriitis nodosa

M30.1 Panarteriitis mit Lungenbeteiligung
Allergische Granulomatose [Churg-Strauss-Granulomatose]

M30.2 Juvenile Panarteriitis

M30.3 Mukokutanes Lymphknotensyndrom [Kawasaki-Krankheit]

M30.8 Sonstige mit Panarteriitis nodosa verwandte Zustände
Polyangiitis-Overlap-Syndrom

M31 Sonstige nekrotisierende Vaskulopathien

M31.0 Hypersensitivitätsangiitis
Goodpasture-Syndrom

M31.1 Thrombotische Mikroangiopathie
Thrombotische thrombozytopenische Purpura [Moschkowitz]

M31.2 Letales Mittelliniengranulom

M31.3 Wegener-Granulomatose
Nekrotisierende Granulomatose der Atemwege

M31.4 Aortenbogen-Syndrom [Takayasu-Syndrom]

M31.5 Riesenzellarteriitis bei Polymyalgia rheumatica

M31.6 Sonstige Riesenzellarteriitis

M31.8 Sonstige näher bezeichnete nekrotisierende Vaskulopathien
Hypokomplementämische (urtikarielle) Vaskulitis

M31.9 Nekrotisierende Vaskulopathie, nicht näher bezeichnet

M32 **Systemischer Lupus erythematodes**

M32.0 Arzneimittelinduzierter systemischer Lupus erythematodes
Soll die Substanz angegeben werden, ist eine zusätzliche Schlüsselnummer (Kapitel XX) zu benutzen.

M32.1† Systemischer Lupus erythematodes mit Beteiligung von Organen oder Organsystemen
Libman-Sacks-Endokarditis (I39.–*)

M32.8 Sonstige Formen des systemischen Lupus erythematodes

M32.9 Systemischer Lupus erythematodes, nicht näher bezeichnet

M33 **Dermatomyositis, Polymyositis**

M33.0 Juvenile Dermatomyositis
Dermatomyositis in der Kindheit

M33.1 Sonstige Dermatomyositis
M33.10 Idiopathische Dermatomyositis im Erwachsenenalter

M33.2 Polymyositis
M33.20 Juvenile Polymyositis
Polymyositis in der Kindheit
M33.21 Idiopathische Polymyositis im Erwachnenealter
M33.22 Sonstige sekunäre Polymyositis
Eine zusätzliche Schlüsselnummer kann zur Kennzeichnung der Ursache, z.B. HIV-Krankheit (B23.8) oder Sarkoidose (D86) verwendet werden.
M33.23 Eosinophile Polymyositis
M33.24 Perimyositis
M33.25 Eosinophile Perimyositis
M33.26 Einschlusskörpermyositis
M33.28 Sonstige näher bezeichnete Dermatopolymyositis

M33.9 Dermatopolymyositis, nicht näher bezeichnet

M34 Systemische Sklerose
Inkl.:   Sklerodermie

M34.0 Progressive systemische Sklerose

M34.1 CR(E)ST-Syndrom
Kombination von Kalzinose, Raynaud-Phänomen, Ösophagusdysfunktion, Sklerodaktylie, Teleangiektasie.

M34.2 Systemische Sklerose, durch Arzneimittel oder chemische Substanzen induziert
Soll die Substanz angegeben werden, ist eine zusätzliche Schlüsselnummer (Kapitel XX) zu benutzen.

M34.8 Sonstige Formen der systemischen Sklerose
Systemische Sklerose mit Myopathie† (G73.7*)

M34.9 Systemische Sklerose, nicht näher bezeichnet

M35 Sonstige Krankheiten mit Systembeteiligung des Bindegewebes

M35.0 Sicca-Syndrom [Sjögren-Syndrom]
Sjögren-Syndrom mit Myopathie† (G73.7*)

M35.1 Sonstige Overlap-Syndrome
Mixed connective tissue disease [Sharp-Syndrom]
Exkl.:   Polyangiitis-Overlap-Syndrom (M30.8)

M35.2 Behçet-Krankheit

M35.3 Polymyalgia rheumatica
Exkl.:   Polymyalgia rheumatica mit Riesenzellarteriitis (M31.5)

M35.4 Eosinophile Fasziitis

M35.5 Multifokale Fibrosklerose

M35.6 Rezidivierende Pannikulitis [Pfeifer-Weber-Christian-Krankheit]

M35.7 Hypermobilitäts-Syndrom
Familiäre Bänderschwäche
Exkl.:   Ehlers-Danlos-Syndrom (Q79.6)

M35.8 Sonstige näher bezeichnete Krankheiten mit Systembeteiligung des Bindegewebes

M35.9 Krankheit mit Systembeteiligung des Bindegewebes, nicht näher bezeichnet

Autoimmunkrankheit (systemisch) o.n.A.

Kollagen- (Gefäß-) Krankheit o.n.A.

M36* Systemkrankheiten des Bindegewebes bei andernorts klassifizierten Krankheiten

M36.0* Dermatomyositis-Polymyositis bei Neubildungen (C00–D48†)

M36.00* Paraneoplastische Dermatomyositis

M36.01* Paraneoplastische Polymyositis

M36.1* Arthropathie bei Neubildungen (C00–D48†)

Arthropathie bei:

- bösartiger Histiozytose (C96.1†)
- Leukämie (C91–C95†)
- Plasmozytom (C90.0†)

M36.2* Arthropathia haemophilica (D66–D68†)

M36.3* Arthropathie bei sonstigen andernorts klassifizierten Blutkrankheiten (D50–D76†)

M36.4* Arthropathie bei andernorts klassifizierten Hypersensitivitätsreaktionen

Arthropathie bei Purpura Schoenlein-Henoch (D69.0†)

M36.8* Systemkrankheiten des Bindegewebes bei sonstigen andernorts klassifizierten Krankheiten

Systemkrankheiten des Bindegewebes bei Ochronose (E70.2†)

Krankheiten der Wirbelsäule und des Rückens (M40–M54)

Die folgenden 5. Stellen zur Angabe des Beteiligungsortes können wahlweise mit den passenden Kategorien dieser Gruppe benutzt werden – ausgenommen sind die Kategorien M50 und M51; siehe auch Hinweise am Anfang dieses Kapitels.

0	Mehrere Lokalisationen der Wirbelsäule
1	Okzipito-Atlanto-Axialbereich
2	Zervikalbereich
3	Zervikothorakalbereich
4	Thorakalbereich
5	Thorakolumbalbereich
6	Lumbalbereich
7	Lumbosakralbereich
8	Sakral- und Sakrokokzygealbereich
9	Nicht näher bezeichnete Lokalisation

M40   Kyphose und Lordose
[Schlüsselnummer der Lokalisation siehe am Anfang dieser Gruppe]

Exkl.:   Kyphose und Lordose:
• angeboren (Q76.4)
• nach medizinischen Maßnahmen (M96)
Kyphoskoliose (M41)

M40.0   Kyphose als Haltungsstörung
Exkl.:   Osteochondrose der Wirbelsäule (M42)

M40.1   Sonstige sekundäre Kyphose

M40.2   Sonstige und nicht näher bezeichnete Kyphose

M40.3   Flachrücken

M40.4   Sonstige Lordose
Lordose:

- als Haltungsstörung
- erworben

M40.5   Lordose, nicht näher bezeichnet

M41   Skoliose
[Schlüsselnummer der Lokalisation siehe am Anfang dieser Gruppe]

Inkl.:   Kyphoskoliose
Exkl.:   Angeborene Skoliose durch Knochenfehlbildung (Q76.3)

M41.0   Idiopathische Skoliose beim Kind

M41.1   Idiopathische Skoliose beim Jugendlichen
Adoleszentenskoliose

M41.2   Sonstige idiopathische Skoliose

M41.3   Thoraxbedingte Skoliose

M41.4   Neuromyopathische Skoliose
Skoliose nach Zerebralparese, Friedreich-Ataxie, Poliomyelitis und
sonstigen neuromuskulären Krankheiten.

M41.5   Sonstige sekundäre Skoliose

M41.8   Sonstige Formen der Skoliose

M41.9   Skoliose, nicht näher bezeichnet

M42   Osteochondrose der Wirbelsäule
[Schlüsselnummer der Lokalisation siehe am Anfang dieser Gruppe]

M42.0   Juvenile Osteochondrose der Wirbelsäule
Scheuermann-Krankheit
Vertebra plana [Calvé-Krankheit]
Exkl.:   Kyphose als Haltungsstörung (M40.0)

399

M42.1   Osteochondrose der Wirbelsäule beim Erwachsenen

M42.9   Osteochondrose der Wirbelsäule, nicht näher bezeichnet

M43   **Sonstige Deformitäten der Wirbelsäule und des Rückens**
[Schlüsselnummer der Lokalisation siehe am Anfang dieser Gruppe]

Exkl.:   Angeborene Spondylolyse und Spondylolisthesis (Q76.2)
Platyspondylie (Q76.4)
Spina bifida occulta (Q76.0)
Wirbelsäulenverkrümmung bei:
• Osteodystrophia deformans [Paget-Krankheit] (M88)
• Osteoporose (M80–M81)

M43.0   Spondylolyse

M43.1   Spondylolisthesis

M43.2   Sonstige Wirbelfusion
Ankylose eines Wirbelgelenkes
Exkl.:   Spondylitis ankylosans (M45)

M43.3   Habituelle atlanto-axiale Subluxation mit Myelopathie

M43.4   Sonstige habituelle atlanto-axiale Subluxation

M43.5   Sonstige habituelle Wirbelsubluxation

M43.6   Tortikollis
Exkl.:   Tortikollis:
• akute Verletzung – siehe Verletzung der Wirbelsäule
nach Körperregion
• angeboren (muskulär) (Q68.0)
• durch Geburtstrauma (P15.2)
• psychogen (F45.8)
• spastisch (G24.3)

M43.8 Sonstige näher bezeichnete Deformitäten der Wirbelsäule und des Rückens
Exkl.: Kyphose und Lordose (M40)
         Skoliose (M41)

M43.9 Deformität der Wirbelsäule und des Rückens, nicht näher bezeichnet
Wirbelsäulenverkrümmung o.n.A.

M45   Spondylitis ankylosans
[Schlüsselnummer der Lokalisation siehe am Anfang der Gruppe M40–M54]
Exkl.: Behçet-Krankheit (M35.2)

M46   Sonstige entzündliche Spondylopathien
[Schlüsselnummer der Lokalisation siehe am Anfang der Gruppe M40–M54]

M46.0 Spinale Enthesopathie
Läsion an den Insertionsstellen von Bändern oder Muskeln an der Wirbelsäule

M46.1 Sakroiliitis, andernorts nicht klassifiziert

M46.2 Wirbelosteomyelitis

M46.3 Bandscheibeninfektion (pyogen)
Soll der Infektionserreger angegeben werden, ist eine zusätzliche Schlüsselnummer (B95–B97) zu benutzen.

M46.4 Diszitis, nicht näher bezeichnet

M46.5 Sonstige infektiöse Spondylopathien

M46.8 Sonstige näher bezeichnete entzündliche Spondylopathien

M46.9 Entzündliche Spondylopathie, nicht näher bezeichnet

M47 Spondylose
[Schlüsselnummer der Lokalisation siehe am Anfang der Gruppe M40–M54]

Inkl.: Arthrose oder Osteoarthrose der Wirbelsäule
Degeneration der Gelenkflächen

M47.0† Arteria-spinalis-anterior-Kompressionssyndrom und Arteria-vertebralis-Kompressionssyndrom (G99.2*)

M47.1 Sonstige Spondylose mit Myelopathie
Spondylogene Kompression des Rückenmarkes† (G99.2*)
Exkl.: Wirbelsubluxation (M43.3–M43.5)

M47.2 Sonstige Spondylose mit Radikulopathie

M47.8 Sonstige Spondylose

Lumbosakrale Spondylose ⎫
Thorakale Spondylose   ⎬ ohne Myelopathie
Zervikale Spondylose   ⎭ oder Radikulopathie

M47.9 Spondylose, nicht näher bezeichnet

M48 Sonstige Spondylopathien
[Schlüsselnummer der Lokalisation siehe am Anfang der Gruppe M40–M54]

M48.0 Spinalstenose
Lumbale Spinalstenose

M48.1 Spondylitis hyperostotica [Forestier-Ott]
Diffuse idiopathische Skeletthyperostose [DISH]

M48.2 Baastrup-Syndrom

M48.3 Traumatische Spondylopathie

M48.4 Ermüdungsbruch eines Wirbels
Stressfraktur eines Wirbels

M48.5 Wirbelkörperkompression, andernorts nicht klassifiziert
Keilwirbel o.n.A.
Wirbelkörperkompression o.n.A.
Exkl.: Akute Verletzung – siehe Verletzung der Wirbelsäule nach
Körperregion
Wirbelkörperkompression bei Osteoporose (M80)

M48.8 Sonstige näher bezeichnete Spondylopathien
Ossifikation des Lig. longitudinale posterius [OPLL-Syndrom]

M48.9 Spondylopathie, nicht näher bezeichnet

M49* **Spondylopathien bei andernorts klassifizierten Krankheiten**
[Schlüsselnummer der Lokalisation siehe am Anfang der Gruppe
M40–M54]

M49.0* Tuberkulose der Wirbelsäule (A18.0†)
Pott-Gibbus

M49.1* Spondylitis brucellosa (A23.–†)

M49.2* Spondylitis durch Enterobakterien (A01–A04†)

**M49.3* Spondylopathie bei sonstigen andernorts klassifizierten
infektiösen und parasitären Krankheiten**

M49.4* Neuropathische Spondylopathie
Neuropathische Spondylopathie bei:
• Syringomyelie und Syringobulbie (G95.0†)
• Tabes dorsalis (A52.1†)

**M49.5* Wirbelkörperkompression bei andernorts klassifizierten
Krankheiten**
Wirbelfraktur infolge von Metastasen (C79.5†)

403

M49.8* **Spondylopathie bei sonstigen andernorts klassifizierten Krankheiten**

M50 **Zervikale Bandscheibenschäden**
Inkl.: Zervikale Bandscheibenschäden mit Zervikalneuralgie
Zervikothorakale Bandscheibenschäden

M50.0† **Zervikaler Bandscheibenschaden mit Myelopathie (G99.2*)**

M50.1 **Zervikaler Bandscheibenschaden mit Radikulopathie**
Exkl.: Brachiale Radikulitis o.n.A. (M54.1)

M50.2 **Sonstige zervikale Bandscheibenverlagerung**

M50.3 **Sonstige zervikale Bandscheibendegeneration**

M50.8 **Sonstige zervikale Bandscheibenschäden**

M50.9 **Zervikaler Bandscheibenschaden, nicht näher bezeichnet**

M51 **Sonstige Bandscheibenschäden**
Inkl.: Thorakale, thorakolumbale und lumbosakrale Bandscheibenschäden

M51.0† **Lumbale und sonstige Bandscheibenschäden mit Myelopathie (G99.2*)**

M51.1 **Lumbale und sonstige Bandscheibenschäden mit Radikulopathie**
Exkl.: Lumbale Radikulitis o.n.A. (M54.1)
M51.10 Ischialgie bei Bandscheibenschaden L4/L5 (Ischiaswurzel L5)
M51.11 Ischialgie bei Bandscheibenschaden L5/S1 (Ischiaswurzel S1)
M51.12 Ischialgie bei kombinierten Bandscheibenschäden
M51.13 Schmerzen des vorderen Oberschenkels bei Bandscheibenschaden L2/L4

M51.14 Schmerzen des vorderen Oberschenkels bei Bandscheibenschaden L3/L4

M51.17 Schmerzen bei multiplen Bandscheibenschäden

M51.2 Sonstige näher bezeichnete Bandscheibenverlagerung
Lumbago durch Bandscheibenverlagerung

M51.3 Sonstige näher bezeichnete Bandscheibendegeneration

M51.4 Schmorl-Knötchen

M51.8 Sonstige näher bezeichnete Bandscheibenschäden

M51.9 Bandscheibenschaden, nicht näher bezeichnet

M53 Sonstige Krankheiten der Wirbelsäule und des Rückens, andernorts nicht klassifiziert
[Schlüsselnummer der Lokalisation siehe am Anfang der Gruppe M40–M54]

M

M53.0 Zervikozephales Syndrom
Sympathisches hinteres Zervikal-Syndrom

M53.1 Zervikobrachial-Syndrom
Exkl.: Thoracic-outlet-Syndrom (G54.0)
Zervikaler Bandscheibenschaden (M50)

M53.2 Instabilität der Wirbelsäule

M53.3 Krankheiten der Sakrokokzygealregion, andernorts nicht klassifiziert
Kokzygodynie

M53.8 Sonstige näher bezeichnete Krankheiten der Wirbelsäule und des Rückens

M53.9 Krankheit der Wirbelsäule und des Rückens, nicht näher bezeichnet

M54 Rückenschmerzen
[Schlüsselnummer der Lokalisation siehe am Anfang der Gruppe M40–M54]

M54.0 Pannikulitis in der Nacken- und Rückenregion
Exkl.: Pannikulitis, rezidivierend [Pfeiffer-Weber-Christian-Krankheit] (M35.6)

M54.1 Radikulopathie
Neuritis oder Radikulitis:
• brachial ⎫
• lumbal ⎬ o.n.A
• lumbosakral ⎪
• thorakal ⎭
Radikulitis o.n.A.
Exkl.: Neuralgie und Neuritis o.n.A. (M79.2)
Radikulopathie bei:
• lumbalem und sonstigem Bandscheibenschaden (M51.1)
• Spondylose (M47.2)
• zervikalem Bandscheibenschaden (M50.1)
M54.10 Zervikale Radikulopathie, nicht näher bezeichnet
M54.11 Thorakale Radikulopathie, nicht näher bezeichnet
M54.12 Lumbale Radikulopathie, nicht näher bezeichnet
M54.13 Lumbosakrale Radikulopathie, nicht näher bezeichnet
M54.14 Sakrale Radikulopathie, nicht näher bezeichnet

M54.2 Zervikales Syndrom
Exkl.: Zervikales Syndrom durch zervikalen Bandscheibenschaden (M50)

M54.3 Ischialgie
Exkl.: Ischialgie:
• durch Bandscheibenschaden (M51.1)

- mit Lumbago (M54.4)

Läsion des N. ischiadicus (G57.0)

M54.4 Lumboischialgie
Exkl.: Durch Bandscheibenschaden (M51.1)

M54.5 Kreuzschmerz
Lendenschmerz
Lumbago o.n.A.
Überlastung in der Kreuzbeingegend
Exkl.: Lumbago durch Bandscheibenverlagerung (M51.2)
Lumboischialgie (M54.4)

M54.6 Schmerzen im Bereich der Brustwirbelsäule
Exkl.: Schmerzen durch Bandscheibenschaden (M51)

M54.8 Sonstige Rückenschmerzen

M54.9 Rückenschmerzen, nicht näher bezeichnet
Rückenschmerzen o.n.A.

Krankheiten der Weichteilgewebe (M60–M79)

Exkl.: Dermatomyositis-Polymyositis (M33)
Muskeldystrophien und Myopathien (G71–G72)
Myopathie bei:
- Amyloidose (E85)
- seropositiver chronischer Polyarthritis (M05.3)
- Panarteriitis nodosa (M30.0)
- Sjögren-Syndrom (M35.0)
- Sklerodermie (M34)
- systemischem Lupus erythematodes (M32)

M60 Myositis
[Schlüsselnummer der Lokalisation siehe am Anfang dieses Kapitels]

M60.0 **Infektiöse Myositis**
Tropische Pyomyositis
Soll der Infektionserreger angegeben werden, ist eine zusätzliche
Schlüsselnummer (B95–B97) zu benutzen.

M60.1 **Interstitielle Myositis**

M60.2 **Fremdkörpergranulom im Weichteilgewebe, andernorts
nicht klassifiziert**

M60.8 **Sonstige Myositis**
M60.80 Noduläre Herdmyositis
M60.81 Myositis ohne weitere Organbeteiligung
M60.82 mit Sklerodermie
M60.83 Eosinophile Myositis

M60.9 **Myositis, nicht näher bezeichnet**

M61 **Kalzifikation und Ossifikation von Muskeln**
[Schlüsselnummer der Lokalisation siehe am Anfang dieses Kapitels]

M61.0 **Traumatische Myositis ossificans**

M61.1 **Myositis ossificans progressiva**
Fibrodysplasia ossificans progressiva

M61.2 **Kalzifikation und Ossifikation von Muskeln bei Lähmungen**
Myositis ossificans bei Tetraplegie oder Paraplegie

M61.3 **Kalzifikation und Ossifikation von Muskeln bei
Verbrennungen**
Myositis ossificans bei Verbrennungen

M61.4 **Sonstige Kalzifikation von Muskeln**

M61.5 **Sonstige Ossifikation von Muskeln**

M61.9   Kalzifikation und Ossifikation von Muskeln, nicht näher bezeichnet

M62   Sonstige Muskelkrankheiten
[Schlüsselnummer der Lokalisation siehe am Anfang dieses Kapitels]

> Exkl.:   Krämpfe und Spasmen der Muskulatur (R25.2)
> Myalgie (M79.1)
> Myopathie:
> * Alkohol- (G72.1)
> * arzneimittelinduziert (G72.0)
> Stiff-man-Syndrom (G25.8)

M62.0   Muskeldiastase

M62.1   Sonstiger Muskelriss (nichttraumatisch)

M62.2   Ischämischer Muskelinfarkt

> Exkl.:   Kompartmentsyndrom (T79.6)
> Traumatische Muskelischämie (T79.6)
> Volkmann-Kontraktur [ischämische Muskelkontraktur] (T79.6)

M62.3   Immobilitätssyndrom (paraplegisch)

M62.4   Muskelkontraktur

M62.5   Muskelschwund und -atrophie, andernorts nicht klassifiziert
Inaktivitätsatrophie, andernorts nicht klassifiziert

M62.6   Muskelzerrung

M62.8   Sonstige näher bezeichnete Muskelkrankheiten
M62.80 Muskel- (Scheiden-) Hernie
M62.81 Muskelhypertrophie
M62.82 Wirbelsäulenversteifung bei Muskelkrankheit

M63* Muskelkrankheiten bei andernorts klassifizierten Krankheiten

M63.0* Myositis bei andernorts klassifizierten bakteriellen Krankheiten
Myositis bei:
- Lepra [Aussatz] (A30.–†)
- Syphilis (A51.4†, A52.7†)

Exkl.: Infektoöse Myosistis, Pyomyositis (M60.0)

M63.1* Myositis bei andernorts klassifizierten Protozoen- und Parasiteninfektionen
Myositis bei:
- Schistosomiasis [Bilharziose] (B65.–†)
- Toxoplasmose (B58.8†)
- Trichinellose (B75†)
- Zystizerkose (B69.8†)

M63.2* Myositis bei sonstigen andernorts klassifizierten Infektionskrankheiten
Myositis bei Mykosen (B35–B49†)

M63.3* Myositis bei Sarkoidose (D86.8†)

M63.8* Sonstige Muskelkrankheiten bei andernorts klassifizierten Krankheiten

M79 Sonstige Krankheiten des Weichteilgewebes, andernorts nicht klassifiziert
[Schlüsselnummer der Lokalisation siehe am Anfang dieses Kapitels]
Exkl.: Psychogene Schmerzen im Weichteilgewebe (F45.4)

M79.0 Rheumatismus, nicht näher bezeichnet
Fibromyalgie
Fibrositis

M79.1 Myalgie
Exkl.: Myositis (M60)

M79.2   Neuralgie und Neuritis, nicht näher bezeichnet
Exkl.:   Ischialgie (M54.3–M54.4)
Mononeuropathien (G56–G58)
Radikulitis:
- brachial o.n.A. (M54.1)
- lumbosakral o.n.A. (M54.1)
- o.n.A. (M54.1)

Osteopathien und Chondropathien (M80–M94)

M80   Osteoporose mit pathologischer Fraktur
[Schlüsselnummer der Lokalisation siehe am Anfang dieses Kapitels]

Exkl.:   Keilwirbel o.n.A. (M48.5)
Wirbelkörperkompression o.n.A. (M48.5)

M81   Osteoporose ohne pathologische Fraktur
[Schlüsselnummer der Lokalisation siehe am Anfang dieses Kapitels]

M83   Osteomalazie im Erwachsenenalter
[Schlüsselnummer der Lokalisation siehe am Anfang dieses Kapitels]

Exkl.:   Osteomalazie, Vitamin-D-resistent (E83.3)

M85   Sonstige Veränderungen der Knochendichte und -struktur
[Schlüsselnummer der Lokalisation siehe am Anfang dieses Kapitels]

Exkl.:   Marmorknochenkrankheit (Q78.2)
Osteogenesis imperfecta (Q78.0)
Osteopoikilie (Q78.8)
Polyostotische fibröse Dysplasie [Jaffé-Lichtenstein-Syndrom] (Q78.1)

M85.2   Hyperostose des Schädels

M85.3   Ostitis condensans

411

M88 **Osteodystrophia deformans [Paget-Krankheit]**
[Schlüsselnummer der Lokalisation siehe am Anfang dieses Kapitels]

M88.0 **Osteodystrophia deformans der Schädelknochen**

M88.8 **Osteodystrophia deformans sonstiger Knochen**

M89 **Sonstige Knochenkrankheiten**
[Schlüsselnummer der Lokalisation siehe am Anfang dieses Kapitels]

M89.0 **Neurodystrophie [Algodystrophie]**
Schulter-Hand-Syndrom
Sudeck-Knochenatrophie
Sympathische Reflex-Dystrophie

M89.6 **Osteopathie nach Poliomyelitis**
Soll die vorangegangene Poliomyelitis angegeben werden, ist zusätzlich die Schlüsselnummer B91 zu benutzen.

M89.8 **Sonstige näher bezeichnete Knochenkrankheiten**
Infantile kortikale Hyperostose
Posttraumatische subperiostale Ossifikation

Sonstige Krankheiten des Muskel-Skelett-Systems und des Bindegewebes (M95–M99)

M95 **Sonstige erworbene Deformitäten des Muskel-Skelett-Systems und des Bindegewebes**
Exkl.: Angeborene Fehlbildungen und Deformitäten des Mus-
kel-Skelett-Systems (Q65–Q79)
Deformitäten der Wirbelsäule und des Rückens (M40–M43)
Dentofaziale Anomalien [einschließlich fehlerhafter Ok-
klusion] (K07)

M95.2 **Sonstige erworbene Deformität des Kopfes**

M95.3   Erworbene Deformität des Halses

M99   Biomechanische Funktionsstörungen, andernorts nicht klassifiziert

Hinweis: Diese Kategorie sollte nicht zur Verschlüsselung benutzt werden, wenn der Krankheitszustand andernorts klassifiziert werden kann.

Die folgenden 5. Stellen zur Angabe des Störungsortes können wahlweise mit den passenden Subkategorien von M99 benutzt werden; siehe auch Hinweis am Anfang dieses Kapitels.

0 Kopfbereich   Okzipitozervikal
1 Zervikalbereich   Zervikothorakal
2 Thorakalbereich   thorakolumbal
3 Lumbalbereich   lumbosakral
4 Sakralbereich   Sakrokokzygeal, Sakroiliakal
5 Beckenbereich   Hüft- oder Schambeinregion
6 Untere Extremität
7 Obere Extremität   Akromioklavikular, Sternoklavikular
8 Brustkorb   Kostochondral, Kostovertebral, Sternochondral
9 Abdomen und sonstige Lokalisationen

M99.0   Segmentale und somatische Funktionsstörungen

M99.1   Subluxation (der Wirbelsäule)

M99.2   Subluxationsstenose des Spinalkanals

M99.3   Knöcherne Stenose des Spinalkanals

M99.4   Bindegewebige Stenose des Spinalkanals

M99.5   Stenose des Spinalkanals durch Bandscheiben

413

M99.6 Stenose der Foramina intervertebralia, knöchern oder durch Subluxation

M99.7 Stenose der Foramina intervertebralia, bindegewebig oder durch Bandscheiben

M99.8 Sonstige biomechanische Funktionsstörungen

M99.9 Biomechanische Funktionsstörung, nicht näher bezeichnet

Kapitel XIV

Krankheiten des Urogenitalsystems (N00-N99)

Glomeruläre Krankheiten (N00–N08)

N00 **Akutes nephritisches Syndrom**

N03 **Chronisches nephritisches Syndrom**

N04 **Nephrotisches Syndrom**
Angeborenes nephrotisches Syndrom
Lipoidnephrose

N05 **Nicht näher bezeichnetes nephritisches Syndrom**
Glomeruläre Krankheit ⎫
Glomerulonephritis ⎬ o.n.A.
Nephritis ⎮
Nephropathie ⎭

N

Niereninsuffizienz (N17–N19)

N17 **Akutes Nierenversagen**

N18 **Chronische Niereninsuffizienz**
Inkl: Chronische Urämie
         Diffuse sklerosierende Glomerulonephritis
Exkl   Chronische Niereninsuffizienz mit Hypertonie (I12)

N18.8 **Sonstige chronische Niereninsuffizienz**
Urämische Neuropathie† (G63.8*)

N19 Nicht näher bezeichnete Niereninsuffizienz
Urämie o.n.A.
Exkl.: Nierenversagen mit Hypertonie (I12)

Sonstige Krankheiten der Niere und des Ureters (N25–N29)

N25 Krankheiten infolge Schädigung der tubulären Nierenfunktion
Exkl.: Stoffwechselstörungen, unter E70–E90 klassifizierbar

N25.0 Renale Osteodystrophie
Azotämische Osteodystrophie
Renale Rachitis
Renaler Minderwuchs
Tubulusschäden mit Phosphatverlust

N25.1 Nephrogner Diabetes insipidus

N25.8 Sonstige Krankheiten infolge Schädigung der tubulären Nierenfunktion
Lightwood-Albright-Syndrom]
Renale tubuläre Azidose o.n.A.
Sekundärer Hyperparathyreoidismus renalen Ursprungs

Sonstige Krankheiten des Harnsystems (N30–N39)

N31 Neuromuskuläre Dysfunktion der Harnblase, andernorts nicht klassifiziert
Exkl.: Spinale Blasenstörung o.n.A. (G95.84)
durch Rückenmarkschädigung (G95.8)
Neurogene Blasenentleerungsstörung bei Caudasyndrom (G83.41)
Harninkontinenz o.n.A. (R32)

N31.0 Ungehemmte neurogene Blasenentleerung, andernorts nicht klassifiziert

N31.1 Neurogene Reflexblase, andernorts nicht klassifiziert

N31.2 Schlaffe neurogene Harnblase, andernorts nicht klassifiziert
Neurogene Blase:
* atonisch (motorisch) (sensorisch)
* autonom
* nichtreflektorisch

N31.8 Sonstige neuromuskuläre Funktionsstörungen der Harnblase

N31.9 Neuromuskuläre Dysfunktion der Harnblase, nicht näher bezeichnet
Neurogene Dysfunktion der Harnblase o.n.A.

Krankheiten der männlichen Genitalorgane (N40–N51)

N46 Sterilität beim Mann

N48 Sonstige Krankheiten des Penis

N48.3 Priapismus
Schmerzhafte Dauererektion
Exkl.:   schmerzhafte Dauererektion im Schlaf (G47.83)

N48.4 Impotenz organischen Ursprungs
Soll die Ursache angegeben werden, ist eine zusätzliche Schlüsselnummer zu benutzen.

Krankheiten der Mamma (N60–N64)

N64 Sonstige Krankheiten der Mamma

N64.3 Galaktorrhoe, nicht im Zusammenhang mit der Geburt

N

Nichtentzündliche Krankheiten des weiblichen Genitaltraktes (N80–N98)

N91 Ausgebliebene, zu schwache oder zu seltene Menstruation
Exkl.: Ovarielle Dysfunktion (E28)

N91.0 Primäre Amenorrhoe
Nichteintreten der Menarche im Pubertätsalter.

N91.1 Sekundäre Amenorrhoe
Ausbleiben der Menstruation nach bereits erfolgter Menarche

N91.2 Amenorrhoe, nicht näher bezeichnet
Ausbleiben der Menstruation o.n.A.

N91.3 Primäre Oligomenorrhoe
Zu schwache oder zu seltene Menstruation seit der Menarche.

N91.4 Sekundäre Oligomenorrhoe
Zu schwache oder zu seltene Menstruation nach vorangegangenen normalen Menstruationen.

N91.5 Oligomenorrhoe, nicht näher bezeichnet
Hypomenorrhoe o.n.A.

N94 Schmerz und andere Zustände im Zusammenhang mit den weiblichen Genitalorganen und dem Menstruationszyklus

N94.0 Mittelschmerz

N94.1 Dyspareunie

N94.2 Vaginismus

N94.3 Prämenstruelle Beschwerden

N94.4 Primäre Dysmenorrhoe

N94.5   Sekundäre Dysmenorrhoe

N94.6   Dysmenorrhoe, nicht näher bezeichnet

N94.8   Sonstige näher bezeichnete Zustände im Zusammenhang mit den weiblichen Genitalorganen und dem Menstruationszyklus

N94.9   Nicht näher bezeichneter Zustand im Zusammenhang mit den weiblichen Genitalorganen und dem Menstruationszyklus

N95   Klimakterische Störungen
Exkl.:   Postmenopausal:
- Osteoporose (M81.0)
- Osteoporose mit pathologischer Fraktur (M80.0)

N95.0   Postmenopausenblutung
Exkl.:   Im Zusammenhang mit artifizieller Menopause (N95.3)

N95.1   Zustände im Zusammenhang mit der Menopause und dem Klimakterium
Symptome, wie z.B. Hitzewallungen, Schlaflosigkeit, Kopfschmerz, Konzentrationsschwäche im Zusammenhang mit der Menopause
Exkl.:   Im Zusammenhang mit artifizieller Menopause (N95.3)

N95.2   Atrophische Kolpitis in der Postmenopause
Senile (atrophische) Kolpitis
Exkl.:   Im Zusammenhang mit artifizieller Menopause (N95.3)

N95.3   Zustände im Zusammenhang mit artifizieller Menopause
Postartifizielles Menopausensyndrom

N97   Sterilität der Frau
Inkl.:   Nichteintreten einer Schwangerschaft
Sterilität o.n.A. bei der Frau

N97.0   Sterilität der Frau in Verbindung mit fehlender Ovulation

N

Kapitel XV
Schwangerschaft, Geburt und Wochenbett (O00–O99)

Exkl.: Postpartale Hypophysennekrose (E23.0)
Tetanus während der Schwangerschaft, der Geburt und des Wochenbettes (A34)

Schwangerschaft mit abortivem Ausgang (O00–O08)

O08 **Komplikationen nach Abort, Extrauteringravidität und Molenschwangerschaft**
Hinweis: Diese Kategorie ist in erster Linie zur Verschlüsselung der Morbidität vorgesehen. Für den Gebrauch dieser Kategorie sollten die Regeln und Richtlinien zur Verschlüsselung der Morbidität und Mortalität in Band 2 der ICD-10 herangezogen werden.

O08.2 **Embolie nach Abort, Extrauteringravidität und Molenschwangerschaft**

O08.3 **Schock nach Abort, Extrauteringravidität und Molenschwangerschaft**

O08.4 **Niereninsuffizienz nach Abort, Extrauteringravidität und Molenschwangerschaft**

O08.5 **Stoffwechselstörungen nach Abort, Extrauteringravidität und Molenschwangerschaft**

O08.7 **Sonstige Venenkrankheiten als Komplikation nach Abort, Extrauteringravidität und Molenschwangerschaft**

O08.8   **Sonstige Komplikationen nach Abort, Extrauteringravidität und Molenschwangerschaft†**

Ödeme, Proteinurie und Hypertonie während der Schwangerschaft, der Geburt und des Wochenbettes (O10–O16)

O10   **Vorher bestehende Hypertonie, die Schwangerschaft, Geburt und Wochenbett kompliziert**
Inkl.:   Aufgeführte Zustände mit vorher bestehender Proteinurie (I10–I15)

O12   **Gestationsödeme und Gestationsproteinurie [schwangerschaftsinduziert] ohne Hypertonie**

O13   **Gestationshypertonie [schwangerschaftsinduziert] ohne bedeutsame Proteinurie**
Leichte Präeklampsie

O14   **Gestationshypertonie [schwangerschaftsinduziert] mit bedeutsamer Proteinurie**

O14.0   **Mäßige Präeklampsie**

O14.1   **Schwere Präeklampsie**

O14.9   **Präeklampsie, nicht näher bezeichnet**

O15   **Eklampsie**
Inkl.:   Eklampsie mit schwangerschaftsinduzierter oder vorher bestehender Hypertonie
Krämpfe, die bei den unter O10–O14 und O16 aufgeführten Zuständen auftreten

O15.0   **Eklampsie während der Schwangerschaft**

O15.1   **Eklampsie unter der Geburt**

O

421

O15.2   Eklampsie im Wochenbett

O15.9   Eklampsie, bei der der zeitliche Bezug nicht angegeben ist
Eklampsie o.n.A.

O16   Nicht näher bezeichnete Hypertonie der Mutter
Transitorische Hypertonie während der Schwangerschaft

Sonstige Krankheiten der Mutter, die vorwiegend mit der Schwangerschaft verbunden sind (O20–O29)

O21   Übermäßiges Erbrechen während der Schwangerschaft

O21.0   Leichte Hyperemesis gravidarum
Hyperemesis gravidarum, leicht oder nicht näher bezeichnet, Beginn vor Beendigung der 22. Schwangerschaftswoche

O21.1   Hyperemesis gravidarum mit Stoffwechselstörung
Hyperemesis gravidarum, Beginn vor Beendigung der 22. Schwangerschaftswoche, mit Stoffwechselstörung, wie z.B.:
• Dehydratation
• Hypoglykämie
• Störung des Elektrolythaushaltes

O21.2   Späterbrechen während der Schwangerschaft
Übermäßiges Erbrechen, Beginn nach 22 vollendeten Schwangerschaftswochen

O21.8   Sonstiges Erbrechen, das die Schwangerschaft kompliziert
Erbrechen durch andernorts klassifizierte Krankheiten, das die Schwangerschaft kompliziert
Soll die Ursache angegeben werden, ist eine zusätzliche Schlüsselnummer zu benutzen.

O21.9   Erbrechen während der Schwangerschaft, nicht näher bezeichnet

O22 Venenkrankheiten als Komplikation in der Schwangerschaft

O22.0 Varizen der unteren Extremitäten in der Schwangerschaft

O22.5 Hirnvenenthrombose in der Schwangerschaft
Zerebrale Sinusvenenthrombose in der Schwangerschaft

O26 Betreuung der Mutter bei sonstigen Zuständen, die vorwiegend mit der Schwangerschaft verbunden sind

O26.8 Sonstige näher bezeichnete Zustände, die mit der Schwangerschaft verbunden sind
Periphere Neuritis während der Schwangerschaft

O29 Komplikationen bei Anästhesie in der Schwangerschaft

O29.2 Komplikationen des Zentralnervensystems bei Anästhesie in der Schwangerschaft
Zerebrale Anoxie durch Anästhesie in der Schwangerschaft

Betreuung der Mutter im Hinblick auf den Feten und die Amnionhöhle sowie mögliche Entbindungskomplikationen (O30–O48)

O

O35 Betreuung der Mutter bei festgestellter oder vermuteter Anomalie oder Schädigung des Feten
Inkl.: Aufgeführte Zustände beim Feten als Grund für Beobachtung, stationäre Behandlung oder sonstige geburtshilfliche Betreuung der Mutter oder für Schwangerschaftsabbruch

O35.0 Betreuung der Mutter bei (Verdacht auf) Fehlbildung des Zentralnervensystems beim Feten
Betreuung der Mutter bei (Verdacht auf):
• Anenzephalus } beim Feten
• Spina bifida }
Exkl.: Chromosomenanomalie beim Feten (O35.1)

423

O35.1 **Betreuung der Mutter bei (Verdacht auf) Chromosomenanomalie beim Feten**

O35.2 **Betreuung der Mutter bei (Verdacht auf) hereditäre Krankheit beim Feten**
Exkl.:   Chromosomenanomalie beim Feten (O35.1)

O35.3 **Betreuung der Mutter bei (Verdacht auf) Schädigung des Feten durch Viruskrankheit der Mutter**
Betreuung der Mutter bei (Verdacht auf) Schädigung des Feten durch mütterliche:
• Röteln
• Zytomegalie

O35.4 **Betreuung der Mutter bei (Verdacht auf) Schädigung des Feten durch Alkohol**

O35.5 **Betreuung der Mutter bei (Verdacht auf) Schädigung des Feten durch Arzneimittel oder Drogen**
Betreuung der Mutter bei (Verdacht auf) Schädigung des Feten durch Arzneimittel- oder Drogenabhängigkeit

O35.6 **Betreuung der Mutter bei (Verdacht auf) Schädigung des Feten durch Strahleneinwirkung**

O36 **Betreuung der Mutter wegen sonstiger festgestellter oder vermuteter Komplikationen beim Feten**
Inkl.:   Aufgeführte Zustände beim Feten als Grund für Beobachtung, stationäre Behandlung oder sonstige geburtshilfliche Betreuung der Mutter oder für Schwangerschaftsabbruch

O36.3 **Betreuung der Mutter wegen Anzeichen für fetale Hypoxie**

Komplikationen bei Wehentätigkeit und Entbindung (O60–O75)

O74 **Komplikationen bei Anästhesie während der Wehentätigkeit und bei der Entbindung**

Inkl.: Komplikationen bei der Mutter durch Verabreichung von Allgemein- oder Lokalanästhetikum, Analgetikum oder durch sonstige Beruhigungsmaßnahme während der Wehentätigkeit und bei der Entbindung

O74.0 Aspirationspneumonie durch Anästhesie während der Wehentätigkeit und bei der Entbindung

Aspiration von Mageninhalt oder Sekret o.n.A.
Mendelson-Syndrom
} durch Anästhesie während der Wehentätigkeit und bei der Entbindung

O74.1 Sonstige pulmonale Komplikationen bei Anästhesie während der Wehentätigkeit und bei der Entbindung

Pneumothorax durch Anästhesie während der Wehentätigkeit und bei der Entbindung

O74.2 Kardiale Komplikationen bei Anästhesie während der Wehentätigkeit und bei der Entbindung

Herzstillstand
Herzversagen
} durch Anästhesie während der Wehentätigkeit und bei der Entbindung

O74.3 Komplikationen des Zentralnervensystems bei Anästhesie während der Wehentätigkeit und bei der Entbindung

Zerebrale Anoxie durch Anästhesie während der Wehentätigkeit und bei der Entbindung

O74.4 Toxische Reaktion auf Lokalanästhesie während der Wehentätigkeit und bei der Entbindung

O74.5 Kopfschmerzen nach Spinal- oder Periduralanästhesie während der Wehentätigkeit und bei der Entbindung

O

425

O74.6 **Sonstige Komplikationen bei Spinal- oder Periduralanästhesie während der Wehentätigkeit und bei der Entbindung**

O74.7 **Misslingen oder Schwierigkeiten bei der Intubation während der Wehentätigkeit und bei der Entbindung**

O74.8 **Sonstige Komplikationen bei Anästhesie während der Wehentätigkeit und bei der Entbindung**

O74.9 **Komplikation bei Anästhesie während der Wehentätigkeit und bei der Entbindung, nicht näher bezeichnet**

O75 **Sonstige Komplikationen bei Wehentätigkeit und Entbindung, andernorts nicht klassifiziert**

O75.0 **Mütterlicher Gefahrenzustand während der Wehentätigkeit und bei der Entbindung**

O75.1 **Schock während oder nach Wehentätigkeit und Entbindung**
Geburtsschock

O75.2 **Fieber unter der Geburt, andernorts nicht klassifiziert**

O75.3 **Sonstige Infektion unter der Geburt**
Sepsis unter der Geburt

O75.4 **Sonstige Komplikationen bei geburtshilflichen Operationen und Maßnahmen**
Herzstillstand ⎤ nach Schnittentbindung oder anderen
Herzversagen ⎥ geburtshilflichen Operationen oder
Zerebrale Anoxie ⎦ Maßnahmen, einschließlich Entbindung o.n.A.

Komplikationen, die vorwiegend im Wochenbett auftreten (O85–O92)

O87 **Venenkrankheiten als Komplikation im Wochenbett**

Inkl.: Während der Wehentätigkeit, der Geburt und im Wochenbett

Exkl.: Embolie während der Gestationsperiode (O88)
Venenkrankheiten als Komplikation in der Schwangerschaft (O22)

O87.3 **Hirnvenenthrombose im Wochenbett**
Zerebrovenöse Sinusthrombose im Wochenbett

O87.8 **Sonstige Venenkrankheiten als Komplikation im Wochenbett**

O87.9 **Venenkrankheit als Komplikation im Wochenbett, nicht näher bezeichnet**
Puerperal:
- Phlebitis o.n.A.
- Phlebopathie o.n.A.
- Thrombose o.n.A.

O

O88 **Embolie während der Gestationsperiode**

Inkl.: Lungenembolie während der Schwangerschaft, unter der Geburt oder im Wochenbett

Exkl.: Embolie als Komplikation von Abort, Extrauteringravidität oder Molenschwangerschaft (O00–O07, O08.2)

O88.0 **Luftembolie während der Gestationsperiode**

O88.1 **Fruchtwasserembolie**

O88.2 **Thromboembolie während der Gestationsperiode**

O88.3 **Pyämische und septische Embolie während der Gestationsperiode**

427

O88.8 Sonstige Embolie während der Gestationsperiode
Fettembolie während der Gestationsperiode

O89 Komplikationen bei Anästhesie im Wochenbett

O89.2 Komplikationen des Zentralnervensystems bei Anästhesie im Wochenbett
Zerebrale Anoxie durch Anästhesie im Wochenbett

O89.3 Toxische Reaktion auf Lokalanästhesie im Wochenbett

O89.4 Kopfschmerzen nach Spinal- oder Periduralanästhesie im Wochenbett

O89.5 Sonstige Komplikationen nach Spinal- oder Periduralanästhesie im Wochenbett

O99 Sonstige Krankheiten der Mutter, die andernorts klassifizierbar sind, die jedoch Schwangerschaft, Geburt und Wochenbett komplizieren
Soll der spezifische Krankheitszustand angegeben werden, ist eine zusätzliche Schlüsselnummer zu benutzen.

O99.3 Psychische Krankheiten sowie Krankheiten des Nervensystems, die Schwangerschaft, Geburt und Wochenbett komplizieren
Krankheitszustände unter F00–F99 und G00–G99
Exkl.:   Periphere Neuritis während der Schwangerschaft (O26.8)

Kapitel XVI

Bestimmte Zustände, die ihren Ursprung in der Perinatalperiode haben (P00–P96)

Inkl.:   Zustände, die ihren Ursprung in der Perinatalperiode haben, auch wenn Tod oder Krankheit erst später eintreten

Exkl.:   Angeborene Fehlbildungen, Deformitäten und Chromosomenanomalien (Q00–Q99)

        Endokrine, Ernährungs- und Stoffwechselkrankheiten (E00–E90)

        Neubildungen (C00–D48)

        Tetanus neonatorum (A33)

        Verletzungen, Vergiftungen und bestimmte andere Folgen äußerer Ursachen (S00–T98)

Schädigung des Feten und Neugeborenen durch mütterliche Faktoren und durch Komplikationen bei Schwangerschaft, Wehentätigkeit und Entbindung (P00–P04)

Inkl.:   Aufgeführte Zustände der Mutter nur dann, wenn sie als Ursache von Tod oder Krankheit des Feten oder Neugeborenen angegeben sind

P

P00   Schädigung des Feten und Neugeborenen durch Zustände der Mutter, die zur vorliegenden Schwangerschaft keine Beziehung haben müssen

P00.4   Schädigung des Feten und Neugeborenen durch Ernährungsstörung der Mutter

Fehl- und Mangelernährung der Mutter o.n.A.

Schädigung des Feten oder Neugeborenen durch Krankheiten der Mutter, die unter E40–E64 klassifizierbar sind

P00.5 Schädigung des Feten und Neugeborenen durch Verletzung der Mutter

Schädigung des Feten oder Neugeborenen durch Zustände der Mutter, die unter S00–T79 klassifizierbar sind

P00.6 Schädigung des Feten und Neugeborenen durch chirurgischen Eingriff bei der Mutter

Exkl.: Sectio caesarea bei der gegenwärtigen Entbindung (P03.4)
Vorangegangener chirurgischer Eingriff am Uterus oder an den Beckenorganen (P03.8)

P00.7 Schädigung des Feten und Neugeborenen durch sonstige medizinische Maßnahmen bei der Mutter, andernorts nicht klassifiziert

Schädigung des Feten oder Neugeborenen durch radiologische Maßnahmen bei der Mutter

P01 Schädigung des Feten und Neugeborenen durch mütterliche Schwangerschaftskomplikationen

P02 Schädigung des Feten und Neugeborenen durch Komplikationen von Plazenta, Nabelschnur und Eihäuten

P03 Schädigung des Feten und Neugeborenen durch sonstige Komplikationen bei Wehen und Entbindung

P03.0 Schädigung des Feten und Neugeborenen durch Entbindung und Extraktion aus Beckenendlage

P03.1 Schädigung des Feten und Neugeborenen durch sonstige Lage-, Haltungs- und Einstellungsanomalien sowie Missverhältnis während Wehen und Entbindung

Beckenverengung
Persistierende hintere Hinterhauptslage
Querlage

P03.2 **Schädigung des Feten und Neugeborenen durch Zangenentbindung**

P03.3 **Schädigung des Feten und Neugeborenen durch Entbindung mittels Vakuumextraktors [Saugglocke]**

P03.4 **Schädigung des Feten und Neugeborenen durch Schnittentbindung**

P03.5 **Schädigung des Feten und Neugeborenen durch überstürzte Geburt**
Verkürzte Austreibungsperiode

P03.6 **Schädigung des Feten und Neugeborenen durch abnorme Uteruskontraktionen**
Hypertone Wehenform
Wehenschwäche

P03.8 **Schädigung des Feten und Neugeborenen durch sonstige näher bezeichnete Komplikationen bei Wehen und Entbindung**
Anomalie der Weichteile der Mutter
Schädigung des Feten oder Neugeborenen durch Zustände, die unter O60–O75 klassifizierbar sind, sowie durch angewandte Maßnahmen bei Wehen und Entbindung, die nicht in P02 und P03.0–P03.6 enthalten sind
Zerstückelnde Operation zur Geburtsermöglichung

P

P03.9 **Schädigung des Feten und Neugeborenen durch Komplikation bei Wehen und Entbindung, nicht näher bezeichnet**

P04 **Schädigung des Feten und Neugeborenen durch Noxen, die transplazentar oder mit der Muttermilch übertragen werden**
Exkl.: Angeborene Fehlbildungen (Q00–Q99)
Ikterus beim Neugeborenen durch sonstige gesteigerte Hämolyse durch verabreichte Arzneimittel oder Toxine, von der Mutter übertragen (P58)

431

P04.0   Schädigung des Feten und Neugeborenen durch Anästhesie und Analgesie bei der Mutter während Schwangerschaft, Wehen und Entbindung
Reaktionen und Intoxikationen des Feten oder Neugeborenen durch Opiate und Tranquilizer, die der Mutter während der Wehen und Entbindung verabreicht wurden

P04.1   Schädigung des Feten und Neugeborenen durch sonstige Medikation bei der Mutter
Chemotherapie bei Krebs
Zytotoxische Arzneimittel
Exkl.:   Einnahme von abhängigkeitserzeugenden Arzneimitteln oder Drogen durch die Mutter (P04.4)
Embryofetales Hydantoin-Syndrom (Q86.1)
Warfarin-Embryopathie (Q86.2)

P04.2   Schädigung des Feten und Neugeborenen durch Tabakkonsum der Mutter

P04.3   Schädigung des Feten und Neugeborenen durch Alkoholkonsum der Mutter
Exkl.:   Alkoholembryopathie (Q86.0)

P04.4   Schädigung des Feten und Neugeborenen durch Einnahme von abhängigkeitserzeugenden Arzneimitteln oder Drogen durch die Mutter
Exkl.:   Entzugssymptome bei Einnahme von abhängigkeitserzeugenden Arzneimitteln oder Drogen durch die Mutter (P96.1)

P04.5   Schädigung des Feten und Neugeborenen durch chemische Substanzen, die mit der Nahrung der Mutter aufgenommen wurden

P04.6   Schädigung des Feten und Neugeborenen durch Exposition der Mutter mit chemischen Substanzen aus der Umwelt

P04.8 **Schädigungen des Feten und Neugeborenen durch sonstige Noxen, von der Mutter übertragen**

P04.9 **Schädigung des Feten und Neugeborenen durch nicht näher bezeichnete Noxen, von der Mutter übertragen**

Störungen im Zusammenhang mit der Schwangerschaftsdauer und dem fetalen Wachstum (P05–P08)

P05 **Intrauterine Mangelentwicklung und fetale Mangelernährung**

P05.0 **Für das Gestationsalter zu leichte Neugeborene**
Bezugsgrößen sind das Körpergewicht unterhalb der 10. Perzentile und die Körperlänge oberhalb der 10. Perzentile.
Zu leicht für das Gestationsalter [Light-for-dates]

P05.1 **Für das Gestationsalter zu kleine Neugeborene**
Bezugsgrößen sind das Körpergewicht und die Körperlänge unterhalb der 10. Perzentile.
Zu klein für das Gestationsalter [Small-for-dates]

P05.2 **Fetale Mangelernährung des Neugeborenen ohne Angabe von zu leicht oder zu klein für das Gestationsalter [light or small for gestational age]**
Neugeborene, die für ihr Gestationsalter nicht zu leicht oder zu klein sind, aber Zeichen einer fetalen Mangelernährung aufweisen, wie trockene, abschilfernde Haut und reduziertes subkutanes Fettgewebe.

P05.9 **Intrauterine Mangelentwicklung, nicht näher bezeichnet**
Fetale Wachstumsretardierung o.n.A.

433

P07 **Störungen im Zusammenhang mit zu kurzer Schwangerschaftsdauer und niedrigem Geburtsgewicht, andernorts nicht klassifiziert**

Hinweis: Liegen Angaben zum Geburtsgewicht und zum Gestationsalter vor, sollte primär nach dem Geburtsgewicht verschlüsselt werden.

Inkl.: Aufgeführte Zustände, ohne weitere Spezifizierung, als Ursache von Tod, Krankheit oder zusätzlicher Pflege des Neugeborenen

P08 **Störungen im Zusammenhang mit langer Schwangerschaftsdauer und zu hohem Geburtsgewicht**

Hinweis: Liegen Angaben zum Geburtsgewicht und zum Gestationsalter vor, sollte primär nach dem Geburtsgewicht verschlüsselt werden.

Inkl.: Aufgeführte Zustände, ohne weitere Spezifizierung, als Ursache von Tod, Krankheit oder zusätzlicher Betreuung des Feten oder Neugeborenen

Geburtstrauma (P10–P15)

P10 **Intrakranielle Verletzung und Blutung durch Geburtsverletzung**

Exkl.: Intrakranielle (nichttraumatische) Blutung beim Feten oder Neugeborenen:
- durch Anoxie oder Hypoxie (P52)
- o.n.A. (P52.9)

P10.0 **Subdurale Blutung durch Geburtsverletzung**

Subdurales Hämatom (lokalisiert) durch Geburtsverletzung
Exkl.: Subdurale Blutung bei Tentoriumriss (P10.4)

P10.1 **Zerebrale Blutung durch Geburtsverletzung**

P10.2 **Intraventrikuläre Blutung durch Geburtsverletzung**

P10.3   Subarachnoidale Blutung durch Geburtsverletzung

P10.4   Tentoriumriss durch Geburtsverletzung

P10.8   Sonstige intrakranielle Verletzungen und Blutungen durch Geburtsverletzung

P10.9   Nicht näher bezeichnete intrakranielle Verletzung und Blutung durch Geburtsverletzung

P11   Sonstige Geburtsverletzungen des Zentralnervensystems

P11.0   Hirnödem durch Geburtsverletzung

P11.1   Sonstige näher bezeichnete Hirnschädigung durch Geburtsverletzung

P11.2   Nicht näher bezeichnete Hirnschädigung durch Geburtsverletzung

P11.3   Geburtsverletzung des N. facialis
Fazialislähmung durch Geburtsverletzung

P11.4   Geburtsverletzung sonstiger Hirnnerven

P

P11.5   Geburtsverletzung der Wirbelsäule und des Rückenmarkes
Wirbelsäulenfraktur durch Geburtsverletzung

P11.9   Geburtsverletzung des Zentralnervensystems, nicht näher bezeichnet

P14   Geburtsverletzung des peripheren Nervensystems

P14.0   Erb-Lähmung durch Geburtsverletzung

P14.1   Klumpke-Lähmung durch Geburtsverletzung

435

P14.2 Lähmung des N. phrenicus durch Geburtsverletzung

P14.3 Sonstige Geburtsverletzungen des Plexus brachialis

P14.8 Geburtsverletzungen sonstiger Teile des peripheren Nervensystems

P14.9 Geburtsverletzung des peripheren Nervensystems, nicht näher bezeichnet

Krankheiten des Atmungs- und Herz-Kreislaufsystems, die für die Perinatalperiode spezifisch sind (P20–P29)

P20 Intrauterine Hypoxie

Inkl.: Abnorme fetale Herzfrequenz, fetal oder intrauterin:
- Anoxie
- Asphyxie
- Azidose
fetaler Notzustand
- Hypoxie
Mekonium im Fruchtwasser
Abgang von Mekonium

Exkl.: Intrakranielle Blutung durch Anoxie oder Hypoxie (P52)

P20.0 Intrauterine Hypoxie, erstmals vor Wehenbeginn festgestellt

P20.1 Intrauterine Hypoxie, erstmals während Wehen und Entbindung festgestellt

P20.9 Intrauterine Hypoxie, nicht näher bezeichnet

P21 Asphyxie unter der Geburt

P21.0   Schwere Asphyxie unter der Geburt

Pulsfrequenz weniger als 100 pro Minute bei Geburt und abfallend oder gleich bleibend, Schnappatmung oder fehlende Atmung, blasse Hautfarbe, fehlender Muskeltonus.

Asphyxia pallida [Weiße Asphyxie]

Asphyxie mit Apgar-Wert 0-3 (1 Minute postnatal)

P21.1   Leichte oder mäßige Asphyxie unter der Geburt

Nichteinsetzen der normalen Atmung innerhalb einer Minute, Herzfrequenz 100 oder mehr, geringer Muskeltonus, geringe Reaktion auf Reize.

Asphyxia livida [Blaue Asphyxie]

Asphyxie mit Apgar-Wert 4–7 (1 Minute postnatal)

P21.9   Asphyxie unter der Geburt, nicht näher bezeichnet

Anoxie ⎫
Asphyxie ⎬ o.n.A.
Hypoxie ⎭

P22   Atemnot [Respiratory distress] beim Neugeborenen

P22.0   Atemnotsyndrom [Respiratory distress syndrome] des Neugeborenen

Hyaline Membranenkrankheit

P22.1   Transitorische Tachypnoe beim Neugeborenen

P22.8   Sonstige Atemnot [Respiratory distress] beim Neugeborenen

P22.9   Atemnot [Respiratory distress] beim Neugeborenen, nicht näher bezeichnet

P23   Congenitale Pneumonie

Inkl.:   Infektionsbedingte Pneumonie, in utero oder unter der Geburt erworben

437

P24   Aspirationssyndrome beim Neugeborenen
Inkl.:   Pneumonie beim Neugeborenen durch Aspiration

Infektionen, die für die Perinatalperiode spezifisch sind (P35–P39)

Inkl.:   Infektionen, die in utero oder unter der Geburt erworben wurden

Exkl.:   Angeboren:
Gonokokkeninfektion (A54)
Pneumonie (P23)
Syphilis (A50)
Asymptomatische HIV-Infektion (Z21)
HIV-Krankheit (B20–B24)
Laborhinweis auf HIV (R75)
Nach der Geburt erworbene Infektionskrankheiten (A00–B99, J10–J11)
Tetanus neonatorum (A33)

P35   Angeborene Viruskrankheiten

P35.0   Rötelnembryopathie
Kongenitale Röteln-Pneumonie

P35.1   Angeborene Zytomegalie

P35.2   Angeborene Infektion durch Herpesviren [Herpes simplex]

P35.3   Angeborene Virushepatitis

P35.8   Sonstige angeborene Viruskrankheiten
Angeborene Varizellen [Windpocken]

P35.9   Angeborene Viruskrankheit, nicht näher bezeichnet

P37 Sonstige angeborene infektiöse und parasitäre Krankheiten
Exkl.:   Syphilis connata (A50)
Tetanus neonatorum (A33)

P37.0 Angeborene Tuberkulose

P37.1 Angeborene Toxoplasmose
Hydrozephalus durch angeborene Toxoplasmose

P37.2 Neugeborenenlisteriose (disseminiert)

P37.3 Angeborene Malaria tropica

P37.4 Sonstige angeborene Malaria

P37.5 Kandidose beim Neugeborenen

P38 Omphalitis beim Neugeborenen mit oder ohne leichte Blutung

P39 Sonstige Infektionen, die für die Perinatalperiode spezifisch sind

Hämorrhagische und hämatologische Krankheiten beim Feten und Neugeborenen (P50–P61)

P52 Intrakranielle nichttraumatische Blutung beim Feten und Neugeborenen
Inkl.:   Intrakranielle Blutung durch Anoxie oder Hypoxie
Exkl.:   Intrakranielle Blutung durch:
• Geburtsverletzung (P10)
• sonstige Verletzung (S06)
• Verletzung der Mutter (P00.5)

439

P52.0 **Intraventrikuläre (nichttraumatische) Blutung 1. Grades beim Feten und Neugeborenen**
Subependymblutung (ohne intraventrikuläre Ausdehnung)

P52.1 **Intraventrikuläre (nichttraumatische) Blutung 2. Grades beim Feten und Neugeborenen**
Subependymblutung mit intraventrikulärer Ausdehnung

P52.2 **Intraventrikuläre (nichttraumatische) Blutung 3. Grades beim Feten und Neugeborenen**
Subependymblutung mit intraventrikulärer und intrazerebraler Ausdehnung gleichzeitig

P52.3 **Nicht näher bezeichnete intraventrikuläre (nichttraumatische) Blutung beim Feten und Neugeborenen**

P52.4 **Intrazerebrale (nichttraumatische) Blutung beim Feten und Neugeborenen**

P52.5 **Subarachnoidalblutung (nichttraumatisch) beim Feten und Neugeborenen**

P52.6 **Kleinhirnblutung (nichttraumatisch) und Blutung in die hintere Schädelgrube beim Feten und Neugeborenen**

P52.8 **Sonstige intrakranielle (nichttraumatische) Blutungen beim Feten und Neugeborenen**

P52.9 **Intrakranielle (nichttraumatische) Blutung beim Feten und Neugeborenen, nicht näher bezeichnet**

P53 **Hämorrhagische Krankheit beim Feten und Neugeborenen**
Vitamin-K-Mangel beim Neugeborenen

P57 **Kernikterus**

P57.0 **Kernikterus durch Isoimmunisierung**

P57.8 **Sonstiger näher bezeichneter Kernikterus**
Exkl.:   Crigler-Najjar-Syndrom (E80.5)

P57.9 **Kernikterus, nicht näher bezeichnet**

P58 **Neugeborenenikterus durch sonstige gesteigerte Hämolyse**

P59 **Neugeborenenikterus durch sonstige und nicht näher bezeichnete Ursachen**
Exkl.:   Durch angeborene Stoffwechselstörungen (E70–E90)
Kernikterus (P57)

Transitorische endokrine und Stoffwechselstörungen, die für den Feten und das Neugeborene spezifisch sind (P70–P74)

Inkl.:   Transitorische endokrine und Stoffwechselstörungen, die durch Reaktion des Kindes auf endokrine und Stoffwechselfaktoren der Mutter oder durch Anpassung an das extrauterine Leben verursacht werden

P70 **Transitorische Störungen des Kohlenhydratstoffwechsels, die für den Feten und das Neugeborene spezifisch sind**

P70.0 **Syndrom des Kindes [Makrosomie] einer Mutter mit gestationsbedingtem Diabetes mellitus**

P70.1 **Syndrom des Kindes [Makrosomie] einer diabetischen Mutter**
Diabetes mellitus der Mutter (vorher bestehend), der sich auf den Feten oder das Neugeborene auswirkt (mit Hypoglykämie)

P70.2 **Diabetes mellitus beim Neugeborenen**

P70.3 **Iatrogene Hypoglykämie beim Neugeborenen**

P70.4 **Sonstige Hypoglykämie beim Neugeborenen**
Transitorische Hypoglykämie beim Neugeborenen

441

P71 Transitorische Störungen des Kalzium- und Magnesiumstoffwechsels beim Neugeborenen

P71.0 Kuhmilch-Hypokalzämie beim Neugeborenen

P71.1 Sonstige Hypokalzämie beim Neugeborenen
Exkl.: Hypoparathyreoidismus beim Neugeborenen (P71.4)

P71.2 Hypomagnesiämie beim Neugeborenen

P71.3 Tetanie beim Neugeborenen, ohne Kalzium- oder
Magnesiummangel
Tetanie beim Neugeborenen o.n.A.

P71.4 Transitorischer Hypoparathyreoidismus beim Neugeborenen

P72 Sonstige transitorische endokrine Krankheiten beim
Neugeborenen
Exkl.: Angeborene Hypothyreose mit oder ohne Struma
(E03.0–E03.1)

P72.1 Transitorische Hyperthyreose beim Neugeborenen
Thyreotoxikose beim Neugeborenen

P72.2 Sonstige transitorische Störungen der Schilddrüsenfunk-
tion beim Neugeborenen, andernorts nicht klassifiziert
Transitorische Hypothyreose beim Neugeborenen

P74 Sonstige transitorische Störungen des Elektrolythaushaltes
und des Stoffwechsels beim Neugeborenen

P74.0 Metabolische Azidose beim Neugeborenen

P74.1 Dehydratation beim Neugeborenen

P74.2 Störungen des Natriumgleichgewichtes beim Neugeborenen

P74.3   Störungen des Kaliumgleichgewichtes beim Neugeborenen

P74.5   Transitorische Hypertyrosinämie beim Neugeborenen

Sonstige Störungen, die ihren Ursprung in der Perinatalperiode haben (P90–P96)

P90   Krämpfe beim Neugeborenen

Exkl.:   Gutartige Neugeborenenkrämpfe (familiär) (G40.31)
Verwenden Sie eine zusätzliche 5. Kodierungsstelle, um die Anfallsform zu bezeichnen:

P90.–0   Klonisch
P90.–1   Tonisch
P90.–2   Myoklonisch
P90.–3   Andere, einschließlich gering ausgeprägt

Verwenden Sie eine zusätzliche 6. Kodierungsstelle, um den Anfallstyp zu kennzeichnen:

P90.–x0   Fokal
P90.–x1   Multifokal
P90.–x2   Generalisiert

Verwenden Sie, sofern gewünscht, eine zusätzliche Kodierung zur Beschreibung damit zusammenhängender Zustandsbilder oder Ursachen, wie Geburtsverletzungen (P10, P11), Geburtsasphyxie (P21), infektiöser Erkrankungen (P35, P37), hämorrhagischer Störungen (P52, P53, P57), metabolischer Störungen (P70, P71, P74), Entzugssyndrome bei mütterlichem Drogen – oder Medikamentensucht (P96.1)

P

P91   Sonstige zerebrale Störungen beim Neugeborenen

P91.0   Zerebrale Ischämie beim Neugeborenen

P91.1   Erworbene periventrikuläre Zysten beim Neugeborenen

443

P91.2   Zerebrale Leukomalazie beim Neugeborenen

P91.3   Zerebrale Übererregbarkeit des Neugeborenen

P91.4   Zerebraler Depressionszustand des Neugeborenen

P91.5   Koma beim Neugeborenen

P91.8   Sonstige näher bezeichnete zerebrale Störungen beim Neugeborenen

P91.9   Zerebrale Störung beim Neugeborenen, nicht näher bezeichnet

P94   Störungen des Muskeltonus beim Neugeborenen

P94.0   Transitorische Myasthenia gravis beim Neugeborenen
Exkl.:   Myasthenia gravis (G70.0)

P94.1   Angeborene Muskelhypertonie

P94.2   Angeborene Muskelhypotonie
Unspezifisches Floppy-Infant-Syndrom

P94.8   Sonstige Störungen des Muskeltonus beim Neugeborenen

P94.9   Störung des Muskeltonus beim Neugeborenen, nicht näher bezeichnet

P96   Sonstige Zustände, die ihren Ursprung in der Perinatalperiode haben

P96.0   Angeborene Niereninsuffizienz
Urämie beim Neugeborenen

P96.1   Entzugssymptome beim Neugeborenen bei Einnahme von abhängigkeitserzeugenden Arzneimitteln oder Drogen durch die Mutter

Exkl.:   Reaktionen und Intoxikationen durch Opiate und Tranquilizer, die der Mutter während der Wehen und Entbindung verabreicht wurden (P04.0)

P96.2   Entzugssymptome bei therapeutischer Anwendung von Arzneimitteln beim Neugeborenen

P96.3   Weite Schädelnähte beim Neugeborenen

Kraniotabes beim Neugeborenen

P

Kapitel XVII
Angeborene Fehlbildungen, Deformitäten und Chromosomenanomalien (Q00–Q99)

Exkl.:   Angeborene Stoffwechselkrankheiten (E70–E90)

Angeborene Fehlbildungen des Nervensystems (Q00–Q07)

Q00   **Anenzephalie und ähnliche Fehlbildungen**

Q00.0   **Anenzephalie**
Q00.00   Akranie
Q00.01   Azephalie
Q00.02   Atelenzephalie, geschlossen
Q00.03   Atelenzephalie, offen
Q00.04   Hemizephalie
Q00.05   Hemianenzephalie
Q00.06   Amyelenzephalie
Q00.07   Hydraenzephalie
Q00.08   sonstige Anenzephalie

Q00.1   **Kraniorachischisis**
Kombinierte Spaltbildung

Q00.2   **Inienzephalie**
Q00.20   Inienzephalie, geschlossen
Q00.21   Inienzephalie, offen

Q01   **Enzephalozele**
Wenn gewünscht, kann eine zusätzliche 6. Stelle zur Klassifizierung verwendet werden:
Q01.xx0   Enzephalomyelozele
Q01.xx1   Hydroenzephalozele
Q01.xx2   Hydromeningozele, kranial

Q01.xx3 Meningozele, zerebral
Q01.xx4 Meningoenzephalozele

Q01.0 Frontale Enzephalozele

Q01.1 Nasofrontale Enzephalozele

Q01.2 Okzipitale Enzephalozele

Q01.8 Enzephalozele sonstiger Lokalisationen
Q01.80 Parietale Enzephalozele
Q01.81 Nasopharyngeale Enzephalozele
Q01.82 Temporale Enzephalozele
Q01.83 Orbitale Enzephalozele

Q01.9 Enzephalozele, nicht näher bezeichnet

Q02 Mikrozephalie
Q02.–0 Hydromikrozephalie
Q02.–1 Mikroenzephalie

Q03 Angeborener Hydrozephalus
Inkl.: Hydrozephalus beim Neugeborenen
Exkl.: Arnold-Chiari-Syndrom (Q07.0)
        Hydrozephalus:
        • durch angeborene Toxoplasmose (P37.1)
        • erworben (G91)
        • mit Spina bifida (Q05.0–Q05.4)

Q03.0 Fehlbildungen des Aquaeductus cerebri (Sylvii)
Aquaeductus cerebri (Sylvii):
• Anomalie
• Obstruktion, angeboren
• Stenose

Q

Q03.1 **Atresie der Foramina Magendii und Luschkae des vierten Ventrikels**
Dandy-Walker-Syndrom

Q03.8 **Sonstiger angeborener Hydrozephalus**
Q03.80 Angeborener Hydrocephalus bei Fehlbildungen, die andernorts klassifiziert werden

Q03.9 **Angeborener Hydrozephalus, nicht näher bezeichnet**

Q04 **Sonstige angeborene Fehlbildungen des Gehirns**
Exkl.: Makrozephalie (Q75.3)
        Zyklopie (Q87.0)

Q04.0 **Angeborene Fehlbildungen des Corpus callosum**
Q04.00 vollständige Agenesie des Corpus callosum
Q04.01 teilweise Agenesie des Corpus callosum
Q04.02 Agenesie des Corpus callosum mit Lipom
Q04.08 sonstige angeborene Fehlbildungen des Corpus callosum

Q04.1 **Arhinenzephalie**

Q04.2 **Holoprosenzephalie**

Q04.3 **Sonstige Reduktionsdeformitäten des Gehirns**
Exkl.: Angeborene Fehlbildungen des Corpus callosum (Q04.0)

Q04.30 Agyrie
Q04.31 Lissenzephalie
Q04.32 Mikrogyrie
Q04.33 Pachygyrie
Q04.34 Agenesie eines Gehirnteils, nicht näher bezeichnet

Inkl.: Aplasie
        Fehlen   } Eines Hirnteiles. nicht näher bezeichnet
        Hypoplasie

Verwenden Sie die zusätzliche 6. Stelle, wenn gewünscht und angemessen, um die Lokalisation zu klassifizieren:

Q04.3x0 frontal
Q04.3x1 temporal
Q04.3x2 parietal
Q04.3x3 okzipital
Q04.3x4 Hirnstamm
         Medulla oblaongata
Q04.3x5 Kleinhirnhemisphäre.
Q04.3x6 Kleinhirnwurm
Q04.3x7 Sehnerv
Q04.3x8 Thalamus oder Basalganglien
Q04.3x9 Hypothalamus

Q04.4 Septooptische Dysplasie

Q04.5 Megalozephalie
Makrozephalie
Q04.50 Symmetrische Megalozephalie

Q04.6 Angeborene Gehirnzysten
Exkl.: Erworbene porenzephalische Zyste (G93.0)

Q04.60 Porenzephalie
Q04.61 Schizenzephalie
Q04.62 Multizystische Enzephalomalazie
Q04.63 Kongenitale leptomeningeale Zyste

Q

Q04.8 Sonstige näher bezeichnete angeborene Fehlbildungen des Gehirns
Q04.80 Makrogyrie
Q04.81 Ulegyrie
Q04.82 Agenesie des Septum pellucidums
Q04.83 Kopozephalie
Q04.84 Neuronale Migrationsstörungen
        Q04.840 Kortikale Lamination-Abnormalität
        Q04.841 Neuronale Heterotopie

Q04.9   Angeborene Fehlbildung des Gehirns, nicht näher bezeichnet
Angeboren:

- Anomalie
- Deformität
- Krankheit oder Schädigung
- multiple Anomalien

} des Gehirnes o.n.A.

Q05   **Spina bifida**
Um das entsprechende Zustandsbild zu klassifizieren, kann bei Vorliegen einer mit Spina bifida verbundenen angeborenen Fehlbildung eine zusätzliche Kodierung verwendet werden
Exkl.:   Arnold-Chiari-Syndrom (Q07.0)
Spina bifida occulta (Q76.0)

Verwenden Sie falls gewünscht, die fünfte Kodierungsstelle:
Q05.x0   Hydromeningozele (spinal)
Q05.x1   Lipomeningozele
Q05.x2   Meningomyelozele
Q05.x3   Myelozele
Q05.x4   Myelomeningozele
Q05.x5   Rhachischisis
Q05.x6   Spina bifida (aperta)
Spina bifida cystica
Q05.x7   Syringomyelozele

Q05.0   Zervikale Spina bifida mit Hydrozephalus

Q05.1   Thorakale Spina bifida mit Hydrozephalus
Spina bifida:

- o.n.A.
- thorakolumbal

} mit Hydrozephalus

Q05.2   Lumbale Spina bifida mit Hydrozephalus
Lumbosakrale Spina bifida mit Hydrozephalus

Q05.3   Sakrale Spina bifida mit Hydrozephalus

Q05.4   Nicht näher bezeichnete Spina bifida mit Hydrozephalus

Q05.5   Zervikale Spina bifida ohne Hydrozephalus

Q05.6   Thorakale Spina bifida ohne Hydrozephalus
Spina bifida:
- o.n.A.
- thorakolumbal o.n.A.

Q05.7   Lumbale Spina bifida ohne Hydrozephalus
Lumbosakrale Spina bifida o.n.A.

Q05.8   Sakrale Spina bifida ohne Hydrozephalus

Q05.9   Spina bifida, nicht näher bezeichnet

Q06   Sonstige angeborene Fehlbildungen des Rückenmarks

Q06.0   Amyelie

Q06.1   Hypoplasie und Dysplasie des Rückenmarks
Atelomyelie
Myelatelie
Myelodysplasie des Rückenmarks

Q06.2   Diastematomyelie
Diplomyelie

Q06.3   Sonstige angeborene Fehlbildungen der Cauda equina

Q06.4   Hydromyelie
Hydrorhachis
Isolierte Hydromyelie
Exkl.:   Hydromyelie bei Syringomyelie und Syringobulbie (G95.0)

Q

451

Q06.8 Sonstige näher bezeichnete angeborene Fehlbildungen des Rückenmarks

Q06.80 Diplomyelie
Q06.81 Tethered cord

Q06.9 Angeborene Fehlbildung des Rückenmarks, nicht näher bezeichnet

Angeboren:
- Anomalie
- Deformität ⎫ des Rückenmarks oder der
- Krankheit oder Schädigung ⎬ Rückenmarkhäute o.n.A.

Q07 Sonstige angeborene Fehlbildungen des Nervensystems

Exkl.: Familiäre vegetative Dysautonomie [Riley-Day-Syndrom] (G90.1)
Neurofibromatose (nicht bösartig) (Q85.0)

Q07.0 Arnold-Chiari-Syndrom

Q07.00 Arnold-Chiari-Fehlbildung Typ I
Q07.01 Arnold-Chiari-Fehlbildung Typ II
Q07.02 Arnold-Chiari-Fehlbildung Typ III

Q07.8 Sonstige näher bezeichnete angeborene Fehlbildungen des Nervensystems

Q07.80 Agenesie von Nerven
Q07.81 Verlagerung des Plexus brachialis
Q07.82 Marcus Gunn-Phänomen

Q07.9 Angeborene Fehlbildung des Nervensystems, nicht näher bezeichnet

Angeboren:
- Anomalie
- Deformität ⎫ des Nervensystems o.n.A.
- Krankheit oder Schädigung ⎬

Angeborene Fehlbildungen des Auges, des Ohres, des Gesichtes und des Halses (Q10–Q18)

Q10 Angeborene Fehlbildungen des Augenlides, des Tränen-apparates und der Orbita

Q10.0 Angeborene Ptose

Q10.7 Angeborene Fehlbildung der Orbita

Q11 Anophthalmie, Mikrophthalmie und Makrophthalmie

Q11.0 Zystenauge [cystic eyeball]

Q11.1 Sonstige Anophthalmie

Agenesie ⎱
⎰ des Auges
Aplasie

Q11.2 Mikrophthalmie

Dysplasie des Auges
Hypoplasie des Auges
Kryptophthalmus o.n.A.
Rudimentäres Auge
Exkl.: Kryptophthalmus-Syndrom (Q87.0)

Q11.3 Makrophthalmie

Exkl.: Makrophthalmie bei angeborenem Glaukom (Q15.0)

Q14 Angeborene Fehlbildung des hinteren Augenabschnittes

Q14.0 Angeborene Fehlbildung des Glaskörpers

Angeborene Glaskörpertrübung

Q14.1 Angeborene Fehlbildung der Retina

Angeborenes Aneurysma der Retina

Q

453

Q14.2 Angeborene Fehlbildung der Papille
Kolobom der Papille

Q14.3 Angeborene Fehlbildung der Chorioidea

Q14.8 Sonstige angeborene Fehlbildungen des hinteren Augenabschnittes
Kolobom des Augenhintergrundes

Q14.9 Angeborene Fehlbildung des hinteren Augenabschnittes, nicht näher bezeichnet

Q15 Sonstige angeborene Fehlbildungen des Auges
Exkl.:   Angeborener Nystagmus (H55)
          Okulärer Albinismus (E70.3)
          Retinitis pigmentosa (H35.5)

Q15.0 Angeborenes Glaukom

Q16 Angeborene Fehlbildungen des Ohres, die eine Beeinträchtigung des Hörvermögens verursachen
Exkl.:   Angeborene Schwerhörigkeit oder Taubheit (H90)

Q16.0 Angeborenes Fehlen der Ohrmuschel
Aplasie
Hypoplasie

Q16.1 Angeborenes Fehlen, Atresie und Striktur des (äußeren) Gehörganges

Q16.2 Fehlen der Tuba auditiva

Q16.3 Angeborene Fehlbildung der Gehörknöchelchen
Verschmelzung der Gehörknöchelchen

Q16.4 Sonstige angeborene Fehlbildungen des Mittelohres
Angeborene Fehlbildung des Mittelohres o.n.A.

Q16.5 Angeborene Fehlbildung des Innenohres
Anomalie:
- Corti-Organ
- häutiges Labyrinth

Q16.9 Angeborene Fehlbildung des Ohres als Ursache einer Beeinträchtigung des Hörvermögens, nicht näher bezeichnet
Angeborenes Fehlen eines Ohres o.n.A.
Anotie

Q18 Sonstige angeborene Fehlbildungen des Gesichtes und des Halses
Exkl.:   Zustände, die unter Q67.0–Q67.4 klassifiziert sind
        Angeborene Fehlbildung der Schädel- und Gesichtsschädelknochen (Q75)
        Dentofaziale Anomalien [einschließlich Malokklusion] (K07)
        Fehlbildungssyndrome mit vorwiegender Beteiligung des Gesichtes (Q87.0)
        Lippen-, Kiefer- und Gaumenspalte (Q35–Q37)
        Persistenz des Ductus thyroglossalis (Q89.2)
        Zyklopie (Q87.0)

Q18.0 Branchiogener Sinus, Fistel und Zyste
Branchiogener Rest

Q

Q18.1 Präaurikulärer Sinus und Zyste
Fistel:
- aurikulär, angeboren
- zervikoaurikulär

Q18.2 Sonstige branchiogene Fehlbildungen
Branchiogene Fehlbildung o.n.A.
Halsanhang
Otozephalie

Q18.3 **Flügelfell des Halses**
Pterygium colli

Q18.4 **Makrostomie**

Q18.5 **Mikrostomie**

Q18.6 **Makrocheilie**
Lippenverdickung, angeboren

Q18.7 **Mikrocheilie**

Q18.8 **Sonstige näher bezeichnete angeborene Fehlbildungen des Gesichtes und des Halses**
Medial:
- Fistel ⎫
- Sinus ⎬ des Gesichtes und Halses
- Zyste ⎭

Q18.9 **Angeborene Fehlbildung des Gesichtes und des Halses, nicht näher bezeichnet**
Angeborene Anomalie o.n.A. an Gesicht und Hals

Angeborene Fehlbildungen des Kreislaufsystems (Q20–Q28)

Q27 **Sonstige angeborene Fehlbildungen des peripheren Gefäßsystems**
Exkl.: Angeborenes Aneurysma der Retina (Q14.1)
Hämangiom und Lymphangiom (D18)

Q27.4 **Angeborene Phlebektasie**

Q28 **Sonstige angeborene Fehlbildungen des Kreislaufsystems**
Exkl.: Angeborenes retinales Aneurysma (Q14.1)
Rupturiert:
- zerebrales Aneurysma (I60.1–I60.7, I60.9)

- Fehlbildung extrakranieller hirnversorgender Gefäße (I72)
- zerebrale arteriovenöse Fehlbildung (I60.8)

Q28.0 Arteriovenöse Fehlbildung extrakranieller hirnversorgender Gefäße

Angeborenes arteriovenöses Aneurysma (nichtrupturiert) extrakranieller hirnversorgender Gefäße

Q28.1 Sonstige Fehlbildungen extrakranieller hirnversorgender Gefäße

Angeboren:
- Aneurysma (nichtrupturiert) extrakranieller hirnversorgender Gefäße
- Fehlbildung extrakranieller hirnversorgender Gefäße o.n.A.

Q28.2 Arteriovenöse Fehlbildung der Hirngefäße

Inkl.:   Angeborenes arteriovenöses Hirngefäßaneurysma (nichtrupturiert)
          Arteriovenöse Fehlbildung des Gehirns o.n.A.

Verwenden Sie die fünfte und sechste Kodierungsstelle, um die Lokalisation der arteriovenösen Fehlbildung zu klassifizieren, sofern gewünscht

Q28.20   Kortikal gelegene arteriovenöse Fehlbildung in der Hemisphäre
      Q28.200   frontal
      Q28.201   temporal
      Q28.202   parietal
      Q28.203   okzipital
      Q28.207   mehr als einen Hirnlappen betreffend

Q28.21   Subkortikal gelegene arteriovenöse Fehlbildung der Hemisphäre
      Q28.210   Basalganglien
      Q28.211   Capsula interna
      Q28.212   Thalamus
      Q28.213   Hypothalamus

Q

Q28.214 Corpus callosum

Q28.217 mehr als eine subkortikale Strukturen betreffend

Q28.22 Arteriovenöse Fehlbildung in der Hemisphäre, nicht näher bezeichnet

Q28.23 Arteriovenöse Fehlbildung im Hirnstamm

Q28.230 Mesencephalon

Q28.231 Pons

Q28.232 Medulla oblongata

Q28.237 Mehr als einen Abschnitt des Hirnstamms betreffend .

Q28.24 Arteriovenöse Fehlbildung des Kleinhirns

Q28.25 Arteriovenöse Fehlbildung im Plexus choroideus

Q28.250 Plexus choroideus des Seitenventrikels

Q28.251 Plexus choroideus des III. Ventrikels

Q28.252 Plexus choroideus des IV. Ventrikels

Q28.257 Plexus choroideus, multiple Lokalisationen

Q28.26 Arteriovenöse Fehlbildung im Rückenmark

Q28.260 Zervikaler Teil des Rückenmarks

Q28.261 Thorakaler Teil des Rückenmarks

Q28.262 Lumbosakraler Teil des Rückenmarks

Q28.267 Mehr als einen Abschnitt des Rückenmarks betreffend

Q28.27 Multiple oder stark ausgedehnte arteriovenöse Fehlbildungen

Q28.3 Sonstige Fehlbildungen der Hirngefäße

Inkl.: Angeboren:
- Fehlbildung der Hirngefäße o.n.A.
- Hirngefäßaneurysma (nichtrupturiert)

Q28.30 Karotissiphon und Bifurkation der A. carotis interna

Q28.300 Aneurysma am Abgang der A. ophthalmica

Q28.301 Aneurysma am Abgang der A. choroidea anterior

Q28.302 Aneurysma am Abgang der A. communicans anterior

Q28.303 Aneurysma der Bifurkation der A. carotis
interna

Q28.31 A. crebri media

Q28.310 Aneurysma im proximalen Abschnitt (M1-Segment) der A.cerebri media

Q28.311 Aneurysma der Bi- oder Trifurkation der A.cerebri media

Q28.312 Aneurysma der distalen A. cerebri media

Q28.32 A. cerebri anterior und A. communicans anterior

Q28.320 Aneurysma der A. communicans anterior

Q28.321 Aneurysma des proximalen Abschnitts (horizontales A1-Segment) der A. cerebri anterior

Q28.322 Aneurysma des distalen Abschnitts (vertikales A2-Segment) der A. cerebri anterior

Q28.33 A. communicans posterior
Distales Aneurysma der A. communicans posterior

Q28.34 Arteria basilaris

Q28.340 Aneurysma der proximalenen A. basilaris (Zusammenfluss der Aa. vertebrales)

Q28.341 Aneurysma der nittleren A. basilaris

Q28.342 Aneurysma der Basilarisspitze

Q28.34†3 Aneurysma an der gedoppelten A. basilaris

Q28.344 Aneurysma am Abgang der A. cerebelli superior

Q28.345 Aneurysma am Abgang der A. cerebelli anterior inferior

Q28.35 Arteria vertebralis

Inkl.: Intrakranielles Aneurysma der A. vertebralis

Q28.350 Aneusrysma am Abgang der A. cerebelli inferior posterior

Q28.37 Multiple intrakranielle Aneurysmen, nicht näher bezeichnet

Q28.38 Sonstige näher bezeichnete intrakranielle Arterien

Q28.380 Distale A. cereblli superior

Q28.381 Distale A. cerebelli inferior anterior

Q28.382 Distale A. cerebelli inferior posterior

Q28.383 A. labyrinthi

Q

Q28.384   Proximale A. cerebri posterior
Q28.385   Distale A. cerebri posterior

Q28.8   Sonstige näher bezeichnete angeborene Fehlbildungen des Kreislaufsystems
Angeborenes Aneurysma näher bezeichneter Lokalisation, andernorts nicht klassifiziert

Q28.9   Angeborene Fehlbildung des Kreislaufsystems, nicht näher bezeichnet

Angeborene Fehlbildungen des Harnsystems (Q60–Q64)

Q61   Zystenniere
Potter I–IV

Angeborene Fehlbildungen und Deformitäten des Muskel-Skelett-Systems (Q65–Q79)

Q66   Angeborene Deformitäten der Füße

Q66.0   Pes equinovarus congenitus

Q66.1   Pes calcaneovarus congenitus

Q66.2   Metatarsus varus
Klumpfußstellung des Mittefuß

Q66.3   Sonstige angeborene Varusdeformitäten der Füße
Hallux varus congenitus

Q66.4   Pes calcaneovalgus congenitus

Q66.5   Pes planus congenitus
Plattfuß:
- angeboren
- kontrakt
- spastisch (evertiert)

Q66.6   Sonstige angeborene Valgusdeformitäten der Füße
Metatarsus valgus

Q66.7   Pes cavus

Q66.8   Sonstige angeborene Deformitäten der Füße
Hammerzehe, angeboren
Pes equinovarus congenitus:
- asymmetrisch
- o.n.A.
Talus verticalis
Verschmelzung tarsaler Knochen [kerne]

Q66.9   Angeborene Deformität der Füße, nicht näher bezeichnet

Q67   Angeborene Muskel-Skelett-Deformitäten des Kopfes, des Gesichtes, der Wirbelsäule und des Thorax

Q67.0   Gesichtsasymmetrie

Q67.1   Flachgesicht

Q67.2   Dolichozephalie

Q67.3   Plagiozephalie

Q67.4   Sonstige angeborene Deformitäten des Schädels, des Gesichtes und des Kiefers
Deviation des Nasenseptums, angeboren
Eindellungen des Schädels
Hemiatrophie oder -hypertrophie des Gesichtes

Platt- oder Hakennase, angeboren
Exkl.: Dentofaziale Anomalien [einschließlich Malkklusion] (K07)

Q67.5 Angeborene Deformitäten der Wirbelsäule
Angeborene Skoliose:
- lagebedingt
- o.n.A.
Exkl.: Idiopathische Skoliose beim Kind (M41.0)
Skoliose durch angeborene Knochenfehlbildung (Q76.3)

Q68   Sonstige angeborene Muskel-Skelett-Deformitäten

Q68.0 Angeborene Deformitäten des M. sternocleidomastoideus
Torticollis congenitus (muscularis)

Q74   Sonstige angeborene Fehlbildungen der Extremität(en)

Q74.3 Arthrogryposis multiplex congenita

Q75   Sonstige angeborene Fehlbildungen der Schädel- und Gesichtsschädelknochen
Exkl.: Angeborene Fehlbildung des Gesichtes o.n.A. (Q18)
Angeborene Fehlbildungssyndrome, die unter Q87 klassifiziert sind Dentofaziale Anomalien [einschließlich Malokklusion] (K07)
Muskel-Skelett-Deformitäten des Kopfes und des Gesichtes (Q67.0–Q67.4)
Schädeldefekte in Verbindung mit angeborenen Gehirnanomalien, wie z.B.:
- Anenzephalie (Q00.0)
- Enzephalozele (Q01)
- Hydrozephalus (Q03)
- Mikrozephalie (Q02)

Q75.0 Kraniosynostose
Q75.00 Akrozephalie
Q75.01 Unvollständige Verschmelzung von Schädelknochen
Plagiozephalie
Q75.02 Oxyzephalie
Q75.03 Trigonozephalie

Q75.1 Dysostosis craniofacialis
Crouzon-Syndrom
Exkl.: Apert-Syndrom (Q87.01)
Carpender-Syndrom (Q87.083)

Q75.2 Hypertelorismus

Q75.3 Makrozephalie

Q75.4 Dysostosis mandibulofacialis

Q75.5 Dysostosis oculo-mandibulofacialis

Q75.8 Sonstige näher bezeichnete angeborene Fehlbildungen der Schädel- und Gesichtsschädelknochen
Q75.80 Fehlen von Schädelknochen, angeboren
Q75.81 Angeborene Stirndeformität
Q75.82 Platybasie
Q75.83. Hypotelorismus

Q

Q75.9 Angeborene Fehlbildung der Schädel- und Gesichtsschädelknochen, nicht näher bezeichnet
Angeborene Anomalie des:
• Gesichtsschädelknochens o.n.A.
• Schädels o.n.A.

Q76 Angeborene Fehlbildungen der Wirbelsäule und des knöchernen Thorax
Exkl.: Angeborene Muskel-Skelett-Deformitäten der Wirbelsäule und des Thorax (Q67.5)

Q76.0 Spina bifida occulta
Exkl.:   Meningozele (spinal) (Q05)
        Spina bifida (aperta) (cystica) (Q05)

Q76.1 Klippel-Feil-Syndrom
Verschmelzung von Halswirbelkörpern
Blockwirbel

Q76.2 Angeborene Spondylolisthesis
Angeborene Spondylolyse
Exkl.:   Spondylolisthesis (erworben) (M43.1)
        Spondylolyse (erworben) (M43.0)

Q76.3 Angeborene Skoliose durch angeborene Knochenfehlbildung
Q76.30 Halbwirbelverschmelzung mit Skoliose
Q76.31 Segmentale Halbwirbelverschmelzung mit Skoliose
Q76.38 Sonstige angeborene Skoliose durch angeborene knöcherne Fehlbildung

Q76.4 Sonstige angeborene Fehlbildungen der Wirbelsäule ohne Skoliose
Q76.40 angeborenes Fehlen von Wirbeln ohne Skoliose
Q76.41 angeborene Wirbelsäulenverschmelzung ohne Skoliose
Q76.42 angeborene Kyphose ohne Skoliose
Q76.43 angeborene Lordose ohne Skoliose
Q76.44 angeborene lumbosakrale Fehlbildung (Gelenk) (Region) ohne Skoliose
Q76.45 Halbwirbel ohne Skoliose
Q76.46 überzähliger Wirbel ohne Skoliose
Q76.47 Platyspondylie

Q76.5 Halsrippe
Überzählige Rippe in der Halsregion

Q76.6 Sonstige angeborene Fehlbildungen der Rippen
Akzessorische Rippe
Angeboren:
• Fehlen einer Rippe
• Verschmelzung von Rippen
• Rippenfehlbildung o.n.A.
Exkl.:   Kurzrippen-Syndrome (Q77.2)

Q76.7 Angeborene Fehlbildung des Sternums
Angeborenes Fehlen des Sternums
Sternumspalte

Q76.8 Sonstige angeborene Fehlbildungen des knöchernen Thorax

Q76.9 Angeborene Fehlbildung des knöchernen Thorax, nicht näher bezeichnet

Q77 Osteochondrodysplasie mit Wachstumsstörungen der Röhrenknochen und der Wirbelsäule
Exkl.:   Mukopolysaccharidose (E76.0–E76.3)

Q77.0 Achondrogenesie
Hypochondrogenesie

Q77.1 Thanatophore Dysplasie

Q

Q77.2 Kurzrippen-Syndrom
Asphyxierende Thoraxdysplasie [Jeune]

Q77.3 Chondrodysplasia punctata

Q77.4 Achondroplasie
Hypochondroplasie

Q77.5 Diastrophische Dysplasie

Q78 Sonstige Osteochondrodysplasien

465

Q78.0 **Osteogenesis imperfecta**
Fragilitas ossium
Osteopsathyrosis

Q78.1 **Polyostotische fibröse Dysplasie [Jaffé-Lichtenstein-Syndrom]**
McCune-Albright-Syndrom

Q78.2 **Marmorknochenkrankheit**
Albers-Schönberg-Syndrom

Q78.3 **Progrediente diaphysäre Dysplasie**
Camurati-Engelmann-Syndrom

Q78.4 **Enchondromatose**
Maffucci-Syndrom
Ollier-Syndrom

Q78.8 **Sonstige näher bezeichnete Osteochondrodysplasien**
Osteopoikilose [Buschke-Ollendorf-Syndrom]

Q79 **Angeborene Fehlbildungen des Muskel-Skelett-Systems, andernorts nicht klassifiziert**
Exkl.: Torticollis congenitus (muscularis) (Q68.0)

Q79.0 **Angeborene Zwerchfellhernie**

Q79.1 **Sonstige angeborene Fehlbildungen des Zwerchfells**
Fehlen des Zwerchfells
Angeborene Fehlbildung des Zwerchfells o.n.A.
Eventratio diaphragmatica

Q79.2 **Exomphalus**
Omphalozele

Q79.3 **Gastroschisis**

Q79.4   Bauchdeckenaplasie-Syndrom
Prune-belly-Syndrom

Q79.5   Sonstige angeborene Fehlbildungen der Bauchdecke

Q79.6   Ehlers-Danlos-Syndrom

Q79.8   Sonstige angeborene Fehlbildungen des Muskel-Skelett-Systems
Q79.80   Fehlen von Muskeln oder Sehnen
Q79.81   Akzessorischer Muskel
Q79.82   Angeborene Amyotrophie, Muskelatrophie
Q79.83   Angeborene Bänder- und Sehnenverkürzung
Q79.84   Poland-Symptomenkomlex

Q79.9   Angeborene Fehlbildung des Muskel-Skelett-Systems, nicht näher bezeichnet
Angeboren:
- Anomalie o.n.A. ⎫
- Deformität o.n.A. ⎭ des Muskel-Skelett-Systems o.n.A.

Sonstige angeborene Fehlbildungen (Q80–Q89)

Q82   Sonstige angeborene Fehlbildungen der Haut

Q82.1   Xeroderma pigmentosum

Q85   Phakomatosen, andernorts nicht klassifiziert
Exkl.:   Ataxia teleangiectatica [Louis-Bar-Syndrom] (G11.3)
Familiäre vegetative Dysautonomie [Riley-Day-Syndrom] (G90.1)

Q85.0   Neurofibromatose (nicht bösartig)
Inkl.:   von Recklinghausen-Krankheit
Q85.00   Neurofibromatose Typ I
Q85.01   Neurofibromatose Typ II

Q85.1 **Tuberöse (Hirn-) Sklerose**
Bourneville-Pringle-Syndrom
Epiloia

Q85.8 **Sonstige Phakomatosen, andernorts nicht klassifiziert**
Q85.80 Peutz-Jeghers-Syndrom
Q85.81 Sturge-Weber-(Dimitri-) Syndrom
Q85.82 von Hippel-Lindau-Syndrom

Q85.9 **Phakomatose, nicht näher bezeichnet**
Hamartose o.n.A.

Q86 **Angeborene Fehlbildungssyndrome durch bekannte äußere Ursachen, andernorts nicht klassifiziert**
Exkl.: Jodmangelbedingte Hypothyreose (E00–E02)

Q86.0 **Embryofetales Alkoholsyndrom (mit Dysmorphien)**

Q86.1 **Antiepileptika-Embryopathie**
Embryofetales Hydantoin-Syndrom
Durch Hydantoin oder andere Antiepileptika hervorgerufene Fehlbildungen
Meadow-Syndrom
Verwenden Sie, sofern gewünscht, eine zusätzliche Kodierung zur Klassifikation der antiepileptischen Substanz

Q86.2 **Warfarin-Embryopathie**

Q86.8 **Sonstige angeborene Fehlbildungssyndrome durch bekannte äußere Ursachen**
Verwenden Sie, sofern gewünscht, eine zusätzliche Kodierung zur Klassifikation der äußeren Ursachen

Q87 **Sonstige näher bezeichnete angeborene Fehlbildungssyndrome mit Beteiligung mehrerer Systeme**

Q87.0 **Angeborene Fehlbildungssyndrome mit vorwiegender Beteiligung des Gesichtes**
Exkl: Cryoptophthalmus o.n.A.

Q87.00 Akrozephalopolysyndaktylie-Syndrome
Q87.01 Akrozephalosyndaktylie-Syndrome [Apert-Syndrom]
Q87.02 Zyklopie
Q87.03 Goldenhar-Syndrom
Q87.04 Moebius-Syndrom
Q87.05 Kongengenitale Agenesie der Kerne des Hirnstammes
Q87.06 Oro-digitofaziales-Syndrom
Q87.07 Robin-Syndrom
Q87.08 Sonstige, näher bezeichnete angeborene Fehlbildungssyndrome, bevorzugt das Gesicht betreffend.
    Q87.080 Treacher- Collins-Syndrom
    Q87.081 Freemann-Sheldon-Syndrom [Whistling--face-Syndrom]
    Q87.082 Kryptophthalmus
    Q87.083 Carpenter-Syndrom

Q87.1 **Angeborene Fehlbildungssyndrome, die vorwiegend mit Minderwuchs einhergehen**
Q87.10 Aarskog-Syndrom
Q87.11 Cockayne-Syndrom
Q87.12 De Lange-Syndrom
Q87.13 Dubowitz-Syndrom
Q87.14 Noonan-Syndrom
Q87.15 Prader-Willi-Syndrom
Q87.16 Robinow-Silverman-Smith-Syndrom
Q87.17 Russel-Silver-Syndrom
Q87.18 Sonstige angeborene Fehlbildungssyndrome, die vorwiegend mit Minderwuchs einhergehen
    Q87.180 Seckel-Syndrom
    Q87.181 Smith-Lemli-Opitz-Syndrom

Q

Q87.2   Angeborene Fehlbildungssyndrome mit vorwiegender Beteiligung der Extremitäten
Exkl.:   Arthrogyroposis multiplex congenita (Q 74.3)

Q87.20 Holt-Oram-Syndrom
Q87.21 Klippel-Trénaunay-Weber-Syndrom
Q87.22 Nagelpatella-Syndrom
Q87.23 Rubinstein-Taybi-Syndrom
Q87.24 Sirenomelie
Q87.25 TAR-Syndrom (Radiusaplasie mit Thrombozytopenie)
Q87.26 VATER-Syndrom
Q87.28 sonstige näher bezeichnete angeborene Fehlbildungssyndrome mit vorwiegender Beteiligung der Extremitäten

Q87.3   Angeborene Fehlbildungssyndrome mit vermehrtem Gewebewachstum im frühen Kindesalter
Q87.30 Beckwith-Wiedemann-Syndrom
Q87.31 Sotos-Syndrom
Q87.32 Weaver-Syndrom

Q87.4   Marfan-Syndrom

Q87.5   Sonstige angeborene Fehlbildungssyndrome mit sonstigen Skelettveränderungen

Q87.8   Sonstige näher bezeichnete angeborene Fehlbildungssyndrome, andernorts nicht klassifiziert
Q87.80 Alport-Syndrom
Q87.81 Laurence-Moon-Biedl-Bardet-Syndrom
Q87.82 Zellweger-Syndrom

Q89   Sonstige angeborene Fehlbildungen, andernorts nicht klassifiziert

Q89.4   Symmetrische Doppelfehlbildung [Siamesische Zwillinge]
Dizephalus
Doppelfehlbildung

Kraniopagus
Pygopagus
Thorakopagus
Omphalopagus

Q89.7 Multiple angeborene Fehlbildungen, andernorts nicht klassifiziert

Monstrum o.n.A.
Multipel, angeboren:
- Anomalien o.n.A.
- Deformationen o.n.A.

Exkl.: Angeborene Fehlbildungssyndrome mit Beteiligung mehrerer Systeme (Q87)

Chromosomenanomalien, andernorts nicht klassifiziert (Q90–Q99)

Q90 Down-Syndrom

Q90.0 Trisomie 21, meiotische Non-disjunction

Q90.1 Trisomie 21, Mosaik (mitotische Non-disjunction)

Q90.2 Trisomie 21, Translokation

Q90.9 Down-Syndrom, nicht näher bezeichnet

Trisomie 21 o.n.A.

Q91 Edwards-Syndrom und Patau-Syndrom

Q91.0 Trisomie 18, meiotische Non-disjunction

Q91.1 Trisomie 18, Mosaik (mitotische Non-disjunction)

Q91.2 Trisomie 18, Translokation

Q

Q91.3 Edwards-Syndrom, nicht näher bezeichnet

Q91.4 Trisomie 13, meiotische Non-disjunction

Q91.5 Trisomie 13, Mosaik (mitotische Non-disjunction)

Q91.6 Trisomie 13, Translokation

Q91.7 Patau-Syndrom, nicht näher bezeichnet

Q92 Sonstige Trisomien und partielle Trisomien der Autosomen, andernorts nicht klassifiziert
Inkl.: Unbalancierte Translokationen und Insertionen
Exkl.: Trisomie der Chromosomen 13, 18, 21 (Q90–Q91)

Q92.0 Vollständige Trisomie, meiotische Non-disjunction

Q92.1 Vollständige Trisomie, Mosaik (mitotische Non-disjunction)

Q92.2 Partielle Trisomie, Majorform
Ein ganzer Arm oder mehr verdoppelt

Q92.3 Partielle Trisomie, Minorform
Weniger als ein ganzer Arm verdoppelt

Q92.4 Chromosomenduplikationen, die nur in der Prometaphase sichtbar werden

Q92.5 Chromosomenduplikationen mit sonstigen komplexen Rearrangements

Q92.6 Überzählige Marker-Chromosomen

Q92.7 Triploidie und Polyploidie

Q92.8 Sonstige näher bezeichnete Trisomien und partielle Trisomien der Autosomen

Q92.9 Trisomie und partielle Trisomie der Autosomen, nicht näher bezeichnet

Q93 Monosomien und Deletionen der Autosomen, andernorts nicht klassifiziert

Q93.0 Vollständige Monosomie, meiotische Non-disjunction

Q93.1 Vollständige Monosomie, Mosaik (mitotische Non-disjunction)

Q93.2 Ringchromosomen und dizentrische Chromosomen

Q93.3 Deletion des kurzen Armes des Chromosoms 4
Wolf-Hirschhorn-Syndrom

Q93.4 Deletion des kurzen Armes des Chromosoms 5
Cri-du-chat [Katzenschrei]-Syndrom

Q93.5 Sonstige Deletionen eines Chromosomenteils

Q93.6 Deletionen, die nur in der Prometaphase sichtbar werden

Q93.7 Deletionen mit sonstigen komplexen Rearrangements

Q93.8 Sonstige Deletionen der Autosomen

Q93.9 Deletion der Autosomen, nicht näher bezeichnet

Q95 Balancierte Chromosomen-Rearrangements und Struktur-Marker, andernorts nicht klassifiziert
Inkl.:   Robertson und balancierte reziproke Translokationen und Insertionen

Q95.0 Balancierte Translokation und Insertion beim normalen Individuum

Q

Q95.1 Chromosomen-Inversion beim normalen Individuum

Q95.2 Balanciertes Rearrangement der Autosomen beim abnormen Individuum

Q95.3 Balanciertes Rearrangement zwischen Gonosomen und Autosomen beim abnormen Individuum

Q95.4 Individuen mit Marker-Heterochromatin

Q95.5 Individuen mit autosomaler Bruchstelle

Q95.8 Sonstige balancierte Chromosomen-Rearrangements und Struktur-Marker

Q95.9 Balanciertes Chromosomen-Rearrangement und Struktur-Marker, nicht näher bezeichnet

Q96 Turner-Syndrom
Exkl.: Noonan-Syndrom (Q87.14)

Q96.0 Karyotyp 45,X

Q96.1 Karyotyp 46,X iso (Xq)

Q96.2 Karyotyp 46,X mit Gonosomenanomalie, ausgenommen iso (Xq)

Q96.3 Mosaik, 45,X/46,XX oder 45,X/46,XY

Q96.4 Mosaik, 45,X/sonstige Zellinie(n) mit Gonosomenanomalie

Q96.8 Sonstige Varianten des Turner-Syndroms

Q96.9 Turner-Syndrom, nicht näher bezeichnet

Q97 Sonstige Anomalien der Gonosomen bei weiblichem Phänotyp, andernorts nicht klassifiziert
Exkl.: Turner-Syndrom (Q96)

Q97.0 Karyotyp 47,XXX

Q97.1 Weiblicher Phänotyp mit mehr als drei X-Chromosomen

Q97.2 Mosaik [Mosaizismus], Zellinien mit unterschiedlicher Anzahl von X-Chromosomen

Q97.3 Weiblicher Phänotyp mit Karyotyp 46,XY

Q97.8 Sonstige näher bezeichnete Anomalien der Gonosomen bei weiblichem Phänotyp

Q97.9 Anomalie der Gonosomen bei weiblichem Phänotyp, nicht näher bezeichnet

Q98 Sonstige Anomalien der Gonosomen bei männlichem Phänotyp, andernorts nicht klassifiziert

Q98.0 Klinefelter-Syndrom, Karyotyp 47,XXY

Q98.1 Klinefelter-Syndrom, männlicher Phänotyp mit mehr als zwei X-Chromosomen

Q98.2 Klinefelter-Syndrom, männlicher Phänotyp mit Karyotyp 46,XX

Q98.3 Sonstiger männlicher Phänotyp mit Karyotyp 46,XX

Q98.4 Klinefelter-Syndrom, nicht näher bezeichnet

Q98.5 Karyotyp 47,XYY

Q98.6 Männlicher Phänotyp mit Strukturanomalie der Gonosomen

Q

Q98.7 **Männlicher Phänotyp mit Gonosomen-Mosaik**

Q98.8 **Sonstige näher bezeichnete Anomalien der Gonosomen bei männlichem Phänotyp**

Q98.9 **Anomalie der Gonosomen bei männlichem Phänotyp, nicht näher bezeichnet**

Q99 **Sonstige Chromosomenanomalien, andernorts nicht klassifiziert**

Q99.0 **Chimäre 46,XX/46,XY**
Chimäre 46,XX/46,XY mit Hermaphroditismus verus

Q99.1 **Hermaphroditismus verus mit Karyotyp 46,XX**
Reine Gonadendysgenesie
46,XX mit Streak-Gonaden
46,XY mit Streak-Gonaden

Q99.2 **Fragiles X-Chromosom**
Fragiles X-Syndrom [Martin-Bell-Syndrom]

Q99.8 **Sonstige näher bezeichnete Chromosomenanomalien**
Q99.80 Näher bezeichnete Chromosomen-Deletion
Q99.81 Näher bezeichnete DNA-Deletion

Q99.9 **Chromosomenanomalie, nicht näher bezeichnet**

Kapitel XVIII

Symptome und abnorme klinische und Laborbefunde, die andernorts nicht klassifiziert sind (R00–R99)

Dieses Kapitel umfasst (subjektive und objektive) Symptome, abnorme Ergebnisse von klinischen oder sonstigen Untersuchungen sowie ungenau bezeichnete Zustände, für die an anderer Stelle keine klassifizierbare Diagnose vorliegt.

Diejenigen Symptome, die mit ziemlicher Sicherheit auf eine bestimmte Diagnose hindeuten, sind unter den entsprechenden Kategorien in anderen Kapiteln der Klassifikation aufgeführt. Die Kategorien dieses Kapitels enthalten im Allgemeinen weniger genau bezeichnete Zustände und Symptome, die ohne die zur Feststellung einer endgültigen Diagnose notwendigen Untersuchungen des Patienten mit etwa gleicher Wahrscheinlichkeit auf zwei oder mehr Krankheiten oder auf zwei oder mehr Organsysteme hindeuten. Im Grunde genommen könnten alle Kategorien in diesem Kapitel mit dem Zusatz «ohne nähere Angabe», «unbekannter Ätiologie» oder «vorübergehend» versehen werden. Um festzustellen, welche Symptome in dieses Kapitel und welche in die anderen Kapitel einzuordnen sind, sollte das Alphabetische Verzeichnis benutzt werden. Die übrigen, mit .8 bezifferten Subkategorien, sind im Allgemeinen für sonstige relevante Symptome vorgesehen, die an keiner anderen Stelle der Klassifikation eingeordnet werden können.

R

Die unter den Kategorien R00–R99 klassifizierten Zustände und Symptome betreffen:

a) Patienten, bei denen keine genauere Diagnose gestellt werden kann, obwohl alle für den Krankheitsfall bedeutungsvollen Fakten untersucht worden sind;

b) zum Zeitpunkt der Erstkonsultation vorhandene Symptome, die sich als vorübergehend erwiesen haben und deren Ursachen nicht festgestellt werden konnten;

c) vorläufige Diagnosen bei einem Patienten, der zur weiteren Diagnostik oder Behandlung nicht erschienen ist;

d)   Patienten, die vor Abschluss der Diagnostik an eine andere Stelle
        zur Untersuchung oder zur Behandlung überwiesen wurden;
e)   Patienten, bei denen aus irgendeinem anderen Grunde keine genau-
        ere Diagnose gestellt wurde;
f)   bestimmte Symptome, zu denen zwar ergänzende Information vor-
        liegt, die jedoch eigenständige, wichtige Probleme für die medizini-
        sche Betreuung darstellen.

Exkl.: Bestimmte Zustände, die ihren Ursprung in der Perinatalperiode
        haben (P00–P96)

Symptome, die das Kreislaufsystem und das Atmungssystem betreffen (R00–R09)

R06   **Störungen der Atmung**

R06.0   **Dyspnoe**
            Kurzatmigkeit
            Orthopnoe

R06.1   **Stridor**

R06.2   **Keuchende Atmung**

R06.3   **Periodische Atmung**
            R06.30 Cheyne-Stokes-Atmung
            R06.31 Kussmaul-Atmung
            R06.32 zentrale Hyperpnoe
            R06.33 Schnapp-Atmung
            R06.38 andere periodische Atmungsmuster

R06.4   **Hyperventilation**
            Exkl.: Psychogene Hyperventilation (F45.3)

R06.5   **Mundatmung**
            Schnarchen

R06.6   Singultus
Exkl.:   Psychogener Singultus (F45.3)

R06.7   Niesen

R06.8   Sonstige und nicht näher bezeichnete Störungen der Atmung
R06.80   Apnoe o.n.A.
R06.81   Periodisches Atemanhalten
R06.82   Periodische Erstickungsanfälle
R06.83   Seufzen

R07   Hals- und Brustschmerzen
Exkl.:   Dysphagie (R13)
Myalgia epidemica (B33.0)
Nackenschmerzen (M54.2)

R07.0   Halsschmerzen

R07.1   Brustschmerzen bei der Atmung

R07.2   Präkordiale Schmerzen

R07.3   Sonstige Brustschmerzen

R09   Sonstige Symptome, die das Kreislaufsystem und das Atmungssystem betreffen

R

R09.0   Asphyxie
Exkl.:   Asphyxie :
• beim Neugeborenen (P21)
• intrauterin (P20)
• durch Kohlenmonoxid (T58)

R09.2   Atemstillstand
Herz-Lungen-Versagen

R09.8 **Sonstige näher bezeichnete Symptome, die das Kreislauf-system und das Atmungssystem betreffen**
Arteriengeräusch
Schwacher Puls

Symptome, die das Verdauungssystem und das Abdomen betreffen (R10–R19)

R10 **Bauch- und Beckenschmerzen**
Exkl.: Rückenschmerzen (M54)

R10.1 **Schmerzen im Bereich des Oberbauches**

R10.2 **Schmerzen im Becken und am Damm**

R10.3 **Schmerzen mit Lokalisation in anderen Teilen des Unter-bauches**

R10.4 **Sonstige und nicht näher bezeichnete Bauchschmerzen**

R11 **Übelkeit und Erbrechen**

R13 **Dysphagie**
Schluckstörungen

R15 **Stuhlinkontinenz**
Enkopresis o.n.A.
Exkl.: Nichtorganische Enkopresis (F98.1)

Symptome, die die Haut und das Unterhautgewebe betreffen (R20–R23)

R20 **Sensibilitätsstörungen der Haut**
Exkl.: Dissoziative Sensibilitäts- und Empfindungsstörungen (F44.6)
Pychogene Sensibilitätsstörungen der Haut (F45.8)

R20.0 **Anästhesie der Haut**
Exkl.: Psychogene Anästhesie (F44.6)

R20.1 **Hypästhesie der Haut**

R20.2 **Parästhesie der Haut**
Ameisenlaufen
Kribbelgefühl
Nadelstichgefühl
Exkl.: Akroparästhesie (I73.8)

R20.3 **Hyperästhesie der Haut**
Dysästhesie

R20.8 **Sonstige und nicht näher bezeichnete Sensibilitäts-störungen der Haut**

Symptome, die das Nervensystem und das Muskel-Skelett-System betreffen (R25–R29)

R25 **Abnorme unwillkürliche Bewegungen**
Exkl.: Spezifische Bewegungsstörungen (G20–G26)
Stereotype Bewegungsstörungen (F98.4)
Ticstörungen (F95)

R25.0 **Abnorme Kopfbewegungen**
R25.00 Abnorme Kopfbewegungen, familiär
R25.01 Abnorme Kopfbewegungen nicht familiär

R25.1 Tremor, nicht näher bezeichnet
Exkl.: Chorea o.n.A. (G25.5)
Tremor:
- essentiell (G25.0)
- hysterisch (F44.4)
- Intentions- (G25.2)

R25.2 Krämpfe und Spasmen der Muskulatur
Verwenden Sie zusätzliche Verschlüsselungen, um, falls erforder-
lich, die assoziierten Zustandsbilder zu klassifizieren.
Exkl.: Karpopedale Spasmen (R29.0)
Krämpfe im Kindesalter (G40.4)

R25.20 Nächtliche Muskelkrämpfe
R25.21 Schmerzen, Muskelkrämpfe und Schmerz-Syndrome in
Verbindung mit körperlicher Amstrengung
Muskelkater
R25.22 Schmerzen, Muskelkrämpfe und Schmerz-Syndrome
nicht in Verbindung mit körperlicher Anstrengung
R25.28 Andere, näher bezeichnete Muskelkrämpfe und Spasmen

R25.3 Muskelfaszikulation
Inkl.: Zuckungen o.n.A.
Verwenden Sie zusätzliche Verschlüsselungen, um, falls erforder-
lich, die assoziierten Zustandsbilder zu klassifizieren.
Exkl.: Amyotrophe Lateralsklerose (G12.20)
Paramyoklonus multiplex (G25.32)
Spinale Muskelatrohie (G12._)

R25.30 Benigne Muskelfaszikulationen
R25.38 Sonstige Muskelfaszikulationcn

**R25.8 Sonstige und nicht näher bezeichnete abnorme
unwillkürliche Bewegungen**

R26 Störungen des Ganges und der Mobilität

Exkl.: Ataxie:
- o.n.A. (R27.0)
- hereditär (G11)
- lokomotorisch (syphilitisch) (A52.1)
- Immobilität (paraplegisch) (M62.3)
- Spätes Laufenlernen (R62.01)

R26.0 Ataktischer Gang

Inkl.: Taumelnder Gang

R26.00 zerebelläre Gangataxie
R26.01 sensorische Gangataxie
R26.02 vestibuläre Gangataxie
R26.03 Frontalhirn-Gangataxie
Frontalhirn-Gangapraxie (Bruns)

R26.1 Paretischer Gang

R26.10 Spastischer Gang
R26.11 Spastisch-ataktischer Gang
R26.12 Gangstörung bei Muskelschwäche
Paretischer Gang

R26.2 Gehbeschwerden, andernorts nicht klassifiziert

Exkl.: Gangstörung durch vertebro-basiläre Syndrome (G45.4)

R26.20 Gangstörung durch Verlust der posturalen Reflexe
R26.21 Senile Gangstörung
R26.22 drop attack
R26.23 Gangapraxie
R26.24 Zehengang

R26.8 Sonstige und nicht näher bezeichnete Störungen des Ganges und der Mobilität

Standunsicherheit o.n.A.

R27 Sonstige Koordinationsstörungen
Exkl.: Ataktischer Gang (R26.0)
Hereditäre Ataxie (G11)
Vertigo o.n.A. (R42)

R27.0 Ataxie, nicht näher bezeichnet

R27.8 Sonstige und nicht näher bezeichnete Koordinationsstörungen

R29 Sonstige Symptome, die das Nervensystem und das Muskel-Skelett-System betreffen

R29.0 Tetanie
Karpopedalspasmen
Exkl.: Tetanie:
  • beim Neugeborenen (P71.3)
  • hysterisch (F44.5)
  • nach Thyreoidektomie (E89.2)
  • parathyreogen (E20.9)

R29.1 Meningismus

R29.2 Abnorme Reflexe
Exkl.: Abnorme Pupillenreaktion (H57.0)
Vasovagale Reaktion oder Synkope (R55)

R29.3 Abnorme Körperhaltung

R29.8 Sonstige und nicht näher bezeichnete Symptome, die das Nervensystem und das Muskel-Skelett-System betreffen

Symptome, die das Harnsystem betreffen (R30–R39)

R30 Schmerzen beim Wasserlassen
Exkl.: Psychogener Schmerz (F45.3)

R30.0   Dysurie

R32   Nicht näher bezeichnete Harninkontinenz
Enuresis o.n.A.

R33   Harnverhaltung

R34   Anurie und Oligurie

R35   Polyurie
Häufige Miktion
Nykturie
Exkl.:   Psychogene Polyurie (F45.3)

Symptome, die das Erkennungs- und Wahrnehmungsvermögen, die Stimmung und das Verhalten betreffen (R40–R46)

R40   Somnolenz, Sopor und Koma
Exkl.:   Koma:
  • beim Neugeborenen (P91.5)
  • diabetisch (E10–E14, vierte Stelle .0)
  • hepatisch (K72)
  • hypoglykämisch (nichtdiabetisch) (E15)
  • urämisch (N19)

R40.0   Somnolenz
Benommenheit

R

R40.1   Sopor
Präkoma
Exkl.:   dissoziativer Stupor (F44.2)

R40.2   Koma, nicht näher bezeichnet
Bewusstlosigkeit o.n.A.

R41   Sonstige Symptome, die das Erkennungsvermögen und das Bewusstsein betreffen

Exkl.:   Dissoziative Störungen [Konversionsstörungen] (F44)

R41.0   Orientierungsstörung, nicht näher bezeichnet

Verwirrtheit o.n.A.

R41.1   Anterograde Amnesie

R41.2   Retrograde Amnesie

R41.3   Sonstige Amnesie

Amnesie o.n.A.

Exkl.:   Amnestisches Syndrom:
- durch Einnahme psychotroper Substanzen (F10–F19, vierte Stelle .6)
- organisch (F04)
- Transiente globale Amnesie (G45.4)

R41.8   Sonstige und nicht näher bezeichnete Symptome, die das Erkennungsvermögen und das Bewusstsein betreffen

Exkl.:   Delir o.n.A.

R42   Schwindel und Taumel

Vertigo o.n.A.

Exkl.:   Schwindelsyndrome (H81)

R43   Störung des Geruchs- und Geschmackssinnes

R43.0   Anosmie

R43.1   Parosmie

R43.2   Parageusie

R43.20   Ageusie

R43.21   Dysgeusie

R43.8 Sonstige und nicht näher bezeichnete Störungen des Geruchs- und Geschmackssinnes
Kombinierte Störung des Geruchs- und Geschmackssinnes

R44 Sonstige Symptome, die die Sinneswahrnehmungen und das Wahrnehmungsvermögen betreffen
Exkl.:   Sensibilitätsstörungen der Haut (R20)

R44.0 Akustische Halluzinationen

R44.1 Optische Halluzinationen

R44.2 Sonstige Halluzinationen
R44.20 olfaktorische Halluzinationen
R44.21 gustatorische Halluzinationen
R44.22 kombinierte olfaktorische und gustatorische Halluzinationen

R44.3 Halluzinationen, nicht näher bezeichnet

R44.8 Sonstige und nicht näher bezeichnete Symptome, die die Sinneswahrnehmungen und das Wahrnehmungsvermögen betreffen

R45 Symptome, die die Stimmung betreffen

R45.0 Nervosität
Nervöser Spannungszustand

R45.1 Ruhelosigkeit und Erregung

R45.2 Unglücklichsein
Sorgen o.n.A.

R45.3 Demoralisierung und Apathie

R45.4 Reizbarkeit und Wut

487

R45.5 Feindseligkeit

R45.6 Körperliche Gewalt

R45.7 Emotioneller Schock oder Stress, nicht näher bezeichnet

R45.8 Sonstige Symptome, die die Stimmung betreffen

R46 Symptome, die das äußere Erscheinungsbild und das Verhalten betreffen

R46.0 Stark vernachlässigte Körperpflege

R46.1 Besonders auffälliges äußeres Erscheinungsbild

R46.2 Seltsames und unerklärliches Verhalten

R46.3 Hyperaktivität

R46.4 Verlangsamung und herabgesetztes Reaktionsvermögen
Exkl.:   Sopor (R40.1)

R46.5 Misstrauen oder ausweichendes Verhalten

R46.6 Unangemessene Betroffenheit und Beschäftigung mit Stressereignissen

R46.7 Wortschwall oder umständliche Detailschilderung, die die Gründe für eine Konsultation oder Inanspruchnahme verschleiern

R46.8 Sonstige Symptome, die das äußere Erscheinungsbild und das Verhalten betreffen

Symptome, die die Sprache und die Stimme betreffen (R47–R49)

R47 **Sprech- und Sprachstörungen, andernorts nicht klassifiziert**
Exkl.: Autismus (F84.0–F84.1)
Spezifische entwicklungsbedingte Störungen des Sprechens und der Sprache (F80)

R47.0 Dysphasie und Aphasie
Exkl.: Progrediente Aphasie (G31.0)
R47.00 Motorische Aphasie (Broca)
R47.01 Sensorische Aphasie (Wernicke)
R47.02 Globale Aphasie (Dejerine)
R47.03 Leitungsaphasie
R47.04 Trankortikale Aphasie (Goldstein)
R47.05 Dynamische Aphasie (Luria)
R47.06 Amnestische Aphasie
R47.08 Sonstige Aphasie

R47.1 Dysarthrie und Anarthrie
R47.10 Spastische Dysarthrie (1. Motorisches Neuron)
R47.11 Ataktische Dysarthrie (zerebellär)
R47.12 Schlaffe paralytische Dysarthrie [bulbär] (2. motorische Neuron)
R47.13 Hypokinetische Dysarthrie (Stammganglien)
R47.14 Hyperkinetische Dysarthrie
R47.18 Sonstige Dysarthrie

R47.8 Sonstige und nicht näher bezeichnete Sprech- und Sprachstörungen
R47.80 Stottern und Stammeln organischen Ursprungs
Exkl.: psychogenes Stottern (Stammeln) (F98.5)
R47.81 Poltern organischen organischen Ursprungs
Exkl.: Psychogenes Poltern (F98.6)

R

R48 Dyslexie und sonstige Werkzeugstörungen, andernorts nicht klassifiziert

Exkl.: Spezifische Entwicklungsstörungen schulischer Fertigkeiten (F81)

R48.0 Alexie

R48.00 Isolierte Alexie
Alexie ohne Agraphie
R48.01 Alexie mit Agraphie
R48.08 Sonstige Agraphie

R48.1 Agnosie

R48.10 Visuelle Agnosie
R48.100 Objektagnosie
R48.101 Bildagnosie
R48.102 Farbenagnosie
R48.103 Prosopagnosie
R48.104 Simultanagnosie
R48.108 Sonstige visuelle Agnosie
R48.11 Auditive Agnosie
R48.110 Amusia
R48.111 Worttaubheit
R48.118 Sonstige auditive Agnosie
R48.12 Somatosensorische Agnosie
R48.120 Autotopagnosie
R48.121 Fingeragnosie
R48.122 Hemiasomatognosie
R48.123 Anosognosie
R48.124 Anosodiaphorie
R48.125 Astereognosie
R48.128 Sonstige somatosensorische Agnosie

R48.2 Apraxie

R48.20 Ideomotorische Apraxie
R48.21 Ideatorische Apraxie
R48.22 Reflexive Apraxie
R48.23 Ankleideapraxie

R48.24   Konstruktive Apraxie
R48.28   Sonstige Apraxie

R48.8   Sonstige und nicht näher bezeichnete Werkzeugstörungen
R48.80   Akalkulie
R48.81   Isolierte Agraphie
R48.82   Rechts-Links-Störung

R49   Störungen der Stimme
Exkl.:   Psychogene Stimmstörung (F44.4)

R49.0   Dysphonie
Heiserkeit

R49.1   Aphonie
Stimmlosigkeit

R49.2   Rhinophonia (aperta) (clausa)

R49.8   Sonstige und nicht näher bezeichnete Störungen der Stimme
Veränderung der Stimme o.n.A.

Allgemeinsymptome (R50–R69)

R51   Kopfschmerz
Gesichtsschmerz o.n.A.
Exkl.:   Atypischer Gesichtsschmerz (G50.1)
         Migräne und sonstige Kopfschmerzsyndrome (G43–G44)
         Trigeminusneuralgie (G50.0)

R

R52   Schmerz, andernorts nicht klassifiziert
Inkl.:   Schmerz, der keinem bestimmten Organ oder keiner be-
         stimmten Körperregion zugeordnet werden kann
Exkl.:   Chronisches Schmerzsyndrom mit Persönlichkeitsände-
         rung (F62.8)
         Kopfschmerz (R51)

Schmerzen:
- Abdomen (R10)
- Rücken (M54.9)
- Brust (R07.1–R07.4)
- Ohr (H92.0)
- Auge (H57.1)
- Becken und Damm (R10.2)
- Lumbalregion (M54.5)
- psychogen (F45.4)
- Wirbelsäule (M54)
- Hals (R07.0)

R52.0   Akuter Schmerz

R52.1   Chronischer unbeeinflussbarer Schmerz

R52.2   Sonstiger chronischer Schmerz

R52.9   Schmerz, nicht näher bezeichnet
Diffuser Schmerz o.n.A.

R53   **Unwohlsein und Ermüdung**
Asthenie o.n.A
Allgemeiner körperlicher Abbau
Lethargie
Müdigkeit
Schwäche:
- chronisch
- nervös
Exkl.:   Erschöpfung und Ermüdung (durch) (bei):
- Neurasthenie (F48.0)
- senile Asthenie (R54)
Fatigue-Syndrom (F48.0)
- postviral (G93.3)

R54 **Senilität**

Hohes Alter ⎫
Seneszenz ⎬ ohne Angabe einer Psychose

Senile:
* Asthenie
* Debilität

Exkl.:   Senile Psychose (F03)

R55 **Synkope und Kollaps**
Black-out
Ohnmacht
Vasovagaler Anfall
Exkl.:   Orthostatische Hypotension:
* bei Shy-Drager-Syndrom (G90.31)
* isoliert (G90.30)
* neurogen:
Schock:
* o.n.A. (R57.9)
* kardiogen (R57.0)
* als Komplikation bei oder Folge von:
* Abort, Extrauteringravidität oder Molenschwanger-schaft (O00–O07, O08.3)
* Wehen und Entbindung (O75.1)
* postoperativ (T81.1)
Synkope (durch):
* Hitze (T67.1)
* Karotissinus (G90.0)
* psychogen (F48.8)
Bewusstlosigkeit o.n.A. (R40.2)

R

R56 **Krämpfe, andernorts nicht klassifiziert**
Exkl.:   Krämpfe und Anfälle:
* beim Neugeborenen (P90)
* dissoziativ (F44.5)
* Epilepsie (G40–G41)
Pseudokrämpfe

R56.0   **Fieberkrämpfe**

R56.8   **Sonstige und nicht näher bezeichnete Krämpfe**
Anfall o.n.A.
Krampfanfall o.n.A.
Einzelner (erster) Anfall

R57   **Schock, andernorts nicht klassifiziert**
Exkl.:   Schock (durch):
  • Anästhesie (T88.2)
  • anaphylaktisch (durch):
    • Nahrungsmittelunverträglichkeit (T78.0)
    • Serum (T80.5)
    • o.n.A. (T78.2)
  • als Komplikation bei oder Folge von Abort, Extrauteringravidität oder Molenschwangerschaft (O00–O07, O08.3)
  • Blitzschlag (T75.0)
  • elektrischen Strom (T75.4)
  • Geburtskomplikation (O75.1)
  • postoperativ (T81.1)
  • psychisch (F43.0)
  • septisch (A41.9)
  • traumatisch (T79.4)
  Syndrom des toxischen Schocks (A48.3)

R57.0   **Kardiogener Schock**

R57.1   **Hypovolämischer Schock**

R57.8   **Sonstige Formen des Schocks**
Endotoxinschock

R57.9   **Schock, nicht näher bezeichnet**
Peripheres Kreislaufversagen o.n.A.

R62 Ausbleiben der erwarteten normalen physiologischen Entwicklung

Exkl.:   Verzögerte Pubertät (E30.0)

R62.0 Verzögertes Erreichen von Entwicklungsstufen

Inkl.:   Verzögertes Eintreten einer erwarteten physiologischen Entwicklungsstufe

R62.00   Spätes Sprechenlernen

R62.01   Spätes Laufenlernen

R62.8 Sonstiges Ausbleiben der erwarteten physiologischen Entwicklung

Mangelhaftes Wachstum

Mangelnde Gewichtszunahme

Gedeihstörung

Körperliches Zurückbleiben

Exkl.:   Gedeihstörung infolge HIV-Krankheit (B22.2)

Körperliche Retardation durch Mangelernährung (E45)

R63 Symptome, die die Nahrungs- und Flüssigkeitsaufnahme betreffen

R63.0 Anorexie

Appetitverlust

R63.1 Polydipsie

Übermäßiger Durst

R

R63.2 Polyphagie

Überernährung o.n.A.

Übermäßige Nahrungsaufnahme

R63.3 Ernährungsprobleme und unsachgemäße Ernährung

Ernährungsproblem o.n.A.

R63.4 Abnorme Gewichtsabnahme

495

R63.5 Abnorme Gewichtszunahme

**R63.8 Sonstige Symptome, die die Nahrungs- und Flüssigkeits-
aufnahme betreffen**
R63.80 Durstlosigkeit (Adipsie)
R63.81 Essensverweigerung

R64   Kachexie
Exkl.: Alimentärer Marasmus (E41)
        Kachexie durch bösartige Neubildung (C80)
        Kachexie-Syndrom infolge HIV-Krankheit (B22.2)

R68   Sonstige Allgemeinsymptome

**R68.0 Hypothermie, nicht in Verbindung mit niedriger
Umgebungstemperatur**
Exkl.: Hypothermie durch niedrige Umgebungstemperatur (T68)

R68.1 Unspezifische Symptome im Kleinkindalter
Reizbares Kleinkind
Ungewöhnlich häufiges und starkes Schreien des Kleinkindes
Exkl.: Zerebrale Übererregbarkeit des Neugeborenen (P91.3)

R68.2 Mundtrockenheit, nicht näher bezeichnet
Exkl.: Mundtrockenheit bei Sicca-Syndrom [Sjögren-Syndrom]
        (M35.0)

Abnorme Blutuntersuchungsbefunde ohne Vorliegen einer Diagnose (R70–R79)

**R70   Beschleunigte Blutkörperchensenkungsreaktion und
Veränderungen der Plasmaviskosität**

R70.0 Beschleunigte Blutkörperchensenkungsreaktion

R70.1 Veränderte Plasmaviskosität

R73   **Erhöhter Blutglukosewert**
Exkl.:   Störungen beim Neugeborenen (P70.0–P70.2)
         Diabetes mellitus (E10–E14)
         Postoperative Hypoinsulinämie (E89.1)

R73.0   **Abnormer Glukosetoleranztest**
Diabetes:
- subklinisch
- latent
- Pathologische Glukosetoleranz
- Prädiabetes

R73.9   **Hyperglykämie, nicht näher bezeichnet**

R74   **Abnorme Serumenzymwerte**

R74.0   **Erhöhung der Transaminasenwerte und des Laktat-Dehydrogenase-Wertes [LDH]**

R74.8   **Sonstige abnorme Serumenzymwerte**
R74.80   Abnormer Wert der sauren Phosphatas
R74.81   Abnormer Wert der alkalischen Phosphatase
R74.82   Abnormer Wert der Amylase
R74.83   Abnormer Wert der Kreatininkinase
R74.84   Abnormer Wert der Lipase [Triacylglyzerinlipase]

R75   **Laborhinweis auf Humanes Immundefizienz-Virus [HIV]**
Exkl.:   Asymptomatische HIV-Infektion (Z21)
         HIV-Krankheit (B20–B24)

R

R76   **Sonstige abnorme immunologische Serumbefunde**

R76.0   **Erhöhter Antikörpertiter**

R76.2   **Falsch-positiver serologischer Syphilistest**
Falsch-positive Wassermann-Reaktion

R76.8   Sonstige näher bezeichnete abnorme immunologische Serumbefunde

R76.80   Erhöhter Acetycholinrezeptoren-Antikörper-Titer
R76.81   Erhöhter Titer von Antikörpern gegen quer gestreifte Muskulatur
R76.82   Erhöhter antineuronaler Antikörper-Titer
R76.83   Erhöhter Rheuma-Antikörper (ANA/Rheumafaktor)-Titer
R76.84   Erhöhter anti-GM1-Gangliosid – Antikörper-Titer
R76.87   Erhöhte Immunglobulin-Spiegel, nicht näher bezeichnet
R76.88   sonstige abnorme immunologische Serumbefunde

R76.9   Abnormer immunologischer Serumbefund, nicht näher bezeichnet

R78   Nachweis von Drogen und anderen Substanzen, die normalerweise nicht im Blut vorhanden sind

Exkl.:   Psychische und Verhaltensstörungen durch psychotrope Substanzen (F10–F19)

R78.0   Nachweis von Alkohol im Blut

Soll die Höhe des Alkoholgehaltes angegeben werden, ist eine zusätzliche Schlüsselnummer (Y90) zu benutzen.

R78.1   Nachweis von Opiaten im Blut

R78.2   Nachweis von Kokain im Blut

R78.3   Nachweis von Halluzinogenen im Blut

R78.4   Nachweis sonstiger Drogen mit Abhängigkeitspotential im Blut

R78.5   Nachweis psychotroper Drogen im Blut

R78.6   Nachweis von Steroiden im Blut

R78.7   Nachweis eines abnormen Schwermetall-Blutwertes

R78.8   Nachweis sonstiger näher bezeichneter Substanzen, die normalerweise nicht im Blut vorhanden sind

Nachweis eines abnormen Lithium-Blutwertes

R78.9   Nachweis einer nicht näher bezeichneten Substanz, die normalerweise nicht im Blut vorhanden ist

Abnorme Befunde ohne Vorliegen einer Diagnose bei der Untersuchung anderer Körperflüssigkeiten, Substanzen und Gewebe (R83–R89)

R83   Abnorme Liquorbefunde

R83.4   Abnorme immunologische Befunde im Liquor

R83.40   Erhöhtes Gammaglobulin im Liquor
R83.41   oligoklonale Banden im Liquor

R83.6   Abnorme zytologische Befunde im Liquor

R83.60   Maligne Zellen im Liquor
R83.61   Erhöhung der Lymphozyten im Liquor
R83.62   Erhöhung der polymorphkernigen Leukozyten im Liquor

R83.8   Sonstige abnorme Befunde im Liquor

R83.80   Erhöhtes Protein im Liquor
R83.81   Erhöhte Glukose im Liquor
R83.82   Abnorme Elektrolytwere im Liquor

R

Abnorme Befunde ohne Vorliegen einer Diagnose bei bildgebender Diagnostik und Funktionsprüfungen (R90–R94)

Inkl.:   Unspezifische abnorme Befunde bei der bildgebenden Diagnostik:
• Computertomographie [CT]
• Kernspintomographie [MRI] [MRT] [NMR]
• Positronen-Emissions-Tomographie [PET]

- Röntgenuntersuchung
- Thermographie
- Ultraschall [Sonographie]

R90 Abnorme Befunde bei der bildgebenden Diagnostik des Zentralnervensystems

R90.0 Intrakranielle Raumforderung

R90.8 Sonstige abnorme Befunde in der bildgebenden Diagnostik des Zentralnervensystems
Exkl.:   Intrakranielle Raumforderung (R90.0)

R90.80   Erweiterung der Ventrikel
R90.81   Verbreiterte Hirnfurchen
R90.82   Abnorme Befunde der weißen Substanz des Hirnes in der Computertomographie oder der Kernspintomographie, einzeln, multipel oder ausgedehnt (Leukomalazie)
R90.83   Klinisch stumme(r) Hirninfarkt(e)
R90.84   Asymptomatisches spinales Aneurysma oder arteriovenöse Malformation
R90.85   Sonstige abnorme Befunde der Arterien des zentralen Nervensystems, andernorts nicht klassifiziert
R90.86   Abnorme Befunde der Hirndurchblutung in bildgebenden Verfahren
R90.87   Abnorme Befunde des Hirnmetabolismus in bildgebenden Verfahren
R90.88   Abnorme Befunde in der Magnetenzephalographie
R90.89   Sonstige bestimmte abnorme Befunde bei der bildgebenden Diagnostik von Hirn und Rückenmark

R93 Abnorme Befunde bei der bildgebenden Diagnostik sonstiger Körperstrukturen

R93.0 Abnorme Befunde bei der bildgebenden Diagnostik des Schädels und des Kopfes, andernorts nicht klassifiziert
Exkl.:   Intrakranielle Raumforderung (R90.0)

R94 **Abnorme Ergebnisse von Funktionsprüfungen**

Inkl.: Abnorme Ergebnisse von:
- Szintigraphie
- Untersuchung durch Einbringen von Radionukliden [Radioisotopen]

R94.0 **Abnorme Ergebnisse von Funktionsprüfungen des Zentral-nervensystems**

R94.00 Abnormes Elektroenzephalogramm [EEG]

    R94.000 Abnorme paroxysmale Aktivität im EEG

    R94.001 Abnorme Spike-Aktivität im EEG

    R94.002 Abnorme Reaktivität im EEG

    R94.003 Überwiegende β-Aktivität im EEG

    R94.004 Überwiegende ϑ-Aktivität im EEG

    R94.005 Überwiegend δ-Aktivität im EEG

    R94.006 Abnormes Mapping der Hirnaktivität

    R94.008 sonstiges abnormes EEG

    R94.009 nicht näher bezeichnetes abnormes EEG

R94.01 Abnorme Hirndurchblutung

    Exkl.: bildgebende Verfahren (R90.86)

R94.02 Abnorme Positron-Emissions-Tomographie

    Exkl.: bildgebende Verfahren (R90.87)

R94.03 Abnorme Hirnszintigraphie

R94.08 Sonstige abnorme Ergebnisse von Funktionsprüfungen des Zentralen Nervensystems

R94.1 **Abnorme Ergebnisse von Funktionsprüfungen des peripheren Nervensystems und bestimmter Sinnesorgane**

R94.10 Abnormes Elektromyogramm [EMG]

    R94.100 Akute Denervierungszeichen

    R94.101 Chronische Denervierungszeichen, Reinnervation

    R94.102 Myopathisches Muster

    R94.103 Myotone Entladungen

    R94.104 Bizarre repetitive Discharge
            Pseudomyotone Entladungen

    R94.105 Fazikulationen

R94.106 Erhöhte Einzelfaserdichte
R94.107 Erhöhter EMG-Jitter
R94.108 Sonstiges abnormes EMG
R94.109 Nicht näher bezeichnetes abnormes EMG
R94.11 Abnorme Elektrookulogramm [EOG]
R94.12 Abnormes Elektroretinogramm [ERG]
R94.13 Abnormes Elektronystagmogramm (ENG)
R94.14 Abnorme evozierte Potentiale
R94.140 Abnorme visuell evozierte Potentiale [VEP]
R94.141 Abnorme akustische Hirnstammpotentiale
R94.142 Abnorme somatosensibel evozierte Potentiale
R94.148 Sonstige abnorme evozierte Potentiale
R94.15 Abnorme Reaktion auf Nervenstimulation
R94.150 Motorische Nervenleitgeschwindigkeit niedriger als unterer Normwert, jedoch höher als 50% des Normwertes
R94.151 Motorische Nervenleitgeschwindigkeit niedriger als 50 % des Normwertes
R94.152 sensible Nervenleitgeschwindigkeit niedriger als unterer Normwert, jedoch höher als 50 % des Normwertes
R94.153 sensible Leitgeschwindigkeit niedriger als 50 % des Normwertes
R94.154 multifokale Leitungsblöcke
R94.155 Pathologisch erniedrigtes Muskelaktionspotential bei Willkür
R94.156 Pathologisch erniedrigte sensibles Nervenaktionspotential
R94.157 Abnormes Dekrement bei repetetiver Nervenstimulation
R94.158 Abnormes Inkrement bei repetetiver Nervenstimulation
R94.159 Sonstige abnorme Antwort auf repetetive Nervenstimulation
R94.16 Abnormes Audiogramm
R94.18 Sonstige abnorme Ergebnisse von Funktionsprüfungen des peripheren Nervensystems und bestimmter Sinnesorgane

Ungenau bezeichnete und unbekannte Todesursachen (R95–R99)

R95 **Plötzlicher Kindstod**

R96 **Sonstiger plötzlicher Tod unbekannter Ursache**
Exkl.:   Plötzlicher Kindstod (R95)

R96.0 **Plötzlich eingetretener Tod**

R96.1 **Todeseintritt innerhalb von weniger als 24 Stunden nach Beginn der Symptome, ohne anderweitige Angabe**
Tod, der nachweislich weder gewaltsam noch plötzlich eintrat und dessen Ursache nicht festgestellt werden kann
Tod ohne Anhalt für eine Krankheit

R98 **Tod ohne Anwesenheit anderer Personen**
Aufgefundene Leiche
Aufgefundener Toter, dessen Todesursache nicht festgestellt werden konnte

R99 **Sonstige ungenau oder nicht näher bezeichnete Todesursachen**
Tod o.n.A.
Unbekannte Todesursache

R

503

Kapitel XIX
Verletzungen, Vergiftungen und bestimmte andere Folgen äußerer Ursachen (S00–T98)

Exkl.:   Geburtstrauma (P10–P14)

Verletzungen des Kopfes (S00–S09)

S00   **Oberflächliche Verletzung des Kopfes**
Exkl.:   Hirnkontusion (diffus) (S06.2)
Hirnkontusion, umschrieben (S06.3)
Verletzung des Auges und der Orbita (S05)

S00.0   **Oberflächliche Verletzung der behaarten Kopfhaut**

S00.1   **Prellung des Augenlides und der Periokularregion**
Blaues Auge
Exkl.:   Prellung des Augapfels und des Orbitagewebes (S05.1)

S00.2   **Sonstige oberflächliche Verletzungen des Augenlides und der Periokularregion**
Exkl.:   Oberflächliche Verletzung der Konjunktiva und der Kornea (S05.0)

S00.3   **Oberflächliche Verletzung der Nase**

S00.4   **Oberflächliche Verletzung des Ohres**

S00.5   **Oberflächliche Verletzung der Lippe und der Mundhöhle**

S00.7   **Multiple oberflächliche Verletzungen des Kopfes**

S00.8   **Oberflächliche Verletzung sonstiger Teile des Kopfes**

S00.9   Oberflächliche Verletzung des Kopfes, Teil nicht näher bezeichnet

S01   Offene Wunde des Kopfes
Exkl.:   Dekapitation (S18)
          Verletzung des Auges und der Orbita (S05)

S01.0   Offene Wunde der behaarten Kopfhaut
Exkl.:   Skalpierungsverletzung (S08.0)

S01.1   Offene Wunde des Augenlides und der Periokularregion
Offene Wunde des Augenlides und der Periokularregion mit oder ohne Beteiligung der Tränengänge

S01.2   Offene Wunde der Nase

S01.3   Offene Wunde des Ohres

S01.4   Offene Wunde der Wange und der Temporomandibularregion

S01.5   Offene Wunde der Lippe und der Mundhöhle
Exkl.:   Zahnluxation (S03.2)

S01.7   Multiple offene Wunden des Kopfes

S01.8   Offene Wunde sonstiger Teile des Kopfes

S01.9   Offene Wunde des Kopfes, Teil nicht näher bezeichnet

S02   Fraktur des Schädels und der Gesichtsschädelknochen
Die folgenden Unterteilungen können wahlweise zusätzlich benutzt werden, wenn die multiple Verschlüsselung von Frakturen mit offenen Wunden nicht möglich oder nicht erwünscht ist. Eine Fraktur, die nicht als geschlossen oder offen gekennzeichnet ist, sollte als geschlossene Fraktur klassifiziert werden.
S02.x0   geschlossen
S02.x1   offen

S02.0 Schädeldachfraktur
S02.0x0 Os frontale
S02.0x1 Os parietale

S02.1 Schädelbasisfraktur
Exkl.: Orbita o.n.A. (S02.8)
Orbitaboden (S02.3)

S02.1x0 vordere Schädelgrube
S02.1x1 mittlere Schädelgrube
S02.1x2 hintere Schädelgrube
S02.1x3 Os occipitale
S02.1x4 Orbitadach
S02.1x5 Sinus ethmoidalis
S02.1x6 Sinus frontali
S02.1x7 Os sphenoidale
S02.1x8 Os temporale

S02.2 Nasenbeinfraktur

S02.3 Fraktur des Orbitabodens
Exkl.: Orbita o.n.A. (S02.8)
Orbitadach (S02.1)

S02.7 Multiple Frakturen der Schädel- und Gesichtsschädelknochen

S02.8 Frakturen sonstiger Schädel- und Gesichtsschädelknochen
Alveolarfortsatz
Gaumen
Orbita o.n.A.
Exkl.: Orbitaboden (S02.3)
Orbitadach (S02.1)

S03 Luxation, Verstauchung und Zerrung von Gelenken und Bändern des Kopfes

S03.0   Kieferluxation
Kiefer (-Knorpel) (-Diskus)
Kiefergelenk
Mandibula

S03.1   Luxation des knorpeligen Nasenseptums

S03.2   Zahnluxation

S03.3   Luxation sonstiger und nicht näher bezeichneter Teile des Kopfes

S03.4   Verstauchung und Zerrung des Kiefers
Kiefer (-Gelenk) (-Band)

S03.5   Verstauchung und Zerrung von Gelenken und Bändern sonstiger und nicht näher bezeichneter Teile des Kopfes

S04   Verletzung von Hirnnerven

S04.0   Sehnerv- und Sehbahnenverletzung
S04.00   II. Hirnnerv
S04.01   Chiasma opticum
S04.02   Sehbahn
S04.03   Sehstrahlung
S04.04   visueller Cortex

S04.1   Verletzung des N. oculomotorius
III. Hirnnerv

S04.2   Verletzung des N. trochlearis
IV. Hirnnerv

S04.3   Verletzung des N. trigeminus
V. Hirnnerv

S

S04.4 Verletzung des N. abducens
VI. Hirnnerv

S04.5 Verletzung des N. facialis
VII. Hirnnerv

S04.6 Verletzung des N. vestibulocochlearis
VIII. Hirnnerv
Hörnerv

S04.7 Verletzung des N. accessorius
XI. Hirnnerv

S04.8 Verletzung sonstiger Hirnnerven
S04.80 N. olfactorius (I. Hirnnerv)
S04.81 N. glossopharyngeus [IX. Hirnnerv]
S04.82 N. vagus (X. Hirnnerv)
S04.83 N. hypoglossus [XII. Hirnnerv]

S04.9 Verletzung eines nicht näher bezeichneten Hirnnerven

S05 Verletzung des Auges und der Orbita
Exkl.: Fraktur von Knochen der Orbita (S02.1, S02.3, S02.8)
Oberflächliche Verletzung des Augenlides (S00.1–S00.2)
Offene Wunde des Augenlides und der Periokularregion
(S01.1)
Verletzung:
• N. oculomotorius [III. Hirnnerv] (S04.1)
• Sehnerv [II. Hirnnerv] (S04.0)

S05.0 Verletzung der Konjunktiva und Abrasio corneae ohne Angabe eines Fremdkörpers

S05.1 Prellung des Augapfels und des Orbitagewebes

S05.2 Rissverletzung und Ruptur des Auges mit Prolaps oder Verlust intraokularen Gewebes

S05.3 Rissverletzung des Auges ohne Prolaps oder Verlust intraokularen Gewebes
Rissverletzung des Auges o.n.A.

S05.4 Penetrierende Wunde der Orbita mit oder ohne Fremdkörper
Exkl.: Verbliebener (alter) Fremdkörper nach perforierender
Verletzung der Orbita (H05.5)

S05.5 Penetrierende Wunde des Augapfels mit Fremdkörper
Exkl.: Verbliebener (alter) intraokularer Fremdkörper (H44.7)

S05.6 Penetrierende Wunde des Augapfels ohne Fremdkörper
Penetrierende Augenverletzung o.n.A.

S05.7 Abriss des Augapfels
Traumatische Enukleation

S05.8 Sonstige Verletzungen des Auges und der Orbita
Verletzung des Ductus nasolacrimalis

S05.9 Verletzung des Auges und der Orbita, nicht näher bezeichnet

S06 Intrakranielle Verletzung
Die folgenden Unterteilungen können wahlweise zusätzlich benutzt werden, wenn die multiple Verschlüsselung von Frakturen mit offenen Wunden nicht möglich oder nicht erwünscht ist:
S06.x0 ohne offene intrakranielle Wunde
S06.x1 mit offener intrakranieller Wunde

S

S06.0 Gehirnerschütterung
Commotio cerebri

S06.1 Traumatisches Hirnödem

S06.2 Diffuse Hirnverletzung
Hirnkontusion o.n.A.
Rissverletzung des Gehirns o.n.A.

509

S06.3   Umschriebene Hirnverletzung

Umschrieben:

- Hirnkontusion
- traumatische intrazerebrale Blutung
- Rissverletzung des Gehirns

        S06.3x0   frontal

        S06.3x1   temporal

        S06.3x2   pariental

        S06.3x3   okzipital

        S06.3x4   Hirnhemisphäre, zentral

        S06.3x5   Corpus callosum

        S06.3x6   Hirnstamm

        S06.3x7   zerebellär

S06.4   Epidurale Blutung

Extradurale Blutung (traumatisch)

S06.5   Traumatische subdurale Blutung

Wenn gewünscht, kann eine zusätzliche 6. Stelle zur Klassifizierung verwendet werden

        S06.5x0   akutes traumatisches subdurales Hämatom (innerhalb 24 Stunden nach Trauma)

        S06.5x1   subakutes traumatisches subdurales Hämatom (48 Stunden bis 8 Tage nach Trauma)

        S06.5x2   Chronisches traumatisches subduralesHämatom (mehr als 8 Tage nach Träume)

S06.6   Traumatische Subarachnoidalblutung

S06.7   Intrakranielle Verletzung mit verlängertem Koma [Coma prolongé]

S06.8   Sonstige intrakranielle Verletzungen

        S06.8x0   Traumatische intrakranielle Blutung, nicht näher bezeichnet

        S08.8x1   Verletzung der Hypophse und des Hypophsenstiels)

S06.9 **Intrakranielle Verletzung, nicht näher bezeichnet**
Hirnverletzung o.n.A.

S07 **Zerquetschung des Kopfes**

S07.0 **Zerquetschung des Gesichtes**

S07.1 **Zerquetschung des Schädels**

S09 **Sonstige und nicht näher bezeichnete Verletzungen des Kopfes**

S09.0 **Verletzung von Blutgefäßen des Kopfes, andernorts nicht**
klassifiziert
Exkl.:   Verletzung:
* extrakranielle hirnversorgende Gefäße (S15)
* intrakranielle Gefäße (S06)

S09.1 **Verletzung von Muskeln und Bändern des Kopfes**

S09.2 **Traumatische Trommelfellruptur**

S09.7 **Multiple Verletzungen des Kopfes**
Verletzungen, die in mehr als einer der Kategorien S00–S09.2 klassifizierbar sind

S09.8 **Sonstige näher bezeichnete Verletzungen des Kopfes**

S

Verletzungen des Halses (S10–S19)

S11 **Offene Wunde des Halses**
Exkl.:   Dekapitation (S18)

S12 **Fraktur im Bereich des Halses**
Inkl.:   Zervikal:
* Dornfortsatz

511

- Querfortsatz
- Wirbel
- Wirbelbogen
- Wirbelsäule

Die folgenden Unterteilungen können wahlweise zusätzlich benutzt werden, wenn die multiple Verschlüsselung von Frakturen mit offenen Wunden nicht möglich oder nicht erwünscht ist. Eine Fraktur, die nicht als geschlossen oder offen gekennzeichnet ist, sollte als geschlossene Fraktur klassifiziert werden.

S12.x0   geschlossen
S12.x1   offen

S12.0   Fraktur des 1. Halswirbels
Atlas

S12.1   Fraktur des 2. Halswirbels
Axis

S12.2   Fraktur eines sonstigen näher bezeichneten Halswirbels
S12.2x0 C3-Fraktur
S12.2x1 C4-Fraktur
S12.2x2 C5-Fraktur
S12.2x3 C6-Fraktur
S12.2x4 C7-Fraktur

S12.7   Multiple Frakturen der Halswirbelsäule

S12.8   Fraktur sonstiger Teile im Bereich des Halses
Kehlkopf
Schildknorpel
Trachea
Zungenbein

S12.9   Fraktur im Bereich des Halses, Teil nicht näher bezeichnet
Fraktur:
-     Halswirbel o.n.A.
-     Halswirbelsäule o.n.A.

S13   Luxation, Verstauchung und Zerrung von Gelenken und Bändern in Halshöhe

Exkl.:   Ruptur oder Verlagerung (nichttraumatisch) einer zervikalen Bandscheibe (M50)

S13.0   Traumatische Ruptur einer zervikalen Bandscheibe

S13.00   Traumatische Ruptur der Bandscheibe C2/C3
S13.01   Traumatische Ruptur der Bandscheibe C3/C4
S13.02   Traumatische Ruptur der Bandscheibe C4/C5
S13.03   Traumatische Ruptur der Bandscheibe C5/C6
S13.04   Traumatische Ruptur der Bandscheibe C6/C7
S13.05   Traumatische Ruptur der Bandscheibe C7/T1
S13.07   Multiple traumatische Ruptur der zervikalen Bandscheiben

S13.1   Luxation eines Halswirbels

Inkl.   Luxation der Halswirbelsäule o.n.A.

S13.10   Luxation von C1
S13.11   Luxation von C2
S13.12   Luxation von C3
S13.13   Luxation von C4
S13.14   Luxation von C5
S13.15   Luxation von C6
S13.16   Luxation von C7

S13.2   Luxation sonstiger und nicht näher bezeichneter Teile im Bereich des Halses

S13.3   Multiple Luxationen im Bereich des Halses

S13.4   Verstauchung und Zerrung der Halswirbelsäule

S13.40   Ligamentum longitudinale anterius, zervikal
S13.41   Atlantoaxial (-Gelenk)
S13.42   Atlantookzipital (-Gelenk)
S13.43   Schleudertrauma der Halswirbelsäule

S

S13.5 Verstauchung und Zerrung in der Schilddrüsenregion
Cricoarytaenoidal- (-Gelenk) (-Band)
Cricothyroidal- (-Gelenk) (-Band)
Schildknorpel

S13.6 Verstauchung und Zerrung von Gelenken und Bändern sonstiger und nicht näher bezeichneter Teile des Halses

S14   Verletzung der Nerven und des Rückenmarkes in Halshöhe

S14.0 Kontusion und Ödem des zervikalen Rückenmarkes
S14.01   Kontusion und Ödem in Höhe C1
S14.02   Kontusion und Ödem in Höhe C2
S14.03   Kontusion und Ödem in Höhe C3
S14.04   Kontusion und Ödem in Höhe C4
S14.05   Kontusion und Ödem in Höhe C5
S14.06   Kontusion und Ödem in Höhe C6
S14.07   Kontusion und Ödem in Höhe C7
S14.08   multiple und überlappende Kontusion und Ödembildung des zervikalen Rückenmarks

S14.1 Sonstige und nicht näher bezeichnete Verletzungen des zervikalen Rückenmarkes
Verletzung des zervikalen Rückenmarkes o.n.A.

S14.2 Verletzung von Nervenwurzeln der Halswirbelsäule
S14.20   Verletzung der Nervenwurzel C1
S14.21   Verletzung der Nervenwurzel C2
S14.22   Verletzung der Nervenwurzel C3
S14.23   Verletzung der Nervenwurzel C4
S14.24   Verletzung der Nervenwurzel C5
S14.25   Verletzung der Nervenwurzel C6
S14.26   Verletzung der Nervenwurzel C7
S14.27   Verletzung der Nervenwurzel C8
S14.28   multiple und bilaterale Verletzungen der Nervenwurzeln der Halswirbelsäule

S14.3   Verletzung des Plexus brachialis

S14.30   Verletzung des Primärstranges

S14.300   Verletzung des oberen Primärstranges

S14.301   Verletzung des mittleren Primärstranges

S14.302   Verletzung des unteren Primärstranges

S14.307   Verletzung mehrerer Primärstränge

S14.31   Verletzung von Ästen der Primärstränge

S14.310   Verletzung des ventralen Astes

S14.311   Verletzung des dorsalen Astes

S14.312   Kombinierte Verletzung

S14.32   Faszikuläre Verletzung

S14.320   Verletzung des seitlichen Faszikels

S14.321   Verletzung des hinteren Faszikels

S14.322   Verletzung des mittleren Faszikels

S14.327   Verletzung mehrerer Faszikel

S14.4   Verletzung peripherer Nerven des Halses

S14.40   Nerven die Kophaut und Ohr versorgen

S14.400   N.occipitalis

S14.401   N.auricularis magnus

S14.41   Nerven die den Hals und die Brust versorgen

S14.410   N. cutaneus anterior

S14.411   N.supraclavicularis

S14.42   Nervus phrenicus

S14.43   proximale Nerven des Plexus brachialis

S14.430   N. suprascapularis

S14.431   N.supraclavicularis

S14.432   N.dorsalis scapulae

S14.433   N. thoracicus longus

S14.434   N. thoracodorsalis

S14.435   N. subscapularis

S14.47   Kombinierte Verletzungen von Nerven des Nackens

S14.5   Verletzung zervikaler sympathischer Nerven

S14.6   Verletzung sonstiger und nicht näher bezeichneter Nerven des Halses

S

S15   Verletzung von Blutgefäßen in Halshöhe

S15.0   **Verletzung der A. carotis**
     S15.00   Arteria innominata
     S15.01   A. carotis communis
     S15.02   A. carotis interna, zervikal
     S15.03   A. carotis interna, Schädelbasis
     S15.04   A. carotis externa
     S15.07   A. carotis bilateral

S15.1   **Verletzung der A. vertebralis**
     S15.10   A. vertebralis am Abgang
     S15.11   A. vertebralis im canalis intervertebralis
     S15.12   A. vertebralis, Schädelbasis
     S15.17   A. vertebralis, bilateral

S15.2   **Verletzung der V. jugularis externa**

S15.3   **Verletzung der V. jugularis interna**

S15.7   **Verletzung mehrerer Blutgefäße in Höhe des Halses**

S15.8   **Verletzung sonstiger Blutgefäße in Höhe des Halses**

S16   Verletzung von Bändern und Sehnen des Halses

S17   Zerquetschung des Halses

S18   Traumatische Amputation in Halshöhe
Dekapitation

S19   Sonstige und nicht näher bezeichnete Verletzungen des Halses

S19.7   **Multiple Verletzungen des Halses**
Verletzungen, die in mehr als einer der Kategorien S10–S18 klassifizierbar sind

Verletzungen des Thorax (S20–S29)

S22 Fraktur der Rippe(n), des Sternums und der Brustwirbelsäule

Inkl.:   Thorakal:
- Nervenwurzel
- Dornfortsatz
- Querfortsatz
- Wirbel

Wirbelbogen

Die folgenden Unterteilungen können wahlweise zusätzlich benutzt werden, wenn die multiple Verschlüsselung von Frakturen mit offenen Wunden nicht möglich oder nicht erwünscht ist. Eine Fraktur, die nicht als geschlossen oder offen gekennzeichnet ist, sollte als geschlossene Fraktur klassifiziert werden.

S22.x0   geschlossen
S22.x1   offen

S22.0 Fraktur eines Brustwirbels

Inkl.:   Fraktur der Brustwirbelsäule o.n.A.

Sofern erforderlich, kann eine zusätzliche sechste Stelle zur Verschlüsselung der Lokalisation verwendet werden:

S22.0x0   Th1-Fraktur
S22.0x1   Th2-Fraktur
S22.0x2   Th3- oder Th4-Fraktur
S22.0x3   Th5- oder Th6-Fraktur
S22.0x4   Th7- oder Th8-Fraktur
S22.0x5   Th9- oder Th10-Fraktur
S22.0x6   Th11-Fraktur
S22.0x7   Th12-Fraktur

S22.1 Multiple Frakturen der Brustwirbelsäule

S23 Luxation, Verstauchung und Zerrung von Gelenken und Bändern im Bereich des Thorax

Exkl.:   Ruptur oder Verlagerung (nichttraumatisch) einer thorakalen Bandscheibe (M51)

S

S23.0   Traumatische Ruptur einer thorakalen Bandscheibe

S23.00   Traumatische Ruptur der Bandscheibe Th1/Th2

S23.01   Traumatische Ruptur der Bandscheibe Th2/Th3

S23.02   Traumatische Ruptur der Bandscheibe Th3/Th4 oder Th4/Th5

S23.03   Traumatische Ruptur der Bandscheibe Th5/Th6 oder Th6/Th7

S23.04   Traumatische Ruptur der Bandscheibe Th7/T8 oder T8/T9

S23.05   Traumatische Ruptur der Bandscheibe Th9/Th10 oder Th10/Th11

S23.06   Traumatische Ruptur der Bandscheibe Th11/Th12

S23.07   Traumatische Ruptur der Bandscheibe Th12/L1

S23.08   Multiple traumatische Ruptur der thorakalen Bandscheiben

S23.1   Luxation eines Brustwirbels

Inkl.:   Luxation der Brustwirbelsäule o.n.A.

S23.10   Th1-Luxation

S23.11   Th2-Luxation

S23.12   Th3- oder Th4-Luxation

S23.13   Th5- oder Th6-Luxation

S23.14   Th7- oder Th8-Luxation

S23.15   Th9- oder Th10-Luxation

S23.16   Th11-Luxation

S23.17   Th12-Luxation

S23.18   Multiple Luxationen der Brustwirbelsäule

S23.2   Luxation sonstiger und nicht näher bezeichneter Teile des Thorax

S24   Verletzung der Nerven und des Rückenmarkes in Thoraxhöhe

Exkl.:   Verletzung des Plexus brachialis (S14.3)

S24.0 Kontusion und Ödem des thorakalen Rückenmarkes

S24.00 Kontusion und Ödem in Höhe Th1
S24.01 Kontusion und Ödem in Höhe Th2
S24.02 Kontusion und Ödem in Höhe Th3 oder Th4
S24.03 Kontusion und Ödem in Höhe Th5 oder Th6
S24.04 Kontusion und Ödem in Höhe Th7 oder Th8
S24.05 Kontusion und Ödem in Höhe Th9 oder Th10
S24.06 Kontusion und Ödem in Höhe Th11
S24.07 Kontusion und Ödem in Höhe Th12
S24.08 Kontusion und Ödem multipler und überlappender Segmente des thorakalen Rückenmarks

S24.1 Sonstige und nicht näher bezeichnete Verletzungen des thorakalen Rückenmarkes

S24.2 Verletzung von Nervenwurzeln der Brustwirbelsäule

S24.20 Verletzung der Nervenwurzel Th1
S24.21 Verletzung der Nervenwurzel Th2
S24.22 Verletzung der Nervenwurzel Th3 oder Th4
S24.23 Verletzung der Nervenwurzel Th5 oder Th6
S24.24 Verletzung der Nervenwurzel Th7 oder Th8
S24.25 Verletzung der Nervenwurzel Th9 oder Th10
S24.26 Verletzung der Nervenwurzel Th11
S24.27 Verletzung der Nervenwurzel Th12
S24.28 Multiple und bilaterale Verletzungen von Nervenwurzeln der Brustwirbelsäule

S24.3 Verletzung peripherer Nerven des Thorax

S24.4 Verletzung thorakaler sympathischer Nerven

S24.40 Plexus cardiacus
S24.41 Plexus oesophageus
S24.42 Plexus pulmonalis
S24.43 Ganglion cervicothoracicum [Ganglion stellatum]
S24.44 Ganglia thoracica
S24.47 Multiple und bilaterale Verletzungen thorakaler sympathischer Nerven

S24.5   Verletzung sonstiger Nerven des Thorax

S24.6   Verletzung eines nicht näher bezeichneten Nervs des Thorax

Verletzungen des Abdomens, der Lumbosakralgegend, der Lendenwirbelsäule und des Beckens (S30–S39)

S32   **Fraktur der Lendenwirbelsäule und des Beckens**
Inkl.:   Lumbosakral:
- Dornfortsatz
- Querfortsatz
- Wirbelkörper
- Wirbelbogen

Die folgenden Unterteilungen können wahlweise zusätzlich benutzt werden, wenn die multiple Verschlüsselung von Frakturen mit offenen Wunden nicht möglich oder nicht erwünscht ist. Eine Fraktur, die nicht als geschlossen oder offen gekennzeichnet ist, sollte als geschlossene Fraktur klassifiziert werden.
S32.x0   geschlossen
S32.x1   offen

S32.0   Fraktur eines Lendenwirbels
Inkl.:   Fraktur der Lendenwirbelsäule
S32.0x0   L1-Fraktur
S32.0x1   L2-Fraktur
S32.0x2   L3-Fraktur
S32.0x3   L4-Fraktur
S32.0x4   L5-Fraktur
S32.0x7   Multiple Frakturen der Lendenwirbelsäule

S32.1   Fraktur des Os sacrum

S32.2   Fraktur des Os coccygis

S32.3   Fraktur des Os ilium

S32.4   Fraktur des Acetabulums

S32.5   Fraktur des Os pubis

S32.7   Multiple Frakturen der Lendenwirbelsäule und des Beckens

S32.8   Fraktur sonstiger und nicht näher bezeichneter Teile der Lendenwirbelsäule und des Beckens
Fraktur:
- Becken o.n.A.
- Lendenwirbelsäule und Kreuzbein o.n.A.
- Os ischii

S33   Luxation, Verstauchung und Zerrung von Gelenken und Bändern der Lendenwirbelsäule und des Beckens
Exkl.:   Ruptur oder Verlagerung (nichttraumatisch) einer lumbalen Bandscheibe (M51)

S33.0   Traumatische Ruptur einer lumbalen Bandscheibe
S33.00   Traumatische Ruptur der Bandscheibe L1/L2
S33.01   Traumatische Ruptur der Bandscheibe L2/L3
S33.02   Traumatische Ruptur der Bandscheibe L3/L4
S33.03   Traumatische Ruptur der Bandscheibe L4/L5
S33.04   Traumatische Ruptur der Bandscheibe L5/S1
S33.07   Multiple traumatische Rupturen der lumbalen Bandscheiben

S33.1   Luxation eines Lendenwirbels
Inkl.:   Luxation der Lendenwirbelsäule o.n.A.

S33.10   L1-Luxation
S33.11   L2-Luxation
S33.12   L3-Luxation
S33.13   L4-Luxation
S33.14   L5-Luxation
S33.17   Multiple Luxationen von Lendenwirbeln

S

S33.2 Luxation des Iliosakral- und des Sakro-Kokzygeal-Gelenkes

S33.3 Luxation sonstiger und nicht näher bezeichneter Teile der Lendenwirbelsäule und des Beckens

S33.4 Traumatische Symphysensprengung

S33.5 Verstauchung und Zerrung der Lendenwirbelsäule

S33.6 Verstauchung und Zerrung des Iliosakralgelenkes

S33.7 Verstauchung und Zerrung sonstiger und nicht näher bezeichneter Teile der Lendenwirbelsäule und des Beckens

S34 Verletzung der Nerven und des lumbalen Rückenmarkes in Höhe des Abdomens, der Lumbosakralgegend und des Beckens

S34.0 Kontusion und Ödem des lumbalen Rückenmarkes
Contusio spinalis
Hinweis: Diese Kategorie bezieht sich auf das Rückenmarksniveau, nicht auf die Wirbelsäulensegmente

S34.00 Kontusion und Ödem in Höhe L1
S34.01 Kontusion und Ödem in Höhe L2
S34.02 Kontusion und Ödem in Höhe L3
S34.03 Kontusion und Ödem in Höhe L4
S34.04 Kontusion und Ödem in Höhe L5
S34.05 Kontusion und Ödem in Höhe S1
S34.06 Kontusion und Ödem in Höhe S2
S34.07 Kontusion und Ödem in Höhe S3 bis zum coccygealen Segment
S34.08 Kontusion und Ödem multipler und sich überlappender Segmente des lumbalen Rückenmarks

S34.1 Sonstige Verletzung des lumbalen Rückenmarkes

S34.2 Verletzung von Nervenwurzeln der Lendenwirbelsäule und des Kreuzbeins

S34.20 Verletzung der Nervenwurzel L1

S34.21 Verletzung der Nervenwurzel L2

S34.22 Verletzung der Nervenwurzel L3

S34.23 Verletzung der Nervenwurzel L4

S34.24 Verletzung der Nervenwurzel L5

S34.25 Verletzung der Nervenwurzel S1

S34.26 Verletzung der Nervenwurzel S2

S34.27 Verletzung von S3 bis zu den Wurzeln der Nn coccygeus

S34.28 Multiple und bilaterale Verletzungen von lumbalen und sakralen Nervenwurzeln

S34.3 Verletzung der Cauda equina

S34.30 Teilweise Verletzung der Cauda equina

S34.31 Vollständige Verletzung der Cauda equina

S34.4 Verletzung des Plexus lumbosacralis

S34.40 Verletzung des oberen Teils des lumbalen Plexus (Nervenwurzeln L2–L3)

S34.41 Verletzung des mittleren Teils des lumbalen Plexus (Nervenwurzeln L4–L5)

S34.42 Verletzung des sakralen Plexus (S1–Co)

S34.47 Multiple und bilaterale Verletzungen des Plexus lumbosacralis

S34.5 Verletzung sympathischer Nerven der Lendenwirbel-, Kreuzbein- und Beckenregion

S34.50 Ganglia coeliaca oder Plexus coeliacus

S34.51 Plexus hypogastricus

S34.52 Plexus mesentericus (inferior) (superior)

S34.53 Nn. splanchnici

S34.57 Multiple und bilaterale Verletzungen sympathischer Nerven der Lendenwirbel-, Kreuzbein- und Beckenregion

S

S34.6   Verletzung eines oder mehrerer peripherer Nerven des Abdomens, der Lumbosakralregion und des Beckens

S34.60   N. iliohypogastricus
S34.61   N. ilioinguinale
S34.62   N. genitofemoralis
S34.63   N. gluteus superior
S34.64   N. gluteus inferior
S34.65   N. obturatorius
S34.66   N. pudendus
S34.67   N. perinealis
S34.68   Multiple oder bilaterale Verletzungen peripherer Nerven des Abdomens, der Lumbosakralregion und des Beckens

S34.8   Verletzung sonstiger und nicht näher bezeichneter Nerven in Höhe des Abdomens, der Lumbosakralregion und des Beckens

Verletzungen der Schulter und des Oberarmes (S40–S49)

S44   Verletzung von Nerven in Höhe der Schulter und des Oberarmes

Exkl.:   Verletzung des Plexus brachialis (S14.3)

S44.0   Verletzung des N. ulnaris in Höhe des Oberarmes
Exkl.:   N. ulnaris o.n.A. (S54.0)

S44.1   Verletzung des N. medianus in Höhe des Oberarmes
Exkl.:   N. medianus o.n.A. (S54.1)

S44.2   Verletzung des N. radialis in Höhe des Oberarmes
Exkl.:   N. radialis o.n.A. (S54.2

S44.3   Verletzung des N. axillaris

S44.4   Verletzung des N. musculocutaneus

S44.6   Verletzung sensibler Hautnerven in Höhe der Schulter und des Oberarmes

S44.7   Verletzung mehrerer Nerven in Höhe der Schulter und des Oberarmes

S44.8   Verletzung sonstiger Nerven in Höhe der Schulter und des Oberarmes
S44.80   N. intercostobrachiales
S44.81   N. pectoralis lateralis
S44.82   N. pectoralis medialis
S44.87   multiple Nerven in Höhe der Schulter und des Oberarms

S44.9   Verletzung eines nicht näher bezeichneten Nervs in Höhe der Schulter und des Oberarms

Verletzungen des Ellenbogens und des Unterarmes (S50–S59)

S54   **Verletzung von Nerven in Höhe des Unterarmes**
Exkl.:   Verletzungen von Nerven in Höhe des Handgelenkes und der Hand (S64)

S54.0   Verletzung des N. ulnaris in Höhe des Unterarmes
N. ulnaris o.n.A.

S54.1   Verletzung des N. medianus in Höhe des Unterarmes
Inkl.:   N. medianus o.n.A.
S54.10   N. interosseus anterior

S54.2   Verletzung des N. radialis in Höhe des Unterarmes
Inkl.:   N. radialis o.n.A.
S54.20   N. interosseus posterior

S54.3   Verletzung sensibler Hautnerven in Höhe des Unterarmes

S54.7   Verletzung mehrerer Nerven in Höhe des Unterarmes

S

S54.8   Verletzung sonstiger Nerven in Höhe des Unterarmes

S54.9   Verletzung eines nicht näher bezeichneten Nervs in Höhe des Unterarmes

Verletzungen des Handgelenkes und der Hand (S60–S69)

S64   **Verletzung von Nerven in Höhe des Handgelenkes und der Hand**

S64.0   Verletzung des N. ulnaris in Höhe des Handgelenkes und der Hand
   S64.00   Ramus superficialis des N. ulnaris
   S64.01   Ramus profundus des N. ulnaris

S64.1   Verletzung des N. medianus in Höhe des Handgelenkes und der Hand

S64.2   Verletzung des N. radialis in Höhe des Handgelenkes und der Hand
   S64.20   Ramus superficialis des N. radialis

S64.3   Verletzung der Nn. digitales des Daumens

S64.4   Verletzung der Nn. digitales sonstiger Finger

S64.7   Verletzung mehrerer Nerven in Höhe des Handgelenkes und der Hand

S64.8   Verletzung sonstiger Nerven in Höhe des Handgelenkes und der Hand

S64.9   Verletzung nicht näher bezeichneter Nervs in Höhe des Handgelenkes und der Hand

Verletzungen der Hüfte und des Oberschenkels (S70–S79)

S74 **Verletzung von Nerven in Höhe der Hüfte und des Oberschenkels**

S74.0 **Verletzung des N. ischiadicus in Höhe der Hüfte und des Oberschenkels**

S74.1 **Verletzung des N. femoralis in Höhe der Hüfte und des Oberschenkels**

S74.2 **Verletzung sensibler Hautnerven in Höhe der Hüfte und des Oberschenkels**
S74.20   N. cutaneus femoris lateralis
S74.21   N. cutaneus femoris posterior
S74.22   N. cutaneus femoris medialis

S74.7 **Verletzung mehrerer Nerven in Höhe der Hüfte und des Oberschenkels**

S74.8 **Verletzung sonstiger Nerven in Höhe der Hüfte und des Oberschenkels**

S74.9 **Verletzung eines nicht näher bezeichneten Nervs in Höhe der Hüfte und des Oberschenkels**

Verletzungen des Knies und des Unterschenkels (S80–S89)

S84 **Verletzung von Nerven in Höhe des Unterschenkels**
Exkl.:   Verletzung von Nerven in Höhe des Knöchels und des Fußes (S94)

S84.0 **Verletzung des N. tibialis in Höhe des Unterschenkels**

S84.1 Verletzung des N. peronaeus in Höhe des Unterschenkels
S84.10 N. peronaeus superficialis
S84.11 N. peronaeus profundus
S84.12 N. peronaeus communis

S84.2 Verletzung sensibler Hautnerven in Höhe des Unterschenkels
S84.20 N. cutaneus surae lateralis
S84.21 N. saphenus
S84.22 N. cutaneus surae medialis
S84.23 N. suralis

S84.7 Verletzung mehrerer Nerven in Höhe des Unterschenkels

S84.8 Verletzung sonstiger Nerven in Höhe des Unterschenkels

S84.9 Verletzung eines nicht näher bezeichneten Nervs in Höhe des Unterschenkels

Verletzungen der Knöchelregion und des Fußes (S90–S99)

S94 Verletzung von Nerven in Höhe des Knöchels und des Fußes

S94.0 Verletzung des N. plantaris lateralis

S94.1 Verletzung des N. plantaris medialis

S94.2 Verletzung des N. peronaeus profundus in Höhe des Knöchels und des Fußes
Lateraler Endast des N. peronaeus profundus

S94.3 Verletzung sensibler Hautnerven in Höhe des Knöchels und des Fußes

S94.7 Verletzung mehrerer Nerven in Höhe des Knöchels und des Fußes

S94.8 **Verletzung sonstiger Nerven in Höhe des Knöchels und des Fußes**

S94.9 **Verletzung eines nicht näher bezeichneten Nervs in Höhe des Knöchels und des Fußes**

Verletzungen mit Beteiligung mehrerer Körperregionen (T00–T07)

T02 **Frakturen mit Beteiligung mehrerer Körperregionen**
Die folgenden Unterteilungen können wahlweise zusätzlich benutzt werden, wenn die multiple Verschlüsselung von Frakturen mit offenen Wunden nicht möglich oder nicht erwünscht ist. Eine Fraktur, die nicht als geschlossen oder offen gekennzeichnet ist, sollte als geschlossene Fraktur klassifiziert werden.
T02.x0   geschlossen
T02.x1   offen

T02.0 **Frakturen mit Beteiligung von Kopf und Hals**
Inkl.:   Frakturen an Lokalisationen, die unter S02 und S12 klassifizierbar sind

T02.1 **Frakturen mit Beteiligung von Thorax und Lumbosakralregion oder von Thorax und Becken**
Inkl.:   Frakturen an Lokalisationen, die unter S22, S32 und T08 klassifizierbar sind
Exkl.:   In Kombination mit Frakturen der Extremität(en) (T02.7)

T02.2 **Frakturen mit Beteiligung mehrerer Regionen einer oberen Extremität**

T02.7   Frakturen mit Beteiligung von Thorax, Lumbosakralregion und Extremität(en) oder von Thorax, Becken und Extremität(en)

T03 **Luxationen, Verstauchungen und Zerrungen mit Beteiligung mehrerer Körperregionen**

529

T03.0 **Luxationen, Verstauchungen und Zerrungen mit Beteiligung von Kopf und Hals**
Luxationen, Verstauchungen und Zerrungen an Lokalisationen, die unter S03 und S13 klassifizierbar sind

T03.1 **Luxationen, Verstauchungen und Zerrungen mit Beteiligung von Thorax und Lumbosakralregion oder von Thorax und Becken**
Luxationen, Verstauchungen und Zerrungen an Lokalisationen, die unter S23, S33 und T09.2 klassifizierbar sind

T03.8 **Luxationen, Verstauchungen und Zerrungen mit Beteiligung sonstiger Kombinationen von Körperregionen**

T04 **Zerquetschungen mit Beteiligung mehrerer Körperregionen**

T04.0 **Zerquetschungen mit Beteiligung von Kopf und Hals**
Zerquetschungen an Lokalisationen, die unter S07 und S17 klassifizierbar sind

T04.1 **Zerquetschungen mit Beteiligung von Thorax und Abdomen, von Thorax und Lumbosakralgegend oder von Thorax und Becken**

T06 **Sonstige Verletzungen mit Beteiligung mehrerer Körperregionen, andernorts nicht klassifiziert**

T06.0 **Verletzungen des Gehirns und der Hirnnerven kombiniert mit Verletzungen von Nerven und Rückenmark in Halshöhe**
Verletzungen, die unter S04 und S06 klassifizierbar sind, gemeinsam mit Verletzungen, die unter S14 klassifizierbar sind

T06.1 **Verletzungen der Nerven und des Rückenmarkes mit Beteiligung mehrerer sonstiger Körperregionen**

T06.2   Verletzungen von Nerven mit Beteiligung mehrerer Körperregionen
Multiple Verletzungen von Nerven o.n.A.
Exkl.:   Mit Beteiligung des Rückenmarkes (T06.0–T06.1)

Verletzungen nicht näher bezeichneter Teile des Rumpfes, der Extremitäten oder anderer Körperregionen (T08–T14)

T08   Fraktur der Wirbelsäule, Höhe nicht näher bezeichnet
Exkl.:   Multiple Frakturen der Wirbelsäule, Höhe nicht näher bezeichnet (T02.1)

Die folgenden Unterteilungen können wahlweise zusätzlich benutzt werden, wenn die multiple Verschlüsselung von Frakturen mit offenen Wunden nicht möglich oder nicht erwünscht ist. Eine Fraktur, die nicht als geschlossen oder offen gekennzeichnet ist, sollte als geschlossene Fraktur klassifiziert werden.

T08.0   geschlossen

T08.1   offen

T09   Sonstige Verletzungen der Wirbelsäule und des Rumpfes, Höhe nicht näher bezeichnet

T09.2   Luxation, Verstauchung und Zerrung nicht näher bezeichneter Gelenke und Bänder des Rumpfes

T09.3   Verletzung des Rückenmarkes, Höhe nicht näher bezeichnet

T09.4   Verletzung nicht näher bezeichneter Nerven, Nervenwurzeln und Plexus im Bereich des Rumpfes

T11   Sonstige Verletzungen der oberen Extremität, Höhe nicht näher bezeichnet

T

T11.3 **Verletzung eines nicht näher bezeichneten Nervs der oberen Extremität, Höhe nicht näher bezeichnet**

T13 **Sonstige Verletzungen der unteren Extremität, Höhe nicht näher bezeichnet**

T13.3 **Verletzung eines nicht näher bezeichneten Nervs der unteren Extremität, Höhe nicht näher bezeichnet**

T14 **Verletzung an einer nicht näher bezeichneten Körperregion**
Exkl.:   Verletzungen mit Beteiligung mehrerer Körperregionen (T00–T07)

T14.0 **Oberflächliche Verletzung an einer nicht näher bezeichneten Körperregion**
Blasenbildung (nichtthermisch) o.n.A.
Hämatom o.n.A.
Insektenbiss oder -stich (ungiftig) o.n.A.
Oberflächliche Verletzung o.n.A.
Prellung [Kontusion] o.n.A.
Quetschwunde o.n.A.
Schürfwunde o.n.A.
Verletzung durch oberflächlichen Fremdkörper o.n.A.
(Splitter) ohne größere offene Wunde o.n.A

T14.1 **Offene Wunde an einer nicht näher bezeichneten Körperregion**
Offene Wunde o.n.A.
Risswunde o.n.A.
Schnittwunde o.n.A.
Stichwunde mit (penetrierendem) Fremdkörper o.n.A.
Tierbiss o.n.A.
Exkl.:   Traumatische Amputation o.n.A. (T14.7)

T14.2 **Fraktur an einer nicht näher bezeichneten Körperregion**

Fraktur:
- disloziert o.n.A.
- geschlossen o.n.A.
- offen o.n.A.
- verschoben o.n.A.
- o.n.A.

Die folgende Unterteilung kann wahlweise zusätzlich benutzt werden, wenn die multiple Verschlüsselung von Frakturen mit offenen Wunden nicht möglich oder nicht erwünscht ist. Eine Fraktur, die nicht als geschlossen oder offen gekennzeichnet ist, sollte als geschlossene Fraktur klassifiziert werden.

T41.20   geschlossen
T41.21   offen

T14.3 **Luxation, Verstauchung und Zerrung an einer nicht näher bezeichneten Körperregion**

Abriss
Verstauchung
Zerreißung
Zerrung
Traumatisch: Gelenk (Kapsel)
- Hämarthros   Ligament o.n.A.   } o.n.A.
- Subluxation
- Riss
- Ruptur

T14.4 **Verletzung eines oder mehrerer Nerven an einer nicht näher bezeichneten Körperregion**

Nervenverletzung
Traumatisch:
- Hämatomyelie   } o.n.A.
- Lähmung (vorübergehend)
- Nervendurchtrennung
Exkl.:   Multiple Verletzungen von Nerven o.n.A. (T06.2)

T

533

T14.5 **Verletzung eines oder mehrerer Blutgefäße an einer nicht näher bezeichneten Körperregion**

Abriss
Rissverletzung
Schnittverletzung
Traumatisch: } Blutgefäß(e) o.n.A.
• Aneurysma oder Fistel (arteriovenös)
• arterielles Hämatom
• Ruptur
• Verletzung
Exkl.: Multiple Verletzungen von Blutgefäßen o.n.A. (T06.3)

14.6 **Verletzung von Muskeln und Sehnen an einer nicht näher bezeichneten Körperregion**

Abriss
Riss
Schnittverletzung } Muskel(n) o.n.A.
Traumatische Ruptur } Sehne(n) o.n.A.
Verletzung

T14.7 **Zerquetschung und traumatische Amputation einer nicht näher bezeichneten Körperregion**

Traumatische Amputation o.n.A.
Zerquetschung o.n.A.

T14.8 **Sonstige Verletzungen einer nicht näher bezeichneten Körperregion**

T14.9 **Verletzung, nicht näher bezeichnet**

Folgen des Eindringens eines Fremdkörpers durch eine natürliche Körperöffnung (T15–T19)

T17 **Fremdkörper in den Atemwegen**
Inkl.: Asphyxie durch Fremdkörper
Aspiration von Flüssigkeit oder Erbrochenem o.n.A.

Vergiftung durch Arzneimittel, Drogen und biologisch aktive Substanzen (T36–T50)

Inkl.: Irrtümliche Verabreichung oder Einnahme falscher Substanzen
Überdosierung dieser Substanzen

Exkl.: Arzneimittel- oder Drogenabhängigkeit und verwandte psychische und Verhaltensstörungen durch psychotrope Substanzen (F10–F19)
Arzneimittelreaktion und -vergiftung beim Feten und Neugeborenen (P00–P96)
Psychische und Verhaltenssörung durch psychotrope Substanzen (F10–F19)
Unerwünschte Nebenwirkungen [Überempfindlichkeit, «Reaktion» usw.] indikationsgerechter Arzneimittel bei ordnungsgemäßer Verabreichung. Diese sind nach der Art der unerwünschten Nebenwirkung zu klassifizieren, wie z.B.:

- Blutkrankheiten (D50–D76)
- Gastritis, verursacht durch Azetylsalizylsäure [Aspirin] (K29)
- nicht näher bezeichnete unerwünschte Nebenwirkung eines Arzneimittels (T88.7)

T36 **Vergiftung durch systemisch wirkende Antibiotika**
Exkl.: Antineoplastische Antibiotika (T45.1)

T36.0 **Penizilline**

T36.1 **Cephalosporine und andere ß-Laktam-Antibiotika**

T36.2 **Chloramphenicol-Gruppe**

T36.4 **Tetrazykline**

T36.5 **Aminoglykoside**
Streptomycin

T36.6 **Ansamycine, z.B. Rifampicin**

T

T36.7   Antimykotika bei systemischer Anwendung

T36.8   Sonstige systemisch wirkende Antibiotika

T36.9   Systemisch wirkendes Antibiotikum, nicht näher bezeichnet

T37   **Vergiftung durch sonstige systemisch wirkende Antiinfektiva und Antiparasitika**

T37.0   Sulfonamide

T37.1   Antimykobakterielle Arzneimittel
Exkl.:   Rifamycine (T36.6)
         Streptomycin (T36.5)
T37.10   Dapson

T37.2   Antimalariamittel und Arzneimittel gegen andere Blutprotozoen
Exkl.:   Hydroxychinolin-Derivate (T37.8)

T37.3   Sonstige Antiprotozoika

T37.4   Anthelminthika

T37.8   Sonstige näher bezeichnete systemisch wirkende Antiinfektiva und antiparasitäre Mittel
T37.80   Hydroxychinolin-Derivate
T37.81   Clioquinol

T37.9   Systemisch wirkendes Antiinfektivum und Antiparasitikum, nicht näher bezeichnet

T38   **Vergiftung durch Hormone und deren synthetische Ersatzstoffe und Antagonisten, andernorts nicht klassifiziert**
Exkl.:   Mineralokortikoide und deren Antagonisten (T50.0)
         Oxytozin (T48.0)
         Nebenschilddrüsenhormone und deren Derivate (T50.9)

T38.0   **Glukokortikoide und synthetische Analoga**

T38.1   **Schilddrüsenhormone und Ersatzstoffe**

T38.2   **Thyreostatika**

T38.3   **Insulin und orale blutzuckersenkende Arzneimittel [Antidiabetika]**

T38.4   **Orale Kontrazeptiva**
Mono- und Kombinationspräparate

T38.5   **Sonstige Östrogene und Gestagene**
Mixturen und Ersatzstoffe

T38.6   **Antigonadotropine, Antiöstrogene und Antiandrogene, andernorts nicht klassifiziert**
Tamoxifen

T38.7   **Androgene und verwandte Anabolika**

T38.8   **Sonstige und nicht näher bezeichnete Hormone und synthetische Ersatzstoffe**
Hypophysenvorderlappenhormone [Adenohypophysenhormone]

T39   **Vergiftung durch nichtopioidhaltige Analgetika, Antipyretika und Antirheumatika**

T39.0   **Salizylate**

T39.1   **4-Aminophenol-Derivate**

T39.2   **Pyrazolon-Derivate**

T39.3   **Sonstige nichtsteroidale Antiphlogistika [NSAID]**

T

T39.4 **Antirheumatika, andernorts nicht klassifiziert**
Exkl.:   Glukokortikoide (T38.0)
          Salizylate (T39.0)

T39.8 **Sonstige nichtopioidhaltige Analgetika und Antipyretika, andernorts nicht klassifiziert**

T40   **Vergiftung durch Betäubungsmittel und Psychodysleptika [Halluzinogene]**
Exkl.:   Arzneimittel- oder Drogenabhängigkeit und verwandte psychische und Verhaltensstörungen durch psychotrope Substanzen (F10–F19)

T40.0 **Opium**

T40.1 **Heroin**

T40.2 **Sonstige Opioide**
Kodein
Morphin

T40.3 **Methadon**

T40.4 **Sonstige synthetische Betäubungsmittel**
Pethidin

T40.5 **Kokain**

T40.6 **Sonstige und nicht näher bezeichnete Betäubungsmittel**

T40.7 **Cannabis (-Derivate)**

T40.8 **Lysergid [LSD]**

T40.9 **Sonstige und nicht näher bezeichnete Psychodysleptika [Halluzinogene]**
T40.90   Mescalin
T40.91   Psilocin

T40.92   Psilocybin
T40.93   Phencyclidin
T40.94   1-Methyl-4-phenyl-1,2,3,6-tetrahydropyridin (MPTP)

T41   **Vergiftung durch Anästhetika und therapeutische Gase**
Exkl.:   Benzodiazepine (T42.4)
Kokain (T40.5)
Opioide (T40.0–T40.2)

T41.0   **Inhalationsanästhetika**
T41.00   Lachgas

T41.1   **Intravenöse Anästhetika**
Thiobarbiturate

T41.2   **Sonstige und nicht näher bezeichnete Allgemeinanästhetika**

T41.3   **Lokalanästhetika**

T41.5   **Therapeutische Gase**
Kohlendioxid
Sauerstoff

T42   **Vergiftung durch Antiepileptika, Sedativa, Hypnotika und Antiparkinsonmittel**
Exkl.:   Arzneimittel- oder Drogenabhängigkeit und verwandte psychische und Verhaltensstörungen durch psychotrope Substanzen (F10–F19)

T42.0   **Hydantoin-Derivate**
Exkl.:   fetales Hydantoin-Syndrom

T42.1   **Iminostilbene**
Carbamazepin

T42.2   **Succinimide und Oxazolidine**

T

T42.3 Barbiturate
Exkl.:   Thiobarbiturate (T41.1)

T42.4 Benzodiazepine

T42.5 Gemischte Antiepileptika, andernorts nicht klassifiziert

T42.6 Sonstige Antiepileptika, Sedativa und Hypnotika
Methaqualon
Paraldehyd
Valproinsäure
Exkl.:   Carbamazepin (T42.1)

T42.7 Antiepileptika, Sedativa und Hypnotika, nicht näher bezeichnet
Schlafmittel o.n.A.
Schlaftabletten o.n.A.
Schlaftrunk o.n.A.

T42.8 Antiparkinsonmittel und andere zentral wirkende Muskelrelaxanzien
Amantadin

T43 Vergiftung durch psychotrope Substanzen, andernorts nicht klassifiziert
Exkl.:   Barbiturate (T42.3)
          Benzodiazepine (T42.4)
          Methaqualon (T42.6)
          Psychodysleptika [Halluzinogene] (T40.7–T40.9)

T43.0 Tri- und tetrazyklische Antidepressiva

T43.1 Monoaminooxidase-hemmende Antidepressiva

T43.2 Sonstige und nicht näher bezeichnete Antidepressiva

T43.3 Antipsychotika und Neuroleptika auf Phenothiazin-Basis

T43.4   Neuroleptika auf Butyrophenon- und Thioxanthen-Basis

T43.5   Sonstige und nicht näher bezeichnete Antipsychotika und Neuroleptika
Exkl.:   Rauwolfiaalkaloide (T46.5)

T43.6   Psychostimulanzien mit Missbrauchspotential
Exkl.:   Kokain (T40.5)

T43.8   Sonstige psychotrope Substanzen, andernorts nicht klassifiziert

T43.9   Psychotrope Substanz, nicht näher bezeichnet

T44   Vergiftung durch primär auf das autonome Nervensystem wirkende Arzneimittel

T44.0   Cholinesterase-Hemmer

T44.1   Sonstige Parasympathomimetika [Cholinergika]

T44.2   Ganglienblocker, andernorts nicht klassifiziert

T44.3   Sonstige Parasympatholytika [Anticholinergika und Antimuskarinika] und Spasmolytika, andernorts nicht klassifiziert
Papaverin

T44.4   Vorwiegend alpha-Rezeptoren-Agonisten, andernorts nicht klassifiziert
Metaraminol

T44.5   Vorwiegend beta-Rezeptoren-Agonisten, andernorts nicht klassifiziert
Exkl.:   Salbutamol (T48.6)

541

T44.6 alpha-Rezeptorenblocker, andernorts nicht klassifiziert
Exkl.: Mutterkorn-Alkaloide (T48.0)

T44.7 beta-Rezeptorenblocker, andernorts nicht klassifiziert

T44.8 Zentral wirkende und adrenerge Neuronenblocker, andernorts nicht klassifiziert
Exkl.: Clonidin (T46.5)
Guanethidin (T46.5)

T44.9 Sonstige und nicht näher bezeichnete, primär auf das autonome Nervensystem wirkende Arzneimittel
Kombinierte alpha- und beta-Rezeptoren-Stimulanzien

T45 Vergiftung durch primär systemisch und auf das Blut wirkende Mittel, andernorts nicht klassifiziert

T45.0 Antiallergika und Antiemetika
Cinnarizin
Exkl.: Neuroleptika auf Phenothiazin-Basis (T43.3)

T45.1 Antineoplastika und Immunsuppressiva
Cytarabin

T45.2 Vitamine, andernorts nicht klassifiziert
Exkl.: Nikotinsäure (-Derivate) (T46.7)
Vitamin K (T45.7)

T45.3 Enzyme, andernorts nicht klassifiziert

T45.4 Eisen und dessen Verbindungen

T45.5 Antikoagulanzien

T45.7 Antikoagulanzien-Antagonisten, Vitamin K und sonstige Koagulanzien

T45.8   Sonstige primär systemisch und auf das Blut wirkende Mittel, andernorts nicht klassifiziert
Blut und Blutprodukte
Leberextrakte und sonstige Antianämika
Plasmaersatzmittel
Exkl.:   Eisen (T45.4)
Immunglobulin (T50.9)

T46   Vergiftung durch primär auf das Herz-Kreislaufsystem wirkende Mittel
Exkl.:   Metaraminol (T44.4)

T46.0   Herzglykoside und Arzneimittel mit ähnlicher Wirkung

T46.1   Kalziumantagonisten
Diltiazem

T46.2   Sonstige Antiarrhythmika, andernorts nicht klassifiziert

T46.3   Koronardilatatoren, andernorts nicht klassifiziert
Exkl.:   beta-Rezeptorenblocker (T44.7)
T46.30   Aminodaron
T46.31   Dipyridamol

T46.4   Angiotensin-Konversionsenzym-Hemmer [ACE-Hemmer]

T46.5   Sonstige Antihypertensiva, andernorts nicht klassifiziert
Clonidin
Guanethidin
Rauwolfiaalkaloide
Reserpin

T46.50   Perhexilin

T46.6   Antihyperlipidämika und Arzneimittel gegen Arteriosklerose

T

543

T46.7 Periphere Vasodilatatoren
Nikotinsäure (-Derivate)
Flunarizin

T46.8 Antivarikosa, einschließlich Verödungsmitteln

T47 **Vergiftung durch primär auf den Magen-Darmtrakt wirkende Mittel**

T47.0 Histamin-H$_2$-Rezeptorenblocker

T47.1 Sonstige Antazida und Magensekretionshemmer

T47.5 Digestiva

T47.6 Antidiarrhoika
Exkl.: Systemisch wirkende Antibiotika und sonstige Antiinfektiva (T36–T37)

T47.7 Emetika

T48 **Vergiftung durch primär auf die glatte Muskulatur, die Skelettmuskulatur und das Atmungssystem wirkende Mittel**

T48.0 Oxytozin [Ocytocin] und ähnlich wirkende Wehenmittel
Exkl.: Östrogene, Gestagene und deren Antagonisten (T38.4–T38.6)

T48.1 Muskelrelaxanzien [neuromuskuläre Blocker]
Aminophyllin

T48.3 Antitussiva

T48.4 Expektorantia

T48.5 Arzneimittel gegen Erkältungskrankheiten

T48.6 Antiasthmatika, andernorts nicht klassifiziert
Salbutamol
Exkl.:   beta-Rezeptoren-Stimulanzien (T44.5)
Hypophysenvorderlappenhormone [Adenohypophysen-hormone] (T38.8)

T49   Vergiftung durch primär auf Haut und Schleimhäute wirkende und in der Augen-, der Hals-Nasen-Ohren- und der Zahnheilkunde angewendete Mittel zur topischen Anwendung
Inkl.:   Glukokortikoide bei topischer Anwendung

T49.0 Antimykotika, Antiinfektiva und Antiphlogistika zur lokalen Anwendung, andernorts nicht klassifiziert

T49.1 Antipruriginosa

T49.2 Adstringenzien und Detergenzien zur lokalen Anwendung

T49.3 Hauterweichende [Emollienzien], hautpflegende [Demulzenzien] und hautschützende Mittel

T49.4 Keratolytika, Keratoplastika und sonstige Arzneimittel und Präparate zur Haarbehandlung

T49.5 Ophthalmika
Antiinfektiva zur Anwendung am Auge

T49.6 In der Hals-Nasen-Ohrenheilkunde angewendete Arznei-mittel und Präparate
Antiinfektiva zur Anwendung an Ohr, Nase und Rachen

T49.7 Dentalpharmaka bei topischer Anwendung

T49.8 Sonstige Mittel zur topischen Anwendung
Spermizide

T49.9   Mittel zur topischen Anwendung, nicht näher bezeichnet

T50   Vergiftung durch Diuretika und sonstige und nicht näher bezeichnete Arzneimittel, Drogen und biologisch aktive Substanzen

T50.0   Mineralokortikoide und deren Antagonisten

T50.2   Carboanhydrase-Hemmer, Benzothiadiazin-Derivate und andere Diuretika
Azetazolamid

T50.3   Auf den Elektrolyt-, Kalorien- und Wasserhaushalt wirkende Mittel
Salze zur oralen Rehydratation

T50.4   Auf den Harnsäure-Stoffwechsel wirkende Arzneimittel

T50.5   Appetitzügler

T50.6   Antidote und Chelatbildner, andernorts nicht klassifiziert
Alkoholentwöhnungsmittel

T50.7   Analeptika und Opioid-Rezeptor-Antagonisten

T50.8   Diagnostika

T50.9   Sonstige und nicht näher bezeichnete Arzneimittel, Drogen und biologisch aktive Substanzen
Alkalisierende Arzneimittel
Ansäuernde Arzneimittel
Immunglobuline
Immunologisch wirksame Substanzen
Lipotrope Arzneimittel
Nebenschilddrüsenhormone und deren Derivate

Toxische Wirkungen von vorwiegend nicht medizinisch verwendeten Substanzen (T51–T65)

T51 **Toxische Wirkung von Alkohol**

T51.0 **Ethanol**
Ethylalkohol
Exkl.: Akute Alkoholintoxikation oder Alkoholnachwirkungen, «Kater» (F10.0)
Pathologischer Rausch (F10.0)
Trunkenheit (F10.0)

T51.1 **Methanol**
Methylalkohol

T51.2 **2-Propanol**
Isopropylalkohol

T51.3 **Fuselöl**
- Amyl-
- Butyl- [1-Butanol] } Alkohol
- Propyl- [1-Propanol]

T51.8 **Sonstige Alkohole**

T52 **Toxische Wirkung von organischen Lösungsmitteln**

T52.0 **Erdölprodukte**
Benzin
Kerosin [Paraffinöl]
Paraffin
Petroläther

T52.1 **Benzol**
Exkl.: Benzol-Homologe (T52.2)
Nitro- und Aminoderivate von Benzol und dessen Homologen (T65.3)

T

T52.2 Benzol-Homologe
Toluol [Methylbenzol]
Xylol [Dimethylbenzol]

T52.3 Glykole

T52.4 Ketone
T52.40 Metyl-isobutyl-Ketone

T52.8 Sonstige organische Lösungsmittel
Inkl.: Klebemittel
T52.80 n-Hexane
T52.88 Sonstige Hexacarbone

T53 Toxische Wirkung von halogenierten aliphatischen und aromatischen Kohlenwasserstoffen

T53.0 Tetrachlorkohlenstoff
Tetrachlormethan

T53.5 Fluorchlorkohlenwasserstoffe [FCKW]

T53.9 Halogenierte aliphatische und aromatische Kohlenwasserstoffe, nicht näher bezeichnet

T54 Toxische Wirkung von ätzenden Substanzen

T54.0 Phenol und dessen Homologe

T54.2 Ätzende Säuren und säureähnliche Substanzen
Salzsäure
Schwefelsäure

T54.3 Ätzalkalien und alkaliähnliche Substanzen
Kaliumhydroxid
Natriumhydroxid

T54.9 **Ätzende Substanz, nicht näher bezeichnet**

T55 **Toxische Wirkung von Seifen und Detergenzien**

T56 **Toxische Wirkung von Metallen**
Inkl.:   Metalle jeder Herkunft, ausgenommen medizinische Sub-
         stanzen
         Metallrauch und -dämpfe
Exkl.:   Arsen und dessen Verbindungen (T57.0)
         Mangan und dessen Verbindungen (T57.2)
         Thallium (T60.4)

T56.0 **Blei und dessen Verbindungen**

T56.1 **Quecksilber und dessen Verbindungen**

T56.2 **Chrom und dessen Verbindungen**

T56.3 **Kadmium und dessen Verbindungen**

T56.4 **Kupfer und dessen Verbindungen**

T56.5 **Zink und dessen Verbindungen**

T56.6 **Zinn und dessen Verbindungen**

T56.7 **Beryllium und dessen Verbindungen**

T56.8 **Sonstige Metalle**

T56.9 **Metall, nicht näher bezeichnet**

T

T57 **Toxische Wirkung von sonstigen anorganischen
Substanzen**

T57.0 **Arsen und dessen Verbindungen**

549

T57.1 Phosphor und dessen Verbindungen

T57.2 Mangan und dessen Verbindungen

T57.3 Blausäure

T57.8 Sonstige näher bezeichnete anorganische Substanzen

T57.9 Anorganische Substanz, nicht näher bezeichnet

T58 Toxische Wirkung von Kohlenmonoxid

T59 Toxische Wirkung sonstiger Gase, Dämpfe oder sonstigen Rauches
Inkl.: Aerosol-Treibgase

T59.0 Stickstoffoxide

T59.3 Tränengas

T59.7 Kohlendioxid

T59.8 Sonstige näher bezeichnete Gase, Dämpfe oder sonstiger näher bezeichneter Rauch
T59.80 Polyester-Gase
T59.81 Thylenoxide

T59.9 Gase, Dämpfe oder Rauch, nicht näher bezeichnet

T60 Toxische Wirkung von Schädlingsbekämpfungsmitteln [Pestiziden]
Inkl.: Holzschutzmittel

T60.2 Sonstige Insektizide
T60.20 Pyrethroide

T60.3 Herbizide und Fungizide

T60.4   Rodentizide
Pyriminil
Thallium
Exkl.:   Strychnin und dessen Salze (T65.1)

T60.8   Sonstige Schädlingsbekämpfungsmittel

T60.9   Schädlingsbekämpfungsmittel, nicht näher bezeichnet

T61   Toxische Wirkung schädlicher Substanzen, die mit essbaren Meerestieren aufgenommen wurden

T61.0   Ciguatera-Fischvergiftung

T61.2   Sonstige Vergiftung durch Fische und Schalentiere

T61.9   Toxische Wirkung eines nicht näher bezeichneten essbaren Meerestieres

T62   Toxische Wirkung sonstiger schädlicher Substanzen, die mit der Nahrung aufgenommen wurden

T62.2   Sonstige verzehrte Pflanze(n) oder Teil(e) davon
T62.20   Toxische Wirkungen von Nüssen
T62.21   Toxische Wirkung von Getreide
            T62.210   Lathyrus sativus

T62.8   Sonstige näher bezeichnete schädliche Substanzen, die mit der Nahrung aufgenommen wurden

T62.9   Schädliche Substanz, die mit der Nahrung aufgenommen wurde, nicht näher bezeichnet

T63   Toxische Wirkung durch Kontakt mit giftigen Tieren

T64   Toxische Wirkung von Aflatoxin und sonstigem Mykotoxin in kontaminierten Lebensmitteln

T

551

T65 Toxische Wirkung sonstiger und nicht näher bezeichneter Substanzen

T65.0 Zyanide
Exkl.: Blausäure (T57.3)
T65.00 Zyanat
Toluol-Diisozyanat

T65.1 Strychnin und dessen Salze

T65.2 Tabak und Nikotin

T65.3 Nitro- und Aminoderivate von Benzol und dessen Homologen
Anilin [Aminobenzol]
Nitrobenzol
Trinitrotoluol

T65.6 Farben und Farbstoffe, andernorts nicht klassifiziert

T65.8 Toxische Wirkung sonstiger näher bezeichneter Substanzen
T65.80 organische Phosphorverbindungen
T65.81 Acrylamid
T65.82 Propionitrile
T65.820 β, β'-Iminodipropionitrile
T65.821 Dimethylaminoproprionitrile

Sonstige und nicht näher bezeichnete Schäden durch äußere Ursachen (T66–T78)

T67 Schäden durch Hitze und Sonnenlicht
Exkl.: Maligne Hyperthermie durch Anästhesie (T88.3)

T67.0   Hitzschlag und Sonnenstich
Hitzschlag
Hitzeerbrechen
Insolation
Fieber

T67.1   Hitzesynkope
Hitzekollaps

T67.2   Hitzekrampf

T67.3   Hitzeerschöpfung durch Wasserverlust
Exkl.:   Hitzeerschöpfung durch Salzverlust (T67.4)

T67.4   Hitzeerschöpfung durch Salzverlust
Hitzeerschöpfung durch Salz- (und Wasser-) Verlust

T67.5   Hitzeerschöpfung, nicht näher bezeichnet
Hitzeerschöpfung o.n.A.

T67.6   Passagere Hitzeermüdung

T68   Hypothermie
Hypothermie durch Unfall
Exkl.:   Hypothermie nicht in Verbindung mit niedriger Umgebungstemperatur

T70   Schäden durch Luft- und Wasserdruck

T70.0   Barotrauma des Ohres
Aerootitis media
Ohrschäden durch Wechsel des Luft- oder Wasserdruckes

T70.1   Barotrauma der Nasennebenhöhlen
Aerosinusitis
Nasennebenhöhlen-Schäden durch Wechsel des Luftdruckes

T

T70.2 Sonstige und nicht näher bezeichnete Schäden durch große Höhe

Barotrauma o.n.A.

Höhenkrankheit

Alpinistenkrankheit

Bergkrankheit

Sauerstoffmangel in großer Höhe

Exkl.: Polyglobulie durch Aufenthalt in großer Höhe (D75.1)

T70.3 Caissonkrankheit [Dekompressionskrankheit]

Druckluftkrankheit

Taucherkrankheit

T70.4 Schäden durch Hochdruckflüssigkeiten

Hochdruck-Spritzverletzung (industriell)

T70.8 Sonstige Schäden durch Luft- und Wasserdruck

Explosionstrauma

T70.9 Schaden durch Luft- und Wasserdruck, nicht näher bezeichnet

T71 Erstickung

Ersticken (durch Strangulation)

Systemischer Sauerstoffmangel durch:

• mechanische Behinderung der Atmung

• niedrigen Sauerstoffgehalt der Umgebungsluft

Exkl.: Asphyxie durch:

 • Aspiration von Nahrungsmittel oder Fremdkörper (T17)

 • Kohlenmonoxid (T58)

 • sonstige Gase, Dämpfe oder sonstiger Rauch (T59)

 • Sauerstoffmangel in großer Höhe (T70.2)

T73 Schäden durch sonstigen Mangel

T73.0   Schäden durch Hunger
Hungertod
Nahrungsmittelmangel

T73.1   Schäden durch Durst
Wassermangel

**T73.2   Erschöpfung durch Ausgesetztsein (gegenüber Witterungs-
unbilden)**

T73.3   Erschöpfung durch übermäßige Anstrengung
Überanstrengung

T73.8   Sonstige Schäden durch Mangel

T73.9   Schaden durch Mangel, nicht näher bezeichnet

T74   Missbrauch
Soll die akute Verletzung angegeben werden, ist eine zusätzliche
Schlüsselnummer zu benutzen.

T74.0   Vernachlässigen oder Imstichlassen

T74.1   Körperlicher Missbrauch
Ehegattenmisshandlung o.n.A.
Kindesmisshandlung o.n.A.

T74.2   Sexueller Missbrauch

T74.3   Psychischer Missbrauch

T74.8   Sonstige Formen des Missbrauchs
Mischformen

T

555

T74.9   Missbrauch, nicht näher bezeichnet

Schäden durch Missbrauch:
- eines Erwachsenen o.n.A.
- eines Kindes o.n.A.

T75   Schäden durch sonstige äußere Ursachen

Exkl.:   Unerwünschte Nebenwirkungen, andernorts nicht klassifiziert (T78)

T75.0   Schäden durch Blitzschlag

Schock durch Blitzschlag

T75.1   Ertrinken und nichttödliches Untertauchen

Schwimmkrampf
Untertauchen

T75.2   Schäden durch Vibration

Presslufthammer-Syndrom
Schwindel durch Infraschall
Traumatischer Vasospasmus

T75.3   Kinetose

Luftkrankheit
Reisekrankheit
Seekrankheit

T75.4   Schäden durch elektrischen Strom

Schock durch elektrischen Strom
Stromtod

T75.8   Sonstige näher bezeichnete Schäden durch äußere Ursachen

Auswirkungen von:
- anomalen Gravitationskräften
- Schwerelosigkeit

T78 Unerwünschte Nebenwirkungen, andernorts nicht klassifiziert

Hinweis: Diese Kategorie ist zur primären Verschlüsselung zu benutzen, um andernorts nicht klassifizierbare Schäden durch unbekannte, nicht feststellbare oder ungenau bezeichnete Ursachen zu kennzeichnen. Bei der multiplen Verschlüsselung kann sie zusätzlich benutzt werden, um Auswirkungen von andernorts klassifizierten Zuständen zu kennzeichnen.

Exkl. Komplikationen chirurgischer und medizinischer Behandlung, andernorts nicht klassifiziert (T80–T88)

T78.0 Anaphylaktischer Schock durch Nahrungsmittelunverträglichkeit

T78.2 Anaphylaktischer Schock, nicht näher bezeichnet

Allergischer Schock o.n.A.
Anaphylaktische Reaktion o.n.A.
Anaphylaxie o.n.A.
Exkl.: Anaphylaktischer Schock durch:
- Nahrungsmittelunverträglichkeit (T78.0)
- Serum (T80.5)
- unerwünschte Nebenwirkung eines indikationsgerechten Arzneimittels bei ordnungsgemäßer Verabreichung (T88.6)

T78.3 Angioneurotisches Ödem

Quincke-Ödem
Urticaria gigantea

T78.4 Allergie, nicht näher bezeichnet

Allergische Reaktion o.n.A.
Idiosynkrasie o.n.A.
Überempfindlichkeit o.n.A.
Exkl.: Allergische Reaktion o.n.A. auf indikationsgerechtes Arzneimittel bei ordnungsgemäßer Verabreichung (T88.7)

T

T78.8   Sonstige unerwünschte Nebenwirkungen, andernorts nicht klassifiziert

Bestimmte Frühkomplikationen eines Traumas (T79)

T79   Bestimmte Frühkomplikationen eines Traumas, andernorts nicht klassifiziert
Exkl.:   Komplikationen bei chirurgischen Eingriffen und medizinischer Behandlung, andernorts nicht klassifiziert (T80–T88)

T79.0   Luftembolie (traumatisch)

T79.1   Fettembolie (traumatisch)

T79.2   Traumatisch bedingte sekundäre oder rezidivierende Blutung

T79.3   Posttraumatische Wundinfektion, andernorts nicht klassifiziert

T79.4   Traumatischer Schock
Schock (unmittelbar) (protrahiert) nach Verletzung
Exkl.:   Schock (durch):
- Komplikation bei Abort, Extrauteringravidität oder Molenschwangerschaft (O00–O07, O08.3)
- Anästhesie (T88.2)
- anaphylaktisch (durch):
    - indikationsgerechtes Arzneimittel bei ordnungsgemäßer Verabreichung (T88.6)
    - Nahrungsmittelunverträglichkeit (T78.0)
    - Serum (T80.5)
- o.n.A. (T78.2)
- Blitzschlag (T75.0)
- elektrischen Strom (T75.4)
- Geburts- (O75.1)
- nichttraumatisch, andernorts nicht klassifiziert (R57)
- postoperativ (T81.1)

T79.6 Traumatische Muskelischämie
Kompartmentsyndrom
Volkmann-Kontraktur [ischämische Muskelkontraktur]

Komplikationen bei chirurgischen Eingriffen und medizinischer Behandlung, andernorts nicht klassifiziert (T80–T88)

T80 Komplikationen nach Infusion, Transfusion oder Injektion zu therapeutischen Zwecken
Inkl.: Perfusion

T80.2 Infektionen nach Infusion, Transfusion oder Injektion zu therapeutischen Zwecken
Infektion
Sepsis } nach Infusion, Transfusion oder Injektion zu
Septikämie } therapeutischen Zwecken
Septischer Schock

T80.5 Anaphylaktischer Schock durch Serum

T81 Komplikationen bei Eingriffen, andernorts nicht klassifiziert
Exkl.: Komplikation nach Infusion, Transfusion oder Injektion zu therapeutischen Zwecken (T80)
Näher bezeichnete, andernorts klassifizierte Komplikationen, wie z.B.: Komplikation durch Prothesen, Implantate und Transplantate (T82–T85) Vergiftung durch und toxische Wirkung von Arzneimitteln, Drogen und chemischen Substanzen (T36–T65)
Unerwünschte Nebenwirkung von Arzneimitteln oder Drogen o.n.A. (T88.7)

T81.0 Blutung und Hämatom als Komplikation eines Eingriffes, andernorts nicht klassifiziert
Blutung an jeder Lokalisation als Folge eines Eingriffes

559

T81.1 **Schock während oder als Folge eines Eingriffes, andernorts nicht klassifiziert**

Kollaps o.n.A.
Schock (endotoxisch)
(hypovolämisch) (septisch)
} während oder als Folge eines Eingriffes

Postoperativer Schock o.n.A.

Exkl.: Schock (durch):
- Folge von Abort, Extrauteringravidität oder Molenschwangerschaft (O00–O07, O08.3)
- Anästhesie (T88.2)

anaphylaktisch (durch):
- indikationsgerechtes Arzneimittel bei ordnungsgemäßer Verabreichung (T88.6)
- Serum (T80.5)
- o.n.A. (T78.2)
- elektrischen Strom (T75.4)
- Geburts- (O75.1)
- traumatisch (T79.4)

T81.2 **Versehentliche Stich- oder Risswunde während eines Eingriffes, andernorts nicht klassifiziert**

Versehentliche Perforation:

- Blutgefäß
- Nerv
- Organ
} durch {
Endoskop
Instrument
Katheter
Sonde
} während eines Eingriffes

T81.4 **Infektion nach einem Eingriff, andernorts nicht klassifiziert**

Abszess:
- intraabdominal
- Naht
- subphrenisch
- Wund
- Sepsis
} nach medizinischen Maßnahmen

T81.5 **Fremdkörper, der versehentlich nach einem Eingriff in einer Körperhöhle oder Operationswunde zurückgeblieben ist**

Adhäsionen ⎱ durch einen Fremdkörper, der versehentlich in
Obstruktion ⎰ einer Körperhöhle oder Operationswunde
Perforation ⎰ zurückgeblieben ist

T81.7 **Gefäßkomplikationen nach einem Eingriff, andernorts nicht klassifiziert**

Luftembolie nach einem Eingriff, andernorts nicht klassifiziert

T81.8 **Sonstige Komplikationen bei Eingriffen, andernorts nicht klassifiziert**

Emphysem (subkutan) als Folge eines Eingriffes
Komplikation bei Inhalationstherapie
Persistierende postoperative Fistel
Exkl.:   Maligne Hyperthermie durch Anästhesie (T88.3)

T85 **Komplikationen durch sonstige interne Prothesen, Implantate oder Transplantate**

T85.1 **Mechanische Komplikation durch einen implantierten elektronischen Stimulator des Nervensystems**

Verrutschen
Lecken
Verstopfen   von elektronischen Neurostimulatoren
Perforation   (Elektroden) von Hirn, Rückenmark,
Protrusion   peripherer Nerv
falsche Position

T85.6 **Mechanische Komplikation durch sonstige näher bezeichnete interne Prothesen, Implantate oder Transplantate**

Unter T85.1 aufgeführte Zustände durch:
• Dauernähte
• epiduralen und subduralen Infusionskatheter
• Katheter zur Peritonealdialyse
• nichtresorbierbares Operationsmaterial o.n.A.

561

T85.7 **Infektion und entzündliche Reaktion durch sonstige interne Prothesen, Implantate oder Transplantate**

T85.8 **Sonstige Komplikationen durch interne Prothesen, Implantate oder Transplantate, andernorts nicht klassifiziert**
Komplikation:
• Embolie
• Fibrose
• Blutung
• Schmerz
• Stenose
• Thrombose

durch Prothese, Implantat oder Transplant andernorts nicht klassifiziert

T88 **Sonstige Komplikationen bei chirurgischen Eingriffen und medizinischer Behandlung, andernorts nicht klassifiziert**

T88.2 **Schock durch Anästhesie**
Schock durch Anästhesie bei ordnungsgemäßer Verabreichung eines indikationsgerechten Arzneimittels
Exkl.: Komplikationen bei Anästhesie:
• durch Überdosis oder Verabreichung einer falschen Substanz (T36–T50)
• im Wochenbett (O89)
• in der Schwangerschaft (O29)
• während der Wehentätigkeit und bei der Entbindung (O74)
Postoperativer Schock o.n.A. (T81.1)

T88.3 **Maligne Hyperthermie durch Anästhesie**

T88.6 **Anaphylaktischer Schock als unerwünschte Nebenwirkung eines indikationsgerechten Arzneimittels oder einer indikationsgerechten Droge bei ordnungsgemäßer Verabreichung**
Exkl.: Anaphylaktischer Schock durch Serum (T80.5)

T88.7 **Nicht näher bezeichnete unerwünschte Nebenwirkung eines Arzneimittels oder einer Droge**

Allergische Reaktion	durch indikationsgerechtes
Idiosynkrasie	Arzneimittel oder indikations-
Überempfindlichkeit	gerechte Droge bei ordnungs-
Unerwünschte Nebenwirkung	gemäßer Verabreichung

Arzneimittel-:
- Reaktion o.n.A.
- Überempfindlichkeit o.n.A.

Folgen von Verletzungen, Vergiftungen und sonstigen Auswirkungen äußerer Ursachen (T90–T98)

Hinweis: Diese Kategorien sind zu benutzen, um bei Zuständen aus S00–S99 und T00–T88 anzuzeigen, dass sie andernorts klassifizierte Spätfolgen verursacht haben. Zu den «Folgen» zählen Zustände, die als Folgen oder Spätfolgen bezeichnet sind oder die ein Jahr oderlänger nach der akuten Verletzung bestehen.

T90 **Folgen von Verletzungen des Kopfes**

T90.2 **Folgen einer Fraktur des Schädels und der Gesichtsschädelknochen**
Folgen einer Verletzung, die unter S02 klassifizierbar ist

T90.3 **Folgen einer Verletzung der Hirnnerven**
Folgen einer Verletzung, die unter S04 klassifizierbar ist

T90.5 **Folgen einer intrakraniellen Verletzung**
Folgen einer Verletzung, die unter S06 klassifizierbar ist

T90.8 **Folgen sonstiger näher bezeichneter Verletzungen des Kopfes**
Folgen einer Verletzung, die unter S03, S07–S08 und S09.0–S09.8 klassifizierbar ist

T

T90.9 **Folgen einer nicht näher bezeichneten Verletzung des Kopfes**
Folgen einer Verletzung, die unter S09.9 klassifizierbar ist

T91 **Folgen von Verletzungen des Halses und des Rumpfes**

T91.0 **Folgen einer oberflächlichen Verletzung und einer offenen Wunde des Halses und des Rumpfes**
Folgen einer Verletzung, die unter S11 klassifizierbar sind

T91.1 **Folgen einer Fraktur der Wirbelsäule**
Folgen einer Verletzung, die unter S12, S22.0–S22.1., S32.0, S32.7 und T08 klassifizierbar ist

T91.2 **Folgen einer sonstigen Fraktur des Thorax und des Beckens**
Folgen einer Verletzung, die unter S32.1–S32.5 und S32.8 klassifizierbar ist

T91.3 **Folgen einer Verletzung des Rückenmarkes**
Folgen einer Verletzung, die unter S14.0–S14.1, S24.0–S24.1, S34.0–S34.1 und T09.3 klassifizierbar ist

T91.8 **Folgen sonstiger näher bezeichneter Verletzungen des Halses und des Rumpfes**
Folgen einer Verletzung, die unter S13, S14.2–S14.6, S15–S18, S19.7–S19.8, S23, S24.2–S24.6, S25, S28, S29.0–S29.8, S33, S34.2–S34.8, S35, S38, S39.0–S39.8, T09.2 und T09.4–T09.8 klassifizierbar ist

T91.9 **Folgen einer nicht näher bezeichneten Verletzung des Halses und des Rumpfes**

T92 **Folgen von Verletzungen der oberen Extremität**

T92.4 **Folgen einer Verletzung von Nerven der oberen Extremität**
Folgen einer Verletzung, die unter S44, S54, S64 und T11.3 klassifizierbar ist

T93 Folgen von Verletzungen der unteren Extremität

T93.4 **Folgen einer Verletzung von Nerven der unteren Extremität**
Folgen einer Verletzung, die unter S74, S84 und S94 klassifizierbar ist

T94 Folgen von Verletzungen mehrerer oder nicht näher bezeichneter Körperregionen
Folgen einer Verletzung, die unter T00–T01, T03–T04, T06 und T14 klassifizierbar ist

T95 Folgen von Verbrennungen, Verätzungen oder Erfrierungen

T96 Folgen einer Vergiftung durch Arzneimittel, Drogen und biologisch aktive Substanzen
Folgen einer Vergiftung, die unter T36–T50 klassifizierbar ist

T97 Folgen toxischer Wirkungen von vorwiegend nicht medizinisch verwendeten Substanzen
Folgen toxischer Wirkungen, die unter T51–T65 klassifizierbar sind

T98 Folgen sonstiger und nicht näher bezeichneter Wirkungen äußerer Ursachen

T98.1 **Folgen sonstiger und nicht näher bezeichneter Schäden durch äußere Ursachen**
Folgen von Schäden, die unter T66–T78 klassifizierbar sind

T98.2 **Folgen bestimmter Frühkomplikationen eines Traumas**
Folgen von Komplikationen, die unter T79 klassifizierbar sind

T98.3 **Folgen von Komplikationen bei chirurgischen Eingriffen und medizinischer Behandlung, andernorts nicht klassifiziert**
Folgen von Komplikationen, die unter T80–T88 klassifizierbar sind

T

565

Kapitel XX
Äußere Ursachen von Morbidität und Mortalität (V01–Y98)

Dieses Kapitel, das in den vorangegangenen Revisionen der ICD als ergänzende Klassifikation bestand, ermöglicht die Klassifizierung von Umweltereignissen und Umständen als Ursache von Verletzungen, Vergiftungen und anderen schädlichen Wirkungen. In Fällen, in denen eine Schlüsselnummer aus diesem Kapitel anwendbar ist, soll diese zusätzlich zu einer die Art des Zustandes bezeichnenden Schlüsselnummer aus einem anderen Kapitel der Klassifikation benutzt werden. Meistens wird der Zustand mit einer Schlüsselnummer aus dem Kapitel XIX «Verletzungen, Vergiftungen und bestimmte andere Folgen äußerer Ursachen (S00–T98)» zu klassifizieren sein. Die Tabellierung der Todesursachen sollte vorzugsweise sowohl nach der entsprechenden Schlüsselnummer aus dem Kapitel XIX als auch dem Kapitel XX erfolgen; wenn jedoch nur eine Schlüsselnummer tabelliert wird, sollte der Schlüsselnummer aus dem Kapitel XX der Vorzug gegeben werden. Andere Zustände, die durch äußere Ursachen bedingt sein können, sind in den Kapiteln I bis XVIII klassifiziert. In solchen Fällen sollten die Schlüsselnummern aus dem Kapitel XX für die Analyse multipler Zustände als zusätzliche Information benutzt werden.

Klassifikation des Ortes des Ereignisses
Die folgenden vierten Stellen sind im Bedarfsfall zur Kennzeichnung des Ortes des Ereignisses einer äußeren Ursache zu benutzen. Sie beziehen sich auf die Kategorien W85–X49:
.0   Zu Hause
.1   Wohnheime oder -anstalten
.2   Schule, sonstige öffentliche Bauten
.3   Sportstätten
.4   Straßen und Wege
.5   Gewerbe- und Dienstleistungseinrichtungen
.6   Industrieanlagen und Baustellen
.7   Landwirtschaftlicher Betrieb
.8   Sonstige näher bezeichnete Orte
.9   Nicht näher bezeichneter Ort des Ereignisses

566

Exposition gegenüber elektrischem Strom, Strahlung und extremer Temperatur der Umgebungsluft sowie extremem Druck (W85–W99)

W85 Exposition gegenüber elektrischen Leitungsanlagen

W86 Exposition gegenüber sonstigem näher bezeichnetem elektrischem Strom

W87 Exposition gegenüber nicht näher bezeichnetem elektrischem Strom
Elektrischer Schlag o.n.A.
Tötung durch elektrischen Stromschlag o.n.A.
Verbrennungen oder sonstige Verletzung durch elektrischen Strom o.n.A.

W88 Exposition gegenüber ionisierender Strahlung
Radioaktive Isotope
Röntgenstrahlen

W89 Exposition gegenüber künstlichem sichtbarem oder ultraviolettem Schweißbogen

W90 Exposition gegenüber sonstiger nichtionisierender Strahlung
Hochfrequenz-⎫
Infrarot- ⎬ Strahlung
Laser- ⎭

W91 Exposition gegenüber nicht näher bezeichneter Strahlung

W92 Exposition gegenüber übermäßiger, künstlich erzeugter Hitze

W93 Exposition gegenüber übermäßiger, künstlich erzeugter Kälte
Kontakt mit oder Inhalation von:
• Flüssige(r):
• Luft

567

- Stickstoff
- Wasserstoff
- Trockeneis

Zu langer Aufenthalt in Kühl- oder Tiefkühlräumen

W94   **Exposition gegenüber hohem oder niedrigem Luftdruck oder Luftdruckwechsel**

Luftdruckerhöhung durch schnelles Abtauchen

Plötzlicher Luftdruckwechsel im Luftfahrzeug beim Aufsteigen oder Landen

Ständiger oder längerer Aufenthalt in großer Höhe als Ursache von:

- Anoxie
- Barodontalgie
- Barotitis
- Höhenkrankheit
- Hypoxie

Verminderung des atmosphärischen Druckes:

- beim Auffahren von Untertage
- beim Auftauchen aus tiefen Gewässern

W99   **Exposition gegenüber sonstigen oder nicht näher bezeichneten künstlichen Umweltfaktoren**

Akzidentelle Vergiftung durch und Exposition gegenüber schädliche(n) Substanzen (X40–X49)

Hinweis: Die Angabe einer Kombination der nachfolgend aufgeführten Substanzen mit Alkohol kann zusätzlich durch die Schlüsselnummern Y90–Y91 erfolgen.

Inkl.:   Akzidentelle Überdosierung von Arzneimitteln oder Drogen, irrtümliche Verabreichung oder Einnahme falscher Arzneimittel sowie versehentliche Einnahme von Arzneimitteln

Unfälle bei der Anwendung von Arzneimitteln, Drogen oder biologisch aktiven Substanzen bei medizinischen und chirurgischen Maßnahmen

Exkl.:   Unerwünschte Nebenwirkung durch indikationsgerecht angewendete und in therapeutischer oder prophylaktischer Dosierung korrekt verabreichte Arzneimittel (Y40–Y59)

X40   **Akzidentelle Vergiftung durch und Exposition gegenüber nichtopioidhaltige(n) Analgetika, Antipyretika und Antirheumatika**
Nichtsteroidale Antiphlogistika [NSAID]
Pyrazolon-Derivate
Salizylate
4-Aminophenol-Derivate

X41   **Akzidentelle Vergiftung durch und Exposition gegenüber Antiepileptika, Sedativa, Hypnotika, Antiparkinsonmitteln und psychotropen Substanzen, andernorts nicht klassifiziert**
Antidepressiva
Barbiturate
Hydantoin-Derivate
Iminostilbene
Methaqualonverbindungen
Neuroleptika
Psychostimulanzien
Succinimide und Oxazolidine
Tranquilizer

X42   **Akzidentelle Vergiftung durch und Exposition gegenüber Betäubungsmittel(n) und Psychodysleptika [Halluzinogene(n)], andernorts nicht klassifiziert**
Cannabis (-Derivate)
Heroin [Diazetylmorphin]
Kodein
Kokain
Lysergid [LSD]
Meskalin
Methadon
Morphin [Morphium]
Opium (-Alkaloide)

X43 **Akzidentelle Vergiftung durch und Exposition gegenüber sonstige(n) Arzneimittel(n) mit Wirkung auf das autonome Nervensystem**

Parasympatholytika [Anticholinergika und Antimuskarinika] und Spasmolytika
Parasympathomimetika [Cholinergika]
Sympatholytika [Antiadrenergika]
Sympathomimetika [Adrenergika]

X44 **Akzidentelle Vergiftung durch und Exposition gegenüber sonstige(n) nicht näher bezeichnete(n) Arzneimittel(n), Drogen und biologisch aktive(n) Substanzen**

Anästhetika (Allgemein-) (Lokal-)
Arzneimittel:
• für das Herz-Kreislaufsystem
• für den Magen-Darmtrakt
• für den Wasserhaushalt, sowie für den Mineral- und Harnsäure-stoffwechsel
Impfstoffe
Hormone und synthetische Ersatzstoffe
Primär auf die glatte Muskulatur, die Skelettmuskulatur und das Atmungssystem wirkende Mittel
Systemisch wirkende Antibiotika oder andere Antiinfektiva
Systemisch wirkende Mittel und auf das Blut wirkende Mittel
Therapeutische Gase
Zubereitungen zur topischen Anwendung

X45 **Akzidentelle Vergiftung durch und Exposition gegenüber Alkohol**

Alkohol:
• Äthyl- [Äthanol]
• Butyl- [1-Butanol]
• Isopropyl- [2-Propanol]
• Methyl- [Methanol]
• Propyl- [1-Propanol]
• o.n.A.
Fuselöl

X46 **Akzidentelle Vergiftung durch und Exposition gegenüber organische(n) Lösungsmittel(n) und halogenierte(n) Kohlenwasserstoffe(n) und deren Dämpfe(n)**
Benzol und dessen Homologe
Erdöl (-Derivate)
Fluorchlorkohlenwasserstoffe [FCKW]
Tetrachlorkohlenstoff [Tetrachlormethan]

X47 **Akzidentelle Vergiftung durch und Exposition gegenüber sonstige(n) Gase(n) und Dämpfe(n)**
Kohlenmonoxid
Motor- (Fahrzeug-) Abgas
Schwefeldioxid
Stickstoffoxide
Technisches Gas
Tränengas
Exkl.:   Metallrauch und -dämpfe (X49)

X48 **Akzidentelle Vergiftung durch und Exposition gegenüber Schädlingsbekämpfungsmittel(n) [Pestizide(n)]**
Ausräucherungsmittel
Fungizide
Herbizide
Holzschutzmittel
Insektizide
Rodentizide
Exkl.:   Pflanzennährstoffe und Düngemittel (X49)

X49 **Akzidentelle Vergiftung durch und Exposition gegenüber sonstige(n) und nicht näher bezeichnete(n) Chemikalien und schädliche(n) Substanzen**
Aromatische Ätzgifte, Säuren und Ätzalkalien
Farben und Farbstoffe
Giftige Nahrungsmittel und giftige Pflanzen
Leime und Klebstoffe
Metalle, einschließlich deren Rauch und Dämpfe
Pflanzennährstoffe und Düngemittel

Seifen und Detergenzien
Vergiftung o.n.A.

Unerwünschte Nebenwirkungen bei therapeutischer Anwendung von Arzneimitteln, Drogen oder biologisch aktiven Substanzen (Y40–Y59)

Y40 **Systemisch wirkende Antibiotika**
Exkl.:Antibiotika:
- antineoplastisch (Y43.3)
- bei topischer Anwendung (Y56)

Y40.0 **Penizilline**

Y40.1 **Cephalosporine und andere ß-Laktam-Antibiotika**

Y40.2 **Chloramphenicol-Gruppe**

Y40.3 **Makrolide**

Y40.4 **Tetrazykline**

Y40.5 **Aminoglykoside**
Streptomycin

Y40.6 **Rifamycine**

Y40.7 **Fungizide Antibiotika bei systemischer Anwendung**

Y40.8 **Sonstige systemisch wirkende Antibiotika**

Y40.9 **Systemisch wirkendes Antibiotikum, nicht näher bezeichnet**

Y41 **Sonstige systemisch wirkende Antiinfektiva und Antiparasitika**
Exkl.: Antiinfektiva bei topischer Anwendung (Y56)

Y41.0 Sulfonamide

Y41.1 Antimykobakterielle Arzneimittel
Exkl.: Rifamycine (Y40.6)
        Streptomycin (Y40.5)

Y41.2 Antimalariamittel und Arzneimittel mit Wirkung auf sonstige Blutprotozoen
Exkl.: Hydroxychinolin-Derivate (Y41.8)

Y41.3 Sonstige Antiprotozoika

Y41.4 Anthelminthika

Y41.5 Virostatika
Exkl.: Amantadin (Y46.7)
        Cytarabin (Y43.1)

Y41.8 Sonstige näher bezeichnete systemisch wirkende Anti-infektiva und Antiparasitika
Hydroxychinolin-Derivate
Exkl.: Antimalariamittel (Y41.2)

Y41.9 Systemisch wirkendes Antiinfektivum und Antiparasitikum, nicht näher bezeichnet

Y42 Hormone, deren synthetische Ersatzstoffe und Antagonisten, andernorts nicht klassifiziert
Exkl.: Mineralokortikoide und deren Antagonisten (Y54.0–Y54.1)
        Nebenschilddrüsenhormone und deren Derivate (Y54.7)
        Oxytozin (Y55.0)

Y42.0 Glukokortikoide und synthetische Ersatzstoffe
Exkl.: Glukokortikoide bei topischer Anwendung (Y56)

Y42.1 Schilddrüsenhormone und Ersatzstoffe

573

Y42.2   Thyreostatika

Y42.3   Insulin und orale blutzuckersenkende Arzneimittel [Anti-diabetika]

Y42.4   Orale Kontrazeptiva
Mono- und Kombinationspräparate

Y42.5   Sonstige Östrogene und Gestagene
Mixturen und Ersatzstoffe

Y42.6   Antigonadotropine, Antiöstrogene und Antiandrogene, andernorts nicht klassifiziert
Tamoxifen

Y42.7   Androgene und verwandte Anabolika

Y42.8   Sonstige und nicht näher bezeichnete Hormone und synthetische Ersatzstoffe
Hypophysenvorderlappenhormone [Adenohypophysenhormone]

Y42.9   Sonstige und nicht näher bezeichnete Hormonantagonisten

Y43   Primär systemisch wirkende Mittel
Exkl.:   Vitamine, andernorts nicht klassifiziert (Y57.7)

Y43.0   Antiallergika und Antiemetika
Exkl.:   Neuroleptika auf Phenothiazin-Basis (Y49.3)

Y43.1   Antineoplastische Antimetabolite
Cytarabin

Y43.2   Antineoplastische natürliche Wirkstoffe

Y43.3   Sonstige antineoplastische Arzneimittel
Antineoplastische Antibiotika
Exkl.:   Tamoxifen (Y42.6)

Y43.4   **Immunsuppressiva**

Y43.5   **Ansäuernde und alkalisierende Mittel**

Y43.6   **Enzyme, andernorts nicht klassifiziert**

Y43.8   **Sonstige primär systemisch wirkende Mittel, andernorts nicht klassifiziert**
Schwermetallantagonisten

Y43.9   **Primär systemisch wirkendes Mittel, nicht näher bezeichnet**

Y44   **Primär auf das Blut wirkende Mittel**

Y44.0   **Eisenpräparate und sonstige Präparate gegen hypochrome Anämie**

Y44.1   **Vitamin B$_{12}$, Folsäure und sonstige Präparate gegen megaloblastäre Anämien**

Y44.2   **Antikoagulanzien**

Y44.3   **Antikoagulanzien-Antagonisten, Vitamin K und sonstige Koagulanzien**

Y44.4   **Antithrombotika [Thrombozytenaggregationshemmer]**
Exkl.:   Azetylsalizylsäure (Y45.1)
              Dipyridamol (Y52.3)

Y44.5   **Thrombolytika**

Y44.6   **Blut und Blutprodukte**
Exkl.:   Immunglobulin (Y59.3)

Y44.7   **Plasmaersatzmittel**

Y

Y44.9   Sonstige und nicht näher bezeichnete auf das Blut wirkende Mittel

Y45   Analgetika, Antipyretika und Antiphlogistika

Y45.0   Opioide und verwandte Analgetika

Y45.1   Salizylate

Y45.2   Propionsäure-Derivate
Propansäure-Derivate

Y45.3   Sonstige nichtsteroidale Antiphlogistika [NSAID]

Y45.4   Antirheumatika
Exkl.:   Chloroquin (Y41.2)
Glukokortikoide (Y42.0)
Salizylate (Y45.1)

Y45.5   4-Aminophenol-Derivate

Y45.8   Sonstige Analgetika und Antipyretika

Y45.9   Analgetikum und Antipyretikum, nicht näher bezeichnet

Y46   Antiepileptika und Antiparkinsonmittel
Exkl.:   Azetazolamid (Y54.2)
Barbiturate, andernorts nicht klassifiziert (Y47.0)
Benzodiazepine (Y47.1)
Paraldehyd (Y47.3)

Y46.0   Succinimide

Y46.1   Oxazolidine

Y46.2   Hydantoin-Derivate

Y46.3 Desoxybarbiturate

Y46.4 Iminostilbene
Carbamazepin

Y46.5 Valproinsäure

Y46.6 Sonstige und nicht näher bezeichnete Antiepileptika

Y46.7 Antiparkinsonmittel
Amantadin

Y46.8 Spasmolytika
Exkl.:   Benzodiazepine (Y47.1)

Y47   Sedativa, Hypnotika und Anxiolytika

Y47.0 Barbiturate, andernorts nicht klassifiziert
Exkl.:   Desoxybarbiturate (Y46.3)
          Thiobarbiturate (Y48.1)

Y47.1 Benzodiazepine

Y47.2 Chloralderivate

Y47.3 Paraldehyd

Y47.4 Bromverbindungen

Y47.5 Kombinierte Sedativa und Hypnotika, andernorts nicht klassifiziert

Y47.8 Sonstige Sedativa, Hypnotika und Anxiolytika
Methaqualon

Y47.9 **Sedativum, Hypnotikum und Anxiolytikum, nicht näher bezeichnet**
Schlafmittel ⎫
Schlaftablette ⎬ o.n.A.
Schlaftrunk ⎭

Y48 **Anästhetika und therapeutische Gase**

Y48.0 **Inhalationsanästhetika**

Y48.1 **Parenterale Anästhetika**
Thiobarbiturate

Y48.2 **Sonstige und nicht näher bezeichnete Allgemeinanästhetika**

Y48.3 **Lokalanästhetika**

Y48.4 **Anästhetikum, nicht näher bezeichnet**

Y48.5 **Therapeutische Gase**

Y49 **Psychotrope Substanzen, andernorts nicht klassifiziert**
Exkl.: Appetitzügler [Anorektika] (Y57.0)
Barbiturate, andernorts nicht klassifiziert (Y47.0)
Benzodiazepine (Y47.1)
Koffein (Y50.2)
Kokain (Y48.3)
Methaqualon (Y47.8)

Y49.0 **Tri- und tetrazyklische Antidepressiva**

Y49.1 **Monoaminooxidase-hemmende Antidepressiva**

Y49.2 **Sonstige und nicht näher bezeichnete Antidepressiva**

Y49.3 **Antipsychotika und Neuroleptika auf Phenothiazin-Basis**

Y49.4   Neuroleptika auf Butyrophenon- und Thioxanthen-Basis

Y49.5   Sonstige Antipsychotika und Neuroleptika
Exkl.:   Rauwolfiaalkaloide (Y52.5)

Y49.6   Psychodysleptika [Halluzinogene]

Y49.7   Psychostimulanzien mit Missbrauchspotential

Y49.8   Sonstige psychotrope Substanzen, andernorts nicht klassifiziert

Y49.9   Psychotrope Substanz, nicht näher bezeichnet

Y50   Stimulanzien des Zentralnervensystems, andernorts nicht klassifiziert

Y50.0   Analeptika

Y50.1   Opioid-Rezeptorenblocker

Y50.2   Methylxanthine, andernorts nicht klassifiziert
Koffein
Exkl.:   Aminophyllin (Y55.6)
          Theobromin (Y55.6)
          Theophyllin (Y55.6)

Y50.8   Sonstige Stimulanzien des Zentralnervensystems

Y50.9   Stimulans des Zentralnervensystems, nicht näher bezeichnet

Y51   Primär auf das autonome Nervensystem wirkende Arzneimittel

Y51.0   Cholinesterase-Hemmer

Y51.1   Sonstige Parasympathomimetika [Cholinergika]

Y51.2   **Ganglienblocker, andernorts nicht klassifiziert**

Y51.3   **Sonstige Parasympatholytika [Anticholinergika und Antimuskarinika] und Spasmolytika, andernorts nicht klassifiziert**
Papaverin

Y51.4   **Vorwiegend α-Rezeptoren-Stimulanzien, andernorts nicht klassifiziert**
Metaraminol

Y51.5   **Vorwiegend β-Rezeptoren-Stimulanzien, andernorts nicht klassifiziert**
Exkl.:   Salbutamol (Y55.6)

Y51.6   **α-Rezeptorenblocker, andernorts nicht klassifiziert**
Exkl.:   Mutterkornalkaloide (Y55.0)

Y51.7   **β-Rezeptorenblocker, andernorts nicht klassifiziert**

Y51.8   **Zentral wirkende und adrenerge Neuronenblocker, andernorts nicht klassifiziert**
Exkl.:   Clonidin (Y52.5)
Guanethidin (Y52.5)

Y51.9   **Sonstige und nicht näher bezeichnete, primär auf das autonome Nervensystem wirkende Arzneimittel**
Kombinierte α- und β-Rezeptoren-Stimulanzien

Y52   **Primär auf das Herz-Kreislaufsystem wirkende Mittel**
Exkl.:   Metaraminol (Y51.4)

Y52.0   **Herzglykoside und Arzneimittel mit ähnlicher Wirkung**

Y52.1   **Kalziumantagonisten**

Y52.2 Sonstige Antiarrhythmika, andernorts nicht klassifiziert
Exkl.:   β-Rezeptorenblocker (Y51.7)

Y52.3 Koronardilatatoren, andernorts nicht klassifiziert
Dipyridamol
Exkl.:   β-Rezeptorenblocker (Y51.7)
          Kalziumantagonisten (Y52.1)

Y52.4 Angiotensin-Konversionsenzym-Hemmer [ACE-Hemmer]

Y52.5 Sonstige Antihypertensiva, andernorts nicht klassifiziert
Clonidin
Guanethidin
Rauwolfiaalkaloide
Exkl.:   β-Rezeptorenblocker (Y51.7)
          Diuretika (Y54.0–Y54.5)
          Kalziumantagonisten (Y52.1)

Y52.6 Antihyperlipidämika und Arzneimittel gegen Arteriosklerose

Y52.7 Periphere Vasodilatatoren
Nikotinsäure (-Derivate)
Exkl.:   Papaverin (Y51.3)

Y52.8 Antivarikosa, einschließlich Verödungsmitteln

Y52.9 Sonstige und nicht näher bezeichnete, primär auf das Herz-Kreislaufsystem wirkende Mittel

Y53   Primär auf den Magen-Darmtrakt wirkende Mittel

Y53.0 Histamin-H_2-Rezeptorenblocker

Y53.1 Sonstige Antazida und Magensekretionshemmer

Y53.2 Stimulierende Laxanzien

Y53.3 **Salinische und osmotische Laxanzien**

Y53.4 **Sonstige Laxanzien**
Arzneimittel gegen Darmatonie

Y53.5 **Digestiva**

Y53.6 **Antidiarrhoika**
Exkl.: Systemisch wirkende Antibiotika und sonstige Antiinfektiva (Y40–Y41)

Y53.7 **Emetika**

Y53.8 **Sonstige primär auf den Magen-Darmtrakt wirkende Mittel**

Y53.9 **Primär auf den Magen-Darmtrakt wirkendes Mittel, nicht näher bezeichnet**

Y54 **Primär auf den Wasserhaushalt sowie auf den Mineral- und Harnsäurestoffwechsel wirkende Mittel**

Y54.0 **Mineralokortikoide**

Y54.1 **Mineralokortikoid-Antagonisten [Aldosteron-Antagonisten]**

Y54.2 **Carboanhydrase-Hemmer**
Azetazolamid

Y54.3 **Benzothiadiazin-Derivate**

Y54.4 **Schleifendiuretika [High-ceiling-Diuretika]**

Y54.5 **Sonstige Diuretika**

Y54.6 **Auf den Elektrolyt-, Wärme- und Wasserhaushalt wirkende Mittel**
Salze zur oralen Rehydration

Y54.7   Mittel, die die Kalzifikation beeinflussen
Nebenschilddrüsenhormone und deren Derivate
Vitamin-D-Gruppe

Y54.8   Auf den Harnsäurestoffwechsel wirkende Mittel

Y54.9   Mineralsalze, andernorts nicht klassifiziert

Y55   Primär auf die glatte Muskulatur, die Skelettmuskulatur und das Atmungssystem wirkende Mittel

Y55.0   Oxytozin [Ocytocin] und ähnlich wirkende Wehenmittel
Mutterkornalkaloide
Exkl.:   Östrogene, Gestagene und deren Antagonisten
(Y42.5–Y42.6)

Y55.1   Muskelrelaxanzien [Neuromuskuläre Blocker]
Exkl.:   Spasmolytika (Y46.8)

Y55.2   Sonstige und nicht näher bezeichnete, primär auf die Muskeln wirkende Mittel

Y55.3   Antitussiva

Y55.4   Expektoranzien

Y55.5   Arzneimittel gegen Erkältungskrankheiten

Y55.6   Antiasthmatika, andernorts nicht klassifiziert
Aminophyllin
Salbutamol
Theobromin
Theophyllin
Exkl.:   Hypophysenvorderlappenhormone [Adenohypophysen-
hormone] (Y42.8)
β-Rezeptoren-Stimulanzien (Y51.5)

Y55.7 Sonstige und nicht näher bezeichnete, primär auf das Atmungssystem wirkende Mittel

Y56 Primär auf Haut und Schleimhaut wirkende sowie in der Augen-, der Hals-Nasen-Ohren- und der Zahnheilkunde topisch angewendete Arzneimittel
Inkl.: Glukokortikoide bei topischer Anwendung

Y56.0 Antimykotika, Antiinfektiva und Antiphlogistika zur lokalen Anwendung, andernorts nicht klassifiziert

Y56.1 Antipruriginosa

Y56.2 Adstringenzien und Detergenzien zur lokalen Anwendung

Y56.3 Hauterweichende [Emollienzien], hautpflegende [Demulzenzien] und hautschützende Mittel

Y56.4 Keratolytika, Keratoplastika und sonstige Arzneimittel und Präparate zur Haarbehandlung

Y56.5 Ophthalmika

Y56.6 In der Hals-Nasen-Ohrenheilkunde angewendete Arzneimittel und Präparate

Y56.7 Dentalpharmaka bei topischer Anwendung

Y56.8 Sonstige Mittel bei topischer Anwendung
Spermizide

Y56.9 Mittel bei topischer Anwendung, nicht näher bezeichnet

Y57 Sonstige und nicht näher bezeichnete Arzneimittel oder Drogen

Y57.0 Appetitzügler [Anorektika]

Y57.1   Lipotrope Substanzen

Y57.2   Antidote und Chelatbildner, andernorts nicht klassifiziert

Y57.3   Alkoholentwöhnungsmittel

Y57.4   Pharmazeutische Arzneimittelträgersubstanzen

Y57.5   Röntgenkontrastmittel

Y57.6   Sonstige Diagnostika

Y57.7   Vitamine, andernorts nicht klassifiziert
Exkl.:   Nikotinsäure (Y52.7)
Vitamin B_{12} (Y44.1)
Vitamin D (Y54.7)
Vitamin K (Y44.3)

Y57.8   Sonstige Arzneimittel oder Drogen

Y57.9   Arzneimittel oder Droge, nicht näher bezeichnet

Y58   Bakterielle Impfstoffe

Y58.0   BCG-Impfstoff

Y58.1   Typhus- und Paratyphusimpfstoff

Y58.2   Choleraimpfstoff

Y58.3   Pestimpfstoff

Y58.4   Tetanusimpfstoff

Y58.5   Diphtherieimpfstoff

Y

Y58.6 Pertussisimpfstoff, einschließlich Kombinationen mit Pertussiskomponente

Y58.8 Kombinierte bakterielle Impfstoffe, ausgenommen Kombinationen mit Pertussiskomponente

Y58.9 Sonstige und nicht näher bezeichnete bakterielle Impfstoffe

Y59 Sonstige und nicht näher bezeichnete Impfstoffe und biologisch aktive Substanzen

Y59.0 Virusimpfstoffe

Y59.1 Rickettsienimpfstoffe

Y59.2 Protozoenimpfstoffe

Y59.3 Immunglobulin

Y59.8 Sonstige näher bezeichnete Impfstoffe und biologisch aktive Substanzen

Y59.9 Impfstoff oder biologisch aktive Substanz, nicht näher bezeichnet

Zwischenfälle bei chirurgischen Eingriffen und medizinischer Behandlung (Y60–Y69)

Exkl.: Chirurgische und medizinische Maßnahmen als Ursache einer abnormen Reaktion eines Patienten oder einer späteren Komplikation, ohne Angabe eines Zwischenfalls zum Zeitpunkt der Durchführung der Maßnahme (Y83–Y84)
Zur neurologischen Behandlung benutzte medizintechnische Geräte und Produkte im Zusammenhang mit Zwischenfällen
Akzidentelle Überdosierung von Arzneimitteln oder Drogen, irrtümliche Verabreichung oder Einnahme falscher Arzneimit-

tel sowie versehentliche Einnahme von Arzneimitteln
(X40–X44)

Y60 Versehentliche(r) Schnitt, Punktion, Perforation oder
Blutung bei chirurgischem Eingriff und medizinischer
Behandlung

Y61 Fremdkörper, versehentlich bei chirurgischem Eingriff oder
bei medizinischer Behandlung im Körper zurückgeblieben

Y62 Unzulängliche aseptische Kautelen bei chirurgischem
Eingriff und medizinischer Behandlung

Y63 Dosierungsfehler bei chirurgischem Eingriff und medizinischer Behandlung

Y64 Kontaminierte medizinisch oder biologisch aktive Substanzen

Y65 Sonstige Zwischenfälle bei chirurgischem Eingriff und
medizinischer Behandlung

Y69 Nicht näher bezeichnete Zwischenfälle bei chirurgischem
Eingriff und medizinischer Behandlung

Medizintechnische Geräte und Produkte im Zusammen-
hang mit Zwischenfällen bei diagnostischer und therapeutischer Anwendung (Y70–Y82)

Y75 Zur neurologischen Behandlung benutzte medizintechnische Geräte und Produkte im Zusammenhang mit
Zwischenfällen

Y75.0 Diagnostik und Monitoring

Y75.1 Behandlung (nicht-chirurgisch) und Rehabilitation

Y75.2 Prothesen und andere Implantate, Materialien

Y75.3 Chirurgische Instrumente, Materialien und Hilfsmittel

Y75.8 Verschiedene Materialien, nicht andernorts klassifiziert

Chirurgische und sonstige medizinische Maßnahmen als Ursache einer abnormen Reaktion eines Patienten oder einer späteren Komplikation, ohne Angabe eines Zwischenfalls zum Zeitpunkt der Durchführung der Maßnahme (Y83–Y84)

Y83 Chirurgischer Eingriff und sonstige chirurgische Maßnahmen als Ursache einer abnormen Reaktion eines Patienten oder einer späteren Komplikation, ohne Angabe eines Zwischenfalls zum Zeitpunkt der Durchführung der Maßnahme

Y83.0 Chirurgischer Eingriff mit Transplantation eines ganzen Organs

Y83.1 Chirurgischer Eingriff mit Implantation eines künstlichen inneren Gerätes

Y83.2 Chirurgischer Eingriff mit Anastomose, Bypass oder Transplantat

Y83.3 Chirurgischer Eingriff mit Anlegung eines äußeren Stomas

Y83.4 Sonstige rekonstruktive Chirurgie [Wiederherstellungschirurgie]

Y83.5 Amputation einer oder mehrerer Extremität(en)

Y83.6 Entfernung eines sonstigen Organs (partiell) (total)

Y83.8 Sonstige chirurgische Maßnahmen

Y83.9 **Chirurgische Maßnahme, nicht näher bezeichnet**

Y84 **Sonstige medizinische Maßnahmen als Ursache einer abnormen Reaktion eines Patienten oder einer späteren Komplikation, ohne Angabe eines Zwischenfalls zum Zeitpunkt der Durchführung der Maßnahme**
Exkl.: Postpunktioneller Kopfschmerz nach Lumbalpunktion (G97.0)

Y84.0 **Herzkatheterisierung**

Y84.1 **Hämodialyse**

Y84.2 **Radiologische Untersuchung und Strahlentherapie**

Y84.3 **Schocktherapie**

Y84.4 **Aspiration von Flüssigkeit**

Y84.5 **Einführung einer Magen- oder Duodenalsonde**

Y84.6 **Harnwegkatheterisierung**

Y84.7 **Blutentnahme**

Y84.8 **Sonstige medizinische Maßnahmen**

Y84.9 **Medizinische Maßnahme, nicht näher bezeichnet**

Zusätzliche Faktoren mit Bezug auf andernorts klassifizierte Ursachen von Morbidität und Mortalität (Y90–Y98)

Hinweis: Diese Kategorien können benutzt werden, um ergänzende Informationen zu Todes- oder Krankheitsursachen zu verschlüsseln. Sie sollen nicht zur unikausalen Verschlüsselung von Morbidität oder Mortalität verwendet werden.

Y90 Alkoholnachweis aufgrund des Blutalkoholspiegels

Y90.0 Blutalkoholspiegel unter 20mg/100ml

Y90.1 Blutalkoholspiegel von 20–39mg/100ml

Y90.2 Blutalkoholspiegel von 40–59mg/100ml

Y90.3 Blutalkoholspiegel von 60–79mg/100ml

Y90.4 Blutalkoholspiegel von 80–99mg/100ml

Y90.5 Blutalkoholspiegel von 100–119mg/100ml

Y90.6 Blutalkoholspiegel von 120–199mg/100ml

Y90.7 Blutalkoholspiegel von 200–239mg/100ml

Y90.8 Blutalkoholspiegel von 240mg/100ml oder mehr

Y90.9 Alkoholnachweis, Blutalkoholspiegel nicht angegeben

Y91 Alkoholnachweis aufgrund des Vergiftungsgrades
Exkl.: Alkoholnachweis aufgrund des Blutalkoholspiegels (Y90.0)

Y91.0 Leichte Alkoholvergiftung
Nach Alkohol riechender Atem, leichte Funktions- und Reaktionsstörungen oder leichte Koordinationsstörungen

Y91.1 Mäßige Alkoholvergiftung
Nach Alkohol riechender Atem, mäßige Funktions- und Reaktionsstörungen oder mäßige Koordinationsstörungen

Y91.2 Schwere Alkoholvergiftung
Schwere Funktions- und Reaktionsstörungen, schwere Koordinationsstörungen oder verminderte Kooperationsfähigkeit

Y91.3 **Sehr schwere Alkoholvergiftung**

Sehr schwere Funktions- und Reaktionsstörungen, sehr schwere Koordinationsstörungen oder Verlust der Kooperationsfähigkeit

Y91.9 **Alkoholbeteiligung ohne nähere Angabe**

Verdacht auf Alkoholbeteiligung o.n.A.

Kapitel XXI
Faktoren, die den Gesundheitszustand beeinflussen und zur Inanspruchnahme des Gesundheitswesens führen (Z00–Z99)

Hinweis: Dieses Kapitel sollte nicht für internationale Vergleiche oder für die unikausale Mortalitätsverschlüsselung benutzt werden.

Die Kategorien Z00–Z99 sind für Fälle vorgesehen, in denen Sachverhalte als «Diagnosen» oder «Probleme» angegeben sind, die nicht als Krankheit, Verletzung oder äußere Ursache unter den Kategorien A00–Y89 klassifizierbar sind. Dies kann hauptsächlich auf zweierlei Art vorkommen:

a)   Wenn eine Person, wegen einer Krankheit oder ohne krank zu sein, das Gesundheitswesen zu einem speziellen Zweck in Anspruch nimmt, z.B. um eine begrenzte Betreuung oder Grundleistung wegen eines bestehenden Zustandes zu erhalten, um ein Organ oder Gewebe zu spenden, sich prophylaktisch impfen zu lassen oder Rat zu einem Problem einzuholen, das an sich keine Krankheit oder Schädigung ist.

b)   Wenn irgendwelche Umstände oder Probleme vorliegen, die den Gesundheitszustand einer Person beeinflussen, an sich aber keine bestehende Krankheit oder Schädigung sind. Solche Faktoren können bei Reihenuntersuchungen der Bevölkerung festgestellt werden, wobei eine Person krank sein kann oder nicht, oder sie werden als ein Zusatzfaktor dokumentiert, der dann berücksichtigt werden muss, wenn die Person wegen irgendeiner Krankheit oder Schädigung behandelt wird.

Personen, die das Gesundheitswesen zur Untersuchung und Abklärung in Anspruch nehmen (Z00–Z13)

Hinweis: Unspezifische abnorme Befunde, die bei diesen Untersuchungen erhoben werden, sind unter den Kategorien R70–R94 zu klassifizieren.

Z00 **Allgemeinuntersuchung und Abklärung bei Personen ohne Beschwerden oder angegebene Diagnose**
Exkl.: Spezielle Screeninguntersuchungen (Z11–Z13)
Untersuchung aus administrativen Gründen (Z02)

Z00.1 **Gesundheitsvorsorgeuntersuchung eines Kindes**
Prüfung des Entwicklungsstandes eines Säuglings oder Kindes

Z00.2 **Untersuchung aufgrund eines Wachstumsschubes in der Kindheit**

Z00.3 **Untersuchung aufgrund des Entwicklungsstandes während der Adoleszenz oder des Pubertätsstadium**

Z01 **Sonstige spezielle Untersuchungen und Abklärungen bei Personen ohne Beschwerden oder angegebene Diagnose**
Inkl.: Routineuntersuchung eines bestimmten Körpersystems

Z01.0 **Visusprüfung und Untersuchung der Augen**
Exkl.: Untersuchung zur Erlangung des Führerscheines (Z02.4)

Z01.1 **Hörprüfung und Untersuchung der Ohren**

Z02 **Untersuchung und Konsultation aus administrativen Gründen**

Z02.0 **Untersuchung zur Aufnahme in eine Bildungseinrichtung**
Untersuchung zur Aufnahme in die Vorschule

Z02.1 **Einstellungsuntersuchung**

Z02.2 **Untersuchung zur Aufnahme in eine Wohneinrichtung**
Exkl.: Untersuchung zur Aufnahme in eine Haftanstalt (Z02.8)

Z02.3 **Musterungsuntersuchung**

Z02.4 **Untersuchung zur Erlangung des Führerscheines**

Z

593

Z02.5 **Untersuchung zur Teilnahme am Sport**

Z02.6 **Untersuchung zu Versicherungszwecken**

Z02.7 **Ausstellung einer ärztlichen Bescheinigung**
Ausstellung einer ärztlichen Bescheinigung zur:
- Invalidität
- Nichttauglichkeit
- Tauglichkeit
- Todesursache

Exkl.: Konsultation wegen ärztlicher Allgemeinuntersuchung (Z00–Z01, Z02.0–Z02.6, Z02.8–Z02.9, Z10)

Z02.8 **Sonstige Untersuchungen aus administrativen Gründen**
Untersuchung wegen:
- Adoption
- Aufnahme in:
  - Ferienlager
  - Haftanstalt
- Eheschließung
- Einbürgerung
- Einwanderung

Z02.9 **Untersuchung aus administrativen Gründen, nicht näher bezeichnet**

Z03 **Ärztliche Beobachtung und Beurteilung von Verdachtsfällen**

Z03.1 **Beobachtung bei Verdacht auf bösartige Neubildung**

Z03.3 **Beobachtung bei Verdacht auf neurologische Krankheit**

Z04 **Untersuchung und Beobachtung aus sonstigen Gründen**
Inkl.: Untersuchung aus rechtsmedizinischen Gründen

Z08 Nachuntersuchung nach Behandlung wegen bösartiger Neubildung

Inkl.: Medizinische Überwachung im Anschluss an die Behandlung

Z08.0 Nachuntersuchung nach chirurgischem Eingriff wegen bösartiger Neubildung

Z08.1 Nachuntersuchung nach Strahlentherapie wegen bösartiger Neubildung

Exkl.: Strahlentherapie-Sitzung (Z51.0)

Z08.2 Nachuntersuchung nach Chemotherapie wegen bösartiger Neubildung

Exkl.: Chemotherapie-Sitzung (Z51.1)

Z08.7 Nachuntersuchung nach Kombinationstherapie wegen bösartiger Neubildung

Z08.8 Nachuntersuchung nach sonstiger Behandlung wegen bösartiger Neubildung

Z08.9 Nachuntersuchung nach nicht näher bezeichneter Behandlung wegen bösartiger Neubildung

Z09 Nachuntersuchung nach Behandlung wegen anderer Krankheitszustände außer bösartigen Neubildungen

Inkl.: Medizinische Überwachung nach Behandlung

Exkl.: Medizinische Nachbetreuung und Rekonvaleszenz (Z42–Z51)

Medizinische Überwachung nach Behandlung wegen bösartiger Neubildung (Z08)

Z09.0 Nachuntersuchung nach chirurgischem Eingriff wegen anderer Krankheitszustände

Z

Z09.1 Nachuntersuchung nach Strahlentherapie wegen anderer Krankheitszustände

Exkl.: Strahlentherapie-Sitzung (Z51.0)

Z09.2 Nachuntersuchung nach Chemotherapie wegen anderer Krankheitszustände

Exkl.: Erhaltungschemotherapie (Z51.1–Z51.2)

Z09.3 Nachuntersuchung nach Psychotherapie

Z09.4 Nachuntersuchung nach Frakturbehandlung

Z09.7 Nachuntersuchung nach Kombinationsbehandlung wegen anderer Krankheitszustände

Z09.8 Nachuntersuchung nach sonstiger Behandlung wegen anderer Krankheitszustände

Z09.9 Nachuntersuchung nach nicht näher bezeichneter Behandlung wegen anderer Krankheitszustände

Z13 Spezielles Screening auf sonstige Krankheiten oder Störungen

Z13.4 Spezielles Screening auf bestimmte Entwicklungsstörungen in der Kindheit

Exkl.: Routinemäßige Prüfung des Entwicklungsstandes eines Säuglings oder Kindes (Z00.1)

Z13.7 Spezielles Screening auf angeborene Fehlbildungen, Deformitäten und Chromosomenanomalien

Personen mit potentiellen Gesundheitsrisiken hinsichtlich übertragbarer Krankheiten (Z20–Z29)

Z20 **Kontakt mit und Exposition gegenüber übertragbaren Krankheiten**

Z21 **Asymptomatische HIV-Infektion [Humane Immundefizienz-Virusinfektion]**
Exkl.: HIV-Krankheit (B20–B24)
Laborhinweis auf HIV (R75)

Personen, die das Gesundheitswesen im Zusammenhang mit Problemen der Reproduktion in Anspruch nehmen (Z30–Z39)

Z31 **Fertilisationsfördernde Maßnahmen**

Z31.5 **Genetische Beratung**

Z31.6 **Allgemeine Beratung im Zusammenhang mit Fertilisation**

Z36 **Pränatales Screening**

Z36.0 **Pränatales Screening auf Chromosomenanomalien**
Amniozentese
Plazentagewebeprobe (vaginal entnommen)

Z36.1 **Pränatales Screening auf erhöhten Alpha-Fetoproteinspiegel**

Z36.2 **Anderes pränatales Screening mittels Amniozentese**

Z36.3 **Pränatales Screening auf Fehlbildungen mittels Ultraschall oder anderer physikalischer Verfahren**

Z36.4 **Pränatales Screening auf fetale Wachstumsretardierung mittels Ultraschall oder anderer physikalischer Verfahren**

Z

Z36.5 Pränatales Screening auf Isoimmunisierung

Z36.8 Sonstiges pränatales Screening
Screening auf Hämoglobinopathie

Z36.9 Pränatales Screening, nicht näher bezeichnet

Personen, die das Gesundheitswesen zum Zwecke spezifischer Maßnahmen und zur medizinischen Betreuung in Anspruch nehmen (Z40–Z54)

Z42 Nachbehandlung unter Anwendung plastischer Chirurgie

Z42.0 Nachbehandlung unter Anwendung plastischer Chirurgie des Kopfes oder des Halses

Z46 Versorgen mit und Anpassen von anderen medizinischen Geräten oder Hilfsmitteln

Z46.2 Versorgen mit und Anpassen von anderen medizinischen Geräten oder Hilfsmitteln für das Nervensystem oder für spezielle Sinnesorgane

Z50 Rehabilitationsmaßnahmen

Z50.4 Psychotherapie, andernorts nicht klassifiziert

Z50.5 Logopädische Behandlung [Therapie von Stimm-, Sprech- und Sprachstörungen]

Z50.6 Orthoptische Übungen [Sehschule]

Z50.7 Arbeitstherapie und berufliche Rehabilitationsmaßnahmen, andernorts nicht klassifiziert

Z50.8 **Sonstige Rehabilitationsmaßnahmen**
Training der Fertigkeiten des täglichen Lebens [ADL], andernorts nicht klassifiziert
Rehabilitationsmaßnahmen bei Tabakmissbrauch

Z50.9 **Rehabilitationsmaßnahme, nicht näher bezeichnet**
Rehabilitation o.n.A.

Z51 **Sonstige medizinische Behandlung**

Z51.0 **Strahlentherapie-Sitzung**

Z51.1 **Chemotherapie-Sitzung wegen bösartiger Neubildung**

Z51.2 **Andere Chemotherapie**
Erhaltungschemotherapie o.n.A.

Personen, die das Gesundheitswesen aus sonstigen Gründen in Anspruch nehmen (Z70–Z76)

Z71 **Personen, die das Gesundheitswesen zum Zwecke anderer Beratung oder ärztlicher Konsultation in Anspruch nehmen, andernorts nicht klassifiziert**
Exkl.: Beratung zur Kontrazeption oder Fertilisation (Z30–Z31)

Z71.8 **Sonstige näher bezeichnete Beratung**
Beratung bei Konsanguinität

Z73 **Probleme mit Bezug auf Schwierigkeiten bei der Lebensbewältigung**

Z73.0 **Ausgebranntsein**
Burn-out
Zustand der totalen Erschöpfung

Z

599

Z73.1 Akzentuierung von Persönlichkeitszügen
Typ-A-Verhalten (Verhaltensmuster, das durch zügellosen Ehrgeiz, starkes Erfolgsstreben, Ungeduld, Konkurrenzdenken und Druckgefühl charakterisiert ist)

Z73.2 Mangel an Entspannung oder Freizeit

Z73.3 Stress, andernorts nicht klassifiziert
Körperliche oder psychische Belastung o.n.A.

Z73.4 Unzulängliche soziale Fähigkeiten, andernorts nicht klassifiziert

Z73.5 Sozialer Rollenkonflikt, andernorts nicht klassifiziert

Z73.6 Einschränkung von Aktivitäten durch Behinderung
Exkl.:   Pflegebedürftigkeit (Z74)

Z73.8 Sonstige Probleme mit Bezug auf die Lebensbewältigung

Z73.9 Problem mit Bezug auf die Lebensbewältigung, nicht näher bezeichnet

Z74   Probleme mit Bezug auf Pflegebedürftigkeit
Exkl.:   Abhängigkeit von unterstützenden Apparaten, medizinischen Geräten oder Hilfsmitteln, andernorts nicht klassifiziert (Z99)

Z74.0 Eingeschränkte Mobilität
Angewiesensein auf (Kranken-) Stuhl
Bettlägerigkeit

Z74.1 Notwendigkeit der Hilfestellung bei der Körperpflege

Z74.2 Notwendigkeit der Hilfeleistung im Haushalt, wenn kein anderer Haushaltsangehöriger die Betreuung übernehmen kann

Z74.8   **Sonstige Probleme mit Bezug auf Pflegebedürftigkeit**

Z74.9   **Problem mit Bezug auf Pflegebedürftigkeit, nicht näher bezeichnet**

Z76   **Personen, die das Gesundheitswesen aus sonstigen Gründen in Anspruch nehmen**

Z76.0   **Ausstellung wiederholter Verordnung**

Z76.5   **Simulant [bewusste Simulation]**
         Person, die Krankheit vortäuscht (mit offensichtlicher Motivation)
         Exkl.:   Artifizielle Störung [absichtliches Erzeugen oder Vortäuschen] (F68.1)
                  Patient, der durch die Institutionen wandert (F68.1)

Personen mit potentiellen Gesundheitsrisiken aufgrund der Familien- oder Eigenanamnese und bestimmte Zustände, die den Gesundheitszustand beeinflussen (Z80–Z99)

Z80   **Bösartige Neubildung in der Familienanamnese**

Z81   **Psychische Krankheiten oder Verhaltensstörungen in der Familienanamnese**

Z82   **Bestimmte Behinderungen oder chronische Krankheiten in der Familienanamnese, die zu Schädigung oder Behinderung führen**

Z82.0   **Epilepsie oder andere Krankheiten des Nervensystems in der Familienanamnese**
         Zustände, klassifizierbar unter G00–G99

Z82.1   **Blindheit oder Visusverlust in der Familienanamnese**
         Zustände, klassifizierbar unter H54

Z

Z82.2 Taubheit oder Hörverlust in der Familienanamnese
Zustände, klassifizierbar unter H90–H91

Z82.3 Apoplexie in der Familienanamnese
Zustände, klassifizierbar unter I60–I64

Z82.7 Angeborene Fehlbildungen, Deformitäten oder Chromoso-menanomalien in der Familienanamnese
Zustände, klassifizierbar unter Q00–Q99

Z83 **Andere spezifische Krankheiten in der Familienanamnese**

Z83.0 HIV-Krankheit [Humane Immundefizienz-Viruskrankheit] in der Familienanamnese
Zustände, klassifizierbar unter B20–B24

Z83.5 Augen- oder Ohrenkrankheiten in der Familienanamnese
Zustände, klassifizierbar unter H00–H53, H55–H83, H92–H95
Exkl.:   Familienanamnese:
• Blindheit oder Visusverlust (Z82.1)
• Taubheit oder Hörverlust (Z82.2)

Z84 **Andere Krankheiten oder Zustände in der Familienanam-nese**

Z84.3 Konsanguinität in der Familienanamnese

Z85 **Bösartige Neubildung in der Eigenanamnese**

Z86 **Bestimmte andere Krankheiten in der Eigenanamnese**

Z86.0 Andere Neubildungen in der Eigenanamnese

Z86.6 Krankheiten des Nervensystems oder der Sinnesorgane in der Eigenanamnese
Zustände, klassifizierbar unter G00–G99, H00–H95

Z87   Andere Krankheiten oder Zustände in der Eigenanamnese

Z87.3   **Krankheiten des Muskel-Skelett-Systems und des Bindegewebes in der Eigenanamnese**
Zustände, klassifizierbar unter M00–M99

Z87.7   **Angeborene Fehlbildungen, Deformitäten oder Chromosomenanomalien in der Eigenanamnese**
Zustände, klassifizierbar unter Q00–Q99

Z88   Allergie gegenüber Arzneimitteln, Drogen oder biologisch aktiven Substanzen in der Eigenanamnese

Z98   Sonstige Zustände nach chirurgischem Eingriff

Z98.2   **Vorhandensein einer Drainage des Liquor cerebrospinalis**
Liquor-cerebrospinalis-Shunt

Z99   Abhängigkeit von unterstützenden Apparaten, medizinischen Geräten oder Hilfsmitteln, andernorts nicht klassifiziert

Z99.0   **Abhängigkeit vom Aspirator**

Z99.1   **Abhängigkeit vom Respirator**

Z99.2   **Abhängigkeit von Dialyse bei Niereninsuffizienz**
Langzeitdialyse bei Niereninsuffizienz
Vorhandensein eines arteriovenösen Shunts für die Dialyse

Z99.3   **Abhängigkeit vom Rollstuhl**

Z99.8   **Abhängigkeit von sonstigen unterstützenden Apparaten, medizinischen Geräten oder Hilfsmitteln**

Z99.9   **Abhängigkeit von einem nicht näher bezeichneten unterstützenden Apparat, medizinischen Gerät oder Hilfsmittel**

Z

Teil 5
Morphologie der Neubildungen

Die zweite Ausgabe der International Classification of Diseases for Oncology (ICD-O) wurde 1990 veröffentlicht. Sie enthält eine verschlüsselte Nomenklatur der Morphologie der Neubildungen, die hier für alle diejenigen wiedergegeben ist, die sie zusammen mit Kapitel II anwenden möchten.

Die Morphologie-Schlüsselnummern sind fünfstellig: die ersten vier Stellen kennzeichnen den histologischen Typ der Neubildung, die fünfte Stelle – nach einem Schrägstrich (/) – bezeichnet den Malignitätsgrad (Verhalten, Charakter, Dignität). Der einstellige Schlüssel für den Malignitätsgrad lautet wie folgt:

/0	Gutartig [benigne]
/1	Unsicher, ob gutartig oder bösartig
	Borderline-Malignität
	geringes Malignitätspotential
/2	Carcinoma in situ
	intraepithelial nichtinfiltrierend
	nichtinvasiv
/3	Bösartig [maligne], Primärtumor
/6	Bösartig [maligne], Metastase
	bösartig [maligne], Sekundärtumor
/9	Bösartig [maligne], unsicher, ob Primärsitz oder Metastase

Die aufgeführte Nomenklatur enthält bei den Morphologie- Schlüsselnummern entsprechend dem histologischen Typ auch die Schlüsselnummern für den Malignitätsgrad der Neubildung. Es kann vorkommen, dass die Schlüsselnummer für den Malignitätsgrad aufgrund zusätzlicher Informationen geändert werden muss. Z.B.: Bei der Angabe «Chordom» wird unterstellt, dass es sich um eine Neubildung handelt, daher erhält es die Schlüsselnummer M9370/3; lautet die Angabe jedoch «gutartiges [benignes] Chordom», so sollte mit M9379/0 verschlüsselt werden. Ebenso sollte oberflächliches «Adenokarzinom» (M8143/3) mit M8143/2 verschlüsselt werden, wenn es als «nichtinvasiv» bezeichnet ist, und «Melanom» (M8720/3) mit M8720/6, wenn es als «Metastase [sekundär]» bezeichnet ist.

Die folgende Tabelle zeigt eine Gegenüberstellung des Schlüssels für den Malignitätsgrad und der entsprechenden Krankheitsgruppen des Kapitels II:

Schlüssel für den Malignitätsgrad		Kategorien des Kapitels II
/0	gutartige Neubildungen	D10–D36
/1	Neubildungen mit unsicherem oder unbekanntem Charakter	D37–D48
/2	in-situ-Neubildungen	D00–D09
/3	bösartige Neubildungen, als primär festgestellt oder vermutet	C00–C76 C80–C97
/6	bösartige Neubildungen, als sekundär festgestellt oder vermutet	C77–C79

Die Schlüsselnummer /9 für den Malignitätsgrad ist im Zusammenhang mit der ICD nicht anwendbar, da angenommen wird, dass bei allen bösartigen Neubildungen aufgrund zusätzlicher Informationen im Krankenbericht zu ersehen ist, ob sie primär (/3) oder metastatisch (/6) sind.

Einige Neubildungen sind spezifisch für bestimmte Lokalisationen oder Gewebetypen. Bei solchen Krankheitsbegriffen ist die entsprechende Schlüsselnummer aus Kapitel II jeweils in Klammern der Nomenklatur hinzugefügt. Hier sollte jene vierte Stelle eingesetzt werden, die für die angegebene Lokalisation zutrifft. Die den morphologischen Begriffen zugeordneten Schlüsselnummern des Kapitels II sollten benutzt werden, wenn die Lokalisation der Neubildungen in der Diagnose nicht angegeben ist. Die Schlüsselnummern des Kapitels II konnten nicht durchgängig den morphologischen Begriffen zugeordnet werden, weil gewisse histologische Typen in mehr als einem Organ oder Gewebetyp auftreten können.

Die Schlüsselnummer /9 für den Malignitätsgrad ist im Zusammenhang mit der ICD nicht anwendbar, da angenommen wird, dass bei allen bösartigen Neubildungen aufgrund zusätzlicher Informationen im Krankenbericht zu ersehen ist, ob sie primär (/3) oder metastatisch (/6) sind.

Gelegentlich entsteht ein Problem, wenn eine in der Diagnose aufgeführte Lokalisation abweicht von jener, die bei der Morphologie-Schlüsselnummer angegeben ist. In solchen Fällen sollte die angegebene Schlüsselnummer aus Kapitel II ignoriert werden, und die zutreffende Schlüsselnummer für jene Lokalisation, die in der Diagnose angegeben ist, sollte verwendet werden.

Bei den «Neubildungen des lymphatischen, blutbildenden und verwandten Gewebes» (M959–M998) sind die relevanten Schlüsselnummern aus C81–C96 und D45–D47 aufgeführt. Diese Schlüsselnummern des Kapitels II sollten ohne Rücksicht auf die angegebene Lokalisation der Neubildung benutzt werden.

Bezüglich weiterer Informationen über die Verschlüsselung der Morphologie siehe Band 2 (Regelwerk).

Nomenklatur mit Schlüsselnummern für die Morphologie der Neubildungen

M801–M804 Epitheliale Neubildungen o.n.A.
M8010/6 Karzinom, metastatisch o.n.A.
         Sekundäres Karzinom
M8010/9 Karzinomatose

M814–M838 Adenome und Adenokarzinome
M8140/0 Adenom o.n.A.
M8140/6 Adenokarzinom, metastatisch o.n.A.
M8248/1 Apudom
M8270/0 Chromophobes Adenom (D35.2)
M8270/3 Chromophobes Karzinom (C75.1)
         Chromophobes Adenokarzinom
M8271/0 Prolaktinom (D35.2)
M8280/0 Eosinophiles Adenom (D35.2)
         Azidophiles Adenom

M8280/3 Eosinophiles Karzinom (C75.1)
      Eosinophiles Adenokarzinom
      Azidophiles Karzinom
      Azidophiles Adenokarzinom

M868–M871 Paragangliome und Glomustumoren

M8680/1 Paragangliom o.n.A.
M8680/3 Paragangliom, bösartig
M8681/1 Sympathisches Paragangliom
M8682/1 Parasympathisches Paragangliom
M8683/0 Gangliozystisches Paragangliom (D13.2)
M8690/1 Glomus-jugulare-Tumor (D44.7)
      Paragangliom des Mittelohrs
M8691/1 Glomus-aorticum-Tumor (D44.7)
      Paragangliom der Aorta
M8692/1 Glomus-caroticum-Tumor (D44.6)
      Paragangliom der Karotisgabelung
M8693/1 Extraadrenales Paragangliom o.n.A.
      Chemodektom
      Nichtchromaffines Paragangliom
M8693/3 Extraadrenales Paragangliom, bösartig
      Nichtchromaffines Paranglion, bösartig
M8700/0 Phäochromozytom o.n.A. (D35.0)
      Chromaffinom
      Chromaffines Phäochromozytom
      Chromaffiner Tumor
M8700/3 Phäochromozytom, bösartig (C74.1)
      Phäochromoblastom
M8710/3 Glomangiosarkom
      Glomoidsarkom
M8711/0 Glomustumor
M8712/0 Glomangiom

M889–M892 Myomatöse Neubildungen

M8900/0 Rhabdomyom o.n.A.
M8900/3 Rhabdomyosarkom o.n.A.
      Rhabdosarkom

M8901/3 Pleomorphes Rhabdomyosarkom
M8902/3 Rhabdomyosarkom, Mischtyp
M8903/0 Fetales Rhabdomyom
M8904/0 Adultes Rhabdomyom
         Glykogenreiches Rhabdomyom
M8910/3 Embryonales Rhabdomyosarkom
         Botryoides Sarkom, Sarcoma botryoides
M8920/3 Alveoläres Rhabdomyosarkom

M906–M909 Keimzellneubildungen

M9060/3 Dysgerminom
M9064/3 Germinom
         Keimzelltumor o.n.A.
M9070/3 Embryonales Karzinom o.n.A.
         Embryonales Adenokarzinom
M9080/0 Teratom, gutartig
         Adultes zystische Teratom
         Adultes Teratom o.n.A.
         Zystisches Teratom o.n.A.
         Teratom, differenziert
M9080/1 Teratom o.n.A.
         Reifes Teratom
         Solides Teratom
M9080/3 Teratom, bösartig o.n.A.
         Embryonales Teratom
         Unreifes Teratom
         Malignes Teratoblastom
M9081/3 Teratokarzinom
         Gemischtes embryonales Karzinom und Teratom
M9082/3 Bösartiges Teratom, undifferenziert
         Malignes anaplastisches Teratom
M9083/3 Bösartiges Teratom, intermediärer Typ
M9084/0 Dermoidzyste o.n.A.
         Dermoid o.n.A.
M9084/3 Teratom mit maligner Transformation
         Dermoidzyste mit maligner Umwandlung

M912–M916 Blutgefäßtumoren

M9120/0 Hämangiom o.n.A. (D18.0)
        Angiom o.n.A.
        Chorangiom
M9120/3 Hämangiosarkom
        Angiosarkom
M9121/0 Kavernöses Hämangiom (D18.0)
M9122/0 Venöses Hämangiom (D18.0)
M9123/0 Haemangioma racemosum (D18.0)
M9123/0 Rankenangiom
        Angioma arteriale racemosum
M9124/3 Kupffer-Sternzellsarkom (C22.3)
M9125/0 Epitheloides Hämangiom (D18.0)
M9126/0 Histiozytoides Hämangiom (D18.0)
M9130/0 Hämangioendotheliom, gutartig (D18.0)
M9130/1 Hämangioendotheliom o.n.A.
        Angioendotheliom
M9130/3 Hämangioendotheliom, bösartig
        Hämangioendotheliales Sarkom
M9131/0 Kapilläres Hämangiom (D18.0)
        Haemangioma simplex
        Infantiles Hämangiom
        Juveniles Hämangiom
        Plexiformes Hämangiom
M9132/0 Intramuskuläres Hämangiom (D18.0)
M9133/1 Epitheloides Hämangioendotheliom o.n.A.
M9133/3 Epitheloides Hämangioendotheliom, bösartig
M9134/1 Intravaskulärer bronchoalveolärer Tumor (D38.1)
M9140/3 Kaposi-Sarkom (C46)
        Multiple hämorrhagische Sarkome
M9141/0 Angiokeratom
M9142/0 Verruköses keratotisches Hämangiom (D18.0)
M9150/0 Hämangioperizytom, gutartig
M9150/1 Hämangioperizytom o.n.A.
M9150/3 Hämangioperizytom, bösartig
M9161/1 Hämangioblastom
        Angioblastom

M918–M924 Ossäre und chondromatöse Neubildungen
M9220/0 Chondrom o.n.A. (D16)

M935–M937 Verschiedene Tumoren
M9350/1 Kraniopharyngeom (D44.3, D44.4)
Tumor der Rathke-Tasche
M9360/1 Pinealom (D44.5)
M9361/1 Pineozytom (D44.5)
M9362/3 Pineoblastom (C75.3)
M9363/0 Melanotischer neuroektodermaler Tumor
Melanolastom..
Melanotisches Progonom
Retinaler Anlagetumor
M9364/3 Peripherer neuroektodermaler Tumor
Neuroektodermaler Tumor o.n.A.
M9370/3 Chordom

M938–M948 Gliome
M9380/3 Gliom, bösartig (C71)
Gliom o.n.A.
M9381/3 Gliomatosis cerebri (C71)
M9382/3 Gliom, Mischform (C71)
Oligoastrozytom, Mischform
M9383/1 Subependymales Gliom (D43)
Subependymales Astrozytom
Subependymom
M9384/1 Subependymales Riesenzellastrozytom (D43)
M9390/0 Papillom des Plexus chorioideus o.n.A. (D33.0)
M9390/3 Papillom des Plexus chorioideus, bösartig (C71.5)
Anaplastisches Plexuspapillom
M9391/3 Ependymom o.n.A. (C71)
Epitheliales Ependymom
M9392/3 Ependymom, anaplastisch (C71)
Ependymoblastom
M9393/1 Papilläres Ependymom (D43)
M9394/1 Myxopapilläres Ependymom (D43)
M9400/3 Astrozytom o.n.A. (C71)

        Astrozytäres Gliom

        Astrogliom

        Zystische Astrozytom

M9401/3 Astrozytom, anaplastisch (C71)

M9410/3 Protoplasmatisches Astrozytom (C71)

M9411/3 Gemistozytisches Astrozytom (C71)

        Gemistozytom

M9420/3 Fibrilläres Astrozytom (C71)

        Fibröses Astrozytom

M9421/3 Pilozytisches (piloides) Astrozytom (C71)

        Juveniles Astrozytom

        Piloid-Astrozytom

M9422/3 Spongioblastom o.n.A. (C71)

M9423/3 Polares Spongioblastom (C71)

M9424/3 Pleomorphes Xanthoastrozytom (C71)

M9430/3 Astroblastom (C71)

M9440/3 Glioblastom o.n.A. (C71)

        Glioblastoma multiforme

        Spongioblastoma multiforme

M9441/3 Riesenzelliges Glioblastom (C71)

M9442/3 Gliosarkom (C71)

M9443/3 Primitives, polares Spongioblastom (C71)

M9450/3 Oligodendrogliom o.n.A. (C71)

M9451/3 Oligodendrogliom, anaplastisch (C71)

M9460/3 Oligodendroblastom (C71)

M9470/3 Medulloblastom o.n.A. (C71.6)

M9471/3 Desmoplastisches Medulloblastom (C71.6)

        Umschriebens arachnoidales Kleinhirnsarkom

M9472/3 Medullomyoblastom (C71.6)

M9473/3 Primitiver neuroektodermaler Tumor (C71)

M9480/3 Kleinhirnsarkom o.n.A. (C71.6)

M9481/3 Monstrozelluläres Sarkom (C71)

M949–M952 Neuroepitheliale Neubildungen

M9490/0 Ganglioneurom

        Gangliozytom

M9490/3 Ganglioneuroblastom

M9491/0 Ganglioneuromatose
M9500/3 Neuroblastom o.n.A.
          Sympathicoblatom, Sympathikus-Neuroblastom
M9501/3 Medulloepitheliom o.n.A.
          Diktyom
M9502/3 Teratoides Medulloepitheliom
M9503/3 Neuroepitheliom o.n.A.
M9504/3 Spongioneuroblastom
M9505/1 Gangliogliom
          Glioneurom
          Neuroastrozytom
M9506/0 Neurozytom
M9507/0 Tumor der Vater-Pacini-Lamellenkörperchen
M9510/3 Retinoblastom o.n.A. (C69.2)
M9511/3 Retinoblastom, differenziert (C69.2)
M9512/3 Retinoblastom, undifferenziert (C69.2)
M9520/3 Neurogener Olfaktoriustumor
M9521/3 Ästhesioneurozytom (C30.0)
M9522/3 Ästhesioneuroblastom (C30.0)
          Neuroblastom des N. olfactorius
M9523/3 Ästhesioneuroepitheliom (C30.0) LZ
          Neuroepitheliom des N. olfactorius

M953 Meningeome
M9530/0 Meningeom o.n.A. (D32)
M9530/1 Meningeomatose o.n.A. (D42)
          Diffuse Meningeomatose
          Multiple Meningeomatose
M9530/3 Meningeom, bösartig (C70)
          Leptomeningeales Sarkom
          Meningeales Sarkom
          Meningeotheliales Sarkom
M9531/0 Meningotheliomatöses Meningeom (D32)
          Endotheliomatöses Meningeom
          Synzytiales Meninigeom
M9532/0 Fibroblastisches Meningeom (D32)
          Fibröses Meningeom

M9533/0 Psammomatöses Meningeom (D32)
M9534/0 Angiomatöses Meningeom (D32)
M9535/0 Hämangioblastisches Meningeom (D32)
          Angioblastisches Meningeom
M9536/0 Hämangioperizytisches Meningeom (D32)
M9537/0 Meningeom, Übergangstyp (D32)
          Gemischtes Meningeom
M9538/1 Papilläres Meningeom (D42)
M9539/3 Meningeale Sarkomatose (C70) LZ

M954–M957 Nervenscheidentumoren

M9540/0 Neurofibrom o.n.A.
M9540/1 Neurofibromatose o.n.A. (Q85.0)
          Multiple Neurofibromatose
          von Recklinghausen-Krankheit (außer Knochenbeteiligung)
M9540/3 Neurofibrosarkom
          Neurosarkom
M9541/0 Melanotisches Neurofibrom
M9550/0 Plexiformes Neurofibrom
          Plexiformes Neurinom
M9560/0 Neurilemmom o.n.A.
          Akustikusneurinom o.n.A.
          Melanozytäres Schwannom
          Neurinom
          Pigmentneurinom
          Schwannom
M9560/1 Neurinomatose
M9560/3 Neurilemmom, bösartig
          Malignes Schwannom o.n.A.
          Neurilemmsarkom
M9561/3 Tritontumor, bösartig [Malignes Schwannom]
          Malignes Schwannom mit rhabdomyoblastischen Merkmalen
M9562/0 Neurothekom
M9570/0 Neurom o.n.A.

M958 Granularzelltumoren und alveoläres Weichteilsarkom

M9580/0 Granularzelltumor o.n.A.

Granuläres Myoblastom

M9580/3 Maligner Granularzelltumor

Malignes granuläres Myoblastom

M9581/3 Alveoläres Weichteilsarkom

M959–M971 Hodgkin- und Non-Hodgkin-Lymphome

M959   Malignes Lymphom, o.n.A. oder diffus

M9590/3 Malignes Lymphom o.n.A. (C84.5, C85.9)

Lymphom o.n.A.

M9591/3 Malignes Lymphom, Non-Hodgkin-Typ o.n.A. (C85.9)

Non-Hodgkin-Lymphom

M9592/3 Lymphosarkom o.n.A. (C85.0)

Diffuses Lymphosarkom

M9593/3 Retikulosarkom o.n.A. (C83.3, C83.9)

Diffuses Retikulumzellsarkom

Retikulozellsarkom o.n.A.

Diffuses Retikulosarkom

M9594/3 Mikrogliom o.n.A. (C85.7)

M9595/3 Malignes Lymphom, diffus o.n.A. (C83.9)

M965–M966 Hodgkin-Krankheit [Lymphogranulomatose]

M9650/3 Hodgkin-Krankheit o.n.A. (C81.9)

Malignes Hodgkin-Lymphom

M9652/3 Hodgkin-Krankheit, Mischtyp (C81.2)

M9653/3 Hodgkin-Krankheit, lymphozytenarme Form o.n.A. (C81.3)

M9654/3 Hodgkin-Krankheit, lymphozytenarme Form, diffuse Fibrose (C81.3)

M9655/3 Hodgkin-Krankheit, lymphozytenarme retikuläre Form (C81.3)

M9657/3 Hodgkin-Krankheit, lymphozytenreiche Form, o.n.A. (C81.0)

Hodgkin-Krankheit mit Überwiegen von Lymphozyten und Histiozyten

M9658/3 Hodgkin-Krankheit, lymphozytenreiche Form, diffus (C81.0)

M9659/3 Hodgkin-Krankheit, lymphozytenreiche Form, nodulär (C81.0)

M9660/3 Hodgkin-Krankheit, Paragranulom o.n.A. (C81.7)

M9661/3 Hodgkin-Granulom (C81.7)

M9662/3 Hodgkin-Sarkom (C81.7)

M9663/3 Hodgkin-Krankheit, nodulär-sklerosierende Form o.n.A. (C81.1)

M9664/3 Hodgkin-Krankheit, nodulär-sklerosierende Form, zelluläre Phase (C81.0)

M9665/3 Hodgkin-Krankheit, nodulär-sklerosierende Form, lymphozyten-reich (C81.1)

M9666/3 Hodgin-Krankheit, nodulär-sklerosierende Form, gemischtzellig (C81.1)

M9667/3 Hodgin-Krankheit, nodulär-sklerosierende Form, lymphozytisch (C 81.1)

M967–M968 Malignes Lymphom, diffus oder o.n.A., näher bezeichneter Typ

M9670/3 Malignes Lymphom, lymphozytisch, kleinzellig, o.n.A. (C83.0)
         Malignes Lymphom, lymphzcytisch, diffus o.n.A.
         Lymphom, lymphozytisch, gut differenziert, diffus
         Malignes Lymphom, kleinzellig o.n.A.
         Malignes Lymphom kleinzellig, diffus o.n.A.
         Malignes Lymphom, kleinzellig lymphozytisch diffus

M9671/3 Malignes Lymphom, lympho-plasmazytoid (C83.8)
         Immunozytom
         Malignes Lymphom, lymphoplasmazytoid
         Malignes Lymphom, plasmazytoid
         Plasmazytische Lymphom

M9672/3 Malignes Lymphom, kleinzellig, gekerbt, diffus (C83.1)
         Malignes Lymphom, gekerbte Zellen, o.n.A.
         Malignes Lymphom, lymphozytär, schlecht differentiert, diffus
         Malignes Lymphom, kleine gekerbte Zellen, o.n.A.

M9673/3 Malignes Lymphom, lymphozytisch, mäßig differenziert, diffus (C83.8)
         Mantelzell-Lymphom

M9674/3 Malignes Lymphom, zentrozytisch (C83.8)

M9675/3 Malignes Lymphom, gemischt klein- und großzellig, diffus (C83.2)
         Malignes Lymphom, gemischtzellig, diffus
         Malignes Lymphom, gemischtzellig lymphozytisch-histiozytisch

M9676/3 Malignes Lymphom, zentroblastisch-zentrozytisch, diffus (C83.8)
         Malignes Lymphom, zentroblastisch-zentrozytisch o.n.A.

M9680/3 Malignes Lymphom, großzellig, diffus o.n.A. (C83.3)
         Malignes Lymphom, histiozytisch o.n.A.
         Malignes Lymphom, histioztytisch, diffus
         Malignes Lymphom, großzellig o.n.A.
         Malignes Lymphom, großzellig gekerbt und nicht gekerbt
M9681/3 Malignes Lymphom, großzellig, gekerbt, diffus (C83.3)
         Malignes Lymphom, großzellige gekerbte Zellen o.n.A.
M9682/3 Malignes Lymphom, großzellig, ungekerbt, diffus (C83.3)
         Malignes Lymphom, großzellig, ungekerbt o.n.A.
         Malignes Lymphom, ungekerbt o.n.A.
M9683/3 Malignes Lymphom, zentroblastisch, diffus (C83.8.)
         Malignes Lymphom, zentroblastisch o.n.A
M9684/3 Malignes Lymphom, immunoblastisch o.n.A. (C83.4)
         Immunoblastisches Sarkom
         Malignes Lymphom immunblastisch, großzellig
M9685/3 Malignes Lymphom, lymphoblastisch (C83.5)
         Lymphoblastom nodulär o.n.A.
         Lymphoblastisches Sarkom
M9686/3 Malignes Lymphom, kleinzellig, ungekerbt, diffus (C83.0, C83.6)
         Malignes Lymphom, kleinzellig, undifferenziert, Non-Burkitt
         Malignes Lymphom, kleinzellig, undifferenziert, o.n.A.
M9687/3 Burkitt-Lymphom o.n.A. (C83.7)
         Burkitt-Lymphom
         Malignes Lymphom, kleinzellig ungekerbt, diffuses Burkitt-Lymphom

M969   *Maligne Lymphome, follikulär oder nodulär, mit oder ohne diffuser Ausbreitung*
M9690/3 Malignes Lymphom, follikulär o.n.A. (C82.9)
         Malignes Lymphom, lymphozytisch nodulär o.n.A.
         Malignes Lymphom, nodulär
9691/3 Malignes Lymphom, gemischt, klein- und großzellig, gekerbt, follikulär (C82.1)
         Malignes Lymphom, gemischtzellig, follikulär
         Malignes Lymphom, gemischtzellig, nodulär
         Malignes Lymphom, gemischtzellig lymphozytisch-histiozytisch, nodulär

M9692/3 Malignes Lymphom, zentroblastisch-zentrozytisch, follikulär (C82.7)

M9693/3 Malignes Lymphom, lymphozytisch, gut differenziert, nodulär (C82.7)

M9694/3 Malignes Lymphom, lymphozytisch, mäßig differenziert, nodulär (C82.7)

M9695/3 Malignes Lymphom, kleinzellig, gekerbt, follikulär (C82.0)

M9696/3 Malignes Lymphom, lymphozytisch, wenig differenziert, nodulär (C82.7)

M9697/3 Malignes Lymphom, zentroblastisch, follikulär (C82.7)

M9698/3 Malignes Lymphom, großzellig, follikulär o.n.A. (C82.2)
    Malignes Lymphom, histiozytisch, nodulär
    Malignes Lymphom, großzellig, gekerbt follikulär
    Malignes Lymphom, ungekerbt, follikulär o.n.A.

M970 Näher bezeichnete kutane und periphere T-Zell-Lymphome

M9703/3 T-Zonen-Lymphom (C84.2)

M9704/3 Lymphoepitheloides Lymphom (C84.3.)
    Lennert-Lymphom

M971 Sonstige näher bezeichnete Non-Hodgkin-Lymphome

M9711/3 Monozytoides B-Zell-Lymphom (C85.7)

M9712/3 Angioendotheliomatose (C85.7)

M9713/3 Angiozentrisches T-Zell-Lymphom (C85.7)
    Maligne Mittellinien-Retikulose
    Maligne Retikulose o.n.A.
    Polymorphe Retikulose

M9714/3 Lymphom, großzellig (Ki-1†) (C85.7)

M972 Sonstige lymphoretikuläre Neubildungen

M9720/3 Maligne Histiozytose (C96.1)
    Histiozytische medulläre Retikulose

M9722/3 Abt-Letterer-Siwe-Krankheit (C96.0)
    Akute progressive Histiozytose X
    Lipoidgranulomatose Hand-Schüller-Christian

M9723/3 Echtes, histiozytisches Lymphom (C96.3)

M973 Plasmazelltumoren

M9731/3 Plasmozytom (C90.2)
  Extramedulläres Plasmozytom
  Plasmazelltumor
  Solitäres Myelom
  Solitäres Plasmozytom
M9732/3 Multiples Myelom [Plasmozytom] (C90.0)
  Myelom o.n.A.
  Myelomatose
  Plasmazell-Myelom

M974 Mastzelltumoren

M9740/1 Mastozytom o.n.A. (D47.0)
  Mastzelltumor o.n.A.
M9740/3 Mastzellsarkom (C96.2)
  Maligner Mastzelltumor
  Malignes Mastozytom
M9741/3 Maligne Mastozytose (C96.2)
  Systemische Gewebsmastzell-Krankheit

M976 Immunproliferative Krankheiten

M9760/3 Immunproliferative Krankheit o.n.A. (C88.9)
M9761/3 Makroglobulinämie Waldenström (C88.0)
M9762/3 Alpha-Schwerketten-Krankheit (C88.1)
M9763/3 Gamma-Schwerketten-Krankheit (C88.2)
  Franklin-Krankheit
M9764/3 Immunproliferative Dünndarmkrankheit (C88.3)
  Mediterranes Lymphom
M9765/1 Monoklonale Gammopathie (D47.2)
M9766/1 Angiozentrische, immunproliferative Störung (D47.7)
  Lymphoid-Granulomatose
M9767/1 Angioimmunoblastische Lymphadenopathie (D47.7)
  Lymphoid-Granulomatose
M9768/1 T-Gamma-lymphoproliferative Krankheit (D47.7) LZ

M980–M994 Leukämien

M980 Leukämien o.n.A.

M9800/3 Leukämie o.n.A. (C95.9)

M9801/3 Akute Leukämie o.n.A. (C95.0)
          Akute Blastenleukämie
          Undifferenzierte Leukämie

M9802/3 Subakute Leukämie o.n.A. (C95.2)

M9803/3 Chronische Leukämie o.n.A. (C95.1)

M9804/3 Aleukämische Leukämie o.n.A. (C95.7)

M982 Lymphatische Leukämien

M9820/3 Lymphatische Leukämie o.n.A. (C91.9)
          Lymphozytische Leukämie

M9821/3 Akute lymphoblastische Leukämie o.n.A. (C91.0)
          Akute lymphatische Leukämie
          Akute lymphozytische Leukämie
          Akute lymphoide Leukämie
          Lymphoblastenleukämie

M9822/3 Subakute lymphatische Leukämie (C91.2)
          Subakute lymphatische Leukämie
          Subakute lymphozytische Leukämie

M9823/3 Chronische lymphatische Leukämie (C91.1)
          Chronische lymphoide Leukämie
          Chronische lymphozytische Leukämie

M9824/3 Aleukämische lymphatische Leukämie (C91.7)
          Aleukämische lymphoide Leukämie
          Aleukämische lymphozytische Leukämie

M9825/3 Prolymphozytäre Leukämie (C91.3)

M9826/3 Burkitt-Zellen-Leukämie (C91.7)

M9827/3 Adulte T-Zell-Leukämie/Lymphom (C91.5)
          Adulte T-Zell-Leukämie
          Adultes T-Zell-Lymphom

M983 Plasmazellenleukämien

M9830/3 Plasmazellenleukämie (C90.1)
          Plasmazytische Leukämie

M984 Erythrozytäre Leukämien
M9840/3 Erythroleukämie (C94.0)
            Erythrämische Myeolse
M9841/3 Akute Erythrämie (C94.0)
            Akute erythrämische Myeolse
            Di Guglielmo-Krankheit
M9842/3 Chronische Erythrämie (C94.1)

M985 Lymphosarkomzellen-Leukämie
M9850/3 Lymphosarkomzellen-Leukämie (C94.7)

M986 Myeloische (granulozytäre) Leukämien
M9860/3 Myeloische Leukämie o.n.A. (C92.9)
            Granulozytäre Leukämie o.n.A.
            Myeloische Leukämie o.n.A.
            Myelomonozytäre Leukämie
M9861/3 Akute myeloische Leukämie (C92.0)
            Akute granulozytäre Leukämie.
            Akute Myeloblastenleukämie
            Akute myeolozytische Leukämie
M9862/3 Subakute myeloische Leukämie (C92.2)
            Subakute granulozytäre Leukämie
            Subakute myelogene Leukämie
M9863/3 Chronische myeloische Leukämie (C92.1)
            Chronische granulozytäre Leukämie
            Chronische myeloische Leukämie
            Chronische myelogene Leukämie
M9864/3 Aleukämische myeloische Leukämie (C92.7)
            Aleukämische granulozytäre Leukämie
            Aleukämische myeloische Leukämie
M9866/3 Akute promyelozytäre Leukämie (C92.4)
M9867/3 Akute myelomonozytäre Leukämie (C92.5)
M9868/3 Chronische myelomonozytäre Leukämie (C92.7)

M987 Basophile Leukämien
M9870/3 Basophile Leukämie (C92)

M988 Eosinophile Leukämien
M9880/3 Eosinophile Leukämie (C92)

M989 Monozytenleukämien
M9890/3 Monozytenleukämie o.n.A. (C93.9)
M9891/3 Akute Monozytenleukämie (C93.0)
          Akute Monoblastenleukämie
          Monoblastische Leukämie o.n.A.
M9892/3 Subakute Monozytenleukämie (C93.2)
M9893/3 Chronische Monozytenleukämie (C93.1)
M9894/3 Aleukämische Monozytenleukämie (C93.7)

M990–M994 Sonstige Leukämien
M9900/3 Mastzellleukämie (C94.3)
M9910/3 Akute Megakaryoblastenleukämie (C94.2)
          Megakaryozytenleukämie
M9930/3 Myelosarkom (C92.3)
          Chlorom (Chlorosarkom)
          Granulozytisches Sarkom
M9931/3 Akute Panmyelose (C94.4)
M9932/3 Akute Myelofibrose (C94.5)
M9940/3 Haarzellenleukämie (C91.4)

M995–M997 Verschiedene myeloproliferative und lymphoproliferative Störungen

M9950/1 Polycythaemia vera (D45)
          Polycythaemia rubra vera
M9960/1 Chronische myeloproliferative Krankheit (D47.1)
          Myeoloproliferative Krankheit
M9961/1 Myelosklerose mit myeloider Metaplasie (D47.1)
          Megakaryozyten-Myelosklerose
          Myelofibrose mit Myeloidmetaplasie
M9962/1 Idiopathische Thrombozythämie (D47.3)
          Essentielle hämorrhagische Thrombozythämie
          Essentielle Thrombozythämie
          Idiopathische hämorrhagische Thrombozythämie
M9970/1 Lymphoproliferative Krankheit o.n.A. (D47.9)

Index

– des Auges und der Augenanhangsgebilde nach medizinischen Maßnahmen, nicht näher bezeichnet (H59.9)

– des Auges und der Augenanhangsgebilde, nicht näher bezeichnet (H57.9)

Affektionen

– der Netzhaut bei andernorts klassifizierten Krankheiten (H36)

– der Orbita (H05)

– der Sehrinde (H47.6)

– des Augapfels (H44)

– des Auges und der Augenanhangsgebilde nach medizinischen Maßnahmen, andernorts nicht klassifiziert (H59)

– des Chiasma opticum (H47.4)

– des N. opticus [II. Hirnnerv] und der Sehbahn bei andernorts klassifizierten Krankheiten (H48)

– des N. opticus, andernorts nicht klassifiziert (H47.0)

– sonstiger Teile der Sehbahn (H47.5)

Afrikanische

– Trypanosomiasis (B56)

– Trypanosomiasis (B56.9)

Agnosie (R48.1)

Agranulozytose (D70)

Ahornsirup- (Harn-) Krankheit (E71.0)

Akkommodationsstörungen (H52.5)

– und Refraktionsfehler (H52)

Akromegalie und hypophysärer Riesenwuchs (E22.0)

Aktinomykose (A42)

Akustische Halluzinationen (R44.0)

Akute

– Chagas-Krankheit mit Herzbeteiligung (B57.0)

– disseminierte Demyelinisation, nicht näher bezeichnet (G36.9)

– disseminierte Enzephalitis (G04.0)

– Entzündung der Orbita (H05.0)

– Hepatitis A (B15)

– Hepatitis B (B16)

– Hepatitis B mit Delta-Virus (Begleitinfektion) und mit Coma hepaticum (B16.0)

– Hepatitis ohne Delta-Virus mit Coma hepaticum (B16.2)

– Intoxikation (F1x.0)

– Meningokokkensepsis (A39.2)

– nichtparalytische Poliomyelitis (A80.4)

– Pankreatitis (K85) (J01.4)

– paralytische Poliomyelitis durch einheimisches Wildvirus (A80.2)

– paralytische Poliomyelitis durch Impfvirus (A80.0)

– paralytische Poliomyelitis durch importiertes Wildvirus (A80.1)

– Poliomyelitis [Spinale Kinderlähmung] (A80)

– Poliomyelitis, nicht näher bezeichnet (A80.9)

– rheumatische Endokarditis (I01.1)

– rheumatische Herzkrankheit, nicht näher bezeichnet (I01.9)

– Sinusitis (J01)

– Sinusitis ethmoidalis (J01.2)

– Sinusitis frontalis (J01.1)

– Sinusitis maxillaris (J01.0)

– Sinusitis sphenoidalis (J01.3)

– Sinusitis, nicht näher bezeichnet (J01.9)

– und subakute hämorrhagische Leukoenzephalitis [Hurst] (G36.1)

Akuter

– Myokardinfarkt (I21)

– Schmerz (R52.0)

Akutes

– HIV-Infektionssyndrom (B23.0)

– nephritisches Syndrom (N00)

– Nierenversagen (N17)

Akzentuierung von Persönlichkeitszügen (Z73.1)

Akzidentelle Vergiftung durch und Exposition gegenüber

– Alkohol (X45)

– Antiepileptika, Sedativa, Hypnotika, Antiparkinsonmitteln und psychotropen Substanzen, andernorts nicht klassifiziert (X41)

– Betäubungsmittel(n) und Psychodysleptika [Halluzinogene(n)], andernorts nicht klassifiziert (X42)

– Antipyretika und Antirheumatika (X40)

– organische(n) Lösungsmittel(n) und halogenierte(n) Kohlenwasserstoffe(n) und deren Dämpfe(n) (X46)

– Schädlingsbekämpfungsmittel(n) [Pestizide(n)] (X48)

– sonstige(n) Arzneimittel(n) mit Wirkung auf das autonome Nervensystem (X43)

– sonstige(n) nicht näher bezeichnete(n)

– Neubildungen in der Eigenanamnese
(Z86.0)
– neurotische Störungen (F48)
– Persönlichkeits- und Verhaltensstörungen
(F68)
– psychische Störungen aufgrund einer
Schädigung oder Funktionsstörung des
Gehirns oder einer körperlichen Krankheit
(F06)
– rezidivierende affektive Störungen (F38.1)
– spezifische Krankheiten in der Familienan-
amnese (Z83)
– Verhaltens- und emotionale Störungen mit
Beginn in der Kindheit und Jugend (F98)
Anderes pränatales Screening mittels
Amniozentese (Z36.2)
Androgene und verwandte Anabolika
(T38.7) (Y42.7)
Androgenresistenz-Syndrom (E34.5)
Anenzephalie (Q00.0)
Anenzephalie und ähnliche Fehlbildungen
(Q00)
Aneurysma der
– carotis (I72.0)
– iliaca (I72.3)
– Nierenarterie (I72.2)
Aneurysma
– einer Arterie der oberen Extremität (I72.1)
– einer Arterie der unteren Extremität (I72.4)
– nicht näher bezeichneter Lokalisation
(I72.9)
– sonstiger näher bezeichneter Arterien
(I72.8)
Angeborene
– adrenogenitale Störungen in Verbindung
mit Enzymmangel (E25.0)
– Deformität der Füße, nicht näher bezeichnet (Q66.9)
– Deformitäten der Füße (Q66)
– Deformitäten der Wirbelsäule (Q67.5)
– Deformitäten des M. sternocleidomastoi-
deus (Q68.0)
Angeborene Fehlbildung
– der Chorioidea (Q14.3)
– der Gehörknöchelchen (Q16.3)
– der Orbita (Q10.7)
– der Papille (Q14.2)
– der Retina (Q14.1)
– der Schädel- und Gesichtsschädelknochen,
nicht näher bezeichnet (Q75.9)

– des Gehirns, nicht näher bezeichnet
(Q04.9)
– des Gesichtes und des Halses, nicht näher
bezeichnet (Q18.9)
– des Glaskörpers (Q14.0)
– des hinteren Augenabschnittes (Q14)
– des hinteren Augenabschnittes, nicht näher
bezeichnet (Q14.9)
– des Innenohres (Q16.5)
– des knöchernen Thorax, nicht näher
bezeichnet (Q76.9)
– des Kreislaufsystems, nicht näher bezeichnet (Q28.9)
– des Muskel-Skelett-Systems, nicht näher
bezeichnet (Q79.9)
– des Nervensystems, nicht näher bezeichnet
(Q07.9)
– des Ohres als Ursache einer Beeinträchtigung des Hörvermögens, nicht näher
bezeichnet (Q16.9)
Angeborene Fehlbildungen
– des Rückenmarks, nicht näher bezeichnet
(Q06.9)
– des Sternums (Q76.7)
– der Wirbelsäule und des knöchernen
Thorax (Q76)
– des Augenlides, des Tränenapparates und
der Orbita (Q10)
– des Corpus callosum (Q04.0)
– des Muskel-Skelett-Systems, andernorts
nicht klassifiziert (Q79)
– des Ohres, die eine Beeinträchtigung des
Hörvermögens verursachen (Q16)
– Deformitäten od. Chromosomenanomalien
in der Familienanamnese (Zustände, klassifizierbar unter Q00–Q99 (Z82.7)
– Deformitäten oder Chromosomenanomalien in der Eigenanamnese Zustände, klassifizierbar unter Q00–Q99 (Z87.7)
Angeborene Fehlbildungssyndrome
– durch bekannte äußere Ursachen, andernorts nicht klassifiziert (Q86)
– mit vermehrtem Gewebewachstum im
frühen Kindesalter (Q87.3)
– mit vorwiegender Beteiligung der Extremitäten (Q87.2)
– mit vorwiegender Beteiligung des Gesichtes
(Q87.0)
– die vorwiegend mit Minderwuchs einhergehen (Q87.1)

Antihyperlipidämika und Arzneimittel gegen
Arteriosklerose (T46.6) (Y52.6)
Antikoagulanzien (T45.5) (Y44.2)
Antikoagulanzien-Antagonisten, Vitamin K
und sonstige Koagulanzien (T45.7)
(Y44.3)
Antimalariamittel und Arzneimittel gegen
andere Blutprotozoen (T37.2) (Y41.2)
Antimykobakterielle Arzneimittel (T37.1)
(Y41.1)
Antimykotika bei systemischer Anwendung
(T36.7)
Antimykotika, Antiinfektiva und Anti-
phlogistika zur lokalen Anwendung,
andernorts nicht klassifiziert (Y56.0)
Antineoplastika und Immunsuppressiva
(T45.1)
Antineoplastische Antimetabolite (Y43.1)
– natürliche Wirkstoffe (Y43.2)
Antiparkinsonmittel (Y46.7)
– und andere zentral wirkende Muskel-
relaxanzien (T42.8)
Antipruriginosa (T49.1) (Y56.1)
Antipsychotika und Neuroleptika auf
Phenothiazin-Basis (T43.3) (Y49.3)
Antirheumatika (Y45.4)
– andernorts nicht klassifiziert (T39.4)
Antithrombotika [Thrombozytenaggrega-
tionshemmer] (Y44.4)
Antitussiva (T48.3) (Y55.3)
Antivarikosa, einschließlich Verödungs-
mitteln (T46.8) (Y52.8)
Anurie und Oligurie (R34)
Aortenaneurysma bei andernorts klassifizier-
ten Krankheiten (I79.0)
Aortenaneurysma nicht näher bezeichneter
Lokalisation, ohne Angabe einer Ruptur
(I71.9)
Aortenaneurysma und -dissektion (I71)
Aortenbogen-Syndrom [Takayasu-
Syndrom] (M31.4)
Aortitis bei andernorts klassifizierten Krank-
heiten (I79.1)
Aphonie (R49.1)
Apoplexie in der Familienanamnese,
Zustände, klassifizierbar unter I60–I64
(Z82.3)
Appetitzügler (T50.5)
– [Anorektika] (Y57.0)
Apraxie (R48.2)

Arbeitstherapie und berufliche Rehabilita-
tionsmaßnahmen, andernorts nicht klassifi-
ziert (Z50.7)
Arhinenzephalie (Q04.1)
Arnold-Chiari-Syndrom (Q07.0)
Arsen und dessen Verbindungen (T57.0)
Arteria-carotis-interna-Syndrom (halbseitig)
(G45.1)
Arteria-cerebri-anterior-Syndrom (I66.1+)
(G46.1)
Arteria-cerebri-media-Syndrom (I66.0+)
(G46.0)
Arteria-cerebri-posterior-Syndrom (I66.2+)
(G46.2)
Arteria-coeliaca-Kompressions-Syndrom
(I77.4)
Arteria-spinalis-anterior-Kompressions-
syndrom und Arteria-vertebralis-Kom-
pressionssyndrom G99.2*) (M47.0)
Arteria-vertebralis-Syndrom mit Basilaris-
Symptomatik (G45.0)
Arterielle Embolie und Thrombose (I74)
Arteriennekrose (I77.5)
Arterienruptur (I77.2)
Arterienstriktur (I77.1)
Arteriitis, nicht näher bezeichnet (I77.6)
Arteriovenöse Fehlbildung
– der Hirngefäße (Q28.2)
– extrakranieller hirnversorgender Gefäße
(Q28.0)
Arteriovenöse Fistel, erworben (I77.0)
Arthritis nach Meningokokkeninfektion
(A39.8+) (M03.0)
Arthrogryposis multiplex congenita (Q74.3)
Arthropathia haemophilica (D66–D68+)
(M36.2)
Arthropathie bei
– andernorts klassifizierten Hypersensitivi-
tätsreaktionen (M36.4)
– Neubildungen (C00–D48+) (M36.1)
– sonstigen andernorts klassifizierten Blut-
krankheiten (D50–D76+) (M36.3)
– sonstigen andernorts klassifizierten Krank-
heiten (M14)
Arthropathien bei sonstigen näher bezeich-
neten, andernorts klassifizierten Krank-
heiten (M14.8)
Artikulationsstörung (F80.0)
Arzneimittel gegen Erkältungskrankheiten
(T48.5) (Y55.5)

Ausgebliebene, zu schwache oder zu seltene Menstruation (N91)
Ausgebranntsein (Z73.0)
Ausstellung einer ärztlichen Bescheinigung (Z02.7)
Ausstellung wiederholter Verordnung (Z76.0)
Australische Enzephalitis (A83.4)
Austritt von
– Liquor cerebrospinalis (G96.0)
– Liquor cerebrospinalis nach Lumbalpunktion (G97.0)
Autoimmune polyglanduläre Insuffizienz (E31.0)
Autoimmunthyreoiditis (E06.3)
Autonome Neuropathie bei endokrinen und Stoffwechselkrankheiten (G99.0)
AV-junktionale Extrasystolie (I49.2)
Azidose (E87.2)

Baastrup-Syndrom (M48.2)
Bacillus fragilis [B. fragilis] als Ursache von Krankheiten, die in anderen Kapiteln klassifiziert sind (B96.6)
Bakterielle Impfstoffe (Y58)
Bakterielle Meningitis,
– andernorts nicht klassifiziert (G00)
– nicht näher bezeichnet (G00.9)
Bakterielle Meningoenzephalitis und Meningomyelitis, andernorts nicht klassifiziert (G04.2)
Balancierte
– Chromosomen-Rearrangements und Struktur-Marker, andernorts nicht klassifiziert (Q95)
– Translokation und Insertion beim normalen Individuum (Q95.0)
– Chromosomen-Rearrangement und Struktur-Marker, nicht näher bezeichnet (Q95.9)
Balanciertes
– Rearrangement der Autosomen beim abnormen Individuum (Q95.2)
– Rearrangement zwischen Gonosomen und Autosomen beim abnormen Individuum (Q95.3)
Bandscheibeninfektion (pyogen) (M46.3)
Bandscheibenschaden, nicht näher bezeichnet (M51.9)
Barbiturate (T42.3)
– andernorts nicht klassifiziert (Y47.0)

Barotrauma
– der Nasennebenhöhlen (T70.1)
– des Ohres (T70.0)
Bartonellose (A44)
Bauch- und Beckenschmerzen (R10)
Bauchdeckenaplasie-Syndrom (Q79.4)
BCG-Impfstoff (Y58.0)
Beckenknochen (C41.4)
Befall durch sonstige Trematoden [Egel] (B66)
Behandlung (nicht-chirurgisch) und Rehabilitation (Y75.1)
Behçet-Krankheit (M35.2)
Benigne rezidivierende Meningitis [Mollaret-Meningitis] (G03.2)
Benzodiazepine (T42.4) (Y47.1)
Benzol (T52.1)
Benzol-Homologe (T52.2)
Benzothiadiazin-Derivate (Y54.3)
Beobachtung bei Verdacht auf
– bösartige Neubildung (Z03.1)
– neurologische Krankheit (Z03.3)
Beriberi (E51.1)
Beryllium und dessen Verbindungen (T56.7)
Beschleunigte Blutkörperchensenkungsreaktion (R70.0)
– und Veränderungen der Plasmaviskosität (R70)
Besonders auffälliges äußeres Erscheinungsbild (R46.1)
Bestimmte
– andere Krankheiten in der Eigenanamnese (Z86)
– Behinderungen oder chronische Krankheiten in der Familienanamnese, die zu Schädigung oder Behinderung führen (Z82)
– Frühkomplikationen eines Traumas, andernorts nicht klassifiziert (T79)
– Krankheiten mit Beteiligung des lymphoretikulären Gewebes und des retikulohistiozytären Systems (D76)
Beteiligung mehrerer endokriner Drüsen (D35.8) (D44.8)
– nicht näher bezeichnet (C75.8)
Betreuung der Mutter bei (Verdacht auf)
– Fehlbildung des Zentralnervensystems beim Feten (O35.0)
– Chromosomenanomalie beim Feten (O35.1)
– hereditäre Krankheit beim Feten (O35.2)

– von 60–79mg/100ml (Y90.3)
– von 80–99mg/100ml (Y90.4)
Blutentnahme (Y84.7)
Blutung und Hämatom als Komplikation
eines Eingriffes, andernorts nicht klassifiziert (T81.0)
Blutung und Ruptur der Aderhaut (H31.3)
Borderline
– Lepra (A30.3)
– lepromatöse Lepra (A30.4)
– tuberkuloide Lepra (A30.2)
Bösartige
– Histiozytose (C96.1)
– immunproliferative Krankheiten (C88)
Bösartige Neubildung
– am Rektosigmoid, Übergang Kolon zum
Rektum (C19)
– der Cervix uteri (C53)
– der Bronchien und der Lunge (C34)
– der Brustdrüse (C50)
– der Gallenblase (C23)
– der Harnblase (C67)
– der Leber und der intrahepatischen Gallengänge (C22)
– der Meningen (C70)
– der Nasenhöhle und des Mittelohres
(C30)
– der Nasennebenhöhlen (C31)
– der Nebenniere (C74)
– der Niere, ausgenommen Nierenbecken
(C64)
– der Parotis (C07)
– der peripheren Nerven und des autonomen
Nervensystems (C47)
– der Plazenta (C58)
– der Prostata (C61)
– der Schilddrüse (C73)
– der Trachea (C33)
– der Vagina (C52)
– der Vulva (C51)
– des Anus und des Analkanals (C21)
– des Auges und der Augenanhangsgebilde
(C69)
– des Corpus uteri (C54)
– des Dickdarmes (C18)
– des Dünndarmes (C17)
– des Gehirns (C71)
– des Herzens, des Mediastinums und der
Pleura (C38)
– des Hodens (C62)

– des Knochens u. des Gelenkknorpels der
Extremitäten (C40)
– des Knochens und des Gelenkknorpels
sonstiger und nicht näher bezeichneter
Lokalisationen (C41)
– des Larynx (C32)
– des Magens (C16)
– des Nasopharynx (C11)
– des Nierenbeckens (C65)
– des Oropharynx (C10)
– des Ösophagus (C15)
– des Ovars (C56)
– des Pankreas (C25)
– des Penis (C60)
– des Rektums (C20)
– des Retroperitoneums und des Peritoneums
(C48)
– des Rückenmarkes, der Hirnnerven und
anderer (C72)
– des Thymus (C37)
– des Ureters (C66)
– des Uterus, Lokalisation nicht näher
bezeichnet (C55)
– in der Eigenanamnese (Z85)
– in der Familienanamnese (Z80)
– ohne Angabe der Lokalisation (C80)
– sonstigen Bindegewebes und anderer
Weichteilgewebe (C49)
– sonstiger endokriner Drüsen und verwandter Strukturen (C75)
Bösartige Neubildung sonstiger und nicht
näher bezeichneter
– männlicher Genitalorgane (C63)
– weiblicher Genitalorgane (C57)
– Harnorgane (C68)
– Teile der Zunge (C02)
– Teile der Gallenwege (C24)
Bösartige Neubildung sonstiger und ungenau
bezeichneter Lokalisationen (C76)
– der Lippe, der Mundhöhle und des
Pharynx (C14)
– des Atmungssystems und sonstiger intrathorakaler Organe (C39)
– sonstiger und ungenau bezeichneter
Verdauungsorgane (C26)
Bösartige Neubildungen
– als Primärtumoren an mehreren Lokalisationen (C97)
– infolge HIV-Krankheit [Humane Immun-
defizienz-Viruskrankheit] (B21)

– Niereninsuffizienz (N18)
– Pansinusitis (J32.4)
– Sinusitis (J32)
– Sinusitis ethmoidalis (J32.2)
– Sinusitis frontalis (J32.1)
– Sinusitis maxillaris (J32.0)
– Sinusitis sphenoidalis (J32.3)
– Sinusitis, nicht näher bezeichnet (J32.9)
– Thyreoiditis mit transitorischer Hyper-
 thyreose (E06.2)
– Virushepatitis (B18)
Chronischer
– posttraumatischer Kopfschmerz (G44.3)
– unbeeinflussbarer Schmerz (R52.1)
Chronisches nephritisches Syndrom (N03)
Ciguatera-Fischvergiftung (T61.0)
Clostridium perfringens [C. perfringens] als
 Ursache von Krankheiten, die in anderen
 Kapiteln klassifiziert sind (B96.7)
Cluster-Kopfschmerz (G44.0)
Coccidoides-Mykose (B38)
– der Meningen (B38.4)
Colitis ulcerosa (K51)
Colon irritabile (K58)
– mit Diarrhoe (K58.0)
– ohne Diarrhoe (K58.9)
Compressio cerebri (G93.5)
Congenitale Pneumonie (P23)
CR(E)ST-Syndrom (M34.1)
Creutzfeldt-Jakob-Krankheit (A81.0)
Crigler-Najjar-Syndrom (E80.5)
Crohn-Krankheit [Enteritis regionalis]
 [Morbus Crohn] (K50)
Cryptococcus-Mykose (B45)
Cushing-Syndrom (E24)
– nicht näher bezeichnet (E24.9)
Cyclitis posterior (H30.2)

Defekte
– beim Glykoproteinabbau (E77.1)
– der posttranslationalen Modifikation
 lysosomaler Enzyme (E77.0)
– von Katalase und Peroxidase (E80.3)
Deformation der Orbita (H05.3)
Deformität der Wirbelsäule und des
 Rückens, nicht näher bezeichnet (M43.9)
Degeneration
– der Makula und des hinteren Poles (H35.3)
– des Nervensystems durch Alkohol
 (G31.2)

Degenerative
– Krankheit des Nervensystems, nicht näher
 bezeichnet (G31.9)
– Myopie (H44.2)
– Veränderung der Aderhaut (H31.1)
Dehydratation beim Neugeborenen (P74.1)
Dekubitalgeschwür (L89)
Deletion
– der Autosomen, nicht näher bezeichnet
 (Q93.9)
– des kurzen Armes des Chromosoms 4
 (Q93.3)
– des kurzen Armes des Chromosoms 5
 (Q93.4)
Deletionen
– mit sonstigen komplexen Rearrangements
 (Q93.7)
– die nur in der Prometaphase sichtbar
 werden (Q93.6)
Delir
– bei Demenz (F05.1)
– ohne Demenz (F05.0)
– nicht durch Alkohol oder andere psycho-
 trope Substanzen bedingt (F05)
– nicht näher bezeichnet (F05.9)
Demenz bei Alzheimer-Krankheit (G30+)
 (F00)
– atypische oder gemischte Form (G30.8+)
 (F00.2)
– mit frühem Beginn (Typ 2) (G30.0+)
 (F00.0)
– mit spätem Beginn (Typ 1) (G30.1+)
 (F00.1)
– nicht näher bezeichnet (G30.9+) (F00.9)
Demenz bei
– andernorts klassifizierten Krankheiten
 (F02)
– andernorts klassifizierten Krankheits-
 bildern (F02.8)
– Chorea Huntington (G10+) (F02.2)
– Creutzfeldt-Jakob-Krankheit (A81.0+)
 (F02.1)
– HIV-Krankheit (F02.4)
– Pick-Krankheit (G31.0+) (F02.0)
– primärem Parkinson-Syndrom (G20+)
 (F02.3)
Demoralisierung und Apathie (R45.3)
Demyelinisierende Krankheit des Zentral-
 nervensystems, nicht näher bezeichnet
 (G37.9)

Echinococcus-multilocularis-Infektion [alveoläre Echinokokkose] an mehreren und sonstigen Lokalisationen (B67.6)
Echinococcus-multilocularis-Infektion [alveoläre Echinokokkose], nicht näher bezeichnet (B67.7)
Echinokokkose (B67)
Edwards-Syndrom
– und Pätau-Syndrom (Q91)
– nicht näher bezeichnet (Q91.3)
Ehlers-Danlos-Syndrom (Q79.6)
Ein- und Durchschlafstörungen (G47.0)
Einfache Aktivitäts- und Aufmerksamkeitsstörung (F90.0)
Einführung einer Magen- oder Duodenalsonde (Y84.5)
Eingeschränkte Mobilität (Z74.0)
Einschränkung von Aktivitäten durch Behinderung (Z73.6)
Einstellungsuntersuchung (Z02.1)
Eisen und dessen Verbindungen (T45.4)
Eisenmangel (E61.1)
Eisenmangelanämie (D50)
Eisenpräparate und sonstige Präparate gegen hypochrome Anämie (Y44.0)
Eklampsie (O15)
– im Wochenbett (O15.2)
– unter der Geburt (O15.1)
– während der Schwangerschaft (O15.0)
– bei der der zeitliche Bezug nicht angegeben ist (O15.9)
Ektopische Hormonsekretion, andernorts nicht klassifiziert (E34.2)
Ektopisches ACTH-Syndrom (E24.3)
Embolie
– nach Abort, Extrauteringravidität und Molenschwangerschaft (O08.2)
– während der Gestationsperiode (O88)
Embolie und Thrombose
– der A. iliaca (I74.5)
– der Aorta abdominalis (I74.0)
– der Arterien der oberen Extremitäten (I74.2)
– der Arterien der unteren Extremitäten (I74.3)
– der Extremitätenarterien, nicht näher bezeichnet (I74.4)
– nicht näher bezeichneter Arterie (I74.9)
– sonstiger Arterien (I74.8)
– sonstiger und nicht näher bezeichneter Abschnitte der Aorta (I74.1)

Embryofetales Alkoholsyndrom (mit Dysmorphien) (Q86.0)
Emetika (T47.7(Y53.7))
Emotioneller Schock oder Stress, nicht näher bezeichnet (R45.7)
Emphysem (J43)
Enchondromatose (Q78.4)
Endokarditis und Herzklappenkrankheiten bei andernorts klassifizierten Krankheiten (I39)
Endokarditis, Herzklappe nicht näher bezeichnet (I38)
Endokrine Drüse, nicht näher bezeichnet (C75.9) (D35.9) (D44.9)
Endokrine Störung, nicht näher bezeichnet (E34.9)
Endokriner Drüsenanteil des Pankreas (D13.7)
Energie- und Eiweißmangelernährung mäßigen und leichten Grades (E44)
Enophthalmus (H05.4)
Enteritis durch (Campylobacter (A04.5)
Enteroviren als Ursache von Krankheiten, die in anderen Kapiteln klassifiziert sind (B97.1)
Entfernung eines sonstigen Organs (partiell) (total) (Y83.6)
entrikuläre Extrasystolie (I49.3)
Entwicklung körperlicher Symptome aus psychischen Gründen (F68.0)
Entwicklungsstörung
– des Sprechens oder der Sprache, nicht näher bezeichnet (F80.9)
– schulischer Fertigkeiten, nicht näher bezeichnet (F81.9)
Entwicklungsverzögerung durch Energie- und Eiweißmangelernährung (E45)
Entzugssymptome
– bei therapeutischer Anwendung von Arzneimitteln beim Neugeborenen (P96.2)
– beim Neugeborenen (P96.1)
Entzugssyndrom (F1x.3)
Entzugssyndrom mit Delir (F1x.4)
Entzündliche Spondylopathie, nicht näher bezeichnet (M46.9)
Entzündung des Ganglion geniculi (G51.1)
Enzephalitis
– durch Herpesviren (B00.4)
– Myelitis und Enzephalomyelitis (G04)

– übermäßiger, künstlich erzeugter Kälte
(W93)
Expressive Sprachstörung (F80.1)
Extraduraler und subduraler Abszess, nicht
näher bezeichnet (G06.2)
Extrapyramidale
– Krankheit oder Bewegungsstörung, nicht
näher bezeichnet (G25.9)
– Krankheiten und Bewegungsstörungen bei
andernorts klassifizierten Krankheiten
(G26)

Falsch-positiver serologischer Syphilistest
(R76.2)
Familiäre
– Dysautonomie [Riley-Day-Syndrom]
(G90.1)
– Erythrozytose (D75.0)
Farben und Farbstoffe, andernorts nicht
klassifiziert (T65.6)
Farbsinnstörungen (H53.5)
Faszikulation (R25.3)
Faziale Myokymie (G51.4)
Fazialisparese (G51.0)
Fehlbildungen des Aquaeductus cerebri
(Sylvii) (Q03.0)
Fehlen der Tuba auditiva (Q16.2)
Fehlerhafte Okklusion, nicht näher bezeich-
net (K07.4)
Feindseligkeit (R45.5)
Fernöstliche Zeckenenzephalitis [Russische
Frühsommer-Enzephalitis] (A84.0)
Fertilisationsfördernde Maßnahmen (Z31)
Fetale Mangelernährung des Neugeborenen
ohne Angabe von zu leicht oder zu klein
für das Gestationsalter (P05.2)
Fettembolie (traumatisch) (T79.1)
Fibromuskuläre Dysplasie der Arterien
(I77.3)
Fieber und Exanthem durch Enteroviren
[Boston-Exanthem] (A88.0)
Fieber unter der Geburt, andernorts nicht
klassifiziert (O75.2)
Fieberkrämpfe (R56.0)
Filariose (B74)
Flachgesicht (Q67.1)
Flachrücken (M40.3)
Fleckfieber (A75)
Floride Neurosyphilis (A52.1)
Floride Rachitis (E55.0)

Flügelfell des Halses (Q18.3)
Fluorchlorkohlenwasserstoffe [FCKW]
(T53.5)
Flüssigkeitsüberschuss (E87.7)
Fokale Chorioretinitis (H30.0)
Folgen
– bestimmter Frühkomplikationen eines
Traumas (T98.2)
– der Energie- und Eiweißmangelernährung
(E64.0)
– der Rachitis (E64.3)
– des Vitamin-A-Mangels (E64.1)
– des Vitamin-C-Mangels (E64.2)
– einer Fraktur der Wirbelsäule (T91.1)
– einer Fraktur des Schädels und der
Gesichtsschädelknochen (T90.2)
– einer intrakraniellen Verletzung (T90.5)
– einer intrazerebralen Blutung (I69.1)
– einer nicht näher bezeichneten Verletzung
des Halses und des Rumpfes (T91.9)
– einer nicht näher bezeichneten Verletzung
des Kopfes (T90.9)
– einer oberflächlichen Verletzung und einer
offenen Wunde des Halses und des
Rumpfes (T91.0)
– einer sonstigen Fraktur des Thorax und des
Beckens (T91.2)
– einer sonstigen nichttraumatischen intrakraniellen Blutung (I69.2)
– einer Subarachnoidalblutung (I69.0)
– einer Vergiftung durch Arzneimittel, Drogen und biologisch aktive Substanzen (T96)
– einer Verletzung der Hirnnerven (T90.3)
– einer Verletzung des Rückenmarkes (T91.3)
– einer Verletzung von Nerven der oberen
Extremität (T92.4)
– einer Verletzung von Nerven der unteren
Extremität (T93.4)
– einer zerebrovaskulären Krankheit (I69)
– eines Hirninfarktes (I69.3)
– eines nicht näher bezeichneten alimentären
Mangelzustandes (E64.9)
– eines Schlaganfalls, nicht als Blutung oder
Infarkt bezeichnet (I69.4)
– entzündlicher Krankheiten des Zentralnervensystems (G09)
– sonstiger alimentärer Mangelzustände
(E64.8)
– sonstiger näher bezeichneter Verletzungen
des Kopfes (T90.8)

Impfstoff oder biologisch aktive Substanz, nicht näher bezeichnet (Y59.9)

Impotenz organischen Ursprungs (N48.4)

In der Hals-Nasen-Ohrenheilkunde angewendete Arzneimittel und Präparate (T49.6) (Y56.6)

Individuen mit
– autosomaler Bruchstelle (Q95.5)
– Marker-Heterochromatin (Q95.4)

Infantile
– Hemiplegie (G80.2)
– Zerebralparese (G80)
– Zerebralparese, nicht näher bezeichnet (G80.9)
– juvenile und präsenile Katarakt (H26.0)

Infektion
– nach einem Eingriff, andernorts nicht klassifiziert (T81.4)
– und entzündliche Reaktion durch sonstige interne Prothesen, Implantate oder Transplantate (T85.7)

Infektionen
– durch Herpesviren [Herpes simplex] (B00)
– nach Infusion, Transfusion oder Injektion zu therapeutischen Zwecken (T80.2)

Infektiöse
– Mononukleose (B27)
– Myositis (M60.0)
– und parasitäre Krankheiten infolge HIV-Krankheit (B20)

Inhalationsanästhetika (Y48.0)

Inhalationsanästhetika (T41.0)

Inienzephalie (Q00.2)

Instabilität der Wirbelsäule (M53.2)

Insulin und orale blutzuckersenkende Arzneimittel [Antidiabetika] (T38.3) (Y42.3)

Interkostalneuropathie (G58.0)

Intermediäre Lepra (A30.0)

Intermittierender Strabismus concomitans (H50.3)

Internukleäre Ophthalmoplegie (H51.2)

Interstitielle
– lymphoide Pneumonie infolge HIV-Krankheit (B22.1)
– Myositis (M60.1)

Intestinale Malabsorption (K90)

Intrakranielle
– (nichttraumatische) Blutung beim Feten und Neugeborenen, nicht näher bezeichnet (P52.9)

– Blutung (nichttraumatisch), nicht näher bezeichnet (I62.9)
– Druckminderung nach ventrikulärem Shunt (G97.2)
– nichttraumatische Blutung beim Feten und Neugeborenen (P52)
– Raumforderung (R90.0)
– und intraspinale Abszesse und Granulome (G06)
– und intraspinale Abszesse und Granulome bei andernorts klassifizierten Krankheiten (G07)
– und intraspinale Phlebitis und Thrombophlebitis (G08)
– Verletzung (S06)
– Verletzung mit verlängertem Koma [Coma prolongé] (S06.7)
– Verletzung und Blutung durch Geburtsverletzung (P10)
– Verletzung, nicht näher bezeichnet (S06.9)

Intraspinaler Abszess und intraspinales Granulom (G06.1)

Intrauterine
– Hypoxie (P20)
– Hypoxie, erstmals vor Wehenbeginn festgestellt (P20.0)
– Hypoxie, erstmals während Wehen und Entbindung festgestellt (P20.1)
– Hypoxie, nicht näher bezeichnet (P20.9)
– Mangelentwicklung und fetale Mangelernährung (P05)
– Mangelentwicklung, nicht näher bezeichnet (P05.9)

Intravenöse Anästhetika (T41.1)

Intraventrikuläre (nichttraumatische)
– Blutung 1. Grades beim Feten und Neugeborenen (P52.0)
– Blutung 2. Grades beim Feten und Neugeborenen (P52.1)
– Blutung 3. Grades beim Feten und Neugeborenen (P52.2)

Intraventrikuläre Blutung durch Geburtsverletzung (P10.2)

Intrazerebrale (nichttraumatische) Blutung beim Feten und Neugeborenen (P52.4)

Intrazerebrale Blutung (I61)
– an mehreren Lokalisationen (I61.6)
– in das Kleinhirn (I61.4)
– in den Hirnstamm (I61.3)
– in die Großhirnhemisphäre, kortikal (I61.1)

Kleinhirnsyndrom (I60–I67+) (G46.4)
Klimakterische Störungen (N95)
Klinefelter-Syndrom,
– Karyotyp 47,XXY (Q98.0)
– männlicher Phänotyp mit Karyotyp 46, XX (Q98.2)
– männlicher Phänotyp mit mehr als zwei X-Chromosomen (Q98.1)
– nicht näher bezeichnet (Q98.4)
Klumpke-Lähmung durch Geburtsverletzung (P14.1)
Knochen des Hirn- und Gesichtsschädels, Augenhöhle, Oberkiefer (C41.0)
Knochen und Gelenkknorpel (D48.0)
– mehrere Teilbereiche überlappend (C41.8)
Knöcherne Stenose des Spinalkanals (M99.3)
Knöchernes Becken, Kreuzbein und Steißbein (D16.8)
Koagulopathie, nicht näher bezeichnet (D68.9)
Kohlendioxid (T59.7)
Kokain (T40.5)
Koma beim Neugeborenen (P91.5)
– nicht näher bezeichnet (R40.2)
Kombinierte
– bakterielle Impfstoffe, ausgenommen Kombinationen mit Pertussiskomponente (Y58.8)
– Sedativa und Hypnotika, andernorts nicht klassifiziert (Y47.5)
– Störungen schulischer Fertigkeiten (F81.3)
– umschriebene Entwicklungsstörungen (F83)
– vokale und multiple motorische Tics [Tourette-Syndrom] (F95.2)
Komplikation bei Anästhesie während der Wehentätigkeit und bei der Entbindung, nicht näher bezeichnet (O74.9)
Komplikationen
– bei Anästhesie im Wochenbett (O89)
– bei Anästhesie in der Schwangerschaft (O29)
– bei Anästhesie während der Wehentätigkeit und bei der Entbindung (O74)
– bei Eingriffen, andernorts nicht klassifiziert (T81)
– des Zentralnervensystems bei Anästhesie im Wochenbett (O89.2)
– des Zentralnervensystems bei Anästhesie in der Schwangerschaft (O29.2)
– des Zentralnervensystems bei Anästhesie während der Wehentätigkeit und bei der Entbindung (O74.3)
– durch sonstige interne Prothesen, Implantate oder Transplantate (T85)
– nach Abort, Extrauteringravidität und Molenschwangerschaft (O08)
– nach Infusion, Transfusion oder Injektion zu therapeutischen Zwecken (T80)
Komplizierte Migräne (G43.3)
Kompression von Nervenwurzeln und Nervenplexus
– bei ??? (G55.1)
– bei andernorts klassifizierten Krankheiten (G55)
– bei Neubildungen (G55.0)
– bei sonstigen andernorts klassifizierten Krankheiten (G55.8)
– bei sonstigen Krankheiten der Wirbelsäule und des Rückens (G55.3)
– bei Spondylose (M47+) (G55.2)
Konjugierte Blicklähmung (H51.0)
Konnatale
– Frühsyphilis, nicht näher bezeichnet A50.2)
– spätauftretende Neurosyphilis [Juvenile Neurosyphilis] (A50.4)
– spätsyphilitische Augenkrankheit (A50.3)
Konsanguinität in der Familienanamnese (Z84.3)
Kontakt mit und Exposition gegenüber übertragbaren Krankheiten (Z20)
Kontaminierte medizinisch oder biologisch aktive Substanzen (Y64)
Kontusion und Ödem des
– lumbalen Rückenmarkes (S34.0)
– thorakalen Rückenmarkes (S24.0)
– zervikalen Rückenmarkes (S14.0)
Konvergenzschwäche und Konvergenzexzess (H51.1)
Konzentrische Sklerose [Baló-Krankheit] (G37.5)
Kopf, Gesicht und Hals (C76.0)
Kopfschmerz (R51)
Kopfschmerzen nach Spinal- oder Periduralanästhesie
– im Wochenbett (O89.4)
– während der Wehentätigkeit und bei der Entbindung (O74.5)
Koronardilatatoren, andernorts nicht klassifiziert (T46.3) (Y52.3)

Kristall-Arthropathie bei sonstigen Stoff-
wechselstörungen (M14.1)
Kryoglobulinämie (D89.1)
--Vaskulitis (D89.10)
Kuhmilch-Hypokalzämie beim Neugebore-
nen (P71.0)
Kupfer und dessen Verbindungen (T56.4)
Kupfermangel (E61.0)
Kuru (A81.80)
Kurzrippenen-Syndrome (Q77.2)
Kutane Amyloidose (E85+) (L99.0)
Kwashiorkor (E40)
--Marasmus (E42)
Kyasanur-Forest-Krankheit (A98.2)
Kyphose
– als Haltungsstörung (M40.0)
– und Lordose (M40)

Laborhinweis auf Humanes Immundefi-
zienz-Virus [HIV] (R75)
Lähmung
– der Stimmlippen und des Kehlkopfes
(J38.0)
– des N. abducens (VI. Hirnnerv) (H49.2)
– des N. oculomotorius (III. Hirnnerv)
(H49.0)
– des N. phrenicus durch Geburtsverletzung
(P14.2)
– des N. phrenicus durch Geburtsverletzung
(P14.2)
– des N. trochlearis (IV. Hirnnerv) (H49.1)
Lähmungssyndrom, nicht näher bezeichnet
(G83.9)
Laktoseintoleranz (E73)
– nicht näher bezeichnet (E73.9)
Langerhans-Zell-Histiozytose, andernorts
nicht klassifiziert (D76.0)
Larynx (D14.1) (D38.0)
Larynx, mehrere Teilbereiche überlappend
(C32.8)
Larynxknorpel (C32.3)
Läsion des
– N. femoralis (G57.2)
– N. fibularis (peronaeus) communis (G57.3)
– N. ischiadicus (G57.0)
– N. plantaris (G57.6)
– N. radialis (G56.3)
– N. tibialis (G57.4)
– N. ulnaris (G56.2)
Läsionen

– der Lumbosakralwurzeln, andernorts nicht
klassifiziert (G54.4)
– der Thorakalwurzeln, andernorts nicht
klassifiziert (G54.3)
– der Zervikalwurzeln, andernorts nicht
klassifiziert (G54.2)
– des Plexus brachialis (G54.0)
– des Plexus lumbosacralis (G54.1)
Lassa-Fieber (A96.2)
Latente
– Frühsyphilis (A51.5)
– konnatale Frühsyphilis (A50.1)
– Spätsyphilis (A52.8)
– Syphilis, nicht als früh oder spät bezeichnet
(A53.0)
Leberversagen, andernorts nicht klassifiziert
(K72)
Leichte
– Alkoholvergiftung (Y91.0)
– depressive Episode (F32.0.)
– Hyperemesis gravidarum (O21.0)
– Intelligenzminderung (F70)
– kognitive Störung (F06.7)
– der mäßige Asphyxie unter der Geburt
(P21.1)
Lepra [Aussatz] (A30)
– nicht näher bezeichnet (A30.9)
– sonstige Formen (A30.8)
Lepromatöse Lepra (A30.5)
Leptospirose (A27)
Lesch-Nyhan-Syndrom (E79.1)
Lese- und Rechtschreibstörung (F81.0)
Letales Mittelliniengranulom (M31.2)
Leukämie nicht näher bezeichneten Zelltyps
(C95)
Linksanteriorer Faszikelblock (I44.4)
Linksposteriorer Faszikelblock (I44.5)
Linksschenkelblock, nicht näher bezeichnet
(I44.7)
Lipoproteinmangel (E78.6)
Lipotrope Substanzen (Y57.1)
Lippe, Mundhöhle und Pharynx (D37.0)
– mehrere Teilbereiche überlappend (C14.8)
Listeriose (A32)
Logopädische Behandlung [Therapie von
Stimm-, Sprech- und Sprachstörungen]
(Z50.5)
Lokalanästhetika (T41.3) (Y48.3)
Lokalisationsbezogene (fokale) (partielle)
– idiopathische Epilepsie und epileptische

– nicht näher bezeichnet (F30.9)
Männliche Genitalorgane, mehrere Teilberei-
che überlappend (C63.8)
Männlicher Phänotyp
– mit Gonosomen-Mosaik (Q98.7)
– mit Strukturanomalie der Gonosomen
(Q98.6)
Marburg-Viruskrankheit (A98.3)
Marfan-Syndrom (Q87.4)
Marmorknochenkrankheit (Q78.2)
Masern (B05)
– kompliziert durch Enzephalitis (B05.0)
– kompliziert durch Meningitis (B05.1)
Mäßige Alkoholvergiftung (Y91.1)
Mäßige Präeklampsie (O14.0)
Mechanisch bedingter Strabismus (H50.6)
Mechanische Komplikation
– durch einen implantierten elektronischen
Stimulator des Nervensystems (T85.1)
– durch sonstige näher bezeichnete interne
Prothesen, Implantate oder Transplantate
(T85.6)
Mediastinum (D15.2)
– Teil nicht näher bezeichnet (C38.3)
Medizinische Maßnahme, nicht näher
bezeichnet (Y84.9)
Megalozephalie (Q04.5)
Megavitamin-B6-Syndrom (E67.2)
Meläna (K92.1)
Melkersson-Rosenthal-Syndrom (G51.2)
Meningeales Tuberkulom (A17.1)
Meningen, nicht näher bezeichnet (C70.9)
(D32.9) (D42.9)
Meningismus (R29.1)
Meningitis
– bei andernorts klassifizierten bakteriellen
Krankheiten (G01)
– bei andernorts klassifizierten Mykosen
(G02.1)
– bei andernorts klassifizierten Viruskrankheiten (G02.0)
– bei sonstigen andernorts klassifizierten
infektiösen und parasitären Krankheiten
– bei sonstigen näher bezeichneten andernorts klassifizierten infektiösen und parasitären Krankheiten (G02.8)
– durch Adenoviren (A87.1)
– durch Enteroviren (A87.0)
– durch Haemophilus influenzae (G00.0)
– durch Herpesviren (B00.3)

– durch sonstige näher bezeichnete Ursachen
(G03.8)
– durch sonstige und nicht näher bezeichnete
Ursachen (G03)
– und Meningoenzephalitis durch Listerien
(A32.1)
– nicht näher bezeichnet (G03.9)
Meningoenzephalitis durch Toxoplasmen
(B58.2)
Meningokokkeninfektion (A39)
Meningokokkenmeningitis (A39.0)
Meningokokkensepsis, nicht näher bezeich-
net (A39.4)
Meralgia paraesthetica (G57.1)
Mesotheliom (C45)
– des Peritoneums (C45.1)
Metabolische Azidose beim Neugeborenen
(P74.0)
Metall, nicht näher bezeichnet (T56.9)
Metatarsus varus (Q66.2)
Methadon (T40.3)
Methämoglobinämie (D74)
– nicht näher bezeichnet (D74.9)
Methanol (T51.1)
Methylxanthine, andernorts nicht klassifi-
ziert (Y50.2)
Migräne (G43)
– ohne Aura [Gewöhnliche Migräne]
(G43.0)
– nicht näher bezeichnet (G43.9)
Mikrocheilie (Q18.7)
Mikrophthalmie (Q11.2)
Mikrostomie (Q18.5)
Mikrozephalie (Q02)
Milzbrandsepsis (A22.7)
Minderwuchs, andernorts nicht klassifiziert
(E34.3)
Mineralokortikoid-Antagonisten
[Aldosteron-Antagonisten] (Y54.1)
Mineralokortikoide (Y54.0)
– und deren Antagonisten (T50.0)
Mineralsalze, andernorts nicht klassifiziert
(Y54.9)
Missbrauch (T74)
Missbrauch, nicht näher bezeichnet (T74.9)
Misslingen oder Schwierigkeiten bei der
Intubation während der Wehentätigkeit
und bei der Entbindung (O74.7)
Misstrauen oder ausweichendes Verhalten
(R46.5)

Muskelrelaxanzien [Neuromuskuläre
Blocker] (T48.1) (Y55.1)
Muskelschwund und -atrophie, andernorts
nicht klassifiziert (M62.5)
Muskelzerrung (M62.6)
Musterungsuntersuchung (Z02.3)
Mütterlicher Gefahrenzustand während der
Wehentätigkeit und bei der Entbindung
(O75.0)
Myalgia epidemica (B33.0)
Myalgie (M79.1)
Myasthenia Gravis (G70.0)
– und sonstige neuromuskuläre Krankheiten
(G70)
Myastheniesyndrome
– bei endokrinen Krankheiten (G73.0)
– bei sonstigen andernorts klassifizierten
Krankheiten (G73.3)
Mycoplasma pneumoniae [M. pneumoniae]
als Ursache von Krankheiten, die in
anderen Kapiteln klassifiziert sind (B96.0)
Myelitis
– bei sonstigen andernorts klassifizierten
infektiösen und parasitären Krankheiten
(G05.21)
– transversa acuta bei demyelinisierender
Krankheit des Zentralnervensystems
(G37.3)
Myeloische Leukämie (C92)
Myelopathie bei andernorts klassifizierten
Krankheiten (G99.2)
Mykobakterielle Infektionen infolge HIV-
Krankheit (B20.0)
Mykosen durch opportunistisch-pathogene
Pilze (B48.7)
Myokarditis
– bei andernorts klassifizierten bakteriellen
Krankheiten (I41.0)
– bei andernorts klassifizierten Krankheiten
(I41)
– bei andernorts klassifizierten Viruskrank-
heiten (I41.1)
– bei sonstigen andernorts klassifizierten
infektiösen und parasitären Krankheiten
(I41.2)
– bei sonstigen andernorts klassifizierten
Krankheiten (I41.8)
Myoklonus (G25.3)
Myopathie
– bei andernorts klassifizierten infektiösen

und parasitären Krankheiten (G73.4)
– bei endokrinen Krankheiten (G73.5)
– bei sonstigen andernorts klassifizierten
Krankheiten (G73.7)
– bei Stoffwechselkrankheiten (G73.6)
– durch sonstige toxische Agenzien (G72.2)
– nicht näher bezeichnet (G72.9)
Myopie (H52.1)
Myositis (M60)
– bei andernorts klassifizierten bakteriellen
Krankheiten (M63.0)
– bei andernorts klassifizierten Protozoen-
und Parasiteninfektionen (M63.1)
– bei Sarkoidose (D86.8+) (M63.3)
– bei sonstigen andernorts klassifizierten
Infektionskrankheiten (M63.2)
– ossificans progressiva (M61.1)
– andernorts nicht klassifiziert (G72.4)
– nicht näher bezeichnet (M60.9)
Myotone Syndrome (G71.1)
Myxödemkoma (E03.5)

N. olfactorius (C72.2)
N. opticus (C72.3)
N. vestibulocochlearis (C72.4)
Nachbehandlung unter Anwendung plasti-
scher Chirurgie (Z42)
– des Kopfes oder des Halses (Z42.0)
Nachtblindheit (H53.6)
Nachuntersuchung nach
– Behandlung wegen anderer Krankheits-
zustände außer bösartigen Neubildungen
(Z09)
– Behandlung wegen bösartiger Neubildung
(Z08)
– Chemotherapie wegen anderer Krankheits-
zustände (Z09.2)
– Chemotherapie wegen bösartiger Neu-
bildung (Z08.2)
– chirurgischem Eingriff wegen anderer
Krankheitszustände (Z09.0)
– chirurgischem Eingriff wegen bösartiger
Neubildung (Z08.0)
– Frakturbehandlung (Z09.4)
– Kombinationsbehandlung wegen anderer
Krankheitszustände (Z09.7)
– Kombinationstherapie wegen bösartiger
Neubildung (Z08.7)
– nicht näher bezeichneter Behandlung
wegen bösartiger Neubildung (Z08.9)

Neuropathie in Verbindung mit hereditärer
Ataxie (G60.2)
Neuropathische
- Arthropathie (M14.6)
- heredofamiliäre Amyloidose (E85.1)
- Spondylopathie (M49.4)
Neurosyphilis, nicht näher bezeichnet
(A52.3)
Neurotische Störung, nicht näher bezeichnet
(F48.9)
Niazinmangel [Pellagra] (E52)
Nicht näher bestimmter Visusverlust
- beider Augen (H54.3)
- eines Auges (H54.6)
Nicht näher bezeichnete
- affektive Störung (F39)
- bösartige Neubildungen infolge HIV-
Krankheit (B21.9)
- chronische Bronchitis (J42)
- Demenz (F03)
- Energie- und Eiweißmangelernährung
(E46)
- Entwicklungsstörung (F89)
- erhebliche Energie- und Eiweißmangel-
ernährung (E43)
- Harninkontinenz (R32)
- Hirnschädigung durch Geburtsverletzung
(P11.2)
- HIV-Krankheit [Humane Immundefi-
zienz-Viruskrankheit] (B24)
- Hypertonie der Mutter (O16)
- infektiöse oder parasitäre Krankheit infolge
HIV-Krankheit (B20.9)
- Intelligenzminderung (F79)
- intrakranielle Verletzung und Blutung
durch Geburtsverletzung (P10.9)
- intraventrikuläre (nichttraumatische)
Blutung beim Feten und Neugeborenen
(P52.3)
- Niereninsuffizienz (N19)
- organische oder symptomatische
psychische Störung (F09)
-- organische Persönlichkeits- und Verhaltensstörung aufgrund einer Krankheit,
Schädigung oder Funktionsstörung des
Gehirns (F07.9)
- organische psychische Störung aufgrund
einer Schädigung oder Funktionsstörung
des Gehirns oder einer körperlichen
Krankheit (F06.9)

- Persönlichkeits- und Verhaltensstörung
(F69)
- psychische und Verhaltensstörung (F1x.9)
- Spina bifida mit Hydrozephalus (Q05.4)
- Staphylokokken als Ursache von Krank-
heiten, die in anderen Kapiteln klassifiziert
sind (B95.8)
- Streptokokken als Ursache von Krank-
heiten, die in anderen Kapiteln klassifiziert
sind (B95.5)
- unerwünschte Nebenwirkung eines
Arzneimittels oder einer Droge
- Verhaltens- oder emotionale Störungen mit
Beginn in der Kindheit und Jugend (F98.9)
- Virushepatitis (B19)
- Virushepatitis mit Koma (B19.0)
- Zwischenfälle bei chirurgischem Eingriff
und medizinischer Behandlung (Y69)
- Diabetes mellitus (E14)
Nicht näher bezeichneter
- Visusverlust (H54.7)
- Zustand im Zusammenhang mit den weib-
lichen Genitalorganen und dem Menstrua-
tionszyklus (N94.9)
Nicht näher bezeichnetes nephritisches
Syndrom (N05)
Nicht primär insulinabhängiger Diabetes
mellitus [Typ-II-Diabetes] (E11)
Nichteitrige
- Meningitis (G03.0)
- Thrombose des intrakraniellen Venen-
systems (I67.6)
Nichtneuropathische heredofamiliäre
Amyloidose (E85.0)
Nichtorganische
- Enkopresis (F98.1)
- Enuresis (F98.0)
- Hypersomnie (F51.1)
- Insomnie (F51.0)
- Schlafstörung, nicht näher bezeichnet
(F51.9)
- Schlafstörungen (F51)
- Störung des Schlaf-Wach-Rhythmus
(F51.2)
Nichtrheumatische
- Aortenklappenkrankheiten (I35)
- Mitralklappenkrankheiten (I34)
- Trikuspidalklappenkrankheiten (I36)
- extradurale Blutung (I62.1)
Niereninsuffizienz nach Abort, Extrauterin-

Osteomalazie im Erwachsenenalter (M83)
Osteopathie nach Poliomyelitis (M89.6)
Osteoporose
– mit pathologischer Fraktur (M80)
– ohne pathologische Fraktur (M81)
Ostitis condensans (M85.3)
Ovarielle Dysfunktion (E28)
Oxazolidine (Y46.1)
Oxytozin [Ocytocin] und ähnlich wirkende
    Wehenmittel(T48.0) (Y55.0)

Panarteriitis mit Lungenbeteiligung (M30.1)
Panarteriitis nodosa (M30.0)
– und verwandte Zustände (M30)
Pannikulitis in der Nacken- und Rücken-
    region (M54.0)
Papillomaviren als Ursache von Krankheiten,
    die in anderen Kapiteln klassifiziert sind
    (B97.7)
Paracoccidioides-Mykose (B41)
Parageusie (R43.2)
Paragonimiasis (B66.4)
Paraldehyd (Y47.3)
Paraplegie
– und Tetraplegie (G82)
– nicht näher bezeichnet (G82.2)
Parästhesie der Haut (R20.2)
Parenterale Anästhetika (Y48.1)
Paretischer Gang (R26.1)
Parietallappen (C71.3)
Parosmie (R43.1)
Parotis (D11.0)
Paroxysmale Tachykardie (I47)
– nicht näher bezeichnet (I47.9)
Partielle Trisomie
– Majorform (Q92.2)
– Minorform (Q92.3)
Parvoviren als Ursache von Krankheiten, die
    in anderen Kapiteln klassifiziert sind
    (B97.6)
Passagere HitzeermüdungT67.6)
Pätau-Syndrom, nicht näher bezeichnet
    (Q91.7)
Pavor nocturnus (F51.4)
Penetrierende Wunde
– der Orbita mit oder ohne Fremdkörper
    (S05.4)
– des Augapfels mit Fremdkörper (S05.5)
– des Augapfels ohne Fremdkörper (S05.6)
Penizilline (T36.0) (Y40.0)

Perinataler Tetanus (A34)
Periodische
– Atmung (R06.3)
– Lähmung (G72.3)
Periphere Gefäßkrankheit, nicht näher
    bezeichnet (I73.9)
Periphere Nerven
– der oberen Extremität, einschließlich
    Schulter (C47.1)
– der unteren Extremität, einschließlich
    Hüfte (C47.2)
– des Abdomens (C47.4)
– des Beckens (C47.5)
– des Kopfes, des Gesichtes und des Halses
    (C47.0)
– des Rumpfes, nicht näher bezeichnet
    (C47.6)
– des Thorax (C47.3)
– und autonomes Nervensystem (D48.2)
– und autonomes Nervensystem, nicht näher
    bezeichnet (C47.9)
Periphere
– Netzhautdegeneration (H35.4)
– und kutane T-Zell-Lymphome (C84)
– Vasodilatatoren (T46.7) (Y52.7)
Peripherer Nerven und autonomes Nerven-
    system (D36.1)
Peritoneum (D48.4)
Peritonitis (K65)
Persistierende
– generalisierte Lymphadenopathie infolge
    HIV-Krankheit (B23.1)
– Thymushyperplasie (E32.0)
Personen, die das Gesundheitswesen
– aus sonstigen Gründen in Anspruch
    nehmen (Z76)
– zum Zwecke anderer Beratung oder ärzt-
    licher Konsultation in Anspruch nehmen,
    andernorts nicht klassifiziert (Z71)
Persönlichkeits- und Verhaltensstörung
    aufgrund einer Krankheit, Schädigung oder
    Funktionsstörung des Gehirns (F07)
Pertussisimpfstoff, einschließlich Kombina-
    tionen mit Pertussiskomponente (Y58.6)
Pes calcaneovalgus congenitus (Q66.4)
Pes calcaneovarus congenitus (Q66.1)
Pes cavus (Q66.7)
Pes equinovarus congenitus (Q66.0)
Pes planus congenitus (Q66.5)
Pest (A20)

657

Prämenstruelle Beschwerden (N93.3)
Pränatales Screening (Z36)
– auf Chromosomenanomalien (Z36.0)
– auf erhöhten Alpha-Fetoproteinspiegel (Z36.1)
– auf Fehlbildungen mittels Ultraschall oder anderer physikalischer Verfahren (Z36.3)
– auf fetale Wachstumsretardierung mittels Ultraschall oder anderer physikalischer Verfahren (Z36.4)
– auf Isoimmunisierung (Z36.5)
– nicht näher bezeichnet (Z36.9)
Prellung
– des Augapfels und des Orbitagewebes (S05.1)
– des Augenlides und der Periokularregion (S00.1)
Presbyopie (H52.4)
Priapismus (N48.3)
Primär
– auf das autonome Nervensystem wirkende Arzneimittel (Y51)
– auf das Blut wirkende Mittel (Y44)
– auf das Herz-Kreislaufsystem wirkende Mittel (Y52)
– auf den Magen-Darmtrakt wirkende Mittel (Y53)
– auf den Magen-Darmtrakt wirkendes Mittel, nicht näher bezeichnet (Y53.9)
– auf den Wasserhaushalt sowie auf den Mineral- und Harnsäurestoffwechsel wirkende Mittel (Y54)
– auf die glatte Muskulatur, die Skelettmuskulatur und das Atmungssystem wirkende Mittel (Y55)
– auf Haut und Schleimhaut wirkende sowie in der Augen-, der Hals-Nasen-Ohren- und der Zahnheilkunde topisch angewendete Arzneimittel (Y56)
– insulinabhängiger Diabetes mellitus [Typ-I-Diabetes] (E10)
– systemisch wirkende Mittel (Y43)
– systemisch wirkendes Mittel, nicht näher bezeichnet (Y43.9)
Primäraffekt bei Syphilis, sonstige Lokalisationen (A51.2)
Primäre
– Amenorrhoe (N91.0)
– Dysmenorrhoe (N94.4)
– Dysmenorrhoe (N94.4)

– Myopathie, nicht näher bezeichnet (G71.9)
– Myopathien (G71)
– Nebennierenrindeninsuffizienz (E27.1)
– Oligomenorrhoe (N91.3)
Primärer
– Hyperaldosteronismus (E26.0)
– Hyperparathyreoidismus (E21.0)
– syphilitischer Genitalaffekt (A51.0)
Primäres
– Engwinkelglaukom (H40.2)
– Weitwinkelglaukom (H40.1)
Problem mit Bezug auf
– die Lebensbewältigung, nicht näher bezeichnet (Z73.9)
– Pflegebedürftigkeit, nicht näher bezeichnet (Z74.9)
– Pflegebedürftigkeit (Z74)
– Schwierigkeiten bei der Lebensbewältigung (Z73)
Progrediente diaphysäre Dysplasie (Q78.3)
Progressive
– multifokale Leukenzephalopathie (A81.2)
– subkortikale vaskuläre Enzephalopathie (I67.3)
– systemische Sklerose (M34.0)
Propionsäure-Derivate (Y45.2)
Proteus (mirabilis) (morganii) als Ursache von Krankheiten, die in anderen Kapiteln klassifiziert sind (B96.4)
Prothesen und andere Implantate, Materialien (Y75.2)
Protozoenimpfstoffe (Y59.2)
Pseudohypoparathyreoidismus (E20.1)
Pseudomonas (aeruginosa) (mallei) (pseudomallei) als Ursache von Krankheiten, die in anderen Kapiteln klassifiziert sind (B96.5)
Psychische Krankheiten
– oder Verhaltensstörungen in der Familienanamnese (Z81)
– sowie Krankheiten des Nervensystems, die Schwangerschaft, Geburt und Wochenbett komplizieren (O99.3)
Psychische Störungen ohne nähere Angabe (F99)
Psychische und Verhaltensstörungen durch
– Alkohol (F10)
– andere Stimulanzien einschließlich Koffein (F15)
– Cannabinoide (F12)

- Chorea ohne Herzbeteiligung (I02.9)
- Herzkrankheit, nicht näher bezeichnet (I09.9)
- Krankheiten des Endokards, Herzklappe nicht näher bezeichnet (I09.1)
- Mitralklappeninsuffizienz (I05.1)
- Mitralklappenkrankheiten (I05)
- Trikuspidalklappenkrankheiten (I07)

Rheumatisches Fieber
- mit Herzbeteiligung (I01)
- ohne Angabe einer Herzbeteiligung (I00)

Rheumatismus, nicht näher bezeichnet (M79.)

Rhinophonia (aperta) (clausa) (R49.2)

Rhinozerebrale Mukormykose (B46.1)

Riboflavinmangel (E53.0)

Rickettsienimpfstoffe (Y59.1)

Riesenzellarteriitis bei Polymyalgia rheumatica (M31.5)

Rifamycine (T36.6) (Y40.6)

Ringchromosomen und dizentrische Chromosomen (Q93.2)

Rippen, Sternum und Klavikula (C41.3) (D16.7)

Rissverletzung
- des Auges ohne Prolaps oder Verlust intraokularen Gewebes (S05.3)
- und Ruptur des Auges mit Prolaps oder Verlust intraokularen Gewebes (S05.2)
- von Nerven in Höhe der Hüfte und des Oberschenkels (S74)

Rocio-Virus Enzephalitis (A83.6)

Rodentizide (T60.4)

Röntgenkontrastmittel (Y57.5)

Ross-River-Krankheit (B33.1)

Röteln
[Rubeola] [Rubella] (B06)
- -Meningitis (B06.01)
- mit neurologischen Komplikationen (B06.0)
- -Meningoenzephalitis (B06.02)
- -embryopathie (P35.0)

Rückenmark (C72.0) (D33.4)
- -häute (C70.1) (D32.1) (D42.1)
- -kompression, nicht näher bezeichnet (G95.2)

Rückenschmerzen (M54)
- nicht näher bezeichnet (M54.9)

Rückfallfieber (A68)

Ruhelosigkeit und Erregung (R45.1)

Sakrale Spina bifida
- mit Hydrozephalus (Q05.3)
- ohne Hydrozephalus (Q05.8)

Sakroiliitis, andernorts nicht klassifiziert (M46.1)

Salinische und osmotische Laxanzien (Y53.3)

Salizylate (T39.0) (Y45.1)

Sarkoidose (D86)
- an sonstigen oder kombinierten Lokalisationen (D86.8)

Schädel- und Gesichtsknochen (D16.4)

Schädelbasisfraktur (S02.1)

Schädeldachfraktur (S02.0)

Schäden
- des Gehirnes und andere Teile des Zentralnervensystems, mehrere Teilbereiche überlappend (C72.8)
- durch Blitzschlag (T75.0)
- durch Durst (T73.1)
- durch elektrischen Strom (T75.4)
- durch Hitze und Sonnenlicht (T67)
- durch Hochdruckflüssigkeiten (T70.4)
- durch Hunger (T73.0)
- durch Luft- und Wasserdruck (T70)
- durch Luft- und Wasserdruck, nicht näher bezeichnet (T70.9)
- durch Mangel, nicht näher bezeichnet (T73.9)
- durch sonstige äußere Ursachen (T75)
- durch sonstigen Mangel (T73)
- durch Vibration (T75.2)

Schädigung des Feten und Neugeborenen durch
- abnorme Uteruskontraktionen (P03.6)
- Alkoholkonsum der Mutter (P04.3)
- Anästhesie und Analgesie bei der Mutter während Schwangerschaft, Wehen und Entbindung (P04.0)
- chemische Substanzen, die mit der Nahrung der Mutter aufgenommen wurden (P04.5)
- chirurgischen Eingriff bei der Mutter (P00.6)
- Einnahme von abhängigkeitserzeugenden Arzneimitteln oder Drogen durch die Mutter (P04.4)
- Entbindung mittels Vakuumextraktors [Saugglocke] (P03.3)
- Entbindung und Extraktion aus Beckenendlage (P03.0)

Sehr schwere Alkoholvergiftung (Y91.3)
Sehschwäche
– beider Augen (H54.2)
– eines Auges (H54.5)
Sehstörung, nicht näher bezeichnet (H53.9)
Sehstörungen (H53)
– bei andernorts klassifizierten Krankheiten (H58.1)
Sekundäre Amenorrhoe (N91.1)
Sekundäre bösartige Neubildung
– der Atmungs- und Verdauungsorgane (C78)
– des Gehirns und der Hirnhäute (C79.3)
– des Knochens und des Knochenmarkes (C79.5)
– sonstiger Lokalisationen (C79)
– sonstiger und nicht näher bezeichneter Teile des Nervensystems (C79.4)
Sekundäre
– Dysmenorrhoe (N94.5)
– Hypertonie (I15)
– Oligomenorrhoe (N91.4)
– Polyglobulie [Polyzythämie] (D75.1)
– systemische Amyloidose E85.3)
– Thrombozytopenie (D69.5)
– und nicht näher bezeichnete bösartige Neu-bildung der Atmungs- und Verdauungs-organe (C78)
Sekundärer
– Hyperaldosteronismus (E26.1)
– Hyperparathyreoidismus, andernorts nicht klassifiziert (E21.1)
– Laktasemangel (E73.1)
Syphilis der Haut und der Schleimhäute (A51.3)
Seltsames und unerklärliches Verhalten (R46.2)
Senile Degeneration des Gehirns, andernorts nicht klassifiziert (G31.1)
Senilität (R54)
Sensibilitätsstörungen der Haut (R20)
Sepsis durch
– Anaerobier (A41.4)
– Haemophilus influenzae (A41.3)
– nicht näher bezeichnete Staphylokokken (A41.2)
– sonstige gramnegative Erreger (A41.5)
– sonstige näher bezeichnete Staphylokok-ken (A41.1)
– Staphylococcus aureus (A41.0)

– Streptococcus pneumoniae (A40.3)
– Streptokokken, Gruppe A (A40.0)
– Streptokokken, Gruppe B (A40.1)
– Streptokokken, Gruppe D (A40.2)
– Streptokokken, nicht näher bezeichnet (A40.9)
Sepsis, nicht näher bezeichnet (A41.9)
Septooptische Dysplasie (Q04.4)
Seropositive chronische Polyarthritis (M05)
– mit Beteiligung sonstiger Organe und Organsysteme (M05.3)
Serumpolyneuropathie (G61.1)
Sexueller Missbrauch (T74.2)
Shigellose [Bakterielle Ruhr] (A03)
Sicca-Syndrom [Sjögren-Syndrom] (M35.0)
Sichelzellenanämie mit Krisen (D57.0)
Sichelzellenkrankheiten (D57)
Sick-Sinus-Syndrom (I49.5)
Simulant [bewusste Simulation] (Z76.5)
Singultus (R06.6)
Sinus
– ethmoidalis (C31.1)
– frontalis [Stirnhöhle] (C31.2)
– maxillaris [Kieferhöhle] (C31.0)
– sphenoidalis [Keilbeinhöhle] (C31.3)
Skoliose (M41)
– nicht näher bezeichnet (M41.9)
Slow-Virus-Infektion des Zentralnerven-systems, nicht näher bezeichnet (A81.9)
Slow-Virus-Infektionen des Zentralnerven-systems (A81)
Somatisierungsstörung (F45.0)
Somatoforme Störungen (F45)
– nicht näher bezeichnet (F45.9)
Somnolenz (R40.0)
Somnolenz, Stupor und Koma (R40)
Sonstige abnorme Befunde (R83.8)
– bei der bildgebenden Diagnostik des Zentralnervensystems (R90.8)
Sonstige
– abnorme immunologische Serumbefunde (R76)
– abnorme Serumenzymwerte (R74.8)
– adrenogenitale Störungen (E25.8)
Sonstige Affektionen
– der Aderhaut (H31)
– der Linse bei andernorts klassifizierten Krankheiten (H28.8)
– der Netzhaut (H35)

– balancierte Chromosomen-Rearrangements und Struktur-Marker (Q95.8)
– Bandscheibenschäden (M51)
– biomechanische Funktionsstörungen (M99.8)
– bipolare affektive Störungen (F31.8)
– bösartige Neubildungen der Haut (C44)
– bösartige Neubildungen des lymphatischen, blutbildenden und verwandten Gewebes infolge HIV-Krankheit (B21.3)
– bösartige Neubildungen infolge HIV-Krankheit (B21.8)
– branchiogene Fehlbildungen (Q18.2)
– Brustschmerzen (R07.3)
– chirurgische Maßnahmen (Y83.8)
– Chorea (G25.5)
– chorioretinale Affektionen bei andernorts klassifizierten Krankheiten (H32.8)
– Chorioretinitiden (H30.8)
– Chromosomenanomalien, andernorts nicht klassifiziert (Q99)
– chronische Niereninsuffizienz (N18.8)
– chronische Pankreatitis (K86.1)
– chronische Sinusitis (J32.8)
– Deformitäten der Wirbelsäule und des Rückens (M43)
– degenerative Krankheiten des Nervensystems bei andernorts klassifizierten Krankheiten (G32)
– degenerative Krankheiten des Nervensystems, andernorts nicht klassifiziert (G31)
– Deletionen der Autosomen (Q93.8)
– Deletionen eines Chromosomenteils (Q93.5)
– demyelinisierende Krankheiten des Zentralnervensystems (G37)
– dentofaziale Anomalien (K07.8)
– depressive Episoden (F32.8)
– Dermatomyositis (M33.1)
– Diagnostika (Y57.6)
– Diphtherie (A36.8)
– dissoziative Störungen [Konversionsstörungen] (F44.8)
– Diuretika (Y54.5)
– durch Moskitos [Stechmücken] übertragene Viruskrankheiten (A92)
– Dystonie (G24.8)
– Embolie während der Gestationsperiode (O88.8)

– endokrine Störungen (E34)
– Entwicklungsstörungen des Sprechens oder der Sprache (F80.8)
– Entwicklungsstörungen schulischer Fertigkeiten (F81.8)
– entzündliche Spondylopathien (M46)
– Enzephalitis, Myelitis und Enzephalomyelitis (G04.8)
– Epilepsien (G40.8)
– Erregungsleitungsstörungen (I45)
– erworbene Deformität des Kopfes (M95.2)
– erworbene Deformitäten des Muskel-Skelett-Systems u. des Bindegewebes (M95)
– extrapyramidale Krankheiten und Bewegungsstörungen (G25)
– Fehlbildungen der Hirngefäße (Q28.3)
– Fehlbildungen extrakranieller hirnversorgender Gefäße (Q28.1)
– floride Spätsyphilis (A52.7)
– Folsäure-Mangelanämien (D52.8)
Sonstige Formen
– der Aspergillose (B44.8)
– der Bartonellose (A44.8)
– der Blastomykose (B40.8)
– der chronischen ischämischen Herzkrankheit (I25.8)
– der floriden konnatalen Spätsyphilis (A50.5)
– der Listeriose (A32.8)
– der Paracoccidioides-Mykose (B41.8)
– der Skoliose (M41.8)
– der systemischen Sklerose (M34.8)
– des Delirs (F05.8)
– des Milzbrandes (A22.8)
– des Missbrauchs (T74.8)
– des Schocks (R57.8)
– des systemischen Lupus erythematodes (M32.8)
Sonstige
– funktionelle Darmstörungen (K59)
– Gangliosidosen (E75.1)
– Geburtsverletzungen des Plexus brachialis (P14.3)
– Geburtsverletzungen des Zentralnervensystems (P11)
– generalisierte Epilepsie und epileptische Syndrome (G40.4)
– Gonokokkeninfektionen (A54.8)

- des Nervensystems nach medizinischen Maßnahmen (G97.8)
- des Nervensystems, andernorts nicht klassifiziert (G98)
- des Ösophagus (K22)
- des Pankreas (K86)
- des Penis (N48)
- des peripheren Nervensystems (G64)
- des Rückenmarkes (G95)
- des Thymus (E32.8)
- des Verdauungssystems (K92)
- des Weichteilgewebes, andernorts nicht klassifiziert (M79)
- des Zentralnervensystems (G96)
- infolge Schädigung der tubulären Nierenfunktion (N25.8)
- mit Systembeteiligung des Bindegewebes (M35)
- von Nervenwurzeln und Nervenplexus (G54.8)

Sonstige
- Krankheitszustände infolge HIV-Krankheit [Humane Immundefizienz-Virus-krankheit] (B23)
- Kristall-Arthropathien (M11)
- Lähmungssyndrome (G83)
- Laktoseintoleranz (E73.8)
- lakunäre Syndrome (I60–I67+) (G46.7)
- Läsionen des N. medianus (G56.1)
- Laxanzien (Y53.4)
- Leukämien näher bezeichneten Zelltyps (C94)
- Lordose (M40.4)
- Manifestationen des Thiaminmangels (E51.8)
- manische Episoden (F30.8)
- medizinische Behandlung (Z51)
- medizinische Maßnahmen (Y84.8)
- medizinische Maßnahmen als Ursache einer abnormen Reaktion eines Patienten (Y84)
- Meningokokkeninfektionen (A39.8)
- Metalle (T56.8)
- Methämoglobinämien (D74.8)
- Migräne (G43.8)
- mit Panarteriitis nodosa verwandte Zustände (M30.8)
- Mittel bei topischer Anwendung (Y56.8)
- Mittel zur topischen Anwendung (T49.8)
- Mononeuropathien (G58)

- Mononeuropathien der oberen Extremität (G56.8)
- Mononeuropathien der unteren Extremität (G57.8)
- Mukopolysaccharidosen (E76.2)
- Muskelkrankheiten (M62)
- Muskelkrankheiten bei andernorts klassifizierten Krankheiten (M63.8)
- Myastheniesyndrome bei Neubildungen (G73.2)
- Mykosen infolge HIV-Krankheit (B20.5)
- Mykosen, andernorts nicht klassifiziert (B48)
- Myopathien (G72)
- Myositis (M60.8)

Sonstige näher bezeichnete
- abnorme immunologische Serumbefunde (R76.8)
- Affektionen der Aderhaut (H31.8)
- Affektionen der Augen und der Augenanhangsgebilde bei andernorts klassifizierten Krankheiten (H58.8)
- Affektionen der Netzhaut (H35.8)
- Affektionen des Auges und der Augenanhangsgebilde (H57.8)
- affektive Störungen (F38.8)
- akute disseminierte Demyelinisation (G36.8)
- angeborene Fehlbildungen der Schädel- und Gesichtsschädelknochen (Q75.8)
- angeborene Fehlbildungen des Gehirns (Q04.8)
- angeborene Fehlbildungen des Gesichtes und des Halses (Q18.8)
- angeborene Fehlbildungen des Kreislaufsystems (Q28.8)
- angeborene Fehlbildungen des Nervensystems (Q07.8)
- angeborene Fehlbildungen des Rückenmarks (Q06.8)
- angeborene Fehlbildungssyndrome mit Beteiligung mehrerer Systeme (Q87)
- angeborene Fehlbildungssyndrome, andernorts nicht klassifiziert (Q87.8)
- Anomalien der Gonosomen bei männlichem Phänotyp (Q98.8)
- Anomalien der Gonosomen bei weiblichem Phänotyp (Q97.8)
- anorganische Substanzen (T57.8)
- Bakterien als Ursache von Krankheiten, die

- Verletzungen des Kopfes (S09.8)
- Virusenzephalitis (A85.8)
- Virusinfektionen des Zentralnervensystems (A88.8)
- zerebrale Störungen beim Neugeborenen (P91.8)
- zerebrovaskuläre Krankheiten (I67.8)
- Zustände im Zusammenhang mit den weiblichen Genitalorganen und dem Menstruationszyklus (N94.8)
- Zustände, die mit der Schwangerschaft verbunden sind (O26.8)
Sonstige
- nahrungsbedingte bakterielle Infektionen (A05)
- Nebennierenrindenüberfunktion (E27.0)
- nekrotisierende Vaskulopathien (M31)
- Neubildungen unsicheren oder unbekannten Verhaltens des lymphatischen, blutbildenden und verwandten Gewebes (D47)
- neuromuskuläre Funktionsstörungen der Harnblase (N31.8)
- neurotische Störungen (F48.8)
- nichtopioidhaltige Analgetika und Antipyretika, andernorts nicht klassifiziert (T39.8)
- nichtorganische Schlafstörungen (F51.8)
- nichtsteroidale Antiphlogistika [NSAID] (T39.3) (Y45.3)
- nichtthrombozytopenische Purpura (D69.2)
- nichttoxische Struma (E04)
- nichttraumatische intrakranielle Blutung (I62)
- oberflächliche Verletzungen des Augenlides und der (S00.2)
- Opioide (T40.2)
- organische Lösungsmittel (T52.8)
- organische Persönlichkeits- und Verhaltensstörungen aufgrund einer Krankheit, Schädigung oder Funktionsstörung des Gehirns (F07.8)
- Ossifikation von Muskeln (M61.5)
- Osteochondrodysplasien (Q78)
- Östrogene und Gestagene (T38.5) (Y42.5)
- Overlap-Syndrome (M35.1)
- parasitologisch bestätigte Malaria (B53)
- Parasympatholytika [Anticholinergika und Antimuskarinika] und Spasmolytika,

andernorts nicht klassifiziert (T44.3) (Y51.3)
- Parasympathomimetika [Cholinergika] (T44.1) (Y51.1)
- periphere Gefäßkrankheiten (I73)
- Phakomatosen, andernorts nicht klassifiziert (Q85.8)
- Polyneuritiden (G61.8)
- Polyneuropathien (G62)
- Porphyrie (E80.2)
- primär auf den Magen-Darmtrakt wirkende Mittel (Y53.8)
- primär systemisch und auf das Blut wirkende Mittel, andernorts nicht klassifiziert
- primär systemisch wirkende Mittel, andernorts nicht klassifiziert (Y43.8)
- primäre Myopathien (G71.8)
- Probleme mit Bezug auf die Lebensbewältigung (Z73.8)
- Probleme mit Bezug auf Pflegebedürftigkeit (Z74.8)
- proliferative Retinopathie (H35.2)
- Protozoenkrankheiten, andernorts nicht klassifiziert (B60)
- psychische und Verhaltensstörungen (F1x .8)
- psychotrope Substanzen, andernorts nicht klassifiziert (T43.8) (Y49.8)
- Pubertätsstörungen (E30.8)
- pulmonale Komplikationen bei Anästhesie während der Wehentätigkeit und bei der Entbindung (O74.1)
- Reaktion auf Spinal- und Lumbalpunktion (G97.1)
- Reduktionsdeformitäten des Gehirns (Q04.3)
- Refraktionsfehler (H52.6)
- Rehabilitationsmaßnahmen (Z50.8)
- rekonstruktive Chirurgie [Wiederherstellungschirurgie] (Y83.4)
- rezidivierende depressive Störungen (F33.8)
- rheumatische Herzkrankheiten (I09)
- Rickettsiosen (A79)
- Riesenzellarteriitis (M31.6)
- Rückenschmerzen (M54.8)
- Salmonelleninfektionen (A02)
- Schäden durch Luft- und Wasserdruck (T70.8)

- Trisomien und partielle Trisomien der Autosomen, andernorts nicht klassifiziert (Q92)
- Tuberkulose des Nervensystems (A17.8)
- Typen des Non-Hodgkin-Lymphoms infolge HIV-Krankheit (B21.2)
- Überernährung (E67)
- Überfunktion der Hypophyse (E22.8)

Sonstige und nicht näher bezeichnete
- abnorme unwillkürliche Bewegungen (R25.8)
- akute paralytische Poliomyelitis (A80.3)
- Allgemeinanästhetika (T41.2) (Y48.2)
- Antidepressiva (T43.2) (Y49.2)
- Antiepileptika (Y46.6)
- Antipsychotika und Neuroleptika (T43.5)
- Arzneimittel oder Drogen (Y57)
- Arzneimittel, Drogen und biologisch aktive Substanzen (T50.)
- auf das Blut wirkende Mittel (Y44.9)
- bakterielle Impfstoffe (Y58.9)
- Bauchschmerzen (R10.4)
- Betäubungsmittel (T40.6)
- bösartige Neubildungen des (C96)
- Echinokokkose (B67.9)
- Extrasystolie (I49.4)
- Hirnnerven (C72.5)
- Hormonantagonisten (Y42.9)
- Hormone und synthetische Ersatzstoffe (T38.8) (Y42.8)
- Impfstoffe und biologisch aktive Substanzen (Y59)
- Koordinationsstörungen (R27.8)
- Krämpfe (R56.8)
- Kyphose (M40.2)
- Psychodysleptika [Halluzinogene] (T40.9)
- Schäden durch große Höhe (T70.2)
- Sensibilitätsstörungen der Haut (R20.8)
- Sprech- und Sprachstörungen (R47.8)
- Störungen der Atmung (R06.8)
- Störungen der Stimme (R49.8)
- Störungen des Ganges und der Mobilität (R26.8)
- Störungen des Geruchs- und Geschmackssinnes (R43.8)
- Symptome, die das Erkennungsvermögen und das Bewusstsein betreffen (R41.8)
- Symptome, die das Nervensystem und das Muskel-Skelett-System betreffen (R29.8)

- Symptome, die die Sinneswahrnehmungen und das Wahrnehmungsvermögen betreffen (R44.8)
- Syphilis (A53)
- Typen des Non-Hodgkin-Lymphoms (C85)
- Verletzungen des Halses (S19)
- Verletzungen des Kopfes (S09)
- Verletzungen des thorakalen Rückenmarkes(S24.1)
- Verletzungen des zervikalen Rückenmarkes (S14.1)
- Werkzeugstörungen (R48.8)
- primär auf das Atmungssystem wirkende Mittel (Y55.7)
- primär auf das autonome Nervensystem wirkende Arzneimittel
- primär auf das autonome Nervensystem wirkende Arzneimittel (T44.9) (Y51.9)
- primär auf das Herz-Kreislaufsystem wirkende Mittel (Y52.9)
- primär auf die Muskeln wirkende Mittel (Y55.2)

Sonstige
- unerwünschte Nebenwirkungen, andernorts nicht klassifiziert (T78.8)
- ungenau oder nicht näher bezeichnete Todesursachen (R99)
- Untersuchungen aus administrativen Gründen (Z02.8)
- Varianten des Turner-Syndroms (Q96.8)
- vaskuläre Demenz (F01.8)
- Venenkrankheiten als Komplikation im Wochenbett (O87.8)
- Venenkrankheiten als Komplikation nach Abort, Extrauteringravidität und Molenschwangerschaft (O08.7)
- Veränderungen der Knochendichte und -struktur (M85)
- Vergiftung durch Fische und Schalentiere (T61.2)
- Verletzung des lumbalen Rückenmarkes (S34.1)

Sonstige Verletzungen
- der oberen Extremität, Höhe nicht näher bezeichnet (T11)
- der unteren Extremität, Höhe nicht näher bezeichnet (T13)
- der Wirbelsäule und des Rumpfes, Höhe nicht näher bezeichnet (T09)

– angeborene Fehlbildungen, Deformitäten
und Chromosomenanomalien (Z13.7)
– bestimmte Entwicklungsstörungen in der
Kindheit (Z13.4)
– sonstige Krankheiten oder Störungen
(Z13)
Sphingolipidose, nicht näher bezeichnet
(E75.3)
Spina bifida (Q05)
– nicht näher bezeichnet (Q05.9)
– occulta (Q76.0)
Spinale Enthesopathie (M46.0)
Spinalstenose (M48.0)
Spondylitis
– ankylosans (M45)
– brucellosa (A23+) (M49.1)
– durch Enterobakterien (A01–A04+)
(M49.2)
– hyperostotica [Forestier-Ott] (M48.1)
Spondylolisthesis (M43.1)
Spondylolyse (M43.0)
Spondylopathie
– bei sonstigen andernorts klassifizierten
infektiösen und parasitären Krankheiten
(M49.3)
– bei sonstigen andernorts klassifizierten
Krankheiten (M49.8)
– nicht näher bezeichnet (M48.9)
Spondylopathien bei andernorts klassifizier-
ten Krankheiten (M49)
Spondylose (M47)
– nicht näher bezeichnet (M47.9)
Sprech- und Sprachstörungen, andernorts
nicht klassifiziert (R47)
Strabismus paralyticus, nicht näher bezeich-
net (H49.9)
ß-Rezeptorenblocker, andernorts nicht klas-
sifiziert (T44.7) (Y51.7)
St. Louis-Enzephalitis (A83.3)
Staphylococcus aureus als Ursache von
Krankheiten, die in anderen Kapiteln klas-
sifiziert sind (B95.6)
Staphylokokkenmeningitis (G00.3)
Stark vernachlässigte Körperpflege (R46.0)
Stärkere Anomalien der Kiefergröße (K07.0)
Status
– asthmaticus (J46)
– epilepticus (G41)
– epilepticus mit komplexfokalen Anfällen
(G41.2)

– epilepticus, nicht näher bezeichnet
(G41.9)
– migraenosus (G43.2)
Stauungspapille, nicht näher bezeichnet
(H47.1)
Stenose der Foramina intervertebralia,
– bindegewebig oder durch Bandscheiben
(M99.7)
– knöchern oder durch Subluxation
(M99.6)
Stenose des Spinalkanals durch Bandscheiben
(M99.5)
Stereotype Bewegungsstörungen (F98.4)
Sterilität
– beim Mann (N46)
– der Frau (N97)
– der Frau in Verbindung mit fehlender
Ovulation (N97.0)
Stickstoffoxide (T59.0)
Stimulans des Zentralnervensystems, nicht
näher bezeichnet (Y50.9)
Stimulanzien des Zentralnervensystems,
andernorts nicht klassifiziert (Y50)
Stimulierende Laxanzien (Y53.2)
Stoffwechselstörung, nicht näher bezeichnet
(E88.9)
Stoffwechselstörungen nach Abort, Extrauteringravidität und Molenschwangerschaft (O08.5)
Stomatitis und verwandte Krankheiten
(K12)
Störung
– der Blickbewegungen, nicht näher bezeichnet (H51.9)
– der Hypophyse, nicht näher bezeichnet
(E23.7)
– der inneren Sekretion des Pankreas, nicht
näher bezeichnet (E16.9)
– der Lipidspeicherung, nicht näher bezeichnet (E75.6)
– des Aminosäurestoffwechsels, nicht näher
bezeichnet (E72.9)
– des Bilirubinstoffwechsels, nicht näher
bezeichnet (E80.7)
– des Glykoproteinstoffwechsels, nicht näher
bezeichnet (E77.9)
– des Glykosaminoglykan-Stoffwechsels,
nicht näher bezeichnet (E76.9)
– des Kohlenhydratstoffwechsels, nicht
näher bezeichnet (E74.9)

Sudeck M 89.0

Trance- und Besessenheitszustände (F44.3)

Tränengas (T59.3)

Transiente globale Amnesie [amnestische Episode] (G45.4)

Transitorische
- Hyperthyreose beim Neugeborenen (P72.1)
- Hypertyrosinämie beim Neugeborenen (P74.5)
- Myasthenia gravis beim Neugeborenen (P94.0)
- Störungen des Kalzium- und Magnesiumstoffwechsels beim Neugeborenen (P71)
- Störungen des Kohlenhydratstoffwechsels, die für den Feten und das Neugeborene spezifisch sind (P70)

Tachypnoe beim Neugeborenen (P22.1)

Transitorischer
- arterieller retinaler Gefäßverschluss (H34.0)
- Hypoparathyreoidismus beim Neugeborenen (P71.4)

Transkobalamin-II-Mangel (-Anämie) (D51.2)

Traumatisch bedingte sekundäre oder rezidivierende Blutung (T79.2)

Traumatische
- Amputation in Halshöhe (S18)
- Muskelischämie (T79.6)
- Myositis ossificans (M61.0)
- Ruptur einer lumbalen Bandscheibe (S33.0)
- Ruptur einer thorakalen Bandscheibe (S23.0)
- Ruptur einer zervikalen Bandscheibe (S13.0)
- Spondylopathie (M48.3)
- subarachnoidale Blutung (S06.6)
- subdurale Blutung (S06.5)
- Symphysensprengung (S33.4)
- Trommelfellruptur (S09.2)

Traumatischer Schock (T79.4)

Traumatisches Hirnödem (S06.1)

Tremor, nicht näher bezeichnet (R25.1)

Tri- und tetrazyklische Antidepressiva (T43.0) (Y49.0)

Trichinellose (B75)

Trifaszikulärer Block (I45.3)

Trigeminusneuralgie (G50.0)

Triploidie und Polyploidie (Q92.7)

Trisomie 13,
- meiotische Non-disjunction (Q91.4)
- Mosaik (mitotische Non-disjunction) (Q91.5)
- Translokation (Q91.6)

Trisomie 18,
- meiotische Non-disjunction (Q91.0)
- Mosaik (mitotische Non-disjunction) (Q91.1)
- Translokation (Q91.2)

Trisomie und partielle Trisomie der Autosomen, nicht näher bezeichnet (Q92.9)

Tropische spastische Paraplegie (G04.1)

Trypanosomiasis
- gambiensis (B56.0)
- rhodesiensis (B56.1)

Tuberkuloide Lepra (A30.1)

Tuberkulose
- der Knochen und Gelenke (A18.0)
- der Wirbelsäule (A18.0+) (M49.0)
- des Nervensystems (A17)
- des Nervensystems, nicht näher bezeichnet (A17.9)
- sonstiger näher bezeichneter Organe (A18.8)
- sonstiger Organe (A18)

Tuberkulöse Meningitis (A17.0)

Tuberöse (Hirn-) Sklerose (Q85.1)

Tularämie (A21)

Turner-Syndrom (Q96)
- nicht näher bezeichnet (Q96.9)

Typhus abdominalis (A01.0)
- und Paratyphus (A01)

Typhus- und Paratyphusimpfstoff (Y58.1)

Übelkeit und Erbrechen (R11)

Überfunktion der Hypophyse (E22)
- nicht näher bezeichnet (E22.9)

Übermäßige Adipositas mit alveolärer Hypoventilation (E66.2)

Übermäßiges Erbrechen während der Schwangerschaft (O21)

Überzählige Marker-Chromosomen (Q92.6)

Ulcus
- duodeni (K26)
- pepticum jejuni (K28)
- pepticum, Lokalisation nicht näher bezeichnet (K27)
- ventriculi (K25)

– primär auf das Herz-Kreislaufsystem wirkende Mittel (T46)
– primär auf den Magen-Darmtrakt wirkende Mittel (T47)
– primär auf die glatte Muskulatur, die Skelettmuskulatur und das Atmungssystem wirkende Mittel (T48)
– primär auf Haut und Schleimhäute wirkende und in der Augen-, der Hals-Nasen-Ohren- und der Zahnheilkunde angewendete Mittel zur topischen Anwendung (T49) Antimykotika, Antiinfektiva und Antiphlogistika zur lokalen Anwendung, andernorts nicht klassifiziert (T49.0)
– primär systemisch und auf das Blut wirkende Mittel, andernorts nicht klassifiziert (T45)
– psychotrope Substanzen, andernorts nicht klassifiziert (T43)
– sonstige systemisch wirkende Antiinfektiva und Antiparasitika (T37)
– systemisch wirkende Antibiotika (T36)
Verkürzte Austreibungsperiode (P03.5)
Verlangsamung und herabgesetztes Reaktionsvermögen (R46.4)
Verletzung
– an einer nicht näher bezeichneten Körperregion (T14)
– der A. carotis (S15.0)
– der A. vertebralis (S15.1)
– der Cauda equina (S34.3)
– der Konjunktiva und Abrasio corneae ohne Angabe eines Fremdkörpers (S05.0)
– der Nerven und des lumbalen Rückenmarkes in Höhe des Adomens, der Lumbosakralgegend und des Beckens (S34)
– der Nerven und des Rückenmarkes in Halshöhe (S14)
– der Nerven und des Rückenmarkes in Thoraxhöhe (S24)
– der Nn. digitales des Daumens (S64.3)
– Verletzung der Nn. digitales sonstiger Finger (S64.4)
– der V. jugularis externa (S15.2)
– der V. jugularis interna (S15.3)
– des Auges und der Orbita (S05)
– des Auges und der Orbita, Teil nicht näher bezeichnet (S05.9)

– des N. abducens (S04.4)
– des N. accessorius (S04.7)
– des N. axillaris (S44.3)
– des N. facialis (S04.5)
– des N. femoralis in Höhe der Hüfte und des Oberschenkels (S74.1)
– des N. ischiadicus in Höhe der Hüfte und des Oberschenkels (S74.0)
– des N. medianus in Höhe des Handgelenkes und der Hand (S64.1)
– des N. medianus in Höhe des Oberarmes (S44.1)
– des N. medianus in Höhe des Unterarmes (S54.1)
– des N. musculocutaneus (S44.4)
– des N. oculomotorius (S04.1)
– des N. peronaeus in Höhe des Unterschenkels (S84.1)
– des N. peronaeus profundus in Höhe des Knöchels und des Fußes (S94.2)
– des N. plantaris lateralis (S94.0)
– des N. plantaris medialis (S94.1))
– des N. radialis in Höhe des Handgelenkes und der Hand (S64.2)
– des N. radialis in Höhe des Oberarmes (S44.2)
– des N. radialis in Höhe des Unterarmes (S54.2)
– des N. tibialis in Höhe des Unterschenkels (S84.0)
– des N. trigeminus (S04.3)
– des N. trochlearis (S04.2)
– des N. ulnaris in Höhe des Handgelenkes und der Hand (S64.0)
– des N. ulnaris in Höhe des Oberarmes (S44.0)
– des N. ulnaris in Höhe des Unterarmes (S54.0)
– des N. vestibulocochlearis (S04.6)
– des Plexus brachialis (S14.3)
– des Plexus lumbosacralis (S34.4)
– des Rückenmarkes, Höhe nicht näher bezeichnet (T09.3)
Verletzung eines nicht näher bezeichneten
– Hirnnervs (S04.9)
– Nervs der oberen Extremität, Höhe nicht näher bezeichnet (T11.3)
– Nervs der unteren Extremität, Höhe nicht näher bezeichnet (T13.3)
– Nervs des Thorax (S24.6)

– Störungen bei andernorts klassifizierten
  Krankheiten (I68)
Zerquetschung
– des Schädels (S07.1)
– des Gesichtes (S07.0)
– des Halses (S17)
– des Kopfes (S07)
– und traumatische Amputation einer nicht
  näher bezeichneten Körperregion
  (T14.7)
Zerquetschungen mit Beteiligung
– mehrerer Körperregionen (T04)
– von Kopf und Hals (T04.0)
– von Thorax und Abdomen, von Thorax
  und Lumbosakralgegend oder von Thorax
  und Becken (T04.1)
Zervikale
– Bandscheibenschäden (M50)
– Spina bifida mit Hydrozephalus (Q05.0)
– Spina bifida ohne Hydrozephalus
  (Q05.5)
Zervikaler
– Bandscheibenschaden mit Myelopathie
  (G99.2*) (M50.0)
– Bandscheibenschaden mit Radikulopathie
  (M50.1)
– Bandscheibenschaden, nicht näher bezeich-
  net (M50.9)
Zervikalneuralgie (M54.2)
Zervikobrachial-Syndrom (M53.1)
Zervikozephales Syndrom (M53.0)
Ziehende Atmung (R06.2)
Zink und dessen Verbindungen (T56.5)
Zinn und dessen Verbindungen (T56.6)
Zoster [Herpes zoster] (B02)

– mit Beteiligung anderer Abschnitte des
  Nervensystems (B02.2)
– -Enzephalitis (B02.0)
– -Meningitis (B02.1)
Zunge, mehrere Teilbereiche überlappend
  (C02.8)
Zur neurologischen Behandlung benutzte
  medizintechnische Geräte und Produkte
  im Zusammenhang mit Zwischenfällen
  (Y75)
Zustände im Zusammenhang mit
– artifizieller Menopause (N95.3)
– der Menopause und dem Klimakterium
  (N95.1)
Zwangsstörung (F42)
Zyanide (T65.0)
Zygomykose (B46)
Zystenauge [cystic eyeball] (Q11.0)
Zystenniere (Q61)
Zystische Fibrose (E84)
– mit Darmmanifestationen (E84.1)
– mit Lungenmanifestationen (E84.0)
– mit sonstigen Manifestationen (E84.8)
– nicht näher bezeichnet (E84.9)
Zystizerkose (B69)
Zystizerkose
– an sonstigen Lokalisationen (B69.8)
– der Augen (B69.1)
– des Zentralnervensystems (B69.0)
– nicht näher bezeichnet (B69.9)
Zytomegalieviren-Krankheit (B25)
Zytomegalievirus-Infektion infolge HIV-
  Krankheit (B20.2)
α-Rezeptorenblocker, andernorts nicht klassifiziert (T44.6)

Liste der Medikamente und Chemikalien

| Substanzen | Vergiftung | | Therapeutische Nebenwirkung |
	Kapitel XIX	Versehentlich	
α-Adrenozeptor-Agonisten o.n.A.	T44.4	X43	Y51.4
α-Adrenozeptor-Antagonisten o.n.A.	T44.6	X43	Y51.6
β-Adrenozeptor-Agonisten o.n.A.	T44.5	X43	Y51.5
β-Adrenozeptor-Antagonisten o.n.A.	T44.7	X43	Y51.7
β,β´-Iminodipropionitril	T65.820	X49	–
1-Butanol	T42.6	X41	Y47.4
1-Propanol	T51.3	X45	–
2-Propanol	T51.2	X45	–
4-Aminophenol-Derivate	T39.1	X40	Y45.4
Acetazolamid	T50.2	X44	Y54.2
Acrylamid	T65.81	X49	–
Adstringentia	T49.2	X44	Y56.2
Aflatoxine	T64	X49	–
Aldosteronantagonisten	T50.0	X44	Y54.1
Alkalisierungsmittel o.n.A.	T50.9	X44	Y43.5
Alkohol			
– Butyl-	T51.3	X45	–
– entwöhnungsmittel o.n.A.	T50.6	X44	Y57.3
– Ethyl-	T51.0	X45	–
– Isopropyl-	T51.2	X45	–
– Methyl-	T51.1	X45	–
– Propyl-	T51.3	X45	–
Allgemeinanästhetika	T41.2	X44	Y48.2
Amantadin	T42.8	X41	Y46.7
Aminoglykoside	T36.5	X44	Y40.5
Aminophyllin	T48.1	X44	Y55.6

683

Substanzen	Vergiftung Kapitel XIX	Vergiftung Versehentlich	Therapeutische Nebenwirkung
Amiodaron	T45.30	X44	Y52.3
Anabolika (Verwandte)	T38.7	X44	Y42.7
Analeptika o.n.A.	T50.7	X44	Y48.4
Analgetika			
– nicht-opioide	T39.9	X40	Y43.3
– opioidartige	T40.2	X42	Y45.0
Androgene	T38.7	X44	Y42.7
Angiotensin-Converting-Enzym-Hemmer	T46.4	X44	Y52.4
Anilin (Farbstoff) (flüssig)	T65.3	X49	–
Anorektika	T50.0	X44	Y57.0
Anorganische Substanzen o.n.A.	T57.8	X49	–
Ansäuerungsmittel o.n.A.	T50.9	X44	Y43.5
Antacida o.n.A.	T47.1	X44	Y53.1
Antagonisten			
– Aldosteron-	T50.0	X44	Y54.1
– Antikoagulantien-	T45.5	X44	Y44.3
– H$_2$-Rezeptor-	T47.0	X44	Y53.0
– Mineralocorticoid-	T50.0	X44	Y54.1
– Opiat-	T50.7	X44	Y50.1
Anthelminthika o.n.A.	T37.4	X44	Y41.4
Antiadrenerge Substanzen o.n.A.	T44.9	X43	Y51.8
Antiallergika o.n.A.	T45.0	X44	Y43.0
Antianämika	T45.8	X44	Y44.0
Antiandrogene o.n.A.	T38.6	X44	Y42.6
Antiarrhytmika o.n.A.	T46.2	X44	Y52.2
Antiasthmatika	T48.6	X44	Y55.6
Antibiotika	T36.9	X44	Y40.9
– antimykotische, systemische	T36.7	X44	Y40.7
– antineoplastische	T45.1	X44	Y43.3
– lokale	T49.0	X44	Y56.0
Anticholinergika	T44.3	X43	Y51.3
Antidepressiva	T43.2	X41	Y49.2
Antidiabetika o.n.A.	T38.3	X44	Y42.3
Antidiarrhoika o.n.A.	T47.6	X44	Y53.6
Antidota o.n.A.	T50.6	X44	Y57.2
– Schwernmetall-	T45.8	X44	Y43.8

| Substanzen | Vergiftung | | Therapeutische Nebenwirkung |
	Kapitel XIX	Versehentlich	
Antiemetika	T45.0	X44	Y43.0
Antiepileptika	Y42.7	X41	Y46.6
Antihypertonika o.n.A.	T46.5	X44	Y52.5
Antiinfektiva			
– lokale	T49.0	X44	Y56.0
– systemische	T37.9	X44	Y41.9
Antikoagulantien	T45.5	X44	Y44.2
Antikoagulantien-Antagonisten	T45.6	X44	Y44.3
Antikonvulsiva o.n.A.			
(Antiepileptika)	T42.7	X41	Y46.6
Antimalariamittel	T37.2	X44	Y41.2
Antimykotika			
– lokale o.n.A.	T49.0	X44	Y56.0
– systemische	T36.7	X44	Y40.7
Antiöstrogene o.n.A.	T38.6	X44	Y42.6
Antiparasitenmittel , systemische	T37.9	X44	Y41.9
Antiparkinsonmittel o.n.A.	T42.8	X41	Y46.7
Antiphlogistika, nichtsteroidale	T39.3	X40	Y45.3
– lokale o.n.A.	T49.0	X44	Y56.0
Antiprotozoenmittel o.n.A.	T37.3	X44	Y41.3
Antipruriginosa o.n.A.	T49.1	X44	Y56.1
Antipyretika o.n.A.	T39.8	X40	Y45.9
Antirheumatika o.n.A.	T39.4	X40	Y45.4
Antituberkulotika o.n.A.	T37.1	X44	Y41.1
Antitussiva o.n.A.	T48.3	X44	Y55.3
– kodeinhaltige (Opiat)	T40.2	X42	Y45.0
Anxiolytika	T43.5	X41	Y47.9
Appetitzügler [Anorektika]	T50.5	X44	Y57.0
Arsen (Verbindungen)	T57.0	X48	–
Arteriosklerosemittel o.n.A.	T46.6	X44	Y52.6
Arzneistoffe o.n.A.	T50.9	X44	Y57.9
Ätzende Substanzen	T54.9	X49	–
Barbiturate o.n.A.	T42.3	X41	Y47.0
Basen (ätzend) o.n.A.	T54.3	X49	–
Benzin	T52.0	X46	–
Benzodiazepine o.n.A.	T65.3	X49	–

| Substanzen | Vergiftung | | Therapeutische Nebenwirkung |
	Kapitel XIX	Versehentlich	
Benzol (Homologe)	T65.3	X49	–
– Nitro- und Amino-Derivate	T52.1	X46	–
Beryllium (Verbindungen)	T50.2	X44	Y54.3
Blei (Verbindungen)	T56.0	X49	–
Blut (Produkte)	T56.7	X49	–
Bromhaltige Sedativa	T45.8	X49	Y44.6
Butyrophenon-Neuroleptika	T51.3	X45	–
	T43.4	X41	Y49.4
C_6-Kohlenwasserstoffe	T52.88	X46	–
Cadmium (Verbindungen)			
Calciumkanalblocker	T43.6	X41	Y50.2
Cannabis (Derivate)	T50.7	X44	Y54.6
Carbamazepin	T40.7	X42	Y49.6
Carboanhydrasehemmer	T50.2	X47	Y54.2
Cefalosporine	T36.1	X44	Y40.1
Chelatbildner	T50.6	X44	Y57.2
Chemische Substanzen o.n.A.	T65.8	X49	–
Chloralderivate	T42.6	X41	Y47.2
Chloramphenicol	T36.2	X44	Y40.2
Chloroquin	T37.2	X44	Y41.2
Cholinergika	T44.1	X43	Y51.1
Chrom (Verbindungen)	T56.2	X49	–
Ciguatera-auslösende Fische [Ciguatoxin]	T61.0	X49	–
Cinnarizin	T45.0	X44	Y43.0
Clioquinol	T37.81	X44	Y41.8
Clonidin	T46.5	X44	Y52.5
Cocain	T40.5	X42	Y48.3
Codein	T40.2	X42	Y45.0
Coffein	T56.3	X49	–
Colinesteraeshemmer	T44.1	X43	Y51.0
Cyanate	T65.00	X48	–
Cyanide	T65.0	X48	–
– Blausäure	T57.3	X48	–
Cyanwasserstoff	T57.3	X49	–
Cytarabin	T45.1	X44	Y43.1

| Substanzen | Vergiftung | | Therapeutische Nebenwirkung |
	Kapitel XIX	Versehentlich	
Dapson	T37.10	X44	Y41.1
Darm			
– atonietherapeutika	T47.4	X44	Y53.4
– motilität-regulierende			
Arzneistoffe	T47.6	X44	Y53.6
Desoxybarbiturate	T42.3	X44	Y46.3
Detergentien (lokale)			
(medizinische)	T49.2	X44	Y56.2
– nichtmedizinische	T55	X49	–
Diagnostika o.n.A.	T50.8	X44	Y57.6
Diltiazem	T46.1	X44	Y52.1
Dimethylaminopropionitril	T65.821	X49	–
Dimethylbenzol	T52.2	X46	–
Dipyridamol	T46.31	X44	Y52.3
Diuretika	T50.2	X44	Y54.5
Dosier-Aerosol o.n.A.	T59	X49	–
Düngemittel	T62.2	X49	–
Eisenpräparate	T45.5	X44	Y44.0
Elektrolyte	T50.3	X44	Y54.6
Elektrolyte, orale			
Rehydratisierungs-	T50.3	X44	Y54.6
Emetika o.n.A.	T47.7	X44	Y53.7
Enzyme o.n.A.	T45.3	X44	Y43.6
Erdölprodukte o.n.A.	T52.0	X46	–
Erkältungstherapeutika o.n.A.	T48.5	X44	Y55.3
Ethanol	T51.0	X45	–
Expektorantia	T48.4	X44	Y55.4
Farben o.n.A.	T65.6	X49	–
Farbstoffe o.n.A.	T65.6	X49	–
Fertilisierungsmittel	T65.8	X49	–
Fische	T61.2	X49	–
Flourchlorkohlenwasserstoffe	T53.5	X46	–
Flunarizin	T46.7	X44	Y52.7
Folsäure mit Eisensalzen	T45.2	X44	Y44.1
Fungizide o.n.A.	T60.3	X48	–

687

| Substanzen | Vergiftung | | Therapeutische Nebenwirkung |
	Kapitel XIX	Versehentlich	
Fuselöl	T51.3	X45	–
Ganglienblocker o.n.A.	T44.2	X43	Y51.2
Garsava	T62.2000	X49	–
Gase	T59.9	X47	–
– augenreizende [Tränengas]	T59.3	X47	–
– Auspuff-	T58	X47	–
– therapeutische	T41.5	X44	Y48.5
– Gebrauchs-	T58	X47	–
Gichtmittel	T50.4	X44	Y54.8
Glucocorticoide o.n.A.	T38.0	X44	Y42.0
– topisch angewandt	T49	X44	Y56
Glykole	T52.3	X46	–
Glykoside, herzwirksame	T46.0	X44	Y52.0
Gonadotropin-Antagonisten o.n.A.	T38.6	X44	Y42.6
Guanethidin	T46.5	X44	Y52.5
H_2-Rezeptorantagonist	T47.0	X44	Y53.0
Haarpflegemittel	T49.4	X44	Y56.4
Halluzinogene o.n.A.	T40.9	X42	Y49.6
Hals-Nasen-Ohrenmittel	T49.6	X44	Y56.6
Hemmer			
– Angiotensin-Converting-Enzym-	T46.4	X44	Y52.4
– Carboanhydrase-	T50.2	X44	Y54.2
– Monoaminoxidase-	T43.1	X41	Y49.1
– Thrombozytenaggregations-	T45.5	X44	Y44.4
Herbizide o.n.A.	T60.3	X48	–
Heroin	T40.1	X42	Y45.0
Herzwirksame Glykoside	T46.0	X44	Y52.0
Hochkalorische Ernährungslösung	T46.1	X44	Y52.1
Holzschutzmittel	T60.9	X47	–
Hormone und synthetische Ersatzstoffe	T38.8	X44	Y42.8
– Androgene	T38.7	X44	Y42.7

Substanzen	Vergiftung		Therapeutische Nebenwirkung
	Kapitel XIX	Versehentlich	
– Hypophysenvorderlappen-	T38.8	X44	Y42.8
– Antidiuretisches	T38.8	X44	Y42.8
– für die Tumortherapie	T45.1	X44	–
– Glucocorticoide	T38.0	X44	Y42.0
– Luteinisierendes	T38.8	X44	Y42.8
– ovarielle	T38.5	X44	Y42.8
– Oxytocinpräparate	T48.0	X44	Y55.0
– Nebenschilddrüsen- und			
Derivate	T50.9	X44	Y54.7
– Hypophysen (Hinterlappen) -	T38.8	X44	Y42.8
– Schilddrüsen- und Ersatzstoffe	T38.1	X44	Y42.1
Hydantoine	T42.0	X41	Y46.2
Hydroxychinoline	T37.80	X44	Y41.8
Hypnotika o.n.A.	T42.6	X41	Y47.9
Hypophysenvorderlappen-			
hormone o.n.A.	T38.8	X44	Y42.8
Immunoglobuline	T50.9	X44	Y59.3
Immunsuppressiva	T45.1	X44	Y43.4
Impfstoffe	T50.9	X44	Y59.9
– bakterielle	T50.9	X44	Y58.9
– Kombinations-	T50.9	X44	Y58.8
– Tuberkulose-	T50.9	X44	Y58.0
- Cholera-	T50.9	X44	Y58.2
– Diphtherie-	T50.9	X44	Y58.5
– Pertussis-	T50.9	X44	Y58.6
– Pest-	T50.9	X44	Y58.3
– Protozoen-	T50.9	X44	Y59.2
– Rickettsien- o.n.A.	T50.9	X44	Y59.1
– Tetanus-	T50.9	X44	Y58.4
– Thyphus- und Parathyphus-	T50.9	X44	Y58.1
– virale o.n.A.	T50.9	X44	Y59.9
– Gelbfieber-	T50.9	X44	Y59.0
Insektizide	T60.2	X48	–
Insulin	T38.3	X44	Y42.3

Substanzen	Vergiftung Kapitel XIX	Vergiftung Versehentlich	Therapeutische Nebenwirkung
Keratolastische Substanz	T49.4	X44	Y56.4
Keratolytika o.n.A.	T49.4	X44	Y56.4
Kerosin	T52.0	X46	–
Ketonöle	T52.4	X46	–
Klebstoffe o.n.A.	T52.8	X49	–
Klebstoffe o.n.A.	T52.8	X49	–
Kohlenstoff-	T42.1	X41	Y46.4
– dioxid	T59.7	X47	–
– monoxid	T58	X47	–
–Tetrachlor-	T53.0	X46	–
Kohlenwasserstoffe, halogenierte	T53.9	X46	–
Kontrastmittel, Röntgen-	T50.8	X44	Y57.5
Kontrazeptiva (orale)	T38.4	X44	Y42.4
Koronardilatatoren – *siehe* Vasodilatatoren			
Kupfer (Verbindungen)	T56.4	X49	–
Lachgas	T41.00	X44	Y48.0
Lathyrus sativus	T62.210	X49	–
Laxantia	T47.4	X44	Y53.4
Lipidsenker	T46.6	X44	Y52.6
Lipotrope Arzneistoffe o.n.A.	T50.9	X44	Y57.1
Lithiumsalze (Carbonat)	T43.5	X41	Y49.5
Lokalanästhetika	T41.3	X44	Y48.3
Lösungsmittel, organische	T52.8	X46	–
Lysergid [LSD]	T40.8	X42	Y49.6
Magensaftsekretionshemmer o.n.A.	T47.1	X44	Y53.1
Makrolide, antibiotisch wirkende	T36.3	X44	Y40.3
Mangan (Verbindungen)	T57.2	X49	–
– medizinische	T50.9	X44	Y54.9
Meerestiere, giftige	T61.9	X49	–
Mescalin	T40.90	X42	Y49.6
Metalle	T56.9	X49	–
Metaraminol	T44.4	X43	Y51.4

Substanzen	Vergiftung Kapitel XIX	Versehentlich	Therapeutische Nebenwirkung
Methadon	T40.3	X42	Y45.0
Methanol	T51.1	X45	–
Methaqualon (Verbindungen)	T42.6	X41	Y47.8
Methylbenzol	T52.2	X46	–
Methylisobutylketon	T52.4	X46	–
Mineralocorticoide	T50.0	X44	Y54.0
Mineralsalze o.n.A.	T50.3	X44	Y54.9
Morphin	T40.2	X42	Y45.0
– antagonisten	T50.7	X44	Y50.1
MPTP	T40.94	X42	Y49.8
Muskarinrezeptorenblocker o.n.A.	T44.3	X43	Y51.3
Mutterkornalkaloide	T48.0	X44	Y55.0
Mykotoxine	T64	X49	–
Nahrungsmittel	T62.9	X49	–
Narkotika	T40.9	X42	Y49.9
Nebel o.n.A. (*siehe auch* Gase)	T59.9	X46	–
Nebenschilddrüsenhormone (Derivate)	T50.9	X44	Y54.7
Neuroleptika o.n.A.	T43.5	X41	Y49.5
Neuromuskuläre Hemmstoffe	T48.1	X44	Y55.1
N-Hexan	T52.80	X46	–
Nikotin	T65.2	X49	–
Nikotinsäure (Derivate)	T46.7	X44	Y52.7
Nitrobenzol	T65.3	X49	–
NSAID	T39.3	X40	Y45.3
Nüsse	T62.20	X49	–
Ophthalmika	T49.5	X44	Y56.5
Opiate o.n.A.	T40.6	X42	Y45.0
Opium (Alkaloide)	T40.0	X42	Y45.0
Östrogen	T38.5	X44	Y42.5
Oxytocinpräparate	T48.0	X44	Y55.0
Papaverin	T44.3	X43	Y51.3
Paraffinöl und -wachs	T52.0	X46	–

| Substanzen | Vergiftung | | Therapeutische Nebenwirkung |
	Kapitel XIX	Versehentlich	
Paraldehyd	T42.6	X41	Y47.3
Parasympatholytika	T44.3	X43	Y51.3
Parasymphatomimetika	T44.1	X43	Y51.1
Penicillin	T36.0	X44	Y40.0
Perhexilin	T46.50	X44	Y52.3
Pestizide	T60.8	X48	–
Pethidin	T40.4	X42	Y45.0
Pharmazeutische Hilfsstoffe o.n.A.	T50.9	X44	Y57.4
Phencyclidin	T40.93	X42	Y48.8
Phenothiazin-Neuroleptika	T43.3	X41	Y49.3
Phosphor (Verbindungen)	T57.1	X49	–
Phosphorsäureester	T65.80	X49	–
Plasmaersatzmittel	T45.8	X44	Y44.7
Polyesterstäube	T59.80	X47	–
Progesterone o.n.A.	T38.5	X44	Y42.5
Propionitril	T65.82	X49	–
Psilocin	T40.91	X42	Y49.6
Psilocybin	T40.92	X42	Y49.6
Psychodysleptika	T40.9	X42	Y49.6
Psychopharmaka o.n.A.	T43.5	X41	Y49.3
Psychostimulantia (mit Suchtpotential)	T43.6	X41	Y49.7
Psychotropika o.n.A.	T43.9	X41	Y49.8
Pyrazolone	T39.2	X40	Y45.8
Pyrethroide	T60.20	X48	–
Quecksilber (Verbindungen)	T56.1	X49	–
Rauwolfia (Alkaloide)	T46.5	X44	Y52.5
Rehydratisierungselektrolyte (oral)	T50.3	X44	Y54.6
Relaxantien, periphere Muskel-[neuromuskuläre Hemmstoffe]	T48.1	X44	Y55.1
Reserpin	T46.5	X44	Y52.5
Rifamycin	T36.6	X44	Y40.6
Rodentizide o.n.A.	T60.4	X48	–

| Substanzen | Vergiftung | | Therapeutische Nebenwirkung |
	Kapitel XIX	Versehentlich	
Salbutamol	T48.6	X44	Y55.6
Salicylate o.n.A.	T39.0	X40	Y45.1
Samen, giftige	T62.8	X49	–
Säuren (ätzend) o.n.A.	T54.2	X49	–
Schilddrüsenhormone (und Ersatzstoffe)	T59.81	X47	–
Schlafmittel, Tabletten	T42.7	X41	Y47.9
Schleime	T49.3	X44	Y56.3
Schutzmittel	T49.3	X44	Y56.3
Schutzmittel, Holz-	T60	X48	–
Schwefeldioxid	T59.1	X47	–
Sedativa o.n.A.	T42.7	X41	Y47.8
Seifen	T55	X49	–
Spasmolytika (autonomes Nervensystem)	T44.3	X43	Y51.3
Spasmolytika o.n.A.	T42.8	X41	Y46.8
Spermizide	T49.8	X44	Y56.8
Stäube o.n.A.	T59.9	X47	–
– Metall- *siehe* entsprechende Metalle			
Stickstoffmonoxid	T59.0	X47	–
Stimulantien (Zentrales Nervensystem)	T50.9	X44	Y50.9
Streptomycin	T36.5	X44	Y40.5
Strychnin (Salze)	T65.1	X48	–
Substanzen die zur Hypoglykämie führen Antidiabetika]	T38.3	X44	Y42.3
Succinimid	T42.2	X41	Y46.0
Sulfonamide o.n.A.	T37.0	X44	Y41.0
Sympathikus-hemmende Substanzen o.n.A.	T44.8	X43	Y51.8
Sympatholytika o.n.A.	T44.8	X43	Y51.8
Sympathomimetika o.n.A.	T44.9	X43	Y51.9
Systemisch verabreichte Arzneistoffe	T45.9	X44	Y43.9

| Substanzen | Vergiftung | | Therapeutische Nebenwirkung |
	Kapitel XIX	Versehentlich	
Tabak o.n.A.	T65.2	X49	–
Tamoxifen	T38.6	X44	Y42.6
Tetrabenazin	T43.5	X41	Y49.5
Tetrachlorkohlenstoff	T53.0	X46	–
Tetracyclin	T36.4	X44	Y40.4
Theobromin	T48.6	X44	Y55.6
Theophyllin	T48.6	X44	Y55.6
Thiazide	T42.4	X44	Y47.1
Thiopental	T41.1	X44	Y48.1
Thioxanthen-Neuroleptika	T43.4	X41	Y49.4
Thrombolytika	T45.5	X44	Y44.4
Thyreostatika o.n.A.	T38.2	X44	Y42.2
Tiere, giftige	T63	–	–
Toluol	T32.2	X46	–
– diisocyanat	T65.00	X49	–
Topisch angewandte Arznei-stoffe	T49.9	X44	Y56.9
Tränengas	T59.3	X47	–
Tranquillantia	T42.4	X41	Y49.5
Trinitrotoluol	T65.3	X49	–
Valproinsäure	T42.6	X41	Y46.5
Vasodilatatoren, periphere	T46.3	X44	Y52.7
Venenmittel o.n.A.	T46.8	X44	Y52.8
Verdauungsfördernde Mittel	T47.5	X44	Y53.5
Virustatika o.n.A.	T37.9	X44	Y41.5
Vitamine o.n.A.	T45.2	X44	Y57.7
– B_{12}	T45.2	X44	Y44.1
– der D-Gruppe	T45.2	X44	Y54.7
– K	T45.7	X44	Y44.3
Wasserhaushalt-regulierende Arzneistoffe	T50.3	X44	Y54.6
Weichmacher o.n.A.	T49.3	X44	Y56.3
Xylol	T52.2	X46	–

Substanzen	Vergiftung		Therapeutische Nebenwirkung
	Kapitel XIX	Versehentlich	
Zahnheilkundliche Therapeutika, topisch angewandte	T49.7	X44	Y56.7
Zink (Verbindungen)	T56.5	X49	–
Zinn (Verbindungen)	T38.1	X44	Y42.1
Zytostatika o.n.A.	T45.1	X44	Y43.3